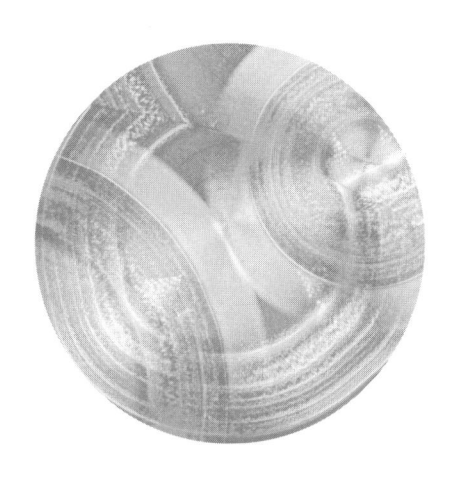

# IVR看護ナビゲーション

監修
前・慶應義塾大学医学部放射線科学教授
**栗林幸夫**

編集
西奈良中央病院放射線科部長
**吉岡哲也**

高知医療センター副院長・
医療情報センター長
**森田荘二郎**

札幌東徳洲会病院放射線診断科
画像・IVRセンター長
**齋藤博哉**

医学書院

IVR看護ナビゲーション

| 発　　行 | 2010年5月15日　第1版第1刷Ⓒ |
|---|---|
| | 2019年6月15日　第1版第3刷 |

監修者　栗林幸夫
　　　　くりばやしさちお

編集者　吉岡哲也・森田荘二郎・齋藤博哉
　　　　よしおかてつや　もりたそうじろう　さいとうひろや

発行者　株式会社　医学書院
　　　　代表取締役　金原　俊
　　　　〒113-8719　東京都文京区本郷 1-28-23
　　　　電話　03-3817-5600（社内案内）

印刷・製本　三美印刷

本書の複製権・翻訳権・上映権・譲渡権・貸与権・公衆送信権（送信可能化権を含む）は株式会社医学書院が保有します．

ISBN978-4-260-00999-7

本書を無断で複製する行為（複写，スキャン，デジタルデータ化など）は，「私的使用のための複製」など著作権法上の限られた例外を除き禁じられています．大学，病院，診療所，企業などにおいて，業務上使用する目的（診療，研究活動を含む）で上記の行為を行うことは，その使用範囲が内部的であっても，私的使用には該当せず，違法です．また私的使用に該当する場合であっても，代行業者等の第三者に依頼して上記の行為を行うことは違法となります．

JCOPY 〈出版者著作権管理機構　委託出版物〉
本書の無断複製は著作権法上での例外を除き禁じられています．複製される場合は，そのつど事前に，出版者著作権管理機構（電話 03-5244-5088，FAX 03-5244-5089，info@jcopy.or.jp）の許諾を得てください．

## 執筆者（執筆順）

| | | |
|---|---|---|
| 吉岡　哲也 | 西奈良中央病院放射線科部長，IVR 専門医 | |
| 小崎　信子 | 滋賀医科大学医学部附属病院，INE | |
| 森田荘二郎 | 高知医療センター副院長・医療情報センター長，放射線療法科，IVR 専門医 | |
| 早川　克己 | 京都第一赤十字病院放射線診断科，IVR 専門医 | |
| 谷掛　雅人 | 京都市立病院放射線診断科副部長，IVR 専門医 | |
| 才田　壽一 | 奈良県総合医療センター中央放射線部 | |
| 野口　純子 | 厚生中央病院救急・放射線科，INE | |
| 中川　裕之 | 奈良県総合医療センター放射線科部長，IVR 専門医 | |
| 兒玉　佐和 | 奈良県立医科大学附属病院中央放射線部，INE | |
| 山本　克人 | 高知医療センター医療局長・循環器内科 | |
| 尾原　義和 | 高知医療センター循環器内科主任医長 | |
| 伊東　美佐 | 高知医療センター看護局看護科長，INE | |
| 伴場　主一 | 心臓病センター榊原病院内科部長 | |
| 郷原　英夫 | 岡山大学病院医療情報部教授，IVR 専門医 | |
| 金澤　　右 | 岡山大学大学院医歯薬学総合研究科教授・放射線医学，IVR 専門医 | |
| 平木　隆夫 | 岡山大学大学院医歯薬学総合研究科講師・放射線医学，IVR 専門医 | |
| 祇園　由美 | 岡山大学病院放射線部看護師長，INE | |
| 三村　秀文 | 聖マリアンナ医科大学教授・放射線科，IVR 専門医 | |
| 吉川　公彦 | 奈良県立医科大学教授・放射線医学教室，IVR 専門医 | |
| 谷口　尚範 | 天理よろづ相談所病院放射線部，IVR 専門医 | |
| 多曽田邦江 | 天理よろづ相談所病院循環器内科心臓血管外科病棟看護師長 | |
| 山中委豆美 | 奈良県立医科大学附属病院高度救命救急センター主任，INE | |
| 伊藤　博文 | 市立奈良病院放射線科医長，IVR 専門医 | |
| 高尾　敏江 | 奈良県立医科大学附属病院，INE | |
| 竹内　義人 | 市立福知山市民病院放射線科，IVR 専門医 | |
| 浅井　望美 | 国立がん研究センター中央病院，INE | |
| 野田　能宏 | 高知医療センター放射線科医長，IVR 専門医 | |
| 廣田　省三 | 甲南病院放射線科・IVR センター長，IVR 専門医 | |
| 宮本　順子 | 兵庫医科大学病院看護部中央放射線看護師長 | |
| 羽室　雅夫 | 泉大津市立病院放射線科，IVR 専門医 | |
| 清水利香子 | 前・兵庫医科大学病院看護部中央放射線 | |
| 鉾立　博文 | 今給黎総合病院・昭和会クリニック放射線診断科部長，IVR 専門医 | |
| 土田　　徹 | 永山消化器・内視鏡内科，INE | |
| 佐藤　洋造 | 愛知県がんセンター中央病院放射線診断・IVR 部医長，IVR 専門医 | |
| 稲葉　吉隆 | 愛知県がんセンター中央病院放射線診断・IVR 部部長，IVR 専門医 | |
| 福嶋　敬子 | 愛知県がんセンター中央病院副師長，INE | |
| 大本　美穂 | 愛知県がんセンター中央病院，INE | |
| 笹川　良子 | 愛知県がんセンター中央病院師長，INE | |
| 新槇　　剛 | 静岡県立静岡がんセンター IVR 科部長，IVR 専門医 | |
| 二ノ宮　歩 | 静岡県立静岡がんセンター | |
| 齋藤　博哉 | 札幌東徳洲会病院放射線診断科 画像・IVR センター長，IVR 専門医 | |
| 豊島　順子 | 帯広厚生病院中央検査室，INE | |
| 山門亨一郎 | 兵庫医科大学教授・放射線医学，IVR 専門医 | |
| 田所　孝子 | 三重大学医学部附属病院看護師長 | |
| 小瀬古　隆 | 三重大学医学部附属病院副看護部長 | |
| 市川　裕美 | 三重大学医学部附属病院副看護師長 | |

| | | |
|---|---|---|
| 髙木　由美 | 奈良県総合医療センター中央放射線部，INE |
| 古市　欣也 | 大阪府済生会吹田病院IVRセンター科長，IVR専門医 |
| 穴井　洋 | 市立奈良病院放射線科部長，IVR専門医 |
| 宮辻　美希 | 奈良県立医科大学附属病院中央放射線部，INE |
| 熊野　玲子 | 聖マリアンナ医科大学横浜市西部病院放射線科，IVR専門医 |
| 山内栄五郎 | 国際医療福祉大学教授・放射線科，IVR専門医 |
| 吉本　清美 | 聖マリアンナ医科大学横浜市西部病院看護副師長 |
| 松下　真弓 | 聖マリアンナ医科大学横浜市西部病院画像診断部看護副師長 |
| 櫻井　祥子 | 前・聖マリアンナ医科大学横浜市西部病院画像診断部看護師長 |
| 井上　正義 | 奈良県立医科大学特任助教・放射線腫瘍医学講座放射線治療核医学科 |
| 田尻　香織 | 前・奈良県立奈良病院，INE |
| 秦　康博 | 高知医療センター放射線療法科科長，IVR専門医 |
| 小野　文恵 | 高知医療センター外来ケアルーム，INE |
| 下山　恵司 | 京都ルネス病院放射線科医長，IVR専門医 |
| 川内加寿美 | 京都ルネス病院外来看護部検査科，INE |
| 西巻　博 | 聖マリアンナ医科大学教授・心臓外科，IVR専門医 |
| 平　幸恵 | 北里大学病院放射線科IVRセンター看護部主任，INE |
| 中村　健治 | 北大阪ほうせんか病院，IVR専門医 |

※ INE：Intervention Nursing Expert

# 監修の序

21世紀の医療における重要なキーワードの1つは低侵襲性治療であり，Interventional Radiologyはその代表といえます．Interventional Radiologyとは，画像ガイド下に，従来は外科手術でしかできなかった治療を低侵襲的に行う治療手技です．その概念は，1967年にカリフォルニア大学サンフランシスコ校の放射線科教授であったMargulisにより提唱されたものであり，放射線診断技術を治療に応用する新しい分野として位置づけられました．本邦では，肝細胞がんに対する経カテーテル的動脈塞栓術にその歴史が始まりますが，Interventional RadiologyのことをIVRと略称することが多く，一般的に定着しています．

IVRの進歩は日進月歩ですが，IVRの進歩にともない手技は多種多様となり，技術も複雑かつ高度化してきています．このような中で，安全で効率的なIVRを行うためには，医師，看護師，技師の三者が一体となってチーム医療を行う，いわゆる「三位一体のIVR」が重要です．それぞれの職種がそれぞれの立場を理解しながら，安全で効率的な治療という1つの目的に向かって努力することが求められています．

日本インターベンショナルラジオロジー（IVR）学会では，IVRにおける看護の重要性を認識し，2007年から学会認定IVR看護師制度［現：日本インターベンショナルラジオロジー学会・日本心血管インターベンション治療学会合同認定インターベンションエキスパートナース（Intervention Nursing Expert；INE）］を発足させて認定試験を実施するとともに，さまざまな啓蒙，教育活動を行ってきました．本書の編集に携わった3名の先生方は，以前から専門職種としてのINEの重要性を認識して，吉岡哲也先生（元IVR学会看護師制度委員会担当理事）を中心に制度の確立に向けて尽力をされてきました．

本書は，これら編者の先生方のアイデアあふれる企画により，IVRの基本的事項を網羅した総論と重要なIVR手技を臓器別に区分して手技の要点と看護の実際を診療の流れに沿って示した各論の2部から構成されています．実際にIVR室で従事する看護師ばかりでなく，病棟でIVR患者を看護する看護師，IVRをこれから習得しようとする若手医師，IVRに従事する診療放射線技師を対象として，実際の診療現場ですぐに参照できる実践的な内容になっています．ぜひ，本書を携帯して診療に役立てていただければ幸甚です．

2010年4月

山中湖クリニック
前・日本インターベンショナルラジオロジー学会理事長
前・慶應義塾大学医学部放射線科学教授　　栗林幸夫

# 編集の序

　IVRの歴史は比較的浅いが，その進歩は日進月歩であるため，IVR専門医でさえそのスピードに追尾することは並大抵ではありません。一方，チーム医療の中で重要な位置を占める看護師においては，IVR看護学が確立していないと言っても過言ではない現況の中で，自分に課せられた役割をどのように果たしていけばよいのか，日々試行錯誤をくり返していることと思います。また，長年IVR業務に携わってきた方々であっても，めったに経験しない手技，久しぶりに行う手技などに従事する場合は，緊張し，不安感も募ることと想像されますし，実際にそのような声もよく耳にします。ましてや初めてIVRに接する場合には，新人はもちろんのこと，看護経験豊富な看護師であっても，とまどいうろたえることは想像に難くありません。

　本書は，IVR室で従事する看護師だけでなく，外来や病棟でIVR患者を看護している看護師，これからIVRを習得しようとする医師，およびIVRに従事している診療放射線技師を対象に，常に携帯でき，いつでも参照できる実践的な書籍を目指しました。総論と各論の2部構成とし，総論では「IVRとは」「血管系IVR」「非血管系IVR」「IVR看護の役割」「インフォームド・コンセント」「副作用・合併症とその対策」「放射線被ばくと防護，放射線障害への対処」「IVRにおける急変時の対応」「前投薬」を取り上げました。各論では，汎用性の高い手技，特に重要な手技を優先してピックアップしました。それらを臓器別に区分し，その臓器におけるIVRの現況や位置づけにつづき，各手技の「目的」「適応」「禁忌」「術前準備」「手技手順」「合併症」「看護の実際」などをわかりやすく，簡潔にまとめました。「看護の実際」では「術前」「術中」「術後」「申し送り」を項目別にし，診療の流れに沿って示すことで，より見やすく，理解しやすくしました。

　なお，各論で示されている内容については，編集者が細部にわたり調整させていただきましたが，あくまでも基本は執筆者の考え，およびその施設での実情が記載されており，スタンダードなものでないかもしれないことをお断りしておきます。さらに，巻末には手技を理解するのに必要な解剖図，肝細胞がんに対する動脈塞栓術を例にとった看護計画，入院診療計画書（患者用クリニカルパス），術中・術後のクリニカルパス，術中投与薬剤，略語集を付録として掲載しました。日常の業務においても，必ずや参考になるものと信じております。

　執筆者には，日本IVR学会認定専門医ならびにインターベンションエキスパートナース（INE）の方々を中心にお願いしました。依頼にあたっては，内容を統一することを目的としてサンプル原稿を提示させていただきました。看護師の方々にとっては，このような執筆は初めての経験であろうと思われましたので，編集者の意図をきちんと理解し，目的から逸脱することなく執筆していただけるか，内心ドキドキヒヤヒヤでしたが，まったくの取り越し苦労であり，また驚くことにサンプル以上に詳細な内容を記載してくださいました。本書を通じてIVR看護を少しでも向上させたいという熱意と意気込みをひしひしと感じる一方で，あたかも執筆者

全員がIVR看護に関する教育者であるかのような錯覚すら覚えました.

　通常,この種の本の編集会議は2回程度らしいのですが,本書では頻繁なメールのやりとりはもちろんのこと,最長14時間を含む10時間以上の編集会議を3回も行いました.さらに誤字・脱字程度が主となる最終ゲラ校正も,大幅な修正を加えるなど,発刊直前までより良いものを目指して奔走してきました.このように本書は執筆者,編集者,出版社が一丸となり,従来にない血肉が通うものができあがったと自負しています.

　最後になりましたが,ご多忙の中,執筆の労をおとりいただいた医師や看護師,診療放射線技師の方々に心より厚く御礼申し上げます.患者さんのためによりよいIVR治療・看護を提供したいと願っている執筆者たちの熱き思いが,必ずや本書を手にしたIVRに携わる諸氏に通じるとともに,現場でも大いに役立つことを編集者一同確信しております.われわれ編集者は,この熱き思いをこの1冊に結集させるお手伝いをさせていただいたまでのことで,真の貢献者は執筆者の方々であることを改めて強調させていただきます.むすびにあたり,本書の出版に多大なる協力をいただきました医学書院関係各位に深甚なる感謝の意を表します.

2010年4月

　　　　　　　　　　　　　　　　　　　　　　　　　　　　　　編集者一同

# 目 次

## Ⅰ. IVR総論

| | | |
|---|---|---|
| Interventional Radiology(IVR)とは | 吉岡哲也 | 2 |
| 血管系 IVR(Vascular IVR) | 吉岡哲也 | 5 |
| 非血管系 IVR(Non-vascular IVR) | 吉岡哲也 | 9 |
| IVR 看護の役割 | 小崎信子 | 12 |
| インフォームド・コンセント | 森田荘二郎 | 20 |
| 副作用・合併症とその対策 | 早川克己・谷掛雅人 | 24 |
| 放射線被ばくと防護，放射線障害への対処 | 才田壽一 | 30 |
| IVR における急変時の対応 | 野口純子 | 34 |
| 前投薬 | 森田荘二郎 | 38 |

## Ⅱ. IVR各論

### ■頭頸部 …中川裕之 42
- 1 脳動脈瘤塞栓術 …中川裕之 43
  - 【看護の実際】 …兒玉佐和 46
- 2 頸動脈ステント留置術(CAS) …中川裕之 51
  - 【看護の実際】 …兒玉佐和 54

### ■心臓 …山本克人 59
- 3 冠動脈形成術(PTCA) …尾原義和 60
  - 【看護の実際】 …伊東美佐 62
- 4 心筋アブレーション …伴場主一 66
  - 【看護の実際】 …伊東美佐 68

### ■肺 …郷原英夫・金澤 右 70
- 5 経皮的肺生検 …平木隆夫・金澤 右 71
  - 【看護の実際】 …祇園由美 73
- 6 気管・気管支ステント留置術 …三村秀文・金澤 右 74
  - 【看護の実際】 …祇園由美 76
- 7 気管支動脈塞栓術(BAE) …郷原英夫・金澤 右 77
  - 【看護の実際】 …祇園由美 78

### ■血管—動脈 …吉川公彦 80
- 8 大動脈ステントグラフト留置術 …谷口尚範 81
  - 【看護の実際】 …多曽田邦江 83
- 9 腎動脈ステント留置術 …吉川公彦 88
  - 【看護の実際】 …山中委豆美 90
- 10 末梢動脈形成術・ステント留置術 …伊藤博文 92
  - 【看護の実際】 …高尾敏江 96

## ■血管─静脈 ……………………………………………………………森田荘二郎 100
- 11 上大静脈ステント留置術 …………………………………………竹内義人 101
  - 【看護の実際】……………………………………………………浅井望美 104
- 12 下大静脈フィルター留置術 ………………………………………野田能宏 106
  - 【看護の実際】……………………………………………………伊東美佐 108
- 13 中心静脈リザーバー ………………………………………………森田荘二郎 110
- 14 血管内異物除去術 …………………………………………………森田荘二郎 116

## ■血管─門脈 ……………………………………………………………廣田省三 118
- 15 バルーン下逆行性経静脈的塞栓術(B-RTO)，
  経皮経肝的静脈瘤塞栓術(PTO) …………………………………廣田省三 119
  - 【看護の実際】……………………………………………………宮本順子 124
- 16 経頸静脈的肝内門脈静脈短絡術(TIPS) …………………………羽室雅夫 128
- 17 経皮経肝的門脈塞栓術(PTPE) ……………………………………廣田省三 131
  - 【看護の実際】……………………………………………………清水利香子 133

## ■消化管 …………………………………………………………………鉾立博文 137
- 18 消化管動脈性出血(外傷を除く) …………………………………鉾立博文 138
  - 【看護の実際】……………………………………………………土田 徹 140
- 19 上腸間膜動脈血栓溶解療法 ………………………………………鉾立博文 144
  - 【看護の実際】……………………………………………………土田 徹 146
- 20 消化管ステント留置術(食道，胃十二指腸，大腸)………佐藤洋造・稲葉吉隆 148
  - 【看護の実際】………………………………福嶋敬子・大本美穂・笹川良子 151
- 21 経皮経食道胃管挿入術(PTEG) ……………………………………新槇 剛 155
  - 【看護の実際】……………………………………………………二ノ宮 歩 158

## ■肝臓 ……………………………………………………………………齋藤博哉 162
- 22 原発性肝がんに対する動脈化学塞栓術(TACE) …………………齋藤博哉 164
  - 【看護の実際】……………………………………………………豊島順子 168
- 23 肝悪性腫瘍に対する動注化学療法：経皮的リザーバー留置 ……齋藤博哉 172
  - 【看護の実際】……………………………………………………豊島順子 175
- 24 経皮的生検：肝・腎・その他，実質臓器 ………………………齋藤博哉 177
- 25 肝腫瘍アブレーション(PEIT，RFA) ……………………………山門亨一郎 179
  - 【看護の実際】………………………………田所孝子・小瀬古 隆・市川裕美 182
- 26 経皮的肝膿瘍ドレナージ …………………………………………齋藤博哉 183
  - 【看護の実際】……………………………………………………豊島順子 185
- 27 肝・腎嚢胞アブレーション ………………………………………齋藤博哉 186

## ■胆道 ……………………………………………………………………吉岡哲也 188
- 28 経皮経肝的胆道ドレナージ(PTBD) ………………………………吉岡哲也 189
- 29 経皮経肝的胆嚢ドレナージ(PTGBD) ……………………………吉岡哲也 191
  - 【看護の実際】……………………………………………………髙木由美 193
- 30 胆管ステント留置術 ………………………………………………古市欣也 196
  - 【看護の実際】……………………………………………………髙木由美 199

- 31 経皮経肝的胆管結石除去術 …………………………………古市欣也 201

## ■膵臓 …………………………………………………………………穴井 洋 203
- 32 膵炎に対する動注療法 …………………………………………穴井 洋 204
  - 【看護の実際】 ……………………………………………………宮辻美希 206
- 33 膵貯留嚢胞ドレナージ ………………………………熊野玲子・山内栄五郎 211
  - 【看護の実際】 …………………………吉本清美・松下真弓・櫻井祥子 213

## ■腎臓 …………………………………………………………………吉岡哲也 215
- 34 経皮的腎瘻造設術 ………………………………………………井上正義 216
  - 【看護の実際】 ……………………………………………………田尻香織 218
- 35 腎機能廃絶術 ……………………………………………………吉岡哲也 219

## ■骨盤内臓器 …………………………………………………………森田荘二郎 220
- 36 骨盤内悪性腫瘍に対する動注化学療法：経皮的リザーバー留置 ……秦 康博 221
  - 【看護の実際】 ……………………………………………………小野文恵 223
- 37 子宮筋腫に対する子宮動脈塞栓術（UAE） ……………………吉岡哲也 225
  - 【看護の実際】 ……………………………………………………髙木由美 227

## ■腹腔・後腹膜腔 ……………………………………………………齋藤博哉 229
- 38 腹腔・後腹膜腔膿瘍ドレナージ ………………………………齋藤博哉 230

## ■骨軟部 ………………………………………………………………下山恵司 232
- 39 経皮的椎体形成術（PVP） ………………………………………下山恵司 233
  - 【看護の実際】 ……………………………………………………川内加寿美 235

## ■救急（外傷） ………………………………………………………西巻 博 238
- 40 腹部内臓動脈瘤 …………………………………………………西巻 博 239
- 41 外傷性出血：腹部外傷（肝・脾・腎実質臓器損傷） ……………西巻 博 241
  - 【看護の実際】 ……………………………………………………平 幸恵 243
- 42 外傷性出血：骨盤外傷 …………………………………………西巻 博 247

## 付録

| | |
|---|---|
| IVR に必要な解剖図譜 ………中村健治 250 | TACE（術中用クリニカルパス） …… 266 |
| 看護計画 ………………豊島順子 260 | 術中投与薬剤 ……………森田荘二郎 268 |
| TACE の入院診療計画書 …………… 263 | 略語集 …………………………… 271 |
| TACE の医療者用クリニカルパス … 264 | |

文献 ……………………………………………………………………………… 274

和文索引 ………………………………………………………………………… 275

欧文索引 ………………………………………………………………………… 278

## ◎本書を使うにあたって

**構成**

- 本書は，大きく「Ⅰ．IVR 総論」と「Ⅱ．IVR 各論」に分かれています。「Ⅰ．IVR 総論」では，IVR の概念，看護の役割，インフォームド・コンセント，緊急発生時の対応など，IVR 手技・看護に共通する内容を解説しました。「Ⅱ．IVR 各論」では，IVR 手技とその看護の実際について，基本的に「手技」と「看護の実際」がセットで収載してあります。
- 各手技は，「目的」「適応」「禁忌」「術前準備」「使用器具」「手技手順」「合併症」の項目に分け，記載してあります。
- 「看護の実際」は，その重要度に応じて，①特に看護の項目には言及しないパターン，②術中ケア，病棟への申し送り，病棟ケアを中心に記載したパターン，③さらに術前ケア，術中の準備品，入室時の処置を追加したパターンに分類し，時系列で記載しました。
- 巻末の付録には，解剖図譜，略語集，患者用・術中用・医療者用クリニカルパス，看護計画などを収載しました。

**特長**

- 各論の IVR 手技は，臓器別に分かれています。
- 各論では，保険適用のものは，IVR 手技名のすぐ下に区分，手技名および保険点数が入っています。これは，2018 年 4 月に改定されたものを反映してあります。手技名と診療報酬算定上の手技名とは必ずしも一致しません。
- 「相対的適応」は通常，適応にはなっていないが，他に治療法がないような場合などには施行されるもの，「相対的禁忌」は条件を整えたり，補正したりすることで禁忌でなくなるもの，「絶対的禁忌」は基本的にその手技を施行してはいけないものを示しています。
- 「使用器具」は，一般的な器具を記載しています。具体的には「看護の実際」の中の「術中・準備」に示しています。
- 「合併症」は，手技に特有で頻度の高いものを記述しています。
- 「看護の実際」は，総論の「看護の役割」に血管系，ならびに非血管系 IVR に分けて収載した「基本シート」に沿って記述されていますが，各手技に特徴的な看護については少しずつ修正して記述されています。
- 囲み記事「SIDE MEMO」は，本文で解説するよりも欄外に出したほうが理解しやすくなるような，知っておくとよいと思われる知識を取り上げました。「Point」は，その手技の注意点を記載しました。「Tea Time」では，診療上の豆知識を紹介しています。

> **ご注意** 著者，編集者，監修者並びに出版社として，本書に記載されている情報が最新かつ正確であるように最善の努力をしております。しかし，IVR 手技と看護は日々進歩しており，加えて本書では各施設での現況を紹介しておりますので，記載された内容が全国的に統一されたものであることを保証するものではありません。また，薬の用法・用量・注意事項など，特に新薬の使用に関しましては，医薬品添付文書などには記載されていない使い方をしている場合がありますので，あくまでも読者自身の責任のもと，十分に注意を払われることをお願いいたします。

# I

# IVR総論

# Interventional Radiology(IVR)とは

## IVR の概念

　IVR は経皮的に穿刺，消化管では経口的，あるいは経肛門的アプローチにより，必要な部位に針やカテーテルを挿入して行う治療を中心とした医療の総称である。

## IVR の特徴

　多くの手技が局所麻酔下で行え，大きな切開を加えないため，外科手術などと比べてきわめて低侵襲であり，全身麻酔をかけられない患者にも施行できる。また，手技時間が短いので患者の身体的負担が少なく，術後の回復も早いので，入院期間が短く医療費を低く抑えられる。このように IVR には多くの優れた点がある。
　さらに，治療中には覚醒している患者とコミュニケーションがとれることから，疼痛や苦痛をはじめとする体調の変化などが患者の表情や訴えからとらえられる。このことは患者ケアの点で大きな利点であるが，反対に全身麻酔では経験しない術中の疼痛や苦痛を，少なからず患者が感じなければならないのは大きな欠点である。

## IVR の分類

　血管系 IVR と非血管系 IVR に分類され，表 1 に示すように種々の手技が開発されている。

### 1．血管系 IVR

　経皮的または直視下に血管を穿刺した針から直接操作するか，あるいはこの針を介して挿入したカテーテルを用いて血管内から操作を行う手技。

### 2．非血管系 IVR

　経皮的穿刺あるいは消化管などの経管的アプローチにより針やカテーテルを用いて血管外で操作を行う手技。

## IVR の目的

　多くは治療を目的としたものであるが，中には吸引細胞診・組織生検などのように診断を目的とするものや，リザーバー留置術のように血管確保を目的としたものもある。なお，治療を目的とした IVR には，病変を根本から治す根治的治療と，延命や症状緩和を目的とした姑息的治療がある。

## 基本的手技

### 1．画像ガイド

　手技は超音波（US），CT，X 線透視，内視鏡，MRI などの画像を見ながら行われる。
　●US　被ばくがなく，任意の角度で画像を描出でき，針の動きを観察しながら穿刺できるので穿刺時のガイドとして汎用されている。しかし標的が骨であったり，空気が介在したり，奥深い位置に存在する場合は，画像を得にくいので有用でない。最近，穿刺ガイドとしてではないが，閉塞性動脈硬化症で

表 1　各種 IVR 手技

| 分類 | 種類 | |
|---|---|---|
| 血管系IVR | 塞栓術 | 動脈塞栓術 |
| | | 門脈・静脈塞栓術 |
| | 形成術 | |
| | 溶解術 | |
| | 留置術 | ステント留置術 |
| | | ステントグラフト内挿術 |
| | | リザーバー留置術 |
| | | フィルター留置術 |
| | 注入術 | |
| | シャント術 | |
| | 除去術 | |
| 非血管系IVR | 吸引細胞診・組織生検術 | |
| | ドレナージ術 | |
| | 内瘻術 | |
| | 瘻造設術 | |
| | 留置術 | ステント留置術 |
| | | マーキング |
| | 拡張術 | |
| | 抗腫瘍療法 | 凝固術 |
| | | 焼灼術 |
| | | 凍結術 |
| | 硬化術 | |
| | 除去術 | |
| | 補強・形成術 | |
| | シャント術 | |
| | 開通術 | |
| | 神経節ブロック術 | |
| | 整復術 | |

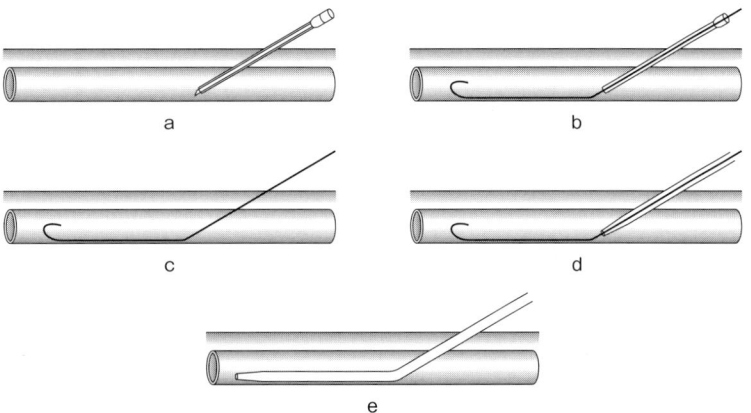

**図1 セルジンガー法**
a. 経皮的に穿刺する
b. 穿刺針の内筒を抜去してガイドワイヤーを挿入する
c. ガイドワイヤーを残して穿刺針を抜去する
d. ガイドワイヤーに沿わせてカテーテルを挿入する
e. ガイドワイヤーを抜去してカテーテルのみにする

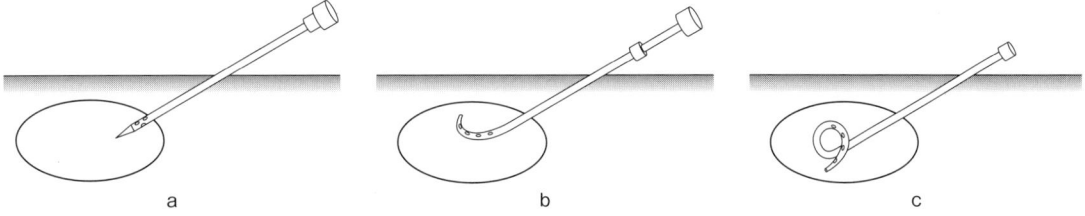

**図2 トロッカー法**
a. 経皮的に穿刺にする
b, c. 内筒針を抜去すると病変内でカテーテル先端が輪を描く

は血管内超音波を用いて,ステント留置前後の血管壁の変化を観察することが多い。

●**CT** 非血管系IVRのみに使用され,穿刺時のガイドとしてUSが有用でない場合に用いられることが多い。しかし,被ばくならびに針の穿刺角度が限定されることが大きな欠点である。

●**X線透視** カテーテルやガイドワイヤーの操作,あるいは造影時に用いられる。DSAは主に血管造影時に用いられ,血管解剖や病変の診断に有用であるが,呼吸停止が困難な場合は良い画像を得にくい。また最近,血管造影室にはIVR-CTやcone-beam CTといったCT画像が撮像できる機械が整備されている施設もある。

●**内視鏡** 血管系では,閉塞性動脈硬化症で血管内視鏡が用いられることがある。また,非血管系では,消化管や胆管でステント留置や生検で用いられる。

●**MRI** 被ばくしないのが大きな利点で将来に向けて期待されるが,いまだIVR器具の対応が不十分である。

## 2.手技

血管系ならびに非血管系IVRの多くが穿刺あるいはそれにつづいて挿入されたカテーテルにより手技が行われる。

### 1)穿刺

穿刺は,生検やラジオ波焼灼術などに代表されるように,主に専用針を用いて治療などを行う場合と,カテーテル挿入の前操作として行われる場合がある。

### 2)カテーテル挿入法

セルジンガー(Seldinger)法(図1)とトロッカー(Trocar)法(図2)がある。

#### a)セルジンガー法

穿刺した針に通したガイドワイヤーに沿わせてカテーテルを挿入する方法で,血管系IVRや,ドレナージなどを主とした非血管系IVRで用いられる。

このセルジンガー法にはワンステップ法とツーステップ法がある(図3)。

・ワンステップ法

血管系,非血管系IVRともに最も汎用されている方法で手技は簡便である。

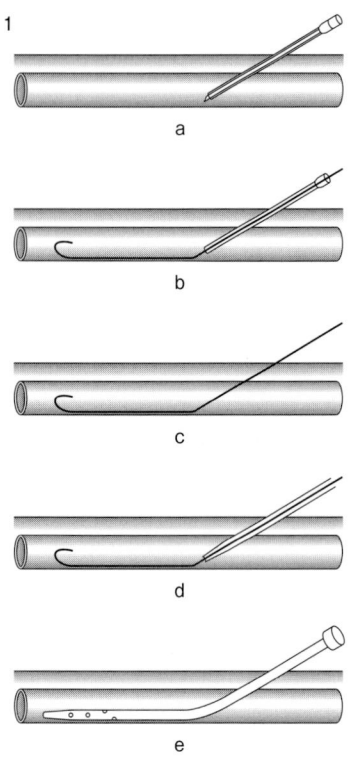
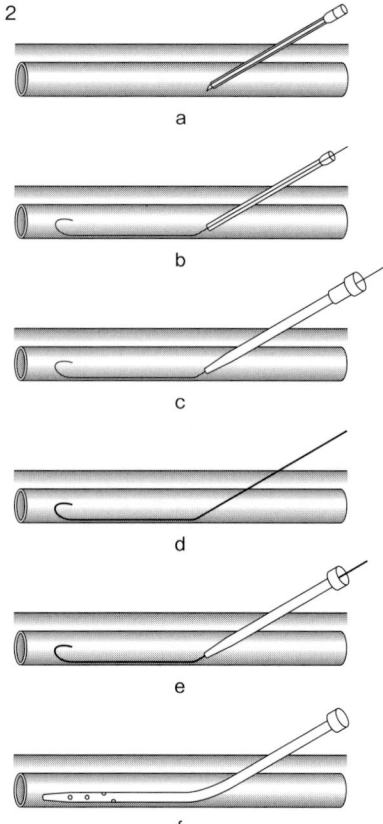

**図3 ワンステップ法, ツーステップ法**
1. **ワンステップ法**
    a. 穿刺(19 G 針)
    b. 穿刺針の内筒を抜去して外筒のみにする
    c. ガイドワイヤー(0.035 インチ)挿入後
    d. これに沿わせてカテーテル挿入
    e. ガイドワイヤーのみ抜去
2. **ツーステップ法**
    a. 穿刺(21 G チバ針)
    b. Cope ワイヤー(0.018 インチ)挿入
    c. セット内の専用シースあるいは 19G エラスター針挿入
    d. 0.035 インチガイドワイヤーに交換する
    e. これに沿わせてカテーテル挿入
    f. ガイドワイヤーのみ抜去

● ツーステップ法

門脈や拡張が軽度な胆管などを穿刺する場合に用いられる方法。

ワンステップ法よりワイヤーやシースなどの挿入手技が1回多いため煩雑であるが, 太い針(19 G 針)で誤穿刺すると合併症を招くおそれがあるので, それを回避するために用いられる。

b) トロッカー法

穿刺針にカテーテルをかぶせた一体型の器具で目的部位まで穿刺し, 達すると穿刺針だけを抜去してカテーテルを留置する方法で, 非血管系 IVR の一部のドレナージに用いられる。

〔吉岡哲也〕

# 血管系 IVR (Vascular IVR)

## 治療法の種類

血管系 IVR の各手技とその対象疾患・病態を表 1 に示す。

## 前処置

### 1. 術野処置

最も汎用される大腿動脈あるいは静脈穿刺では，従来術野の剃毛が行われてきたが，近年特に多毛・剛毛では除毛を施すが，概して除毛もしない傾向にある。リザーバー用ポートのポケットを大腿部に作成する場合は，剃毛あるいは除毛することが多い。

### 2. 食事制限

通常，術前1食(少なくとも2時間以上)は絶食とするが，水分は十分に補給するようにする。

### 3. 血管確保

術中の急激な変化への対応として，バイタル維持や疼痛・嘔吐などの症状軽減を目的とした薬剤投与のルートを確保する。

### 4. 前投薬

「前投薬」の項(38ページ)を参照。

## 手技

### 1. 画像ガイド

血管系 IVR では，穿刺は特に画像ガイドを必要としないが，経皮経肝的門脈穿刺は US 下に行われることが多い。また，中心静脈リザーバーで鎖骨下静脈や上腕静脈を穿刺する場合や，閉塞性動脈硬化症で穿刺部の総大腿動脈の拍動が触知困難な場合にも US が用いられることがある。カテーテルやガイドワイヤーの操作，薬剤注入時には X 線透視が，血管造影には DSA が用いられる。

### 2. 穿刺血管

IVR を行うための標的血管や病態などにより，種々のアプローチ血管がある(図1，2)。

1) 動脈

a) 総大腿動脈

最も汎用されている。右利きの術者が多いので，右総大腿動脈を穿刺することが多い。左利きの術者では稀に，また動脈硬化のために右腸骨動脈が極度に蛇行していたり，狭窄あるいは閉塞して右総大腿動脈の拍動を触れにくい場合には，左総大腿動脈が選択される。

b) 橈骨動脈ならびに上腕動脈

総大腿動脈を穿刺できない場合や術後安静を考慮する場合に用いられる。

表1 血管系 IVR 手技と対象疾患・病態

| 手技 | | 対象疾患・病態 |
|---|---|---|
| 塞栓術 | 動脈塞栓術 | 出血，腫瘍，動脈瘤，短絡(シャント)，動静脈奇形，血流改変，脾・腎機能廃絶 |
| | 門脈・静脈塞栓術 | 食道・胃静脈瘤，短絡(シャント)，肝機能廃絶(PTPE)，精巣静脈瘤，インポテンス |
| 血管形成術 | | 血管狭窄・閉塞 |
| 溶解術 | | 血栓 |
| 留置術 | ステント留置術 | 血管狭窄・閉塞 |
| | ステントグラフト内挿術 | 大動脈瘤，短絡(シャント) |
| | リザーバー留置術 | 腫瘍，栄養補給 |
| | フィルター留置術 | 肺血栓症 |
| 薬剤注入術 | | 腫瘍，出血，虚血 |
| 短絡術 | | 門脈圧亢進症 |
| 異物除去術 | | カテーテル断片，血栓など |

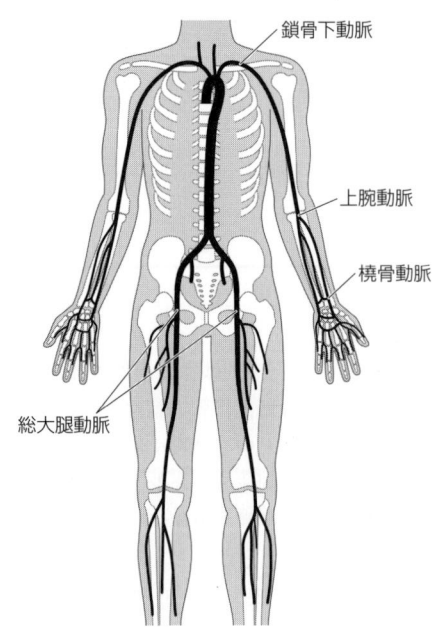

図1 穿刺動脈

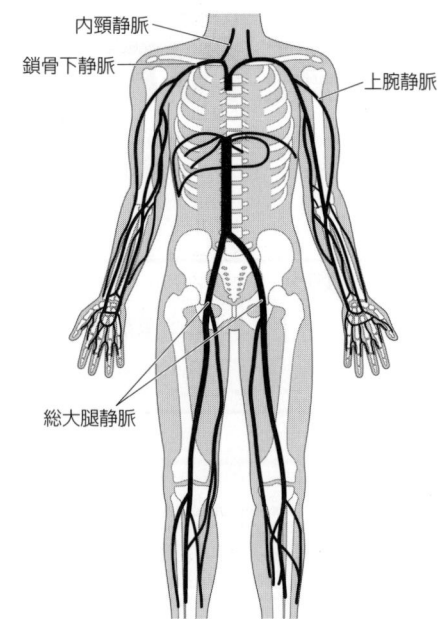

図2 穿刺静脈

　c）鎖骨下動脈

　肝動注リザーバー留置術では，左鎖骨下動脈あるいはその分枝が用いられることもある。

　d）膝窩動脈

　浅大腿動脈閉塞に対する血管形成術（PTA）では，同側の膝窩動脈からアプローチすることもある。

　e）その他

　腎透析シャント狭窄・閉塞では，シャント動脈を穿刺する。また，四肢の動静脈奇形や血管腫では，直接病変を穿刺することもある。

2）門脈

　門脈系の疾患では経皮経肝的に，あるいは外科医の協力の下，全身麻酔下に開腹し，腸管の血管（回結腸静脈）を直視下に穿刺して門脈に入る。

3）静脈

　a）総大腿静脈

　最も汎用されている。

　b）内頸静脈

　経頸静脈的肝内門脈静脈短絡術（TIPS）や一部のバルーン下逆行性経静脈的塞栓術（B-RTO），中心静脈リザーバーに用いられる。

　c）鎖骨下静脈，上腕静脈，前腕静脈

　中心静脈リザーバーに用いられることが多い。

3．穿刺法

　血管系IVRでは，カテーテルを挿入する場合，通常は前述したセルジンガー法を用いて，ワンステップ法で行われるが，経皮経肝的門脈穿刺では

> **SIDE MEMO**
>
> **血管造影用シースのサイズ**
>
> 　例えば5.0 Frシースはシースの中に通るカテーテルサイズが最大で5.0 Frであることを示しており，シースの外径（太さ）は6.5〜7.0 Frになっているので注意。

ツーステップ法も用いられている。

4．使用物品・準備品

　使用されている器具は多種多様であり，ここでは使用頻度の高い器具について述べる。

1）シースイントロデューサー

　カテーテルを挿入・操作するための補助器具で，穿刺に引きつづいて血管内に挿入し血管を確保する役目をもつ。長さと径により種々のサイズがあり，通常，動脈では径が3〜6 Fr，長さが10（ショートシース）〜50 cm（ロングシース）のものが用いられる。大動脈ステントグラフトでは20 Fr以上の大口径で，1 m長以上のものが用いられる。一方，静脈では5〜10 Fr径が用いられる。

2）カテーテル

　カテーテルには，それぞれの用途に合わせて多くの種類があるが，特殊なものは後述する各手技の項を参照いただき，本項では最も汎用されるものについて述べる。

表2　塞栓物質の種類と主な用途

| 分類 | 種類 | 主な用途 |
| --- | --- | --- |
| 一時的塞栓物質 | ゼラチンスポンジ | 腫瘍・外傷性出血，機能廃絶など |
| | 自己凝血塊 | 動脈性消化管出血 |
| | リピオドールウルトラフルイド（油性造影剤） | 主に肝細胞がん |
| | スフェレックス®（Degradable starch microspheres；DSM） | 転移性肝がん |
| 永久塞栓物質 | 金属コイル | 動脈瘤，出血，血流改変，シャントなど |
| | 離脱バルーン | 大きな動静脈瘻 |
| | 無水エタノール | 腫瘍，血管性病変，機能廃絶 |
| | オルダミン®（オレイン酸エタノラミン） | 胃静脈瘤 |
| | ヒストアクリル（N-butyl-cyanoacrylate；NBCA） | 血管性病変，出血，動脈瘤，血流改変 |
| | Ivalon®（polyvinyl alcohol；PVA） | 腫瘍，動静脈奇形 |
| | 血管塞栓用ビーズ | 腫瘍，動静脈奇形 |

a）造影カテーテル（2種類ある）

- 血管造影用カテーテル：血管造影では，通常0.035インチガイドワイヤーが通る内腔を有するカテーテルが用いられる。動脈では3～5Frのものが主に用いられ，多くが目的とする血管に挿入しやすいように先端に形状が施されている（preshape型）。このカテーテル内にマイクロカテーテルを通すときは親カテーテルとして働く。

- マイクロカテーテル：3Fr以下のカテーテルを指し，内腔には0.014～0.018インチガイドワイヤーが通る。子カテーテルと呼ばれる。

b）ガイディングカテーテル

上記の親・子カテーテルの操作が困難で，目的の部位まで達しないときには，その操作を少しでも容易にするためにガイディングカテーテルが用いられる。このガイディングカテーテルは，通常親カテーテルが位置するところまで挿入され，その中に挿入する親カテーテルを少しでも末梢に進める役目を担う。

c）留置カテーテル

リザーバー留置時にポートとつなぐカテーテル。

d）バルーンカテーテル（2種類ある）

- オクルージョン（閉塞用）バルーン：B-RTO時などに用い，血流を止める目的で使用。

- 拡張用バルーン：狭窄部を拡張するときに用いる。

3）ガイドワイヤー

ガイドワイヤーのサイズには0.014～0.038インチ径で，260cm長までのものがある。通常，血管造影用カテーテルには0.035インチ（145cm長），マイクロカテーテルでは0.014～0.018インチ（180cmまで）のものが用いられることが多い。

ガイドワイヤーの種類には，以下のものがある。

a）コイル・スプリング型

ステンレスワイヤーの芯に細いワイヤーをコイル状に巻きつけ，ヘパリンコーティングした（巻線）もので，先端の形状や柔軟性により多くの種類がある。

b）親水性ワイヤー

ラジフォーカスワイヤーに代表されるもので，ワイヤーの表面を水で濡らすとヌルヌルになって抵抗が軽減しワイヤーの回転（トルク）が容易になる。

c）Copeワイヤー

硬い芯に先端柔軟部を接着したもので巻線はない。ツーステップ法で使用するチバ針に通る0.018インチワイヤー。

4）塞栓物質

塞栓物質には，一定期間塞栓効果を示した後，吸収あるいは分解され塞栓効果が消失する「一時的塞栓物質」と，永久に塞栓効果を示す「永久塞栓物質」の2種類がある。材質は，液体，金属，凝血塊，バルーン，化学物質などさまざまである。塞栓物質の種類と主な用途を表2に示した。

a）一時的塞栓物質

- ゼラチンスポンジ：外科領域の止血，褥瘡潰瘍を適応としたゼラチン製剤で，血管塞栓術に転用。シート状のものをハサミなどで1mm³大程度に細かくして用いる。現在，肝細胞がんに限ってジェルパート®が保険適用となってい

## SIDE MEMO

### カテーテルの先端形状

血管造影用カテーテルならびにマイクロカテーテルでは蒸気（湯沸しポット），火（アルコールランプなど），熱風（ドライヤーなど）などを用いて先端形状を変化させる場合がある。

る。
- 自己凝血塊：患者自身の血液を熱で凝固させ細かく砕いて用いる。
- リピオドール（油性造影剤）：主に肝細胞がんの動脈塞栓術時に用いられることが多く，水溶性抗がん剤と混和しエマルジョン化させて用いるが，塞栓効果はきわめて低い。
- スフェレックス®（Degradable starch microspheres；DSM）：血管内塞栓促進用補綴材として扱われている。でんぷんを原材料として作成された短時間（20〜30分）の塞栓効果を有する微小塞栓物質で，これだけでは透視で見えないので造影剤と混和して用いる。

b）永久塞栓物質
- 金属コイル：コイルのサイズには0.035インチと0.016インチ（マイクロコイル）が主に使用されている。このコイルには血栓形成を促進するためのダクロンファイバー（毛）が付いているものと付いていないものがある。また，コイルには長さだけでなく形状にも二次元，三次元など多くの種類がある。さらに脳動脈瘤などで汎用される瘤内に挿入されたコイルが満足いく形で収まらない限り，何度でも出し入れ可能な離脱式のものもある。
- 離脱バルーン：カテーテル先端のバルーンを膨らませた後カテーテルを離脱できるもので，経過とともにバルーンが萎んでくるのが欠点。
- 液体塞栓物質
  ◦ 無水エタノール：血管内壁を凝固させて塞栓効果を得る。70％程度の濃度でも効果を発揮するが，希釈されると効果が減衰する。
  ◦ オルダミン®（オレイン酸モノエタノールアミン）：造影剤と混合（EOI）して用いる。
  ◦ ヒストアクリル（N-butyl-cyanoacrylate；NBCA）：生体接着剤で，リピオドールと混合することで透視で見えるようにし，その配合の度合により硬化時間を調節する。
- 固形塞栓物質
  ◦ Ivalon®（polyvinyl alcohol；PVA）：プラスチックの微片で種々のサイズがある。
  ◦ 血管塞栓用ビーズ
    ・HepaSphere™ Microspheres：ポリビニルアルコール・アクリル酸共重合体からなる吸水性および膨潤性のあるビーズ。
    ・Embosphere® Microspheres：豚ゼラチンを含浸およびコーティングしたアクリル系共重合体からなる非吸水性のビーズ。

5）造影剤

血管造影に用いられる造影剤には，通常非イオン性ヨード造影剤が用いられる。造影剤に対しアレルギーがある場合は$CO_2$あるいはMRI造影剤（ガドリニウム製剤）が，腎機能低下が著しい場合は$CO_2$が用いられるが，いずれもDSAでなければ撮像できない。

6）ヘパリン加生理的食塩水

生理的食塩水100 mLに対して，ヘパリンナトリウム1,000単位の割合で混合する。カテーテル内腔やガイドワイヤーの洗浄などに用いる。ヘパリンは血栓形成の防止に役立つ。

## 5．後処置

a）止血

カテーテル抜去後の止血は通常，圧迫法で行われるが，経皮経肝的門脈穿刺では肝実質の瘻孔部を塞栓物質で塞栓する。

b）術後安静度

圧迫止血の場合，2〜6時間のベッド上絶対安静とする。

c）飲食

消化管以外のIVR後では，悪心・嘔吐がなければ飲水・摂食してよい。

〔吉岡哲也〕

# 非血管系 IVR (Non-vascular IVR)

## 治療法の種類

非血管系 IVR の各手技とその対象疾患・病態を表1に示す。

## 前処置

### 1. 術野処置
一般的に、術野の剃毛や除毛は不要である。

### 2. 食事制限
通常、穿刺などでは検査前1食(少なくとも2時間以上)は絶食とするが、水分は十分に補給させる。ただし、造影やチューブ交換などでは絶食の必要はない。

### 3. 血管確保
術中の急激な変化への対応として、バイタル維持や疼痛・嘔吐など、症状軽減のための薬剤投与のルートを確保する。

### 4. 前投薬
「前投薬」の項(38ページ)を参照。

### 5. 抗生物質
膿瘍、胆道炎、尿路感染などの感染・炎症性疾患では、術前から広域スペクトラムの抗生物質が投与される。

### 6. 止血機能のチェック
穿刺では少なからず細かな血管を損傷しているので、止血機能が低下している症例や、抗凝固療法を行っている症例では止血が困難になるため、注意を要する。

## 手技

### 1. 画像ガイド
手技は US、CT、X線透視、内視鏡などの画像を見ながら行われる。

- **US** 穿刺時のガイドとしてはきわめて有用で、最も汎用されている。標的が骨であったり、空気が介在したり、奥深い位置に存在したりする場合は画像を得にくいので使用できない。
- **CT** US では描出困難な肺や骨、あるいは骨盤腔など深い病変に対して、穿刺のガイドとして用いられることが多い。
- **X線透視** カテーテルやガイドワイヤーの操作、あるいは造影時に用いられる。

表1 非血管系 IVR 手技と対象疾患・病態

| 手技 | | 対象疾患・病態 |
|---|---|---|
| 吸引・生検術 | | 腫瘍、肝炎・腎炎、骨 |
| ドレナージ術 | | 胆管閉塞、胆道炎、膿瘍、膵仮性囊胞、胆汁性囊胞など |
| 内瘻術 | | 胆管閉塞、尿路閉塞 |
| 瘻造設術 | | 消化管閉塞、摂食不能、尿路閉塞 |
| 留置術 | ステント留置術 | 胆管、尿路、消化管、気管・気管支の狭窄・閉塞 |
| | マーキング | 肺腫瘤 |
| 拡張術 | | 胆管、消化管の狭窄・閉塞 |
| 抗腫瘍療法 | 凝固術 | 腫瘍 |
| | 焼灼術 | 腫瘍 |
| | 凍結術 | 腫瘍 |
| 硬化術 | | 囊胞、リンパ囊腫、胆囊機能廃絶 |
| 除去術 | | 胆道・尿路結石、ステント |
| 補強・形成術 | | 骨腫瘍、骨粗しょう症 |
| シャント術 | | 難治性腹水 |
| 開通術 | | 卵管閉塞 |
| 神経節ブロック術 | | がん性疼痛 |
| 整復術 | | 腸重積 |

●**内視鏡** 消化管だけでなく胆管の生検や内瘻化，ステント留置時に用いられることがある。

●**マンモトーム専用装置** 乳腺の生検に用い，ステレオガイドに行う場合もある。

## 2. IVR経路

IVR経路は，皮膚のほかに，口腔，鼻腔，肛門，腟，尿道などが用いられる。穿刺経路として貫いても安全な臓器は肝，腟，胃，直腸であり，一方，貫いてはいけない臓器は膵，脾，胆嚢，小・大腸，膀胱，子宮，卵巣，前立腺であるが，これらの臓器内にIVRが必要な病変が存在するときはこの限りではない。このような臓器を損傷すると，術後の合併症が発現する。

## 3. 基本的手技

### 1) カテーテル挿入法

セルジンガー法とトロッカー法がある。

#### a) セルジンガー法

本法が一般的に用いられ，主にワンステップ法で行われる。しかし，胆管ドレナージ術や腎瘻造設術時に際して，胆管拡張や水腎症が軽度な場合，あるいは異常な液体の性状を確認し，引きつづいてドレナージする場合では，ツーステップ法で行われることもある。

#### b) トロッカー法

気胸に対する脱気術としてよく用いられる方法で，皮下膿瘍や胸腹水ドレナージなど体表に近いものに汎用される。また，直腸前方や腟周囲に位置する骨盤内膿瘍で腸管などが介在し，体表からのアプローチが困難な場合は，トロッカー法を用いて直腸や腟の内腔から直腸壁や腟壁を貫き，膿瘍をドレナージする。

## 4. 使用物品・準備品

### 1) IVR針

非血管系IVRに用いる針は，目的により多種多様である。

#### a) 治療などを行うための穿刺針

- 細胞吸引や組織生検：生検針は採取する対象病変や臓器により太さが異なる。一般的に採取する対象が硬いものほど，また生検用は吸引細胞診用に比べて太径傾向にある。組織採取には吸引型，ドリル型，削剥型のものなど種々の型がある。その操作法も多種多様で，組織を切断する外針と組織を内蔵する内針からなる生検針では，両針を用手的に操作するものと，ピストルのように引き金を引くと瞬時に内針と外針が操作できるバネ仕掛けのもの（ショットガン型）などがある。

- 抗腫瘍療法：RFA・PMCT・PEIT・凍結療法；RFAやPMCTでは穿刺針とラジオ波やマイクロ波を発するプローブが一体（電極針）となっており，種々の型がある。PEITでは専用針が用いられることが多い。

#### b) カテーテル挿入に際して用いる穿刺針

胆嚢や膿瘍など，穿刺後ワイヤーの方向性を操作しなくてもよい場合は，特に特殊な穿刺針を必要としないが，胆管のように穿刺後挿入したガイドワイヤーを必要な方向に操作しなければならない場合には，先端に特殊なカッティングを施した穿刺針を使用する場合がある。

### 2) ガイドワイヤー

通常，ワンステップ法では0.035インチ，ツーステップ法では穿刺針（チバ針）に通る0.018インチ（Copeワイヤー）と，カテーテル挿入時には0.035インチが汎用される。この0.035インチのガイドワイヤーには3種類の型がある。

#### a) コイル・スプリング型

ステンレスワイヤーの芯に細いワイヤーをコイル状に巻きつけた（巻線）もので，先端の形状や柔軟性，さらに芯の硬度により多くの種類がある。カテーテルを送り込むときのたわみを少しでも軽減するには，Amplatz Extra-StiffワイヤーやCoonsインターベンショナルワイヤーといった，芯の硬いヘビーデューティガイドワイヤーが用いられる。

#### b) Lunderquist（ルンダーキスト）型

硬い芯に先端柔軟部を接着したもので巻線はない。CopeワイヤーやAmplatz Ultra-Stiffワイヤー（0.035インチ）がこれにあたる。

#### c) 親水性ワイヤー

ラジフォーカスワイヤーに代表されるもので，ワイヤーの表面を水で濡らすとヌルヌルになって抵抗が軽減するので，ワイヤーの回転（トルク）が容易になる。胆管分枝の選択や閉塞部を貫通するときによく用いられる。しかし，金属穿刺針の中に通すと表面のプラスチックが削れ落ちたり，ワイヤー自体が断裂したりするので，金属針には用いない。

### 3) ドレナージチューブ

形状ならびに材質には種々のものがある。

a）形状
- ストレート型：挿入しやすいが，逸脱しやすいので通常用いられることは少ないが，肝内胆管などのようにチューブ先端の留置スペースが小さい場合に用いられる。
- ピッグテール型：最も汎用されている。特にカテーテルの手元から出た糸を引っ張ることで，先端のピッグテール形状を固定できるロック機能をもつロッキング・ピッグテール型は最も逸脱しにくい。
- マレコット型：チューブ先端に数本のスリットがあり，傘を開けるように手元操作すると，そのスリットによりチューブが花びらのようになる。孔が大きくドレナージ機能が強いので，粘稠な膿汁や凝血塊が多いときに役立つ。
- バルーン型：胆道ドレナージや腎瘻造設術時に使用されることがある。バルーンを拡張するときは蒸留水を用いる。生理的食塩水を用いると，長期留置では塩析出によりバルーンの収縮が困難になることがある。

b）材質
- ポリエチレン製：最も腰が強いが，柔軟性に問題があり，特にハブ部で折れ曲がりによるチューブ破損をきたしやすい。側孔を開けるには専用のパンチが必要である。最も組織反応を起こしやすいので瘻孔が形成されやすい。
- ポリウレタン製：最も柔軟性に富み，折れ曲がりによるチューブ破損を起こしにくい。側孔もクーパーで開けることができる。
- シリコン製：肉厚のため内腔を大きくとれないのが欠点であるが，折れ曲がりによるチューブ破損を起こしにくい。側孔を開けるには専用のパンチが必要である。

4）ダイレーター

一期的に標的までの経路を拡張するために用いられる。細径のものから太径のものへ順々に交換して挿入していくタイプと，金属の指示棒やラジオのアンテナのように，ダイレーターを次々とかぶせるようにして挿入する収納式（同軸）タイプがある。後者はダイレーターをかぶせるごとに4Frずつ拡張されるので手技時間は短いが，患者の苦痛が強い。

5）ピールアウェイシース

ピールアウェイシースはこれを通してチューブを挿入後，スリーブを裂くとシースが抜去できる構造になっている。ドレナージチューブなどの挿入に際し，ガイドワイヤーがたわんでしまう場合や，バルーンカテーテルや胃瘻チューブなど，先端が先細り（テーパー）でない鈍なチューブを挿入する場合，また1つの経路から2本のガイドワイヤーを挿入したいときなどに用いられる。

6）ステント

消化管，胆管，気管，尿管など管腔臓器の狭窄部を拡張し，機能不全を修復するために用いられる。2種類のステントがある。

a）チューブステント

ポリウレタンやポリエチレンなどの樹脂でできたカテーテル状のもので，尿管で最も用いられる。胆管では主に良性狭窄，気管狭窄にも用いられる。通常，後に抜去することを前提として用いる。

b）メタリックステント

金属性で網目構造を有する筒状のもので，細いイントロデューサーで挿入でき，イントロデューサーから出ると自ら拡張し大口径になる（自己拡張型）。網目を埋めるように膜を張ったカバードステントと膜をもたないアンカバード（ベアー）ステントの2種類があり，消化管，胆管，気管では悪性狭窄に用いられるが，尿管にはまったく適応がない。カバードステントの役目は，網目から進入してくる腫瘍を防止することや，食道がんなどによって食道壁に開いた孔を塞ぐことである。

7）IVRに用いる造影剤ならびに治療薬

局所麻酔ならびに神経節ブロックのテスト注入にはキシロカイン，造影剤は消化管ではガストログラフィン，それ以外はウログラフィンが用いられる。一方，PEITや囊胞硬化術にはエタノールや酢酸，$CO_2$などが，椎体形成術ではセメントが用いられる。いずれの薬剤もアナフィラキシーショックに注意する必要がある。

## 後処置

- チューブ固定　患者の行動やその範囲を考慮し，チューブが何かに引っかかって抜けてしまったり，破損しにくいような固定法や固定位置，ならびにチューブの長さを工夫する必要がある。
- 術後安静度　一部の治療を除いて，通常2〜6時間程度のベッド上安静とする。決して絶対安静ではない。
- 飲食　IVR後は，悪心・嘔吐がなければ飲水・摂食してよい。

〔吉岡哲也〕

# IVR看護の役割

## IVRにおける看護の役割とは

非侵襲的治療として開発されたIVRは，現在でも日進月歩の進化をつづけている．このため，看護をはじめ，いまだ確立あるいは整備されていない分野も少なくない．また，IVRには多職種の医療スタッフが関係してくるため，より充実したチーム医療が求められる．その中でも看護師が担う役割は大きく，かつ重要な位置を占める．

## IVRを受ける患者の特徴

1) IVRについての知識が乏しい
   ①未知の手技に対する不安
   ②合併症に対する不安
2) 血管造影室の環境が与える不安
   ①広くて大きな部屋
   ②大きな機器
   ③天井しか見えない体勢
   ④一度もコミュニケーションをとったことのないスタッフ
3) 局所麻酔下で行われる不安
   ①仰臥位による腰痛
   ②手技・治療にともなう疼痛
   ③医療者の会話が聞こえる．
   「あっ」「しまった」「馬鹿野郎」や笑い声など．

## IVRにおける看護師の役割

### 1．患者・家族のサポート

1) 患者へのサポート
   a) 意思決定支援
   患者のIVRに対する理解度を把握するために，彼らの声を傾聴し，必要に応じて適宜補足説明を行う．場合によっては医師や他のコメディカルスタッフとの仲介をし，それぞれの立場からの説明が聞けるように調整する．説明の場面には同席することが望ましい．
   b) 看護
   安全を担保する看護（安全看護）と安楽を提供する看護（安楽看護）．
   ・安全看護：各IVRに関連する副作用・合併症とその対処法に習熟する．関連する知識をもとに，検査データやバイタルサインの変動に加えて，患者の顔色・表情の変化，特に術中はIVRの利点である患者自身の訴えを傾聴することが重要である．
   ・安楽看護：自分にどのようなことがなされるのかという恐怖・不安の軽減と，手技中の苦痛の緩和，および術中・術後を通じた強制体位による苦痛の緩和が中心となる．
   c) 心理的サポート
   患者との円滑なコミュニケーションがかぎである．面識がある者がそばにいるというだけで安心感が芽生え，何かあれば気軽に訴えやすくなる．術前訪問はIVR室の看護師にとってこの目的を果たす大きな手段の1つである．

2) 家族へのサポート
   a) 意思決定支援
   家族が患者本人と共に決定できるよう，施行予定のIVRの理解を深め，治療法選択に関して相談役になる．
   b) 在宅医療の支援
   在宅医療で活用されることが多いCVリザーバーや経皮的内視鏡的胃瘻造設術（PEG）などでは，患者の自己管理能力をアセスメントし指導するだけでなく，家族への教育・指導も重要である．

### 2．チーム医療の一員としての役割

看護師は，IVR医，放射線技師，臨床工学技士（ME）などとチームを組む血管造影室だけでなく，外来受診，入院・治療，退院，その後の外来診療や在宅療法などを通して，外来，病棟，化学療法室などIVRに関連するチーム医療の一員としてかかわっている．その中で，患者・家族のサポートだけでなく，チーム全体の連携を図るコーディネータ的役割も期待される．

1) チーム医療に必要な事項
   ①互いの能力・役割の把握
   ②コミュニケーション
   ③情報共有

2) 申し送り

申し送らなければならない約束情報だけでなく，患者に施行される IVR に関連し，その後の看護につながる情報をいかに提供できるかが重要である。したがって，発信側からは受信側に役立つ情報を吟味し，一方受信側からは自らに役立つ情報を引き出すようにしなければならない。お互いに必要な情報が何であるかを共有し，不足なく各々の負担を最小限にして効率的に申し送る。

## IVR 看護に必要な知識

### 1．リスクマネジメント

1) 患者誤認防止
① 患者自身に氏名を名乗ってもらう。
② リストバンドの着用で，フルネームや ID 番号を確認する。
③ 患者自身にどのような治療を予定しているかを述べてもらう。
④ 術前訪問や術前診察による事前の面識をもつ。

2) 転倒・転落防止
a) リスク評価
年齢・理解度・体格や疼痛など身体の状況・意識レベルなどをもとに，検査台に転落防止のための固定ベルトやストッパーなどが設置できるかを考慮したうえで行う。

b) 転落はしなくても，IVR 中に膝を立ててはいけないなど体位の制限があることが多いため，必要な体位保持が可能かどうかも同時に評価する。

c) 評価のうえで，必要な安静保持や体位保持ができないと判断すれば，鎮静や鎮痛を考慮する。

d) 移動方法の決定
最近は前投薬なし，自立歩行で IVR 室へ入室してくる患者が多いが，諸々の理由で高い検査台にのぼれない患者はストレッチャーで移送し，医療スタッフの介助・見守りのもと，検査台へ平行移動する。終了後は，術後安静に必要な体位を保ったままストレッチャーなどへ介助下で移動する。

3) 感染管理
a) IVR 手技による患者への感染防止
患者の体内に挿入・留置するものはもちろん，滅菌ずみの器具を使用する。

b) 患者・医療者間の感染防止
IVR ではすべての体液を感染症扱いとする。対応としては，スタンダードプリコーション・標準予防策をとることが必要である。

c) 患者に使用した器具を介して他患者への感染防止
ディスポーザブル製品を使用することで，このリスクは回避することができる。再使用する器具に関しては，適切な消毒と滅菌方法を組み合わせることが必要である。

### 2．患者モニタリング

1) バイタルサイン測定機器
① IVR 中のモニタリングには，血圧計，心電図モニター，経皮酸素飽和度モニターを適宜組み合わせて使用する。
② 経時的な変化を見逃さない意味では，血圧計は動脈シースの側管からトランスデューサーを介して観血的動脈圧を持続測定するほうが，マンシェットを巻いて間欠的に測定するよりも確実である。
③ 経皮酸素飽和度モニターを指先に装着しておけば，酸素飽和度の測定だけでなく脈拍数も測定でき，血圧が下がれば感知しなくなるため状態変化をモニタリングする有用な手段となる。

2) 患者を看ること
患者の顔色・表情・訴えに気を配ることも重要である。患者自身が身体に異変を感じたとき，がまんしてしまうことのないよう，前もって声をかけてコミュニケーションがとれることも重要なモニタリングの 1 つの手段となる。

3) 輸液管理・薬剤投与
① どの薬剤がどのような作用があるのか，また投与方法にも熟知する必要がある。
② 緊急時に使用する薬剤は，すぐ使えるように配置しておき，投与方法を表にして掲示するなどの工夫をするとよい。
③ 輸液は，使用した造影剤や抗がん剤などの薬剤の量と，尿量を確認しながら投与する。
④ 造影剤使用量が多すぎないよう，術中から留意し医師と連携していく。造影剤の総投与量は，輸液量・尿量と共に，術後管理のために重要な情報となる。

## IVR 看護の実際

### 1．看護のポイント

血管系ならびに非血管系 IVR に共通した，術前から術後にかけての一般的な看護の流れを表 1 に示した。

**表1 看護の実際**

1. 術前(病棟)

| 術前準備 | | 内容 |
|---|---|---|
| 入院～前日まで | オリエンテーション | 術中・術後の流れをイメージでき安全・安楽に治療が受けられるようにする |
| | 治療の理解度の把握 | 適宜補足説明 |
| | 治療に対する不安・緊張の緩和 | 傾聴し，緩和に努める |
| | 同意書(IC)の確認 | 患者自筆の署名・日付を確認。自筆が無理であれば代筆も可 |
| | 既往歴・現病歴・検査データの把握 | 高血圧，糖尿病，心疾患，肝疾患，腎疾患，アレルギー，前立腺肥大，緑内障など。腎機能・止血機能・感染症 |
| | バイタルサイン(血圧・脈拍・$SpO_2$・体温) | 平常時の状態を把握 |
| | 術中・術後安静程度の把握と術前訓練 | 術中・術後にかけて必要な体位を保持可能か判断し，必要に応じて訓練・試行 |
| | 内服の確認 | 心臓・血圧・ステロイド薬は原則中止しない。中止薬・麻薬の確認<br>糖尿病薬使用時の調整，ワーファリン®などの抗凝固薬の内服状況の確認 |
| | 穿刺部除毛 | 基本的に不要。血管IVRで施行する場合は両側 |
| | 弾性ストッキング | 必要があれば深部静脈血栓症，肺塞栓症予防のため患者採寸を行い着用準備 |
| | 指示の確認 | 当日の指示や持参する注射などを確認し準備 |
| 当日 | 食事 | 通常検査前1食絶食。水分は摂取させる |
| | 検査着の着用 | 患者は検査着を着用。患者の羞恥心に配慮し，不必要な露出回避 |
| | 動脈触知の確認 | 穿刺動脈の末梢(足背，内果，膝窩，橈骨)動脈を確認しマーキング。左右差，強弱を比較 |
| | 自覚症状の有無 | 発熱，腹痛，悪心・嘔吐，しびれなど |
| | 皮膚の観察 | 術後変化の比較のために手技が行われる部位および全身の皮膚を観察 |
| | 排尿・排便 | 検査前にすませ，必要時浣腸。便秘時の下剤投与や浣腸はIVR時や安静時に便意を催すことがあり |
| | 尿道バルーンカテーテル留置 | 患者拒否時は，仰臥位での床上排泄訓練実施，または簡易採尿器装着 |
| | 血管確保 | 血管確保は術者の立ち位置の反対側。ルートの長さ，三方活栓数を工夫・考慮 |
| | 前投薬 | 前投薬の指示を確認し，指示された時間に行う |
| | バイタルサイン(血圧・脈拍・$SpO_2$・体温) | 出室前に計測し平常時と比較して異常の度合いを把握<br>同時に前投薬の副作用の有無もチェック |
| | 義歯・補聴器・貴金属・エレキバンなど確認 | 撮影範囲内の金属類の除去。手技や緊急時に対応するため義歯は外す |
| | 持参物品の確認 | 持参薬などをチェック |

2. 申し送り：病棟→IVR室

| 情報 | | 対策・看護 |
|---|---|---|
| 患者情報 | 患者確認 | リスクマネジメント |
| | 同意書(患者署名・同意日・治療名) | リスクマネジメント。手技料算定には同意書必須 |
| | 現病歴・既往歴(高血圧，糖尿病，心疾患，呼吸器疾患，肝疾患，腎疾患，アレルギー，緑内障，前立腺肥大など) | 合併症の予測，禁忌薬剤などのチェック |
| | 体重 | 全身ヘパリン化のためのヘパリン量，投与薬剤量などの決定 |
| | バイタルサイン(血圧・脈拍・$SpO_2$・体温) | 異常の早期発見のため，平常時の状態を把握 |
| | 血液データ(止血機能・感染症) | 合併症(出血など)の予測と早期発見 |
| | 末梢動脈触知状況 | 触知部位，左右差などの確認 |
| | 身体症状(発熱，腹痛，悪心・嘔吐など) | 冷却，膿盆の準備，誤嚥への注意 |
| | 身体的所見(皮膚状態) | 薬疹発現時早期発見，テープかぶれの防止(テープの種類や貼用位置考慮) |
| | 身体的能力・障害 | 術中の体位保持 | 手技時間内に耐えうるかを判断し，適宜クッションなどを準備 |
| | | 難聴，言語障害，意識状態 | そばでゆっくり声かけ。必要に応じて安全帯の準備 |
| | 知的能力・障害(理解度，認知症) | ゆっくり声かけ。手技の流れや手技による疼痛の程度を伝える |

| 情報 | | | 対策・看護 |
|---|---|---|---|
| 患者情報 | 精神状態 | 緊張，不安 | 声かけや付き添い，手を握るなどの看護，抗不安薬の考慮 |
| | | 不穏 | 必要に応じて四肢固定，鎮静薬の考慮 |
| | 性格(痛がり，怖がり，多弁など) | | 鎮痛薬の考慮。声かけや付き添い，手を握るなどの看護 |
| | 今回受ける治療の理解度 インフォームド・コンセント | | 理解の程度を知り，術中看護に役立てる 適宜補足説明。必要時医師に説明を依頼 |
| 処置・準備品 | 血管確保(中心静脈と末梢血管) | | 刺入部位・針サイズ |
| | 尿道バルーンカテーテル留置 | | 尿の流出状態 |
| | 内服状況 | | 抗血小板薬・降圧剤・降血糖薬などの使用状況を確認 |
| | 前投薬(薬品名と投与量・使用時刻) | | 副作用のチェックと術中の投薬を判断する材料にする |
| | 義歯・補聴器・貴金属・エレキバンなどの確認 | | 撮影範囲内の金属類の除去。手技や緊急時に対応するため義歯は外す |
| | 持参物品 | | 確認・保管 |

3. 患者 IVR 入室時処置

| 内容 | 注意点 |
|---|---|
| 患者確認と自己紹介 | 患者誤認の予防(ネームバンドの利用や患者自身に自分の名前を名乗ってもらう) 担当看護師の自己紹介と挨拶により患者とのコミュニケーションを図る |
| 検査台に移動 | 臥床させ，術中体位は動かせないことを説明し，安楽な体位を工夫。必要により四肢固定 |
| バイタル測定用器具装着 | 血圧計，心電図，$SpO_2$ |
| 留置ルート類整理 | 尿道カテーテル・点滴ルート類の整理 |
| 足背動脈チェック | 病棟でマーキングされた位置に触れ，両側を比較する |
| 吸引・酸素 | すぐに使用できるように |
| 術野消毒 | ポピドンヨードで2回。多少覆布がずれても穿刺部周囲が不潔にならないような範囲 |
| 覆布掛け | カテーテルやガイドワイヤーが周囲の不潔なものに触れないように |

4. 申し送り：IVR 室→病棟

| 情報 | 内容 |
|---|---|
| 治療内容と成功の有無 | 治療内容，治療部位，必要に応じてデバイスのサイズや数など |
| バイタルサイン・一般状態 | 血圧，脈拍，$SpO_2$ 腹痛・腰痛の有無，尿量・尿の性状など |
| 下肢末梢動脈の触知状態 | 治療後の触知状態，色調，冷感・しびれの有無 |
| 止血状態 | 止血時間，止血困難であったかどうか，皮下血腫の有無 |
| 造影剤 | 使用造影剤名と量 |
| 投薬 | 薬剤名・投与量・投与時刻 |
| 輸液量と尿量 | IN/OUT バランス |
| 術中合併症の有無 | 対処内容(投薬・処置など) |
| 安静：ベッド上 | 体位変換・座位可能 |
| 飲水・経口摂取 | 体調が許せば可能 |

5. 術後

| 内容 | 対策・看護 |
|---|---|
| バイタルサイン(血圧・脈拍・体温・$SpO_2$)測定 | バイタルサインのチェック(帰室時・30分・1時間・2時間後，以降適宜) |
| 一般状態 | 自覚症状の有無(腹痛，体熱感，悪心・嘔吐，腰痛など) |
| 下肢の観察 末梢塞栓症(再閉塞) | 術直後と比較 末梢動脈触知，緊張の強弱，色調変化，下肢冷感・触知冷感，疼痛，しびれの確認 |
| 合併症の有無 | 合併症に応じた対策 |
| 輸液管理 | 抗凝固療法が行われるときは，ヘパリンなどの指示量を的確に行う |

| 内容 | 対策・看護 |
|---|---|
| 止血状態 | 穿刺部位からの出血，皮下血腫の有無のチェック<br>後腹膜出血による腹痛，腰・背部痛の確認<br>必要であればすぐに医師に報告し，圧迫止血，バイタルサインのチェックを行う |
| 穿刺部チェック | 穿刺部出血・血腫，足背動脈触知状況，下肢腫脹の有無，疼痛，色調変化 |
| 尿量・性状・血尿のチェック | 帰室時・30分・1時間・2時間後，以降適宜 |
| 安静時間内の安楽への介助<br>疼痛コントロール | 安静保持内での体位の工夫(レストンや枕などを使用)<br>鎮痛薬，座薬などを使用 |
| 飲食介助 | 食事は食べやすいように工夫した食事に変更し，水分補給もできるよう援助 |
| 安静解除 | 安静解除後の最初の歩行時は看護師が付き添い，特に肺梗塞症状(呼吸困難)に注意する<br>急激な $SpO_2$ の低下，呼吸困難，意識障害，胸痛，チアノーゼ，ショックを起こした場合は，直ちに安静臥床させ，医師に報告すると同時に，バイタルサインのチェック，酸素投与を行う |
| 造影剤腎症(IN/OUTバランス，腎機能のチェック) | 術前腎機能により異なるが，造影剤使用量は3〜4mL/kgを目安にし，超過している場合は特に注意 |
| 造影剤遅発性副作用 | 薬疹，悪心・嘔吐，腹痛，頭痛など，通常の副作用と同様の症状出現に注意 |
| 排液チェック | 量と性状(血性，膿性) |
| ドレナージチューブ管理 | 逸脱・閉塞のチェック |

☐ 血管系IVRに関連する看護
▨ 非血管系IVRに関連する看護

## 1) 術前

【ポイント】 安全・安楽に治療が受けられるよう精神的看護と身体的管理を行うとともに，術中・術後の看護に役立つ情報を収集する。

a) オリエンテーション

① IVRへの理解：施行予定のIVRの内容について患者の理解が得られれば，実施時に協力を得やすく，また不安の軽減にもつながる。すでに医師から説明されているので，患者の理解度を把握し適宜補足説明を行う。

- IVRの手順：手技手順の一般的流れをベースに施行予定のIVRについて説明する。
- IVR室の様子：イラストや写真などを用いると良い。事前に現場の見学を行うことも1つの方法である。
- 医療器具：カテーテルやガイドワイヤーなどの写真や実物を見せることで，受ける治療手技がイメージしやすい場合もある。

② リスクの説明

- 術中・術後の安全性を確保するために，体位や安静度，薬剤の副作用や手技・治療法の合併症と対処について説明する。
- 副作用や合併症については，耳慣れない病名や，不安や恐怖心を抱かせるような言葉は極力避ける。
- 起こりうる合併症を想定しながら発現する症状(腹痛，発熱など)やその程度，対処を中心に説明し，患者に安心感を与えられるよう努める。

③ 事前訓練

- 問診・視診などで腰痛や体位の変形などを把握し，術中・術後にかけて必要な体位の保持が可能かどうかを判断する。必要に応じてその体位を試行したり訓練したりする。
- 尿道バルーンカテーテル留置を拒否する患者では，尿びんをあてがった床上排尿の試行や，簡易採尿器などを使用すると良い。

b) 情報収集

① 知的・身体的能力

- コミュニケーションが取れるか。
- 安全：静止できるかなどを把握する。

② 既往歴・現病歴・検査データの把握

- 使用禁忌薬剤を含めた用いる薬剤の種類や投与量の決定
- 合併症の回避などに用いる。

③ バイタルサイン(血圧，脈拍，$SpO_2$，体温)：比較対象の基盤となる緊張のない平常時の値を把握する。

④ 内服の確認

- 常用薬は事前に医師から指示をもらうようにする。
- 検査前1食絶食となることが多いため，特に糖尿病薬に関しては留意する。

c）前処置・準備
①検査前1食絶食
- 手技・治療にともなう悪心・嘔吐を軽減させ，食物誤嚥の防止を目的とする。
- 血管系IVRでは，脱水を防ぎ，造影剤の排泄を促進させる目的で積極的に飲水させることが望ましい。

②自覚症状
- IVR室での自覚症状軽減への看護
- IVRによって発生した症状との鑑別や比較に必要

③皮膚の観察
- 造影剤の副作用の発現のチェック
- テープかぶれ防止

④尿道バルーンカテーテル留置
- 術中の手技の流れや術後の看護を妨げず，かつ尿量を計算しやすい。
- 特に排尿困難を起こしやすい前立腺肥大症の患者には積極的に留置する。

⑤血管確保
- ショックなどの緊急事態に備え，また尿量確保のための水分補給に必要となる。

⑥前投薬
- 鎮静・鎮痛の目的で使用する場合がある。
- 使用薬剤の副作用を把握し，その発現には留意する。

2）術中
【ポイント】 看護師の行うべき範囲とIVR医や他職種との連携が重要である。

　a）安楽看護
IVRへの不安軽減と体調管理を行う。患者が身体的変化や疑問を訴えやすいように配慮する。
①患者の苦痛に対する処置（体位，マッサージ，鎮痛薬）
②保温・冷却の配慮
③静止や進行状況などの必要な説明

　b）安全看護
多くは手技による合併症で，IVR医がいち早く気づくため，IVR医からの指示に対して的確な行動をとれるようにする。しかし，以下の有害事象についてはバイタルサインや患者の訴え・表情などのモニタリングを通して看護師が早期発見できるよう心がける。

①薬剤性ショック
- キシロカイン：血圧低下，冷汗，けいれん
- 造影剤：アナフィラキシー様症状（呼吸困難，血圧低下，冷汗，頻脈，$SpO_2$低下，顔面浮腫，悪心・嘔吐，咳，腹痛，蕁麻疹，発赤など）

②迷走神経反射：穿刺やバルーン拡張など侵襲性の高い刺激が加わったときに生じることが多く，血圧低下，冷汗，徐脈，気分不快，顔面蒼白，悪心・嘔吐などの症状を呈する。

3）術後
【ポイント】 安楽看護だけでなく，医師が傍らにいないことが多いため，安全看護は特に留意しなければならない。

　a）安楽看護
①安静保持内での体位の工夫
- 穿刺対側肢の膝屈曲や軽度の側臥位
- レストンや枕などの使用により対処

②飲食介助の工夫
- 術直後は座位での飲食が許容されないことが多いため，食物は手でつかめるもの，飲み物はストローなどを使用して摂取しやすいように工夫する。
- 誤嚥に注意する。

　b）安全看護
①バイタルサイン（血圧，脈拍，体温，$SpO_2$）測定
- 一般的に体温を除いては帰室時・30分・1時間・2時間後，以降適宜に計測を行う。
- 手技によっては異なる場合があり，医師に確認する。
- 平常時との比較ならびに経時的変化に注目する。

②体液バランス
- 尿道バルーンカテーテル留置患者では，一般的に帰室時・30分・1時間・2時間後，以降適宜に計測する。
- 血管系IVRでは造影剤腎症に留意
- 輸液量とのIN/OUTバランスのチェックが重要

③造影剤遅発性副作用：稀に見られ，ほとんどが軽度のものである。

④合併症の早期発見・早期処置

## 2．血管系IVRにおける看護

【血管系IVRの特徴】 手技は常に血管穿刺部を止血して終わらねばならないため，出血や循環状態が問題となる。手技中は概ね仰臥位で，術後の安静も長時間規制される。造影剤が多く使用される。

1) 術前
   a) オリエンテーション
   ①長時間の臥床
   - 安全性を含めた必要性を説明
   - 苦痛を感じたときは遠慮なく申し出るよう促す。
   - 術中の体動は危険をともなうため勝手に動かないよう指導
   ②造影剤
   - 副作用を説明
   - 排尿が多くなるので尿道カテーテル留置の必要性を説明
   - 留置しない場合は床上排尿の機会が増えることを説明
   b) 情報収集
   ①穿刺部末梢肢の観察
   - 四肢の血管を穿刺する場合，穿刺部より末梢の拍動触知と皮膚色・温を左右で比較
   - 拍動触知では足背動脈など触知する部位にマーキング
   ②IVR履歴：肝細胞がんに対するTACEはくり返し行われることが多く，患者から過去の状況や要望を聴き取り，オリエンテーションや看護に役立てる。
   c) 前処置・準備
   ①除毛
   - 基本的に不要。施行する場合は両側に行う。
   - 鼠径部では患者の羞恥心に配慮する。
   - 剃毛は，皮膚表面に微細な傷をつくり，皮膚常在菌を繁殖させ穿刺時の感染リスクを高めるので最近は回避傾向にある。
   - 必要な場合は直前に剃毛し，すぐに穿刺前の消毒を行うことで，常在菌の繁殖を防ぐ。
   ②弾性ストッキング
   - 適宜患者採寸を行う。
   - 開始前に装着する。

2) 術中
   a) 安楽看護
   ①体位保持による腰痛の緩和
   - 長時間の仰臥位から生じる腰痛に対して，穿刺対側肢の許容範囲内での膝屈曲や進行を妨げないように腰を擦るなど緩和を図る。
   - 腰痛既往や脊柱の変形がある患者，高齢者には留意する。
   ②排尿介助：造影剤を多く使用するので排尿量が多い。尿びんで介助するときは急がせないように配慮する。
   b) 安全看護
   ①体動制限：消毒後は手や身体が動かせないことを説明する。
   ②清潔意識
   - 術中感染防止の意識をもつ。
   - 看護師は清潔台や術者など，清潔なものには触れないよう注意する。
   - 患者には消毒野に手をもっていかないように注意する。
   - ガイドワイヤーなどが検査台近傍の不潔機器などに触れないよう配慮する。
   ③緊急事態への備え：主に血管破裂などの緊急事態に対し，救急物品や院内連絡体制などを常に確認しておく。

3) 術後
   a) 安楽看護
   ①安楽体位と苦痛緩和：深部静脈血栓形成の予防も兼ねた足関節の底背屈運動は有効である。
   ②食事介助の工夫：前述のとおり。
   b) 安全看護
   ①圧迫部末梢の循環状態の観察
   - 血腫や過度の圧迫（固定）により循環不全が起こる場合がある。
   - 両側で比較し，拍動が弱い場合や，チアノーゼ様の皮膚色あるいは皮膚冷感がある場合は圧迫を緩める。
   ②穿刺部観察
   - 出血によるガーゼ汚染だけでなく，穿刺部膨隆をチェックする。
   - 必要に応じてバイタルサインのチェックを行う。
   ③肺梗塞
   - 長時間の安静臥床は，下肢静脈血栓症を誘発しやすい。
   - 安静解除後の最初の歩行では看護師が付き添う。
   - 肺梗塞症状（呼吸困難，胸痛，チアノーゼ，意識障害，ショック）に注意する。
   - 発生時は安静臥床，医師への報告，バイタルサインのチェック，酸素投与の順で処置する。
   - 予防策として，臥床中は弾性ストッキングの着用や間欠フットポンプの使用，足関節の底背屈運動の促進を行う。

## 3. 非血管系 IVR における看護

【非血管系 IVR の特徴】 血管系 IVR と大きく異なるのは超音波装置, 透視, CT などガイドに用いる画像機器が多いことである. 穿刺部位は多彩で, ドレナージを中心にチューブ留置の頻度が高い.

### 1) 術前

a) オリエンテーション

①チューブが留置される場合
- チューブ留置の目的を説明する.
- 誤って逸脱・抜去しないように管理方法を説明する.

②治療計画:胆道ステントや RFA などでは, 入院中に段階を踏んで複数回に分けて行う場合があることの理解を得る.

③体位
- 手技中の体位がさまざまな非血管系 IVR では, 体位が保持できないようであればセデーションの方法を考慮する必要がある.
- 手技中の体位を事前訓練あるいは試行することが望ましい.

b) 情報収集

①利き手と就寝時の体位
- 患者が右利きか左利きか, 就寝時は左側臥位か右側臥位かなどをあらかじめ知っておく.
- ドレナージチューブが患者の行動の妨げとならないよう固定位置や長さを決める資料とする.

②皮膚のチェック
- テープかぶれを防止するために, 穿刺部周囲の皮膚状態をチェックする.
- 用いるテープ選択や貼用位置の参考にする.

c) 前処置・準備

①血管確保
- 手技中のさまざまな体位にともなって術者の立ち位置が変化することから, 血管確保の位置については事前に IVR 室と連絡を取り合うことが望ましい.

②IVR 履歴
- くり返し行われることがある経皮経肝的胆道ドレナージ術(PTBD)や PVP, RFA, 経皮的エタノール注入療法(PEIT)などでは, 患者から過去の状況や要望を聴き取りオリエンテーションや看護に役立てる.

### 2) 術中

a) 安楽看護

①体位保持による腰痛対策
- 血管系 IVR と比べると比較的体位の変動が許されるので, 手技の妨げにならないように医師と相談しながら適宜工夫し緩和に努める.

②穿刺・手技による疼痛対策
- NSAIDs や麻薬などの事前使用を考慮する.

b) 安全看護

①エンドトキシンショック
- 感染巣のドレナージ時, あるいはドレナージ中でも感染菌が静脈に逆流し, 敗血症反応(悪寒・戦慄, 血圧低下, 頻脈, 冷汗, 発熱)を起こすことがある.

### 3) 術後

a) 安楽看護

①ドレナージチューブ逸脱の不安
- 就寝中に身体に絡まったり, 引っぱったりしてチューブが抜けてしまわないかと常に不安をもっている.
- 不安の軽減に努める.

b) 安全看護

①エンドトキシンショック
- 術中に発生しなくても帰室直後に発生することもある.

②ドレナージチューブ管理
- チューブのずれや固定糸の不備などから逸脱をチェックする.
- 血塊や組織片(デブリス)などによる閉塞をチェックする.

③排液
- 量や性状(出血, 胆汁, 膿汁, 腹水など)を観察し, ガーゼ汚染にも注意する.
- 量については経過とともに胆汁や尿は一定量となり, 膿汁は減少する.
- 排泄がなくなったときは, チューブの回路の不備や逸脱の有無をチェックする.
- PTBD, 経皮的胆嚢ドレナージや腎瘻造設術直後の大量排泄時は輸液量との IN/OUT バランスのチェックが重要である.

④ドレナージチューブ挿入部
- 発赤や排膿など感染徴候, チューブ周囲からの排液に注意する.

〔小崎信子〕

# インフォームド・コンセント

　インフォームド・コンセントは，患者に診療内容をわかりやすく説明して，同意書をもらえばよいと単純に考えていないだろうか．インフォームド・コンセントをきちんと得ることで，医師のみでなくチーム全体で患者情報を共有し，IVRをスムーズに行うことができ，かつ患者との良好なコミュニケーションを図ることが可能となる．

## インフォームド・コンセントとは

　医療行為の対象者が，治療の内容について適切に説明を受け，十分に「理解と納得（informed）」をしたうえで診療方針に「合意（consent）」することと定義される．インフォームド・コンセントを得るにあたっては，医師の説明は患者や家族がその内容を完全に理解したことを確認して，初めて完結するものである．ここでいう「合意」とは，必ずしも提案された治療方針を患者が受け入れるということではない．そして，この合意はいつでも，たとえIVR当日でも撤回できることを認識しておかなければならない．撤回したからといって，患者には何ら不利益が生じるものではない．

## インフォームド・コンセントを得るために必要な情報

　IVRも診療報酬上，手術の項目に分類（Kコード）されるため，手術と同様の詳細な説明が義務づけられた．厚生労働省の提案する「診療情報の提供等に関する指針」を表1に示す．

#### 表1　インフォームド・コンセントを行ううえで伝えるべき情報

- 行為の概要
- 期待される結果
- 実施しない場合の危険性
- 副作用，合併症
- 成功率
- 費用の概算
- 代替療法
- 予後
- 自院での治療成績
- セカンドオピニオンの可能性
- その他

　患者に話した内容，説明に用いた資料，選択された治療法，合意の有無，質問があればその内容と答えた内容について，必ず診療録に記載する．自施設の治療経験，治療成績に関する情報や，他の診療科の治療法についての知識，他施設での治療の現状などの知識は，インフォームド・コンセントを得るうえで重要な資料となるので，情報としてもっておくほうがよい．

## インフォームド・コンセントを得るうえでの注意点（表2）

　インフォームド・コンセントの場においては，医師は説明に専念するばかりで，患者自身の思いとの間に深い溝があることに気がつかず，時間と労力を費やしたにもかかわらず，患者の満足度・理解度が低い結果になってしまっている場合も見受けられる．まず，患者が病気に対してもっているイメージ，心配している内容，不安などを確認した後で，病状や治療法の詳しい説明に移っていくことが効率的と考えられる．以下に，実際に面接をする際のポイントをあげる．

- わかりやすい言葉で患者の知識レベルに合わせた適切な説明を行う．
- 一区切りごとに患者が理解できたかどうかを確認しながら話を進める．
- 物事を単純化して話すと，患者の理解と実際の手技とが異なっている場合，無用なトラブルのもとになることがある．
- 一度に多くの情報を与えすぎると患者が情報過剰になり，結局何を聞いたのか頭に残っていないという場合も見受けられる．

#### 表2　インフォームド・コンセントを得るうえでの注意点

- わかりやすい言葉で話す
- ゆっくり話す
- 物事を単純化しすぎない
- 多すぎる情報で混乱させない
- 目線，身振りに注意する
- 自分1人でしゃべりすぎない
- 質問を受ける十分な時間を確保する
- いつでも，何度でも説明を行うことを伝える

- 一方，きわめて稀な合併症も話しておく必要があると，法曹界からは指摘されている。
- 面談の最後には，患者が理解できたかどうかを確認する。
- いつでも何度でも質問に応じるので，遠慮なく申し出るようにという言葉で締めくくるようにしたい。

## インフォームド・コンセントを得るうえでの禁忌事項

インフォームド・コンセントを得るうえで，禁忌事項として注意を喚起されていることがある。まず，「心配いりません」という言葉を安易に使わないこと。心配があるからインフォームド・コンセントを必要とするわけであるから，安易な気休めの言葉は逆に患者の不安感を募らせることになりかねない。何が心配なのかを引き出して，きちんと解消するように努めなければならない。

そして，「必ず良くなります」「治ります」と簡単に約束しないこと。これは明らかに実現不可能な契約である。承諾を得るために，実際より侵襲や副作用，合併症を軽いかのように話さないこと。万が一，想定外の事態が生じたとき，信頼関係が一瞬にして消滅し，医師不信に陥ってしまい，最悪の場合，医療訴訟に発展する危険性も含んでいる。

さらに，医師が提示する選択肢を強引に納得させないこと。納得しない場合はあからさまに不機嫌な態度を取ったり，非協力的だと非難したり，不利益をにおわすようなことを言ってはいけない。

以上のような事項は「禁忌事項」として認識しておくべきであろう。

## 実際のインフォームド・コンセントの流れ

### 1．誰がいつ説明するのか

#### 1）IVR医が主治医となる場合

IVRの適応と診断されたら，次項で述べるような内容について，外来にてインフォームド・コンセントを得るための説明を行う。その際，IVR担当看護師はできる限り説明の場に同席することが望ましい。医師の説明内容で伝わらなかった部分を，同席したIVR看護師が再度患者にわかりやすく説明して，理解してもらうことも有用である。

#### 2）他科患者のIVRを行う場合

説明内容が詳細に記載された「説明書」「同意書」をIVR医側で準備しておく。そして，主治医に手技，治療方法に関する情報を，常日ごろからカンファレンスなどで提供しておくようにする。

IVR医やIVR担当看護師が術前に病棟回診を行い，顔見せと説明（プレラウンド）を再度行うことも有用である。

#### 3）説明医と施行医が異なる場合

実際にリスクのあるIVR手技を行うに際して，説明した医師が直接施行する場合は問題ないが，他の医師（他科主治医）が説明を行う場合は，前もって誰が実際に施行するか伝えていないと，施行医は法律的に未承諾の行為を行ったとされる恐れがある。しかし，最近の最高裁判決では，施行医と違う人間が説明しても，説明した医師がその手技に関して十分な知識，経験があれば説明義務違反とはならないとされた。普段から他科医師にも，IVR手技についての知識を普及させておかなければならないことが痛感される。

### 2．治療法の選択

患者の意見や希望を取り入れて，最終的に患者の納得する治療方針を決定する。治療行為の決定権は患者自身にあるとはいえ，患者自身に一方的に選択を迫るということではない。患者にすべてを決めてもらうのでもなく，納得できる治療法を医師とともに考えていくことが，インフォームド・コンセントを得るための基本となる。

---

**SIDE MEMO**

**医師の使う言葉は宇宙語!?**

医師が作成した説明書は，医師にしては普段使い慣れた用語を用いて，十分な説明がなされている内容であると思っていても，患者にしてみればとても理解できるものではなく，納得して同意しているのではなく，「おまかせします」と言っていることも多くみられる。インフォームド・コンセントを得るうえでの一番の問題点は，医師と患者の間の決定的な知識の格差があり，その格差に医師自身が気づいていないことであろう。この格差を埋めるよう配慮して説明を行い，患者の十分な「理解」と「納得」を得ようと努力することが重要である。

## 3. 同意書の取得

患者が医師の説明を理解し納得して治療法に同意が得られたら、「同意書」に同意の日付ならびに署名をもらう。これは、診療報酬上も重要なことである。その理由としては、同意書は当該検査、治療の内容をきちんと説明したという証拠となるからである。反対に同意書がないと、患者の同意を得ていない診療行為を行ったとみなされる場合や、保険審査側から「手技料」が算定できないと指摘を受けることもある。

患者の署名をもらった「原本」は病院での保管が必要で、現物がなければ、万が一訴訟になった場合に、

**図1 経皮経肝的胆道ドレナージ(PTBD)説明・同意書**

---

私は，患者＿＿＿＿＿＿様に対して下記の手術について次のように説明いたしました。

予定術式名：経皮経肝的胆道ドレナージ(PTBD)＿＿＿＿＿＿＿＿＿＿＿＿＿＿＿＿＿＿＿＿＿＿
　予定日：＿＿＿＿＿＿＿＿＿＿＿＿＿＿＿＿＿＿＿＿＿＿＿＿＿＿＿＿＿＿＿＿＿＿＿＿＿

1. 現在の病状と処置・検査・治療の必要性について
   原疾患により、胆管の狭窄、閉塞が生じています。結果として黄疸が生じ、化膿性胆管炎の併発も疑われます。このような状態を放置すると、敗血症により全身状態が悪化し致命的ともなりかねません。そこで肝臓にたまっている胆汁を体外に排泄することにより、黄疸の改善、化膿性胆管炎の治療を行います。

2. 処置・検査・治療の方法
   超音波検査やCT，MRI検査で肝臓内の拡張した胆管を確認し、そこにドレナージチューブを留置します。この治療は局所麻酔で行います。ドレナージチューブを留置することで、持続的に胆汁を排泄させ黄疸ならびに腹痛、発熱などの症状の治療を図ります。
   詳しくはパンフレットに記載してありますので、ご覧下さい。

3. 処置・検査・治療に伴う合併症と危険性、および緊急時の処置について
   頻度的には非常にまれなものも含めて、以下のような合併症の可能性がありますが、現在の疾患の治療のうえで必要な検査、手技です。緊急時の処置は勿論万全を期して施行しますので、ご了解下さい。
   1) 局所麻酔薬(キシロカイン)に対するアレルギー反応。
   2) 穿刺に伴う合併症として、疼痛、穿刺部の血腫形成、肝臓からの出血、感染、など。
   3) 穿刺時、頸から肩にかけての放散痛がみられることがあります。痛み止めは十分投与します。
   4) 胆汁が腹腔内に漏れだし胆汁性腹膜炎を起こす場合があります。内科的治療で軽快しなければ外科的手術が必要となります。
   5) 肺の近傍を穿刺することによる気胸。程度によっては胸腔ドレナージが必要となります。
   6) ドレナージチューブが抜けたり、詰まったりした場合には交換が必要となります。

　　　　　平成　　年　　月　　日　　　説明医師　　　　　　　科　　　　　　　印

　私は、上記の内容の説明を受け同意いたします。また、上記手術を行うために必要な処置と、これらの目的にかなった全身、またはその他の麻酔を受けることもあわせて同意します。

　なお、私は次のようなことを希望します。

┌─────────────────────────────────────┐
│                                                                     │
└─────────────────────────────────────┘

　　　平成　　年　　月　　日

　　　　　　　　　　患者氏名＿＿＿＿＿＿＿＿＿＿印
　　　　　　　　　　住所＿＿＿＿＿＿＿＿＿＿＿＿＿＿＿

　　　　　　　　親族または代理者氏名＿＿＿＿＿＿＿＿＿＿印(続柄　　　　　)
　　　　　　　　　　住所＿＿＿＿＿＿＿＿＿＿＿＿＿＿＿
　　　　　　　　　　電話(　　　－　　　－　　　)

　　　　　　　　　　　　　　　　　　　〒781-8555　高知県高知市池2125-1
　　　　　　　　　　　　　　　　　　　高知医療センター　電話：088-837-3000

「そんな検査や治療に同意した覚えはない」と言われても仕方がない。一方，同意書を取得しているからといって，患者は副作用，合併症の発生，最悪の場合は重大な障害を残す場合もあることも含め同意したわけではない。同意書の意義をよく認識して，取得することが重要である。

一般的な書式で作成されたPTBDの同意書を図1に示す。その他のIVRに関連した説明用紙，同意書類は筆者のホームページに掲載しているので参照されたい。

## インフォームド・コンセントへのIVR看護師のかかわり

検査室入室時，担当のIVR看護師は同意書取得の有無を確認する。同意書にサインがあり，医師によるインフォームド・コンセントが得られていたとしても，いざ検査室に搬入される段になると，「何の検査？」と尋ねる患者もある。そこで，患者が検査・治療の説明内容をどれだけ理解しているのか，看護師が再度確認することが必要で，場合によっては説明の補足なり追加説明を行う。時にはIVR施行医に再度説明を求めることもあろう。

可能であれば，術前の説明時に立ち会ったり，病棟へのプレラウンドを行うなど，患者とのコミュニケーション作り，ならびに患者の情報収集にも努めることが望ましい。

インフォームド・コンセントは，訴訟を防ぐために同意書をもらうことが目的ではなく，医療の主人公である患者に検査や治療内容を説明し（情報公開），治療法の選択が行えるよう，医療者が患者とともに検査や治療の内容や合併症について話し合い，理解し合うためのプロセスであると考えられる。

患者は，説明を受けた情報をもとに，自分の判断で，医師が示した選択肢の中から自分が受けたい治療法などを選択し，「自己決定権」を行使することになるが，患者が納得・同意した医療を行った場合でも，医療上の責任は患者ではなく医師にあることを忘れてはならない。

〔森田荘二郎〕

---

### SIDE MEMO

**そこまで言うの？**

患者は，詳しく説明すればするほど副作用や合併症に対する不安，恐怖感だけが印象として頭に残ることがある。治療効果に期待がもてるような話をしてほしいという希望ももっているので，「今まで経験したこともないような，きわめて稀なことについてもお話ししました。このような副作用や合併症を起こさないよう，できる限りのことをさせていただきますので，悪いことだけを恐れて治療を受けないということがないようにしてください」という言葉も必要ではないだろうか。

# 副作用・合併症とその対策

## はじめに

　IVRにともなう副作用・合併症にはさまざまなものがあり，それに精通することは，IVRに携わる看護師にとってきわめて重要なことである。本項では，IVRに使われる薬剤の副作用，血管造影そのものにかかわる副作用・合併症，IVRの合併症に分けて，その起こる時期も含めて解説する。なお薬剤の副作用については，添付文書にそれぞれの薬剤に関するものがすべて記載されているが，それをすべて網羅することは省いてIVRの臨床にかかわる副作用に関してのみ紹介したので，各薬剤の副作用全般については添付文書を参考にされたい。

## 薬剤の副作用とその対策

### 1. 前投薬

●**アタラックスP®**　一般名：塩酸ヒドロキシジン注射液
- 効果・効能：通常，麻酔前投薬として使われるが，IVRでは術前の悪心・嘔吐の防止，神経症の緊張・不安の緩和のために使われている。
- 禁忌：本剤成分または含有成分あるいは類薬での過敏症の既往歴，アミノフィリン，エチレンジアミンに対し過敏症の既往，ポルフィリン症などが記載されている。
- 副作用：添付文書には，ショック，アナフィラキシー様症状などいろいろな副作用が記載されているが，実際には副作用を経験することはあまりない。しかし，症例によっては，鎮静が効き過ぎて意識低下が起こり，患者とのコミュニケーションが取りにくくなったり，DSAの撮影に際して，息止めが不十分になるといった場合も経験する。
- 対策：前投薬そのものが必ずしも必要でないという議論もあるので，場合によっては省略することも可能である。

●**硫酸アトロピン®**　一般名：硫酸アトロピン
- 効果・効能：IVRに際して前投与する理由は，唾液分泌，気道分泌，胃液・膵液などの分泌や消化管運動の抑制などの目的がある。
- 禁忌：緑内障，前立腺肥大による排尿障害，麻痺性イレウス，本剤成分または含有成分で過敏症の既往歴などがある場合。
- 副作用：実際には副作用を経験することは少ない。IVRの術中によく遭遇するものとしては，頻脈，心悸亢進，口渇，排尿困難などがある。

### 2. 術中に使用する薬剤

#### 1）検査・診断薬

●**局所麻酔薬：キシロカイン®**　一般名：リドカイン
- 効果・効能：神経を一時的に麻痺させて，痛みを感じさせなくする。リドカインは作用が強く，持続時間の長い表面麻酔薬である。
- 禁忌：過敏症の既往歴。
- 副作用：気持ち悪い，冷汗，顔面蒼白，手足の冷え・しびれ，胸苦しさ，めまい，脈が弱い，血圧低下，目の前が暗くなり意識が薄れるなどの症状を呈することがある。重大な副作用として，刺激伝導系抑制，ショックおよび意識障害，振戦，けいれん，悪性高熱が現れることがある。
- 対策：既往歴があれば，異なる麻酔薬を使う。アナフィラキシーショック症状などの副作用が起これば，後述するアナフィラキシーショック対策を速やかに行う。

●**ヨード性造影剤**
- 効果・効能：診断薬であり，血管内のヨード濃度を高めて血管を可視化して造影，臓器を造影するために使用される。
- 禁忌：過去における過敏症の既往歴と，コントロールされていない甲状腺機能亢進症。
- 副作用：頻度の高いものとしては，蕁麻疹，悪心・嘔吐がある。稀ではあるが，呼吸困難，血圧低下などとして現れるアナフィラキシー様のショックが重篤な副作用としてある。術後に生じる副作用としては，造影剤腎症といわれる腎機能低下が2〜3日後から生じる場合があり，自然に改善することが多いが，急性腎不全を発症することもある。
- 対策：過去におけるアレルギー歴や喘息歴，造

影剤使用歴など危険因子を，前もって十分に把握することが必要である．術中にアナフィラキシー様のショックが起こった場合には，後述するアナフィラキシーショック対策を速やかに行う．

造影剤腎症に対しては，術前の腎機能の把握を正確に行う．特に造影剤腎症の危険因子としての，心不全，腎機能低下，糖尿病は重要である．腎機能低下症例では，術前からの給水，補液を行うこと，術中の造影剤使用量をできるだけ少量にすることなどが求められている．術後の補液と尿量チェック，血清クレアチニン測定による腎機能の把握が必要とされる．

● 経上腸間膜動脈門脈造影に使用される血管拡張薬：プロスタグランジンE1製剤（リプル®，パルクス®，プロスタンディン®）　一般名：アルプロスタジル注射液

- 効果・効能：経上腸間膜動脈性門脈造影の造影能の改善が主目的である．それ以外には，四肢末梢の血流不全に対する血管拡張薬として，バージャー病，閉塞性動脈硬化症，振動病などに使用される．
- 禁忌：重篤な心不全，喀血，出血，消化管出血，頭蓋内出血，本剤に過敏症の既往歴．
- 副作用：一過性の血圧低下がある．これは，上腸間膜血管床を，この血管拡張薬によって急激に拡張させるために生じる．通常は頻脈をともなう．これは一過性であるので，通常は自然に戻ることが多いが，時として血圧低下が遷延する場合もある．
- 対策：血圧低下が一過性に起こることがあるが，通常は自然に回復する．血圧低下が遷延する場合には，輸液スピードを速めたり，酸素投与，昇圧薬などを投与する．

2）治療薬

● リピオドール　一般名：ヨード化ケシ油脂肪酸エチルエステル注射液（油性造影剤）

- 効果・効能：主として肝がんに対する化学塞栓療法の症例に対して使用される．油性造影剤が腫瘍の中に蓄積するという性質を利用して，リピオドールと抗がん剤の混合液を注入すると腫瘍部分に抗がん剤とリピオドールが長時間停滞する．また，単純CTを撮ると，腫瘍内部における抗がん剤＋リピオドールの分布状態が可視化できるので，効果判定に役立つ．
- 禁忌：ヨード過敏症の既往歴，重篤な甲状腺疾患など，一般の水溶性ヨード性造影剤と同様である．

● 抗がん剤：ファルモルビシン®　一般名：塩酸エピルビシン

IVRでは，抗がん剤は主に動注化学療法，動脈化学塞栓術で使用される．使用頻度の高い薬剤として5-フルオロウラシル（5-FU®），マイトマイシンC（マイトマイシン®），エピルビシン（エピルビシン塩酸塩®，ファルモルビシン®），シスプラチン（ブリプラチン®，ランダ®）などがあげられる．最近では，肝細胞がんに対して，新しい白金製剤として，アイエーコール（動注用アイエーコール®），ミリプラチン（ミリプラ®）が使用可能となった．本項では，最も使用される頻度の高いエピルビシンについて解説する．

- 効能・効果：急性白血病や悪性リンパ腫，乳がん，卵巣がん，胃がん，肝がん，尿路上皮がんなどの腫瘍性疾患．IVRにおいては，原発性肝がんの化学塞栓療法における抗がん剤として使用される．
- 禁忌：①心機能異常またはその既往歴のある患者．②本剤に対し重篤な過敏症の既往歴のある患者．③他のアントラサイクリン系薬剤など心毒性を有する薬剤による前治療が限界量に達している患者．
- 副作用：全身投与例（動脈内投与を含む）においては，悪心・嘔吐，白血球減少，食欲不振，脱毛などがある．重大副作用として，①心筋障害，さらにうっ血性心不全などの症状が現れることがある．②骨髄抑制として汎血球減少，白血球減少，好中球減少，血小板減少，貧血，出血傾向が現れることがある．③ショックが現れることがある．
- 対策：こうした副作用が術中に起こることはきわめて少なく，術後2～3日から10日ぐらいで生じることが多い．また，同時に投与したリピオドールや塞栓術の副作用とも分離することは困難である．術後に起こるものとしては，骨髄抑制がある．

3）塞栓材料

● 無水アルコール　一般名：無水アルコール

- 効能・効果：血管内皮の障害と凝固系活性化によって血管を閉塞させるので，主として，動脈内投与にて塞栓材料として使用される．

- 禁忌：特に禁忌はないが，注意すべきことは次のとおりである。塞栓材料としては通常は見えないので（X線透視にて確認できない），どこまでアルコールが流れているのかわからない。そのため，場所によっては広範な組織壊死を引き起こす可能性があるので，リピオドールを混合して可視化して使用するか，危険な部位の塞栓には使わない。これまで，組織壊死を起こした症例報告があるのは，気管支動脈投与による気管支壊死，肋間動脈，腰動脈投与による脊髄損傷などであるが，バイタル臓器である脳や心臓，肝臓，脊髄・脊椎などには使われない。
- 適応：巨大血管奇形や血管腫，腎がん，その他の腎腫瘍などがあげられる。
- 副作用：投与された臓器の虚血による疼痛，悪心・嘔吐などがある。アルコールに弱い人には，酩酊症状になることがある。
- 対策：安全に使用できる塞栓材料ではないので，十分な経験をもった術者が安全に注意して使用することが合併症の予防には必要である。

# 血管造影手技による合併症

血管造影手技による合併症は比較的よく起こるものである。造影部位やそれまでの経路で起こる合併症としては，血管中の血栓の末梢側への遊離と逸脱，血管閉塞，内膜損傷，血管穿孔などがある。

## 1．血管造影手技による局所の合併症

主として鼠径部が穿刺部としては最も一般的であるが，それ以外に上腕の肘関節部の前腕動脈や手関節部の橈骨動脈なども使われる。これらのカテーテル挿入部に起こりうる合併症としては，血腫形成，偽動脈瘤，動静脈瘻などがある。

### 1）血腫形成

血腫形成は長時間のカテーテル挿入，出血傾向がある場合，糖尿病や高コレステロール血症などの動脈硬化が強い場合，高血圧などの場合や，高齢者ではその危険性が増すといわれている。

対策としては，出血が止まるまで圧迫することである。止血が得られれば保存的に血腫が吸収されるのを待つ。

### 2）偽動脈瘤

止血後に突然穿刺部が腫脹し，拍動性の腫瘤が出現する動脈瘤の壁を形成する成分が動脈の中膜や外膜を含む真性動脈瘤とは異なり，正常動脈壁成分がない場合である。したがって，血管周囲組織の結合織が動脈瘤の壁となるとこれを疑うが，確定診断には，ドプラ超音波検査や造影CTが必要である。

治療としては外科的切除，超音波のプローブを用いて圧迫を行い，血栓化させて偽動脈瘤を閉塞させるという治療法やIVRの手技にて偽動脈瘤をコイルなどで塞栓するという治療法がある。

### 3）動静脈瘻

動脈穿刺時に誤って動静脈両方を穿刺して，シースを挿入した場合はシース除去後に動静脈瘻を生じることがある。鼠径部の場合は大腿動脈から大腿静脈に血液が流れるために下肢の虚血を生じたり，心臓への静脈還流が増加して，小児の場合には心不全の原因となることもあるので，外科的治療による動静脈瘻の結紮が必要となる。

## 2．血管造影手技による局所以外の合併症

### 1）血栓・塞栓症（多くは術中に発症する）

もともと存在した血栓を末梢の動脈側へ飛ばしてしまう場合と，ガイドワイヤーの出し入れや長引くカテーテル操作によってカテーテル内外に血栓を作ってそれが遠位へ飛ぶ場合の2つがある。いずれの場合でも血管が閉塞すれば虚血症状が出現するため，すぐに造影を行い，閉塞部位の同定と側副血行の程度を診断する。

症状としては，四肢では血管閉塞症状，急に発現する疼痛，脳血管へ飛んだときには，脳梗塞の症状や突然のけいれん発作などの症状が出ることが多いが，あまりはっきりとした神経学的異常所見を示さず，何となく反応が鈍くなった，意識レベルが少しもうろうとしてきた，といった程度で，鎮静薬のためであると誤解して発見が遅れる場合もある。四肢血管や脳血管以外の骨盤領域の動脈に血栓が飛んだときには，あまり症状がなく治療を必要としない場合もある。

### 2）血管攣縮

血管攣縮は，よく「血管がスパズムを起こした」と表現されることが多く，動脈の刺激に対する収縮であり，比較的よく認められる副作用である。原因として造影剤注入，ガイドワイヤーによる刺激，カテーテルによる刺激などがあげられる。一時的に動脈が収縮するために造影剤が流れなくなったりするが，その場では，次に述べる内膜損傷，血管閉塞と区別がつきにくい。時間が経って徐々に血管がもとのように広がってくれば血管攣縮である。これが起こ

ば，場所によっては痛みなどを訴えることがあるが，無症状のことも多い．

対策としては血管拡張薬を動脈内にゆっくり注入する．

### 3）内膜損傷，血管閉塞

カテーテル操作やガイドワイヤー操作にともなって起こる合併症の1つで，ガイドワイヤーやカテーテルが動脈の壁内に入り込み，内膜の剥離が生じる．通常は動脈硬化の強い屈曲蛇行した血管で起こりやすく，ガイドワイヤーやカテーテルを先に進める際に少し抵抗があるのにそれに気づかなかったり，無理に進めた場合に生じる．血管壁内にカテーテルなどが入り込み，内膜剥離を生じて血管閉塞の原因となる．四肢を栄養する血管や脳血管でこれが起これば虚血症状が出現するが，腹腔動脈の分枝や上腸間膜動脈では側副血行がすぐにできることが多く，一過性の疼痛のみで重大な症状が出ることは少ない．しかし，その血管からカテーテルを進めることは困難になるので，化学塞栓療法をくり返し行う必要のある場合には，治療の大きな妨げになることもある．

### 4）血管穿孔

この合併症もカテーテル操作やガイドワイヤー操作にともなって起こる．通常は太い動脈を穿孔することは少ないが，壁の弱い静脈や細い動脈ではありうる合併症である．原因としては無理なカテーテル・ガイドワイヤー操作であるが，やはり動脈硬化の強い場合や高齢者の場合に起こりやすい．起こった場合には，動脈では動脈性出血の原因になるので，急激な血圧低下が起こる．穿孔の起こった動脈の塞栓術を行うか，外科的に治療する必要がある．太い動脈自体をカテーテル自身で突き破った場合には，あわててカテーテルを抜かずにそのまま手術室へ運ぶほうがよい．血管拡張術・形成術において，バルーンなどの過拡張によって動脈が長軸方向に裂けるという合併症が起こる場合もある．この場合には致命的になることも少なくないが，バルーンによる圧迫や膜付きステントの挿入，外科的処置が行われる．

## IVR手技にともなう合併症とその対策

すべてのIVRの手技について述べることはできないので，よく行われる血管系IVRの手技について述べる．

### 1．血管系に対する抗がん剤動注療法，化学塞栓療法

#### 1）肝臓

術中にみられるものとしては疼痛，悪心・嘔吐，上腹部不快感などが主なものである．こうした訴えは程度の差こそあれ必発するので，鎮痛薬や抗嘔吐薬の点滴をあらかじめ開始しておくことでかなり軽減できる．術後にみられる副作用としては，疼痛，悪心・嘔吐，上腹部不快感などとともに発熱，食欲不振がある．発熱は化学塞栓療法の程度によっても異なるが，通常1週間くらいつづくことが多い．1週間以上経過しても発熱が治まらない場合には，合併症のチェックのために超音波検査やCT検査を行い，肝膿瘍や胆炎，脾臓の梗塞などの合併症が起こっていないことを確かめる．

肝膿瘍も稀な合併症であるが，肝管十二指腸吻合や肝管空腸吻合が行われている胆道系再建術後患者では逆行性の肝臓内の胆道感染が潜在的に存在している可能性があり，肝化学塞栓療法にともなって肝膿瘍が生じる危険性が高いことが知られているので，一般的には禁忌になる．

もう1つの重要な合併症としては肝不全がある．区域性，亜区域性に塞栓術が行われるのが一般的になってからはかなり稀になった合併症である．しかし，区域性に塞栓術をしても，また十分に肝機能や肝予備能を検討したうえで適応があると判断して行っても，不幸にして肝不全になることがある．

#### 2）その他の臓器

腎臓がんなどの腎腫瘍に対する腎塞栓術では無水アルコールなどが塞栓物質として用いられる．副作用として無水アルコールの注入は注入時に強い痛みを生じる．また，用いる無水アルコールの量が多くなれば，急性アルコール中毒に似た症状を引き起こすことがある．腎塞栓術の合併症としては，急に片腎になるために一過性の腎不全が起こることも高齢者ではあるので，術後十分に注意する必要がある．

気管支動脈塞栓術は，保存的治療に効果のない喀血に対して行われる．副作用としては軽度の胸痛，発熱くらいであるが，重大な合併症として脊髄梗塞があり，これは気管支動脈や肋間動脈から分枝する脊髄動脈に塞栓物質が流入することによって起こる．症状としては，術後数時間経過してからの足の知覚低下，運動低下，膀胱・直腸障害などであるが，術後の安静時間帯に起こるので，発生をすぐに発見できないこともある．術前・術後の定期的な四肢の

運動・知覚などの神経学的チェックが必要である。また，患者に事前にその危険性を十分に説明したうえで同意を得ることが大事である。

脊椎腫瘍に対する術前塞栓術は，肋間動脈や腰動脈が塞栓対象になる。重大な合併症としては，気管支動脈塞栓術と同様に脊髄梗塞があり，上記と同様の症状と対策が必要とされる。頸椎塞栓術の場合には，上肢の神経学的チェックも必要である

進行した子宮がんや膀胱がんに対する骨盤動脈からの抗がん剤注入療法では，抗がん剤による血管内皮細胞に対する障害のために血管炎を起こし，そのために血管閉塞をきたすことがある。重大な合併症としては，骨盤内の神経に対する抗がん剤の毒性のために神経障害をきたすことが皆無ではない。大腿神経や坐骨神経に高濃度の抗がん剤が注入された場合に生じる可能性があるが，内腸骨動脈本幹からの注入では頻度はきわめて低い。

### 2. 血管形成術，バルーン拡張術，ステント挿入術

治療対象となる血管自体に動脈硬化や狭窄などの障害が高度に起こっており，しかもその末梢側の足や手にも虚血症状がある場合も多く，また高齢者でしかも心不全や脳梗塞，脂質代謝異常症，糖尿病，腎機能低下などの多くの危険因子をあわせもった患者が多いのも，この分野の患者の特徴である。

動脈硬化が強く，しかも狭くなっている血管にガイドワイヤーやカテーテルを通して，バルーンカテーテルで広げてさらに金属ステントを留置するという治療手技にはいろいろな危険がある。副作用としては血管拡張時の疼痛やその末梢の虚血症状があるが，その程度は通常高度なものではない。合併症としては，血管内の血栓の末梢側への遊離と逸脱，血管閉塞，内膜損傷，血管穿孔などがある。これらの合併症は通常の血管造影手技でも起こるが，狭窄性血管病変そのものの治療として行うものであるので，それだけ合併症の頻度も程度も重篤なものが多くなる。

## 非血管系IVRの合併症

非血管系IVRは，生検，ドレナージ，経皮的エタノール注入術やラジオ波凝固など多岐にわたるが，共通する点はいずれも臓器を穿刺する手技である，という点である。合併症は，穿刺にともなう一般的なものと，手技や穿刺臓器に特有のものとに分類すると理解しやすい。

穿刺にともなう一般的なものとしては，まず出血があげられる。どの部位でも穿刺する以上は多かれ少なかれ出血するが，出血量が多い場合には輸血や動脈塞栓術，外科的な止血が必要となることがある。また術中・術後にショック状態に陥ることがある。一言でショックといってもさまざまな病態が存在するが，比較的頻度の多いものは迷走神経反射によるものである。血圧が低下するにもかかわらず，脈拍数が低下するという特徴がある。ほかに薬剤によるアナフィラキシーショックや出血性ショック，経皮胆道ドレナージ(PTBD)においては胆汁細菌の静脈内移行による敗血症性ショックが起こりうる。

ほかに，標的臓器付近にある他臓器を損傷することがあり，例としては気胸，消化管穿孔などがあげられる。気胸は，CTガイド下肺生検では高率に発生する以外にも，上腹部の標的に対し肋間より穿刺する場合(PTBD，PTGBD，横隔膜下膿瘍ドレナージなど)は，経胸腔穿刺となることがあるため発生するリスクが高く，患者の呼吸状態には十分注意を払う必要がある。

最後に，稀ではあるが覚えておきたい合併症に，CTガイド下肺生検における空気塞栓症がある。肺の穿刺中に，咳などを契機に肺静脈から体循環に空気が入り込み，脳血管を塞栓することで，けいれんや意識障害など，重篤な神経症状を引き起こすことが報告されている。

## 副作用発生時の処置法

血管造影室で発生する副作用に対する処置について述べる。発生した原因を特定し，それに対応することも大事だが，救急処置と同じような対応が必要なこともある。

被検者が覚醒時である場合は副作用発生の有無にかかわらず，訴えに随時耳を傾けることが早期発見と早期対応につながる。処置などの対応を要する副作用が発生していないかチェックする。バイタルサインは状況に応じて測定の間隔を考えながらチェックする。副作用が発現した場合の重症度を考え，それに応じて対応が大きく変わる。そのため，副作用をチェックする優先順位を適時考慮し，また1つのことだけにとらわれない。以下に多く遭遇する一般的な副作用について述べる。

表1 アナフィラキシー様反応の治療

| 〔軽度～中等度〕<br>(軽快かhyperadrenalism 出現まで5分ごとに，大腿外側前面) | アドレナリン0.3 mg 筋注（大腿外側前面）<br>＋輸液（1～1.5 L/分）<br>＋気道確保，酸素投与 |
|---|---|
| 〔重度〕<br>(アドレナリン1 mgを10倍希釈にて，0.1 mgずつ5分ごと) | アドレナリン0.1 mg 静注<br>● 低血圧持続<br>＋大量輸液（膠質液500～1,000 mLの追加も考慮）<br>＋血管収縮薬，昇圧薬の投与（ドパミンなどの持続注入）<br>● 呼吸障害，意識障害<br>＋気管挿管，人工呼吸<br>● ショック，心停止<br>→ 心肺蘇生 |
| ＊β遮断薬服用者 | グルカゴン持続静注（5～15 μg/kg/分） |
| バイタルサイン安定後 | $H_1$遮断薬投与：ジフェンヒドラミン25～50 mg 静注，4～6時間ごと<br>$H_2$遮断薬投与：ラニチジン50 mg 静注，8時間ごと<br>ステロイド投与：メチルプレドニゾロン125 mg 静注，6時間ごと<br>プレドニゾロン50 mg 経口，6時間ごと |

〔坂本篤裕：造影剤による急性副作用に対する処置．日獨医報49（臨増）：S101，2004より〕

## 1．ショック（表1）

ショックは大別すると，出血性ショックのような入室時に被検者がすでに全身状態が不安定である場合と，造影剤などのアナフィラキシーショックやIVRの手技の合併症による場合がある。

全身状態が不安定な場合はバイタルサインを随時観察し，それに応じた対応が必要である。またそのような場合，多くの器材が一緒に搬入される場合もあるので，検査台の移動で不具合が生じないなど各種対策を立てる必要がある。

造影剤など薬剤による副作用の場合については，発疹，顔面浮腫などの症状の発現，その経時的変化（ほとんどは10数分以内）で重症度を把握し，原因となる薬剤の中止，およびエピネフリン投与が必要である。施設によってステロイド投与を試みる場合もあるが，速効性はなく投与しても効果は数時間後であることに留意する。

ショックのような急変時においては，対応できるだけの人員確保が必要であり，蘇生術に慣れた医師（例えば麻酔科医師）を含めたチーム体制が組まれることが望ましい。また，各スタッフがBLS，ACLSなどの急変時に即した医療行為を身につけておくと対応はより迅速に行える。さらにリハーサル，ロールプレイを随時行うことで医療従事者全員が平均的に高い水準で急変時の処置ができるようになると予想される。

## 2．血管迷走神経反射

血管内操作や腹膜への穿刺など，生体に侵襲性の高い刺激が加わったときに生じることが多く，徐脈と血圧低下が認められる。発現した場合には硫酸アトロピンを静注するのが一般的である。投与量によっては，逆に徐脈，低血圧がより強くでることがあるので，5分程度はモニターを注視しておく。

## 3．疼痛

よく知られているのは肝臓がんに対する塞栓術時におけるものや，腎がんでの塞栓術時であるが，この場合は塞栓術直前にペンタゾシンが使用されることが多い。多くは数分で鎮痛効果が得られる。鎮静薬投与による副作用に対しても注意する。また，各薬剤によって副作用発現に違いがあることを理解する。

各手技特有の合併症への対策については割愛する。まとめると情報の準備，行動の準備と，救急対応の常識をもつことである。このようなテーマに関連のあるカンファレンスを行い，各スタッフが共通認識をもって対応できるように備えたほうがよい。

〔早川克己・谷掛雅人〕

# 放射線被ばくと防護，放射線障害への対処

## 放射線の種類

放射線には大地や宇宙，食物や空気中のラドンなどからの放射線，すなわち自然界に存在する自然放射線（年間 2.4 mSv）と，医療現場でX線透視・撮影や放射線治療などで用いる人工放射線がある。IVRで問題になるのは人工放射線である。

## 放射線による被ばくとその影響（図1）

X線は身体を透過するが，その一部は身体に吸収されて細胞レベル（染色体など）に障害を与える。これを「身体的影響」といい，高線量を短時間に被ばくし，数分後から数週間以内に現れる「急性障害」（皮膚紅斑，脱毛，白血球減少，不妊など）と，比較的少ない線量を被ばくし，数か月から数年後に現れる「晩発障害」（白内障，胎児への影響，白血病，がんなど）に分けられる。また，生殖可能年齢者の性腺被ばくに限って，子孫に影響を与える「遺伝的影響」（突然変異など）が起こる。

### 1．確定的影響（組織反応）と確率的影響（発がんと遺伝的影響）

被ばくすることにより，身体的影響が出るか否かを左右する線量がある。これが「しきい線量」（表1）といわれるもので，この線量を超えると人体の器官を構成している多くの細胞が死滅し，臨床症状が起こる。しかし，超えなければ損傷を受けても細胞は修復され器官は生存しており，特に問題とはならない。線量の増加にともない，発生度と重篤度が増す。これを確定的影響といい，皮膚紅斑などの「急性障害」と「晩発障害」のうち白内障および胎児への影響などが含まれる。なお，200 mSv 以下の線量では臨床症状はまったく現れない。

一方，白血病や発がん，遺伝的影響は，放射線被ばくにより1つの細胞の遺伝子に変化が起こるためしきい線量は存在しないとされ，これを確率的影響という。わずかな線量（自然放射線レベル）から大線量まで，直線的に発生頻度が増す。

### 2．医療被ばくと職業被ばく

検査や治療で受ける患者被ばくを医療被ばくといい，医療スタッフが受ける被ばくを職業被ばくという。他の放射線検査と比べて被ばく量の多いIVRでは，常に医療被ばくならびに職業被ばくの低減を心しておく必要がある。患者は多少被ばくしてもそれ以上に IVR によって病気が治るなどのメリットがあるものの，医療スタッフはまったくメリットがないので，できる限り減らす努力が必要である。

#### 1）IVRにおける患者被ばく

急性障害は，障害を受ける部位によって影響に差がある（図2）。一般的に 4 Gy（4 Sv）の放射線を全身に浴びると約半数の人が30日以内に死亡するとされている。胸部撮影や CT 検査などでは通常，数 mSv～数 10 mSv に対し，IVRでは 500 mSv（0.5 Sv）～4,000 mSv（4 Sv）くらいの線量となるが，4Sv を被ばくしても患者は死に至ることはない。なぜなら頭部・心臓・腹部などをターゲットとした局所被ばくであり，用いられるX線のエネルギーが低く，特異的に皮膚に吸収されやすいからである。このた

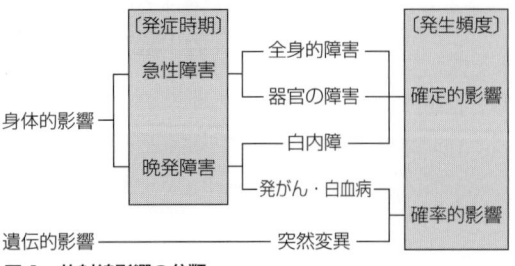

図1 放射線影響の分類

表1 代表的なしきい線量（確定的影響）— ICRP1990年勧告

| | |
|---|---:|
| ・大部分の組織の1回被ばく | 数 Gy |
| ・大部分の組織に何回も被ばく | 500 mGy/年 |
| ・生殖腺—男性：一時不妊1回被ばく | 150 mGy |
| ・生殖腺—女性：永久不妊急性被ばく | 2.5～6 Gy |
| | (2,500～6,000 mGy) |
| ・骨髄（造血機能低下）急性被ばく | 500 mGy |
| ・胎児（7週以内）奇形 | 100 mGy |
| ・胎児（8～15週）知恵遅れ | 100～200 mGy |

（胎児も含めてしきい値は 100 mGy）

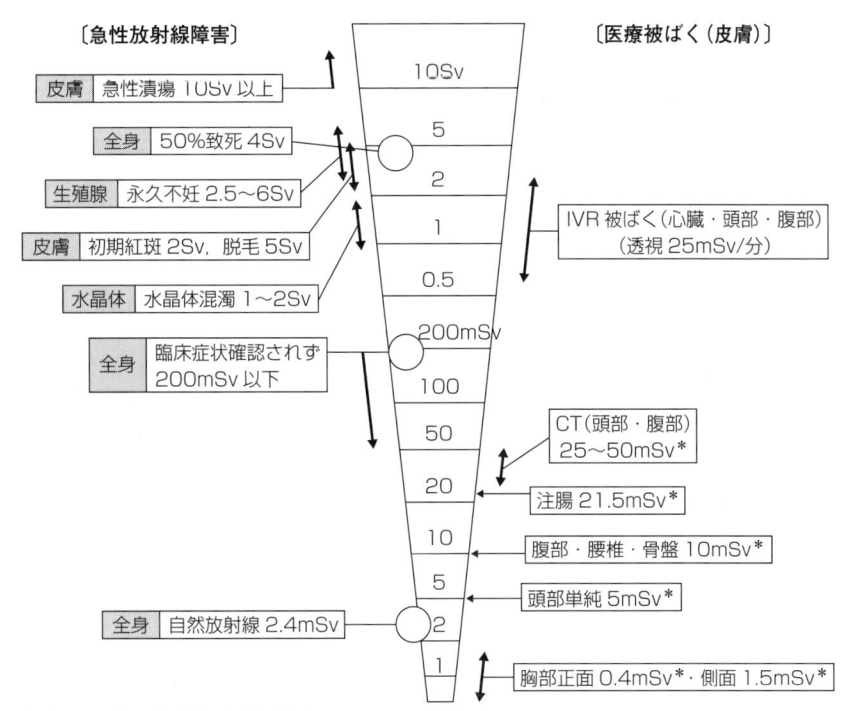

**図2 急性放射線障害と医療被ばく**
*IAEA目標値：国際原子力機関のガイダンスレベル1996
（ICRP Publication 60, 1990改）

**［急性放射線障害］**
- 皮膚　急性潰瘍 10Sv以上
- 全身　50％致死 4Sv
- 生殖腺　永久不妊 2.5〜6Sv
- 皮膚　初期紅斑 2Sv, 脱毛 5Sv
- 水晶体　水晶体混濁 1〜2Sv
- 全身　臨床症状確認されず 200mSv以下
- 全身　自然放射線 2.4mSv

**［医療被ばく（皮膚）］**
- IVR被ばく（心臓・頭部・腹部）（透視 25mSv/分）
- CT（頭部・腹部）25〜50mSv*
- 注腸 21.5mSv*
- 腹部・腰椎・骨盤 10mSv*
- 頭部単純 5mSv*
- 胸部正面 0.4mSv*・側面 1.5mSv*

め長時間の透視や頻回の撮影が行われる頭部や心臓では，時に脱毛や皮膚紅斑，皮膚潰瘍が発生するので注意が必要である。

**2）IVRにおける医療スタッフ被ばく**

職業被ばくの多くはX線透視や撮影（例：DSA）時に，患者の身体などから跳ね返された放射線（散乱線）が原因である。患者から1m離れた散乱線による被ばくは，おおよそ患者被ばくの1/1,000であり，かつ放射線防護衣（プロテクタ）を着用していると，さらに1/10減弱されるため1/10,000となる。したがって，患者が初期紅斑の生じる2Svを被ばくしたとしても医療スタッフは0.2mSvであり，年間の自然放射線レベル以下である。このことから，表1で示したように胎児も含めてしきい値100mSv（100mGy）に及ぶことはなく，確定的影響はまったく心配することはないといえる。しかし，発がんや白血病などの確率的影響は考慮する必要がある。

## 被ばく線量の管理

医療スタッフは限度以上に被ばくしないように法律（放射線障害防止法）で守られている一方で，自分が被ばくした量を正確に計測する必要がある。

### 1. 個人線量計による管理

**1）個人の被ばく線量の測定器**
- フィルムバッジ

---

**SIDE MEMO**

**放射線被ばくの単位**

吸収線量（グレイ：Gy）　放射線が物質に当たったときに，その物質がどれだけのエネルギーを吸収したかを表す量で，mGyはGyの1/1,000，$\mu$GyとはI/1,000,000。

等価線量（シーベルト：Sv）　放射線の種類とエネルギーの違いによる人体の影響を考慮し，補正係数をGyに掛けたもので，その係数は，$\beta$線（電子線）や$\gamma$線・X線では1，$\alpha$線では20である。すなわち，X線では1Gyは1Svと同じになる。

---

**Point　しきい線量の「しきい」の語源と意味**

慌ててよくつまずく家の部屋と廊下を仕切るドアの下の横木，あるいは襖や障子を開けたてする溝のある横木を「敷居」といい，2つの空間を分け隔てる境界を意味している。

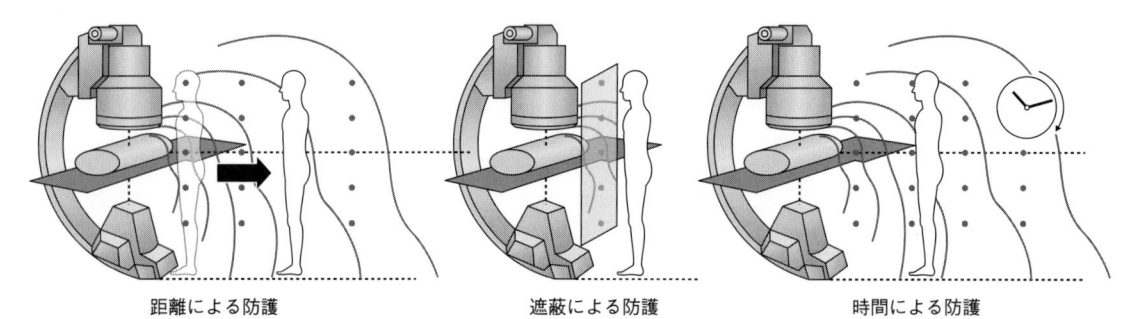

図3 防護の3原則

- ガラスバッジ
- 直読式のポケット線量計

2) 着用部位（2個装着する場合は複合被ばくとなる）
- 防護衣の内側（男性：胸部位置，女性：腹部位置）に1個を必須
- 頭部または頸部位置の露出部分（防護衣の外側）に1個追加

## 2. 放射線障害防止法

職業被ばくは「5年間にわたる平均で100 mSv（1年あたり20 mSv）以内で，いかなる1年においても50 mSvを超えない」と定められている。これを超えると一定期間その仕事には従事できない。この100 mSvという値は表1に示した胎児に対するしきい値が基準となっている。なお，女性では一般の制限に加えて5 mSv/3か月，妊娠の事実を認知したあと出産まで，腹部2 mSvに制限される。また，目の水晶体や手足などの局部に多く被ばくした場合，身体の組織や器官に比べて被ばくによる重篤度は低く，このためその線量限度は眼の水晶体では3倍（年間150 mSv），その他は10倍（年間500 mSv）となっている。現行法令はICRP1990年勧告をもとにしているが，ICRP2007年勧告も発表されており一部改正される見通しである。

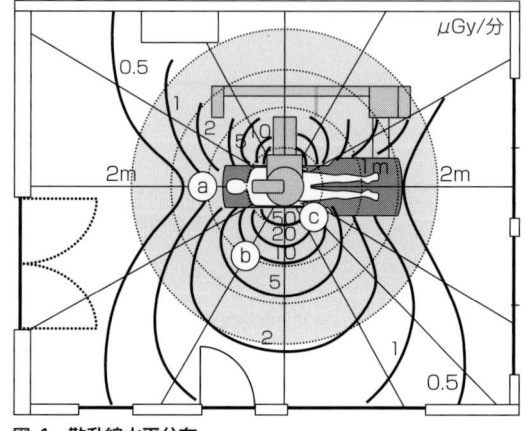

図4 散乱線水平分布

## 防護の3原則

職業被ばくを少なくするための防護方法が3つある（図3）。すなわち，放射線発生装置からできるだけ「距離」をとる，「遮蔽」物でさえぎる，放射線を浴びる「時間」をできる限り短くすることである。

### 1. 距離

逆2乗則という法則があり，例えば1 mの位置から50 cmに近づくとその線量は4倍となる。不

**Point　確率的影響の線量と効果の関係**

低線量でも発がんなどのリスクがある。200 mGy以下では確率的影響は認められないといった報告や，200 mGy程度で生物活性を刺激して自然発がんを抑制するといった放射線ホルミシス効果も報告されているが，放射線防護の観点から安全に考え，白血病をはじめ種々のがんの発生確率は200 mGy以下でも被ばく線量に比例して増加すると仮定している。

### SIDE MEMO

**装置による被ばく低減**

医療用X線装置から発せられるX線は低エネルギーゆえ，皮膚に吸収されやすい。最近の装置ではこの軟線部分を取り除くことで大幅に皮膚障害を抑制できる線質フィルターや新しい検出器（フラットパネル），間欠（パルス）透視，視野を狭くするなどの工夫により，大幅な線量低減（従来の半分から1/3）が可能となっている。

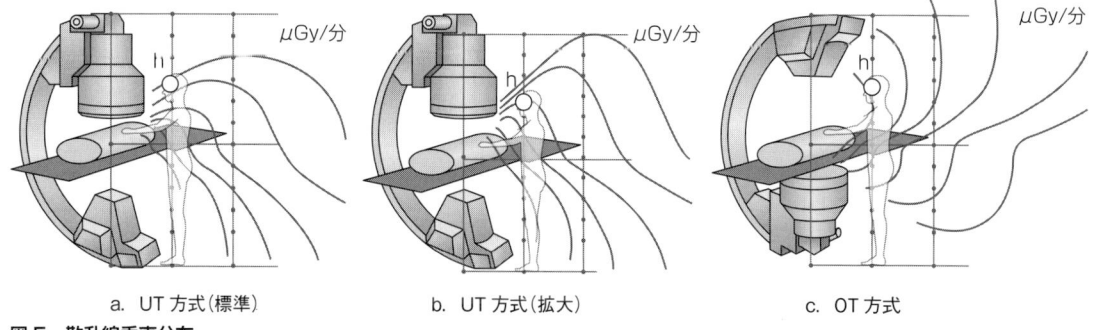

図5　散乱線垂直分布
a. UT方式(標準)　　b. UT方式(拡大)　　c. OT方式

用意に近づきすぎることは被ばくを増大させる。通常，放射線発生装置から2m離れるとほとんど被ばくしない。

## 2. 遮蔽

放射線防護衣（プロテクタ）やネックガード，防護めがね，防護ついたてがある。しかし，プロテクタを着用していても100％の防護はできないので過信すべきではない。また，身体の前だけ（エプロン型）のプロテクタでは放射線発生装置に背を向けないよう心がける。

## 3. 時間

術者は無用な透視もしくは撮影を避け，看護師はX線発生中に看護する必要が生じた場合も，被ばく時間を極力短時間ですませるようにすることが肝要である。

# 散乱線からみた防護の工夫

血管撮影装置として主に用いられるアンダーテーブルチューブ方式〔UT方式：テーブル下側からX線が出て，患者の上側のイメージインテンシファイアー（以下，検出器）でX線を検出する〕における，床からの高さ1mでの散乱線の水平方向の等線量分布（同じ線量のエリア）を図4に，患者から術者位置を通る縦面（垂直）方向の等線量分布を図5に示した。それぞれX線透視時の線量値（1分間あたりのマイクログレイ（1μGy＝1/1,000 mGy）であり，撮影中も同様に，被ばく線量の広がり方をみることができる。

## 1. 散乱線水平分布からみた術者と看護師の立ち位置

腹部系IVRでは術者は最も線量分布が広がっている患者の真横（図4のc点）に位置するが，患者の足側に45度移動すると，被ばくは少なくなる（図4の例では，真横に比べて約半分）。看護師は患者から1m離れて立つとすれば，a点（1μSv）はb点（8μSv）の1/8となり，患者の頭位置に移動することで被ばくしにくい。

## 2. 散乱線垂直分布からみた術者被ばく

図5のh点は術者の頭頸部位置を示す。放射線発生装置と検出器の距離をとると，散乱線分布が変化する。図5のaの標準位置からbの拡大位置（検出器を20cm離す）の場合，h点の被ばくは約3倍になることから，できる限り検出器を密着させることが重要である。

## 3. オーバーテーブルチューブ方式（OT方式：患者の上側のX線管により，患者を通してテーブル下の検出器でX線を受ける）

非血管IVR手技でしばしば用いられるOT方式の垂直方向の線量分布を図5のcに示した。散乱線分布はUT方式と上下が逆になった形となり，術者の頭側に大きく広がるため，h点での被ばくはUT方式の20倍以上になる。また，防護めがねやネックガードでしか防護できないことに加えて，術者の手指が直接線にさらされる危険性もある。したがって，IVRは極力UT方式で行うほうがよい。

## 4. 患者と術者の間の遮蔽物

頭頸部防護アクリル遮蔽板やテーブルサイドの防護板，テーブル下に吊り下げる防護カーテンなど種々の遮蔽物が開発されており，適宜うまく組み合わせることで散乱線を大幅に減弱することができる。

〔才田壽一〕

# IVRにおける急変時の対応

　看護師は患者にとって症状を訴えやすい身近な存在であることから，観察をしやすく異変を発見できる機会が多い。さきほどまでの患者とは，何か違うと感じたときには，そのままやり過ごすのではなく，きちんと観察し対応できることが重要であり，自分が最高のモニターであるという気概をもって看護にあたることが肝要である。

　IVR中の患者の状態評価を行うためには，術前からのかかわりがアセスメントを行ううえでの鍵となる。したがってIVR中だけでなく，術前後のかかわり，そして継続した看護が行える環境作りも必要である。

## 術前

　IVRは器具の発達や機器の進化にともない，対象となる疾患やケースが広がってきている。しかし，人間が行う以上，合併症がなくなることはなく，患者の状態が常に安定しているとも限らない。したがって，IVR看護師はどんな状況になっても対応できることが肝要である。

　そのためには，環境整備が必要である。

### 1．物品・薬剤の準備

　最低限そろえておきたいものは，①救急カート，②血圧計，③ECGモニター，④$SpO_2$モニター，⑤除細動器，⑥酸素，⑦吸引器などである（表1）。

#### 1）救急カート

（1）必要物品

救急カートには，以下に示す二次救命処置に対応できる物を適量入れておく必要がある。

- 救急時に必要な薬剤（表2）
- 気道確保のための物品（エアウェイ，気管挿管，気管切開用の器具など）
- 呼吸のための物品（換気用バッグ，酸素ボンベ，酸素療法に必要なマスク・カニューレなど）
- 循環のための物品（点滴確保など）

院内で統一した装備であると，応援に来た他部署のスタッフにも混乱がない。

（2）定期点検

　決められた物品が定数でそろっているか，期限が切れていないかなど，点検を週に1回は行うなどルールを決め定着させる必要がある。点検を定着するためには，点検表などを作成し，点検した人は捺印をすることで責任をもって行うように習慣化して

表1　救急時に必要な物品

| 気道確保のための物品 | 喉頭鏡<br>・ハンドル<br>・ブレード<br>・予備の電池<br>・予備の電球 |
|---|---|
| | 気管チューブ<br>・カフ用注射器<br>・固定用テープ<br>・潤滑剤 |
| | スタイレット |
| | エアウェイ |
| | ナザルエアウェイ |
| | 開口器 |
| | バイドブロック |
| | マギール鉗子 |
| | 舌鉗子 |
| | ペンライト |
| 循環のための物品 | 静脈確保に必要な物品<br>・点滴セット<br>・延長チューブ<br>・三方活栓<br>・駆血帯<br>・固定テープ<br>・アルコール綿<br>・留置針 |
| | 薬剤投与に必要な物品<br>・注射器<br>・短針<br>・カテラン針<br>・翼状針 |
| | 血ガス採取用キット |
| | 心マッサージボード |
| 酸素投与に必要な物品 | ・酸素ボンベ<br>・バッグバルブマスク一式<br>・酸素マスク<br>・酸素カニューレ<br>・ベンチュリーマスク |
| 吸引に必要な物品 | ・吸引チューブ<br>・吸引器 |
| その他処置に必要な物品 | ・滅菌手袋<br>・手袋 |

表2 救急カートに必要な薬剤

| 昇圧薬（カテコラミン：血管収縮薬） | エピネフリン（ボスミン®） |
|---|---|
| | ノルエピネフリン（ノルアドレナリン®） |
| | 塩酸ドパミン（カタボン®） |
| | 塩酸ドブタミン（ドブトレックス®） |
| 抗不整脈薬 | リドカイン（静脈注射用キシロカイン®） |
| 降圧薬：血管拡張薬（カルシウム拮抗薬） | 塩酸ニカルジピン（ペルジピン®） |
| 鎮咳去痰薬 | 塩酸エフェドリン |
| 副交感神経遮断薬 | 硫酸アトロピン |
| 喘息治療薬（気管支拡張薬） | サルブタモール硫酸塩エアゾール（サルタノールインヘラー®） |
| | アミノフィリン（ネオフィリン®） |
| 抗アレルギー薬（抗ヒスタミン薬） | 塩酸ヒドロキシジン（アタラックスP®） |
| 副腎皮質ホルモン（ステロイド薬） | コハク酸ヒドロコルチゾンナトリウム（ソル・メドロール®） |
| 冠血管拡張薬 | ニトログリセリン噴霧薬（ミオコールスプレー®） |
| 電解質補正薬 | 炭酸水素ナトリウム（メイロン®） |

いく．また，急変はいつ起こるかわからないため，使用した物品，薬剤は点検日まで待たずに補充をする習慣もつける．

(3) 薬剤
- 効能や使用方法：薬剤は，使用方法などを熟知していないと急変時にあわててしまい使用方法を間違え，事故を起こす可能性がある．効能や使用方法（希釈して使用するのか，静脈用なのかなど）を日ごろから理解しておく必要がある．
- 薬剤配置：誤薬防止のために，救急カートの薬剤配置は，外観が似ている薬剤，効能が類似する薬剤は，隣接させないようにする．

なお，救急カートに入れられない薬剤（冷所保管，麻薬，麻薬に準じた薬剤）は，必ずどこに何があるか把握しておく．

**2) ME機器**

(1) 取り扱い方法

血圧計，ECGモニター，SpO$_2$モニター，除細動器などのME機器は，取り扱い方法を理解しておく．新しい機器を購入した場合などは勉強会を開催し，知識の統一を図る．

(2) 必要物品の確認とメンテナンス

電極など必要物品がそろっているかの確認と，使用後や定期的なメンテナンスも大切である．

(3) 定位置

機器の定位置を決めておくことは大切である．また，毎朝，物品が定位置にあるか，使用できる状態にあるかなどの管理を行う．使用後は必ず元の場所に戻すことも習慣にする．検査室にない機器は，どこにどのように連絡したら用意できるかなどの手順も理解しておく必要がある．

**3) 緊急処置に必要な物品の管理**

(1) 緊急処置物品のセット化

気胸や血胸に対しての胸腔ドレーン挿入などのように，それぞれの合併症に必要な緊急処置用物品は1つにまとめて保管しておくとよい．

(2) 定期点検

使用頻度の低い衛生材料は，期限切れの有無を月に1回は点検する日を設け確認する．

(3) 入手方法の確認

IVRを行う場所にこれらの物品を常備していない施設は，どこに連絡をしたら緊急時に手に入るか，入手方法を確認しておく．

(4) 使用方法・介助方法の定期的訓練

使用頻度が少ないと，いざというときに使用方法や介助方法などがわからず，無駄に時間がかかってしまうことがある．定期的に学び，練習をしておくことがよい．

## 2．心と技の準備

急変時には，一刻を争う緊迫した雰囲気に慣れていないことや，指示が次々と出されることなど，看護師にとってはストレスフルな状態にあり，パニックに陥りやすい．この対応策にシミュレーションがある．シミュレーションを通した類似体験は，看護師をはじめ各職種の役割を理解するうえで極めて重要である．IVRチームだけでなく，救命チームや主治医を含めたチームと合同で行うことで，物品の不足，物品配置の拙さ，連絡方法の手順の不備など，問題点が明確になる．また体験を通し，急変時のイメージができることで心の準備もできる．シミュレーションは，くり返し行うことで技術や知識が身につくので，定期的に実施することが望ましい．

表3 術中,患者の変化をアセスメントするために必要な情報

| 現疾患 | |
|---|---|
| アレルギー | 造影剤,局所麻酔薬,消毒薬,その他薬剤,食物,テープ,ラテックスなど |
| 血液データ | 感染症,腎機能,肝機能,血液凝固系など |
| 既往歴 | 糖尿病,心疾患など |
| 手術歴 | |
| 透析の有無 | ある場合はシャントの場所 |
| 麻痺の有無 | 場所と程度 |
| 意識レベル | |

表4 ABC評価

| A | Airway | 気道の評価 |
|---|---|---|
| B | Breathing | 呼吸の評価 |
| C | Circulation | 循環の評価 |

表5 SAMPLEの情報収集

| S | Signs and Symptoms | 症状 |
|---|---|---|
| A | Allergies | アレルギー |
| M | Medications | 使用薬剤 |
| P | Past medical history | 既往歴 |
| L | Last oral intake | 食事の最終摂取時間 |
| E | Event prior to illness | 現状にかかわる出来事 |

表6 OPQRSTの情報収集

| O | Onset | いつから |
|---|---|---|
| P | Palliation/Provocation | 症状の変化 |
| Q | Quality | 症状の種類 |
| R | Radiation | 症状の放散 |
| S | Severity | 症状の激しさ |
| T | Time | 継続時間 |

### 3. 応援システムの構築

急変時にはマンパワーを必要とするため,主治医や救命チームなどの召集が必須である。どこの誰に応援を要請するのか,誰に連絡をすべきかなどの,応援システムの構築が必要である。

### 4. 知識の準備

#### 1) 合併症のポイントの理解

出現する可能性のある合併症(「副作用・合併症とその対策」の項,24ページ参照)を理解しておく必要がある。そのためには,IVRの流れ,目的を理解し,先を読みながら看護にあたることが重要である。

また,IVRの各手技による流れとともに,起こりやすい合併症,観察ポイント,対処方法などを具体的に示した,自施設の手順書の整備も重要である。

#### 2) IVR患者への理解

IVRの対象者は,老若男女問わず,疾患も良性のものから悪性のものまで,治療目的も根治を期待するものから姑息的なものまで,施行時期も緊急もあれば,待機的もあるなど,どの切り口から分類しても多様である。看護を行うにあたっては,術中だけではなく術前から情報収集を行い(表3),患者とのかかわりをもっていくことが望ましい。その中で患者の背景や疾患,なぜIVRを受けるかなどを理解し,身体的ならびに精神的なケアを行っていく必要がある。

## 術中

### 1. 異常の早期発見

合併症の発生時や患者の急変時に対応できるためには,「異常をいかに早期発見できるか」が重要な鍵となる。その鍵となるのが患者観察ならびにMEモニターチェックである。

#### 1) 患者観察

得られる情報として,意識の状態,呼吸状態,顔色,表情,冷汗,外観の変化,けいれん,シバリングなどがある。これらの情報に,少しでも「変だな」と思うことがあるときには,意識下での治療というIVR最大の特徴を利用し,患者に声をかけ,意識の有無(程度)を確認し,その返答から,言語障害の有無,気道が確保していることを確認し,患者の訴えを聴取していくことが必要である。

#### 2) MEモニターチェック

装着したら終わりではなく,モニターが示したその患者にとっての異常値に気がつかなければ意味がない。モニターで異常を示すときは,必ず声かけを行い,意識状態,症状の有無などを評価していく。

### 2. 患者の評価

患者の評価方法には,ABC評価(表4),状態の原因を絞る情報収集の方法として,SAMPLE(表5)やOPQRST(表6)などがある。これらの情報収集方法を活用し,効率よく短時間で評価ができるように訓練していく。

### 3. 患者の不安軽減

神経原性ショックは不安や疼痛が誘因となり,血管迷走神経反射が起きる。また,造影剤などによる副作用も不安が強いと増加するといわれている。こ

表7 METHANE report

| | 報告するポイント | | 報告例 |
|---|---|---|---|
| M | Major incident my call sigh | 待機 or 宣言。自身の連絡方法 | IVR中の患者が急変しました |
| E | Exact location | 正確な場所 | 血管造影検査室です |
| T | Type of incident | 災害の種類 | 心肺停止状態です |
| H | Hazard | 危険 | HCVの感染患者です |
| A | Access to scene | 現場へのアクセス(どう行けばよいか) | |
| N | Number and severity of casualties | けが人の数と重症度 | CPRを実施中です |
| E | Emergency services | 必要な救急サービス | 応援お願いします |

表8 ISBARC(アイエスバーク)

| | 報告するポイント | | 報告例 |
|---|---|---|---|
| I | Identify | 名乗る。報告者は誰か,患者は誰かを伝える。 | 看護師○○です。第1IVR室の患者××さんですが |
| S | Situation | 状況,状態。患者に何が起こっているかを伝える。 | 呼吸困難を訴えています |
| B | Background | 背景,経過。今の状況を理解するのに必要な情報(出来事に関する経過や患者の既往など)を伝える。 | 造影剤使用後なので |
| A | Assessment | 判断,考え。何が問題だと思うのか,自分の考えや判断したことを伝える。 | アレルギーが考えられます |
| R | Recommendation | 提案,依頼。どうしてほしいのか提案・依頼する。どうしたらよいのか指示を受ける。 | スタッフを呼び,救急カートを持って来てください |
| C | Confirmation | 確認。内容を復唱して確認する。 | (相手から指示されたことがあれば,復唱して確認を行う) |

のように特に副作用には精神的不安定が関与しているため,患者をいかに安心させ,安楽にIVRに臨めるようにするかが,ポイントである。

## 4. 急変時の対応

### 1) 人集め

急変時は,たくさんの指示が同時に出ることが多い。実際に胸骨圧迫や,点滴確保,気管挿管など処置の介助,薬品や物品の準備,記録,連絡などに対して,看護師1人ではマンパワーが足りない。そこで,主治医や他の医師(救命部など),人を集めることも重要なことである。

### 2) 報告

報告のポイントを示したMETHANE report(表7)や,MIST(表8)を参考にするなどして,必要な項目をポイントを絞って短時間で相手に伝えるられるようにする。

### 3) リーダーシップ

急変時は,焦っているためパニックに陥りやすい。さらに後から応援に来た看護師はどのように動けばよいかわからない状態にある。事情や流れを知っているIVR看護師がリーダーシップを取り,他の看護師に指示をする必要がある。

### 4) 記録

急変時の看護記録は,経過記録であり,患者の状態の変化とそれに対して行った処置を経時的に記録することが必要である。時間の経過とともに記憶は曖昧になってしまうため,走り書きでもよいのでリアルタイムに記録をする担当者を決めるとよい。

同時に記録を担当した者は,タイムキーパーも務める。

## 術後

術後の合併症の中には,見過ごすと致死につながるものがある。それを未然に防ぎ軽度に収めるには,病棟看護師の合併症に対する意識,知識,それに対応する技能に加えて,組織体制などが大きく関与している。さらに患者を一貫して看護するという点においては,病棟への申し送りが重要である。病棟へは,どんな手技を行い,使用した薬剤名,使用方法,使用量,観察ポイントなどを申し送り,継続した観察をしてもらう必要がある。

〔野口純子〕

# 前投薬

## 目的

以下のような効果を期待して前投薬を行うが，実際に行うかどうかは，必要性の有無，患者の状態，疾患の種類，重症度などに応じて決定する。
- ●不安・緊張の軽減
- ●鎮静・鎮痛効果
- ●悪心・嘔吐予防，誤嚥性肺炎予防
  - ・唾液，気道分泌液，胃液，膵液などの分泌抑制
  - ・消化管運動の抑制
- ●副交感神経反射の抑制
  - ・反射による血圧低下予防

## 一般的に用いられる薬剤

個々の薬剤については，IVR総論「副作用・合併症とその対策」24ページ参照。

一般的に，以下の注射薬を単剤で，あるいは組み合わせて用いる。
- ●鎮静薬　塩酸ヒドロキシジン 25〜50 mg（アタラックスP®），ジアゼパム 5〜10 mg（ホリゾン®，セルシン®）
- ●鎮痛薬　ペンタゾシン 15〜30 mg（ソセゴン®，ペンタジン®）
- ●抗コリン薬　硫酸アトロピン 0.5 mg（硫酸アトロピン®，アトクイック®）

## その他の薬剤

1. 内服の鎮静薬，鎮痛薬（注射による肉体的苦痛を避けることができる）
   - ●鎮静薬　エチゾラム 0.5 mg（デパス®）
   - ●鎮痛薬　塩酸ペンタゾシン 25 mg（ペンタジン錠®），塩酸モルヒネ 5〜10 mg（オプソ内服液®，アンペック座薬®），ジクロフェナクナトリウム 25〜50 mg（ボルタレンサポ®）

2. 感染を防止目的の抗生物質
   - ●胆道感染が疑われる場合の胆道IVR
   - ●肝腫瘍アブレーション（PEIT，RFA）
   - ●膿瘍ドレナージ

3. 血管拡張，ステント留置術中の血栓予防
   - ●抗血小板薬　アスピリン，塩酸チクロピジン（パナルジン®），クロピドグレル（プラビックス®）

## 手技により選択される薬剤 ならびに麻酔法

高度の疼痛をともなうと考えられる手技を行う場合には，麻薬系の強い鎮痛薬や麻酔薬が用いられることがある。
- ●強い鎮痛効果を得たい場合　塩酸ペチジン 35〜50 mg（オスピタン®），塩酸モルヒネ（モルヒネ塩酸塩®）
- ●麻酔効果を得たい場合　ミダゾラム（ドルミカム®），クエン酸塩フェンタニル（フェンタニル®），プロフォール（デュプリバン®）
- ●神経ブロック
- ●持続硬膜外ブロック　胆道系IVR，大動脈ステントグラフトなど
- ●全身麻酔　デンバーシャント，大動脈ステントグラフトなど

## 前投薬の問題点

- ●抗コリン薬
  - ・虚血性心疾患や心房細動などの心疾患を有する場合は，頻脈発作を誘発する危険性あり。
  - ・口腔内分泌液を抑制するため，口渇を訴えることが多い。
- ●鎮静薬
  - ・過度に鎮静されると，入室時の患者呼名確認，術中コミュニケーション，撮影時の息止めなどに支障をきたす可能性あり。

## 最近の動向

- ・極度に不安が強い患者，痛みに過剰に反応する患者，仰臥位により誤嚥を起こす危険性のある患者など，患者の状態により前投薬を行うかどうかを決める。
- ・抗コリン薬は，必要時（迷走神経反射出現時）に静脈ルートから投与する方法でも効果あり。
- ・前投薬（特に硫酸アトロピンは副作用の問題か

ら）は行わない施設が多くなっている。皮下注射，筋肉注射による疼痛から患者を解放することができる。
- 術前訪問により，検査・治療の内容，意義，流れなどについて，あらかじめ説明をしておくことのほうが有用であると考えられるようになってきている。

〔森田荘二郎〕

### SIDE MEMO

**IVRにおける麻薬系鎮痛薬，麻酔**
- 安易に使用することは厳に慎むべき。
- 薬剤の効果，使用法，副作用，その対処法に習熟していなければならない。
- 特に呼吸抑制には注意が必要。
- 血管造影室に麻酔器，モニターなど手術室に準じた機材を整備。
- 麻酔科医，救急医との密な連絡体制を整えておくことが必要。
- 血管造影室に勤務する医師，看護師，放射線技師は，少なくともBLS(basic life support)およびACLS(advanced cardiovascular life support)の講義は受けておくようにしたい。

# II

# IVR各論

# 頭頸部

　頭頸部には頭蓋内，顔面，頸部軟部組織，そして頸椎，頸髄といった部位があり，中枢神経系，呼吸器系，消化器系，筋骨格系といったさまざまな範疇の構造物が複雑に入り組んでいる．その領域の疾患には，形成異常や奇形，炎症や腫瘍，動脈瘤や動脈狭窄といった動脈疾患，あるいは静脈血栓症や静脈炎などの静脈疾患などがある．

　IVRについては，概して他領域の多くが有症状，あるいは悪性腫瘍の場合は無症状でも確実に悪化・死亡に至る疾患に対する加療という意味合いが強いのが一般的である．それに対して中枢神経領域では，破裂脳動脈瘤や症候性頸動脈狭窄のように，放置すれば重篤な麻痺から死に至る可能性があり，無症状で将来的な破裂や閉塞を予防するという予防医学の側面からの適応も多い．ゆえに万が一のトラブルの場合，軽くても麻痺の残存，場合によっては死亡あるいは植物状態に至ることが少なからず存在するという点があり，適応の選択と手技の実施には慎重さを要する．

〔中川裕之〕

**解剖**

ACA：前大脳動脈
Acom：前交通動脈
BA：脳底動脈
BCA：腕頭動脈
CCA：総頸動脈
ECA：外頸動脈
FA：顔面動脈
ICA：内頸動脈
IMA：内顎動脈
LA：舌動脈
MCA：中大脳動脈
PCA：後大脳動脈
Pcom：後交通動脈
SCA：鎖骨下動脈
STA：浅側頭動脈
SThA：上甲状腺動脈
VA：椎骨動脈
1：左内頸動脈後交通動脈分岐部瘤
2：右頸動脈分岐部狭窄

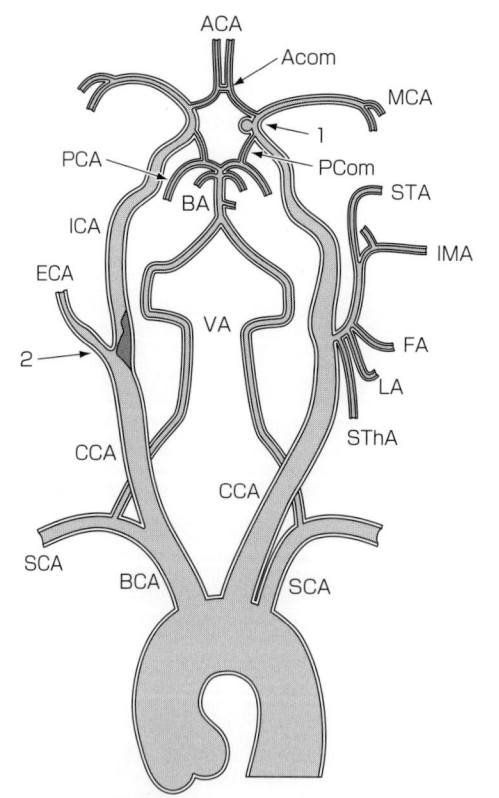

**図1　頭頸部の動脈**

# 1　脳動脈瘤塞栓術

K178　脳血管内手術
　　1　1箇所　66,270点
　　2　2箇所以上　84,800点
　　3　脳血管内ステントを用いるもの　82,850点

## 目的

　脳動脈瘤に対するIVRの目的は，破裂や大きさの増大による周囲脳神経圧迫からくる神経欠損症状を予防あるいは軽減すること，そして破裂瘤の場合は再破裂を予防することである。

## 適応

　一般的には硬膜内の脳動脈瘤，主に脳底動脈先端部瘤や，無症状の未破裂内頸動脈サイホン部近位の瘤などが治療の対象となる。破裂しても一般的にはくも膜下出血をきたさない硬膜外の瘤に対する予防的治療の意義は低い。

●**破裂（くも膜下出血発症）例**　外科的クリッピング手術が困難，あるいは不可能ではないが全身状態などから低侵襲な治療が望まれる場合。

●**未破裂例**　放置すれば破裂あるいは増大による神経圧迫の確率が高いことが予測される場合（最大径が10 mm以上の例），5～10 mmでは不整形あるいはくも膜下出血の家族歴や高血圧の合併。

## 禁忌

●**高度の広頸動脈瘤**　瘤内にコイルが留置できず，母動脈閉塞もできない例は原則禁忌となる。

●**高度の造影剤アレルギー**　抗アレルギー薬やステロイドの投与などでも制御困難な例。

●**高度の動脈硬化**　カテーテル誘導が不可能な場合，手技が行えない。誘導ができても塞栓途中でのカテーテル制御が困難となり，合併症のリスクが高まる。

●**出血傾向**　血管穿刺時あるいは手技終了時の止血が困難。補正されれば禁忌にならない。

●**腎機能低下**　hydrationや血漿交換などで対処可能な場合もある。

## 術前準備

### 1．前投薬

●**未破裂例**　数日前から抗血小板薬〔クロピドグレル（プラビックス®），あるいはシロスタゾール（プレタール®）など〕の単独もしくはアセチルサリチル酸（アスピリン®，バファリン®）などとの2剤投与を行う。

●**破裂例**　必要に応じて術中に投与（全身麻酔では胃管を通じて投与）を行う。

### 2．主な使用器具

- イントロデューサーシース
- ガイディングカテーテル
- 誘導用カテーテル（ガイディングカテーテルと組み合わせて用いる）
- ガイドワイヤー
- マイクロカテーテル
- マイクロガイドワイヤー
- プラチナコイル
- マイクロバルーンカテーテル（閉塞用，必要に応じて）

ガイディングカテーテルやマイクロカテーテルは加圧したヘパリン加生理的食塩水で持続灌流を行う。

## 手技手順（図1）

### 1．基本的手順

①イントロデューサーシース挿入（大腿動脈が多いが，上腕あるいは橈骨動脈も。稀に総頸動脈の直接穿刺もある）。

②ヘパリンの投与（活性化凝固時間で前値の2～3倍程度の延長を目標。通常，体重1 kgあたり50～100単位。破裂例では状況に応じてタイミングと量を決定）。

③ガイディングカテーテルの誘導・留置（誘導用カテーテルとガイドワイヤーとの組み合わせで）。

④補助手段の準備（閉塞用マイクロバルーンカテーテルを瘤近傍に待機させるなど）。

⑤マイクロカテーテルの誘導・留置（適切な形状のマイクロカテーテルをマイクロガイドワイヤーを用いて，瘤内に）。

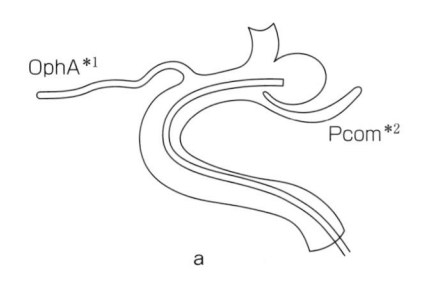

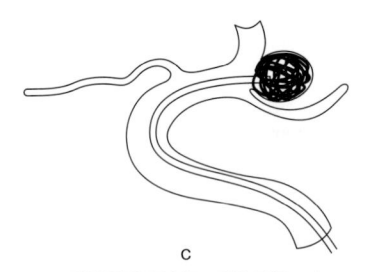

**図1 脳動脈瘤塞栓術の手技手順**
a. 動脈瘤内へのマイクロカテーテル留置
b. コイル挿入：framing
c. コイル挿入：さらに充填
d. 造影
[*1] OphA：眼動脈，[*2] Pcom：後交通動脈

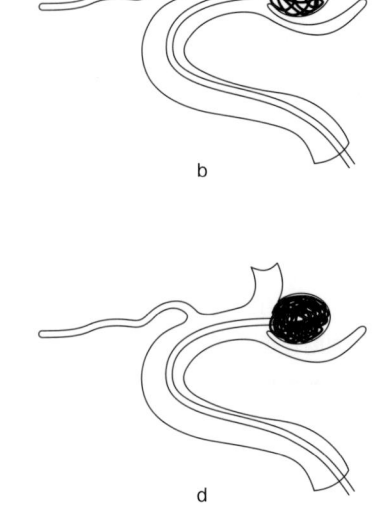

⑥プラチナコイル挿入で塞栓。
　まずコイルで籠(枠)を作る(framing)。次に瘤が造影されなくなる，あるいは瘤内にコイルが入らなくなるまで続行。

⑦造影で合併症発生の有無確認。

## 2．オプション(補助手段)

マイクロカテーテル単独では瘤内塞栓が十分あるいはまったく行えない(瘤頸部が広くてそのままではコイルが瘤外に逸脱する，あるいは瘤頸部から重要な動脈が分岐しているため，そのままでは閉塞してしまう)場合は，以下のとおり。

- マイクロカテーテルを複数使用して，順次あるいは同時に複数のコイルをからませる。
- 閉塞用マイクロバルーンカテーテルや冠動脈用ステントを用いて瘤頸部を形成し，瘤内にコイルを留置する。
- 脳への側副路が十分な場合は瘤ごと動脈を閉塞する(母動脈閉塞)。

## 合併症

●**瘤破裂**　マイクロガイドワイヤーやマイクロカテーテル，コイルによる瘤壁への負荷が原因。ヘパリンを用いている場合にはただちに硫酸プロタミンによるヘパリン中和が必須。破裂したとわかったとき，慌てて瘤外に出たガイドワイヤーやコイルなどを引き抜こうとしてはならない。閉塞用バルーンを待機させていれば，ただちに拡張して血流を遮断するとともにヘパリン中和を行う。その後は瘤内塞栓続行，母動脈閉塞，緊急開頭クリップ手術などで対処する。

●**血栓塞栓**　ただちにヘパリンの追加投与。ただし，HIT(ヘパリン起因性血小板減少症)では逆に悪化させるため，灌流水も含めてただちにヘパリン投与を中止し，アルガトロバン(スロンノン®)の投与で対処。微細な血栓散布の場合はオザグレルナトリウム(キサンボン®)の投与。非破裂例では必要に応じてウロキナーゼ(ウロナーゼ®12万IU/v)などの血栓溶解薬投与も行う。

●**コイルの逸脱**　広頸瘤では切り離したコイルの逸脱が起こることがある。容易に回収できそうなもの，放置すれば重篤な脳梗塞を発症しそうな位置のものは回収用具(グースネックスネア®)などを用いて回収を試みる。しかし，回収時に動脈解離からくも膜下出血をきたしてしまう危険性もあるので，逸脱が軽度あるいは放置しても重篤な梗塞を起こさないことが予測される位置の場合は，そのまま放置する場合もある。

●アンラベル(ほどけ)　プラチナコイルは，引き戻し時に強い力がかかると，コイルがほどけてくる。通常こうなると引き戻しての回収はきわめて困難となる。ほどけたコイルが血管壁に密着していれば，その後の血栓形成の危険性は少ないので，親血管内で離脱してコイルが安定するまで抗血小板薬投与を継続する(通常3か月くらい)ことで問題なく経過することが多い。

●コイル離脱不能　稀にコイルが離脱しない場合がある。複数挿入された後ではすでに挿入したコイルの逸脱あるいは切り離せないコイルのアンラベルをきたしかねない。電気式離脱のコイルデリバリーワイヤーの位置を微妙に変えつつ複数回切り離し操作を行う。水圧式ならば，通常よりも素早く強く加圧操作を複数回行う。これらでほとんどの場合，切り離し可能である。

〔中川裕之〕

> **SIDE MEMO**
>
> **プラチナコイルの種類**
>
> 　塞栓に用いるプラチナコイルはさまざまな種類がある。コイル自体の材質には，プラチナのみのものと，各種被覆(器質化促進物質など)を施したものがあり，形状についてもそれぞれコイルの巻く径，コイル自体の太さ，硬さ，巻き方が異なる。アンラベル(ほどけ)防止樹脂糸の装着コイルが大半であるが，一部にまだの製品もある。コイルの離脱方式も電気式，水圧式，機械式など各社それぞれである。
>
> | 被覆 | 離脱 | | |
> |---|---|---|---|
> |  | 電気式 | 水圧式 | 機械式 |
> | なし | GDC, マイクラス, ED など | Orbit など | Detach |
> | あり | セルサイト, マトリックス | | |

# 看護の実際 脳動脈瘤塞栓術

## 1. 術前

| | 術前準備 | 内容 |
|---|---|---|
| 入院〜前日まで | オリエンテーション | 術中・術後の流れをイメージでき安全・安楽に治療が受けられるようにする |
| | 治療に対する不安緩和 | 傾聴し，緩和に努める |
| | 同意書(IC)の確認 | 患者自筆の署名・日付を確認。自筆が無理であれば代筆も可 |
| | 既往歴・現病歴・検査データの把握 | 高血圧，糖尿病，心疾患，肝疾患，腎疾患，アレルギー，緑内障，前立腺肥大などの有無<br>腎機能・止血機能・感染症 |
| | バイタルサイン(血圧・脈拍・$SpO_2$・体温) | 平常時の状態を把握 |
| | 手技中ならびに術後安静程度の把握と術前訓練 | 術中・術後にかけて必要な体位に耐えられるか判断し，必要に応じて訓練・試行 |
| | 内服の確認 | 心臓・血圧・ステロイド薬は原則中止しない<br>中止薬・麻薬の確認<br>糖尿病薬使用時の調整<br>服用薬(抗凝固薬など)・禁忌薬剤などのチェック |
| | 意識レベル | 術中の体動制限や安静が可能か，コミュニケーション方法など，術前の意識レベル，麻痺の有無を把握 |
| | 穿刺部除毛 | 基本的に不要。施行する場合は両側 |
| | 弾性ストッキング | 必要があれば深部静脈血栓症，肺塞栓症予防のため患者採寸を行い着用準備 |
| | 指示の確認 | 当日の指示や持参する注射薬などを確認し，準備 |
| 当日 | 食事 | 通常検査前1食絶食<br>水分は積極的に摂取させる(許可の確認) |
| | 検査着の着用 | 患者は検査着を着用<br>大腿動静脈穿刺では患者の羞恥心に配慮し，不必要な露出回避 |
| | 動脈触知の確認 | 穿刺動脈の末梢(足背，内果，膝窩，橈骨)動脈を確認しマーキング。左右差，強弱を比較 |
| | 皮膚の確認 | 術後変化の比較のために手技が行われる部位および全身の皮膚を観察 |
| | 自覚症状の有無 | 発熱，腹痛，悪心・嘔吐 |
| | 排尿・排便 | 検査前にすませ，適宜浣腸。便秘時の下剤投与や浣腸はIVR時や安静時に便意を催すことがある |
| | 尿道バルーンカテーテル | 患者拒否時は，仰臥位での床上排泄訓練実施 |
| | 血管確保 | 血管確保は，術者の手技時の立ち位置の反対側が基本。ルートの長さ，三方活栓数を工夫・考慮 |
| | 前投薬 | 前投薬の指示を確認し，指示された時間に行う |
| | バイタルサイン(平常時血圧・脈拍・呼吸数・$SpO_2$・体温) | 出室前に計測し，平常時と比較して異常の度合いを把握<br>同時に前投薬の副作用の有無もチェック |
| | 義歯・補聴器・貴金属・エレキバンなどの確認 | 撮影範囲内の金属類の除去 |
| | 持参物品の確認 | 持参薬などをチェック，保管 |

## 2. 申し送り：病棟→IVR室

| | 情報 | 対策・看護 |
|---|---|---|
| 患者情報 | 患者確認 | リスクマネジメント |
| | 同意書(患者署名・同意日・治療名) | リスクマネジメント，手技料算定 |
| | 現病歴・既往歴(高血圧，糖尿病，心疾患，呼吸器疾患，肝疾患，腎疾患，アレルギーなど) | 合併症の予測，禁忌薬剤などのチェック |
| | 体重 | 全身ヘパリン化のためのヘパリン量，投与薬剤量などの決定 |
| | バイタルサイン(平常時血圧・脈拍・呼吸数・$SpO_2$・体温) | 異常の早期発見のため，平常時の状態を把握 |
| | 血液データ(腎機能・止血機能・感染症) | 合併症(出血など)の予測と早期発見 |

| 情報 | | 対策・看護 |
|---|---|---|
| 患者情報 | 末梢動脈触知状況 | 触知部位，左右差などの確認 |
| | 意識レベル | 合併症（出血・血栓・塞栓）の早期発見のため，術前状態を把握 |
| | 神経症状（麻痺・しびれの有無・程度，瞳孔確認） | 破裂動脈瘤・未破裂動脈瘤ともに治療対象となり，現病歴や入室時の患者の状態把握が重要 |
| | 身体的能力・障害　術中の体位保持 | 手技時間（2～3時間）に耐えうるか否か<br>適宜クッションなどを準備<br>状況によっては鎮静薬追加投与 |
| | 　　　　　　　　　難聴，言語障害，意識状態 | そばでゆっくり声かけする。必要に応じて安全帯の準備 |
| | 知的能力・障害（理解度，認知症） | ゆっくり声かけする。手技の流れや手技による疼痛の程度を伝える |
| | 精神状態　緊張，不安，恐怖など | 声かけや付き添い，手を握るなどの看護，抗不安薬の考慮 |
| | 　　　　　不穏 | 必要に応じて四肢固定，鎮静薬投与・麻酔の考慮 |
| | 性格（痛がり，怖がり，多弁など） | 声かけや付き添い，手を握るなどの看護，鎮痛薬の考慮 |
| | 今回受ける治療の理解度 | 理解の程度を知り，術中看護に役立てる |
| | インフォームド・コンセント | 理解度が低ければ適宜補足説明を行う<br>必要があれば医師に再度説明を依頼する |
| 処置・準備品 | 血管確保（中心静脈あるいは末梢血管） | 刺入部位，針サイズ |
| | 尿道バルーンカテーテル留置 | 尿の流出状態 |
| | 内服状況 | 抗血小板薬・降圧薬などの使用状況を確認 |
| | 前投薬（薬品名と投与量・投与時刻） | 副作用のチェックと術中投薬の判断材料にする |
| | 義歯・補聴器・貴金属，エレキバンなどの確認 | 撮影範囲内の金属類の除去<br>手技や緊急時に対応するため義歯は外しておく |
| | 持参物品 | 確認・保管 |

## 3. 術中

### 1）準備

| 必要物品 | | 内容 |
|---|---|---|
| 医療器具 | シース | メディキットスーパーシース（5～7 Fr） |
| | カテーテル | エンボイガイディングカテーテル（5～7 Fr），CX カテーテル AⅡ（4～6 Fr） |
| | ガイドワイヤー | ラジフォーカスアングル型（0.035 インチ） |
| | マイクロガイドワイヤー | トランセンド EX ステアブルガイドワイヤーなど（0.010～0.016 インチ） |
| | マイクロカテーテル | エクセルシオ 1018　2 マーカーなど（0.010～0.018 インチ対応），形状とも各種 |
| | コイル・コイル切り離しキット | コイル切り離し方法：通電式・水圧式など |
| | マイクロバルーンカテーテル | コイル塞栓アシスト，瘤破裂時の緊急止血目的 |
| | ヘパリン加生理的食塩水および灌流キット | カテーテル内への血液の逆流による血栓の防止のための，加圧ヘパリン加生理的食塩水（2,000 単位/1,000 mL）の持続灌流システム<br>点滴セット，ロック付き三方活栓，Y 字コネクター |
| | ACT 計測装置およびキット | キット：ヘパリン投与前，10 分後，シース抜去前，予備 |
| | 血管造影用（AG）キット | バット，ピッチャー，ガーゼ，シリンジ，注射針，覆布，耐圧三方活栓など |

**看護のポイント**

- 全身麻酔下で行われる場合，治療中は患者からの訴えがないため，モニターでのバイタルサインの変動に注意し，覚醒後に自覚症状・神経症状の有無を観察する。
- コイルには，通電式や水圧式などそれぞれの切り離し方式がある。術前に使用予定コイルの切り離し方法を確認しておく。

| 必要物品 | | 内容 |
|---|---|---|
| 薬剤 | 1%キシロカイン®10 mL | 局所麻酔用 |
| | ヘパリン5,000単位 | 術中の全身ヘパリン化(50～70単位/kg注入し，1時間ごとに半量追加投与する) |
| | 造影剤 | 非イオン性ヨード造影剤 |
| | オザグレルナトリウム | キサンボン®など血栓形成予防 |
| | 硫酸プロタミン | ヘパリン拮抗薬として準備する |
| | ヘパリン加生理的食塩水 | 10,000単位/1,000 mL，物品の通水用 |

## 2) 患者入室時処置

| 内容 | 注意点 |
|---|---|
| 患者確認と自己紹介 | 患者誤認の予防(ネームバンドの利用や患者自身に自分の名前を名乗らせる) 担当看護師の自己紹介と挨拶により患者とのコミュニケーションを図る |
| 検査台に移動 | 入室後検査台に臥床，術中体位は動かせないことを説明し，安楽な体位を工夫。必要により四肢固定 |
| バイタルサイン測定用器具装着 | 血圧計，心電図，$SpO_2$ |
| 足背動脈チェック | 病棟でマーキングされた位置に触れ，両側を比較する |
| 留置ルート類整理 | 尿道バルーン・点滴ルート・生体モニター類の整理 |
| 全身麻酔導入・管理 | 全身麻酔介助 |
| アンダーパット | 舌根沈下時には肩枕からすぐに変更 |
| バスタオル | 羞恥心回避のため腰のあたりなどに使用 |
| ティッシュ・不潔ガーゼ | |
| ディスポーザブル穴あきパンツ | 羞恥心対策に有効 |
| アイマスク | 恐怖心の軽減や目の保護 |
| 術野消毒(イソジン2回) | 通常両鼠径部：臍から大腿中央部まで(多少覆布がずれても穿刺部周囲が不潔にならないような範囲) |
| 覆布掛け | カテーテルやガイドワイヤーが不潔にならないような範囲に 支柱台を使用する場合にはその一部も覆う I.I., 防護板，血管造影台の操作パネルも覆う |

## 3) ケア

| 手技 | 合併症 | 症状 | 処置 |
|---|---|---|---|
| ①局所麻酔 | キシロカインショック | けいれん | ジアゼパム(セルシン®，ホリゾン®)投与 |
| | | 血圧低下，冷汗 | 点滴全開滴下，アドレナリン®皮下(筋)注もしくは静注 |
| ②穿刺・シース挿入 | 迷走神経反射 | 血圧低下，冷感，徐脈，気分不快，冷汗，顔面蒼白，悪心・嘔吐 | 硫酸アトロピン®静(筋)注 |
| ③ACT計測抗凝固剤(ヘパリン)静注 | | | ACT300秒を目標にヘパリン投与，ACT測定ごとに報告 適宜ヘパリン追加 |
| ④造影 | | アナフィラキシー様症状(呼吸困難，血圧低下，冷汗，頻脈，$SpO_2$低下，顔面浮腫，悪心・嘔吐，咳，腹痛，蕁麻疹，発赤など) | アドレナリン®皮下(筋)注もしくは静注 挿管などの救命処置 |
| ⑤ガイディングカテーテル留置 | 血栓・塞栓 | 血圧上昇 バイタルサイン変動 神経症状 | 意識レベル・神経症状の変化 バイタルサインチェック 持続灌流，加圧システムのチェック ヘパリン注入1時間ごとに報告，適宜ACT測定，ヘパリン追加 血栓・塞栓症状が起こった場合の血栓溶解療法(ウロキナーゼ)の準備 |
| ⑥マイクロカテーテルの瘤内留置 | | | |

| 手技 | 合併症 | 症状 | 処置 |
|---|---|---|---|
| ⑦コイル留置 | 瘤破裂：出血<br>コイルの逸脱 | 頭痛，意識レベル低下<br>バイタルサイン変動 | 硫酸プロタミン準備・投与（ヘパリン中和），マイクロバルーン拡張で一時止血<br>バイタルサイン，意識状態の頻回チェック<br>コイル回収具（リトリバー®など）準備 |
| ⑧造影 | | | |
| ⑨カテーテル抜去，止血の確認 | 穿刺部血腫<br>静脈圧迫 | 出血，腫脹<br>局所疼痛，冷感，皮膚色悪化 | 圧迫止血<br>末梢動脈触知低下では圧迫を調整 |
| ⑩（全身麻酔覚醒・抜管） | | | |

## 4. 申し送り：IVR 室→病棟

| 情報 | 内容 |
|---|---|
| 治療内容・治療部位・成功の有無 | 治療内容，治療部位，必要に応じてデバイスのサイズや数など |
| バイタルサイン・一般状態 | 血圧，脈拍，SpO$_2$<br>腹痛・腰痛の有無，尿量・尿の性状など |
| 下肢末梢動脈の触知状態 | 治療後の触知状態，色調，冷感・しびれの有無 |
| 止血状態 | 止血時間，止血困難であったかどうか，皮下血腫の有無 |
| 造影剤 | 使用造影剤名と量 |
| 輸液量と尿量 | IN/OUT バランス |
| 投薬 | 薬剤名・投与量・投与時刻 |
| 術中合併症の有無 | 症状および対処内容（投薬・処置など） |
| 水分・食事摂取 | 全身麻酔の場合，帰室 4～6 時間後に飲水（テスト）。問題がなければ，翌日から食事可能<br>局所麻酔の場合は，帰室直後から飲水可能。問題がなければ，次回食事時間から食事摂取可能（4～5 時間） |
| 術後安静度など指示内容（具体的に） | ベッド上安静時間（4 時間），体位変換不可，穿刺側下肢屈曲不可など |

## 5. 術後

| 内容 | 対策・看護 |
|---|---|
| 一般状態・バイタルサイン測定 | バイタルサインのチェック（血圧，脈拍，体温，SpO$_2$），神経症状・麻痺の有無<br>帰室時・30 分・1 時間・2 時間後，あとは適宜測定<br>自覚症状の有無（腹痛，体熱感，悪心・嘔吐，腰痛など） |
| 下肢の観察<br>末梢塞栓症（再閉塞） | 術直後と比較<br>末梢動脈触知，緊張の強弱，色調変化，下肢冷感・触知冷感，疼痛，しびれの確認 |
| 合併症の有無 | 瘤破裂（きわめて稀），血栓・塞栓による脳梗塞など<br>瘤破裂，くも膜下出血症例では，水頭症や脳血管攣縮など |
| 輸液管理 | 抗凝固療法が行われるときは，ヘパリンなどの指示量を的確に行う |
| 止血状態 | 穿刺部位からの出血，皮下血腫の有無のチェック<br>後腹膜出血による腹痛，腰・背部痛の確認<br>必要であればすぐに医師に報告し，圧迫止血，バイタルサインのチェックを行う |
| 穿刺部チェック | 穿刺部出血・血腫，足背動脈触知状況，下肢腫脹の有無，疼痛，色調変化 |
| 尿量・性状の観察 | 帰室時・30 分・1 時間・2 時間後，あとは適宜測定<br>性状と血尿のチェック |
| 安静時間内の安楽への介助<br>疼痛コントロール | 腰痛など，安静保持内での体位の工夫（レストンや枕などを使用） |
| 飲食介助 | 臥床したままの飲食になるため，誤飲に注意する<br>食事は食べやすいよう工夫や食事に変更し，水分補給もできるよう援助 |

| 内容 | 対策・看護 |
|---|---|
| 安静解除（肺梗塞の発生に注意） | 安静解除後の最初の歩行時は看護師が付き添い，特に肺梗塞症状（呼吸困難）に注意する<br>急激な $SpO_2$ の低下，呼吸困難，意識障害，胸痛，チアノーゼ，ショックを起こした場合は，ただちに安静臥床させ，医師に報告すると同時に，バイタルサインのチェック，酸素投与を行う |
| 造影剤腎症（IN/OUT バランス，腎機能のチェック） | 術前腎機能により異なるが，造影剤使用量は 3～4 mL/kg を目安にし，超過している場合は特に注意 |
| 造影剤遅発性副作用 | 薬疹，悪心・嘔吐，腹痛，頭痛など，通常の副作用と同様の症状出現に注意 |

〔兒玉佐和〕

# 2 頸動脈ステント留置術(CAS)

K609-2　経皮的頸動脈ステント留置術　34,740点

## 目的

動脈硬化性，外傷(解離)性，大動脈炎症候群，放射線治療後，頸動脈内膜剝離術後の頸動脈狭窄が原因となった脳梗塞の予防．

## 適応

内科的な処置(抗血小板薬やスタチンの内服)では，脳梗塞予防が不十分あるいは狭窄が進行している症例で，外科的な血管拡張(頸動脈内膜剝離術；CEA)が何らかの理由で適応にならない症例のうち，一定以上の狭窄率を有するものが対象となる．

- **症候性狭窄**　頸動脈狭窄が直接の原因で発生している脳虚血症状(一過性虚血発作，脳梗塞)があり，頸動脈狭窄が50%以上の狭窄を示すもの．
- **無症候性狭窄**　頸動脈狭窄を直接の原因とする症状がない場合は80%以上の狭窄を示すもの．

## 禁忌

- **高度石灰化あるいは長区域の脆弱病変**　高度石灰化ではステントを留置しても血管が拡張せず，ステント誘導デバイスの回収困難，拡張時の著しい徐脈・低血圧，術後のステント急性閉塞などの合併症が発生しやすい．脆弱なプラークが長区域にある場合は，拡張時に破綻して血中に流出してくる多量のデブリスによるフィルター閉塞や，すり抜けたデブリスによる脳梗塞を引き起こす恐れが高い．
- **高度の造影剤アレルギー**　抗アレルギー薬やステロイドの投与などでも制御困難な例．ただし，頸部超音波を併用することで造影剤をほとんど使用することなくステント留置術を行った報告はある．
- **高度の動脈硬化**　カテーテル誘導や，デバイスの誘導が不可能な場合，手技が行えない．誘導ができてもステント誘導途中などでのカテーテル制御が困難となり，合併症のリスクが高まる．
- **出血傾向**　血管穿刺時あるいは手技終了時の止血が困難．補正されれば禁忌にならない．
- **高度の腎機能低下**　hydrationや血漿交換などで対処可能な場合もある．
- **冠動脈疾患**　無治療の冠動脈狭窄，特に二枝・三枝病変では周術期，あるいは術後に心筋梗塞，心停止を起こす危険性がある．ステント留置に先立って冠血管拡張あるいはバイパス術が行われていれば施行可能な場合が大半である．

## 術前準備

### 1. 前投薬

- 数日前から抗血小板薬〔クロピドグレル(プラビックス®)あるいはシロシタゾール(プレタール®)〕とアセチルサリチル酸(アスピリン®，バファリン®)などとの2剤投与を行う．
- 鎮静薬・麻酔薬：原則として不要である．

### 2. 主な使用器具

- イントロデューサーシース
- ガイディングカテーテル
- 誘導用カテーテル(ガイディングカテーテルと組み合わせて用いる)
- ガイドワイヤー
- フィルターデバイス：Angioguard XP(J&J, Cordis社)
- ステント：Precise stent(J&J, Cordis社)
- POBAバルーンカテーテル
- 血管内超音波(IVUS)プローブ
- 血栓吸引用カテーテル
- 加圧灌流キット

ガイディングカテーテルは加圧したヘパリン加生理的食塩水で持続灌流を行う．

## 手技手順(図1)

① 左橈骨動脈などで動脈圧測定ラインキープ．
② イントロデューサーシース挿入(大腿動脈経由が多いが，上腕あるいは橈骨動脈経由も．稀に総頸動脈のカットダウンもある)．
③ 大腿静脈へ細径ロングシース挿入(中心静脈路確保目的．肘部から中心静脈用カテーテルを挿入しておいてもよい)．
④ 抗凝固薬(ヘパリン)の投与(活性化凝固時間で300秒以上への延長を目標．通常，体重1kgあたり100単位程度．9,000単位以上の一期的

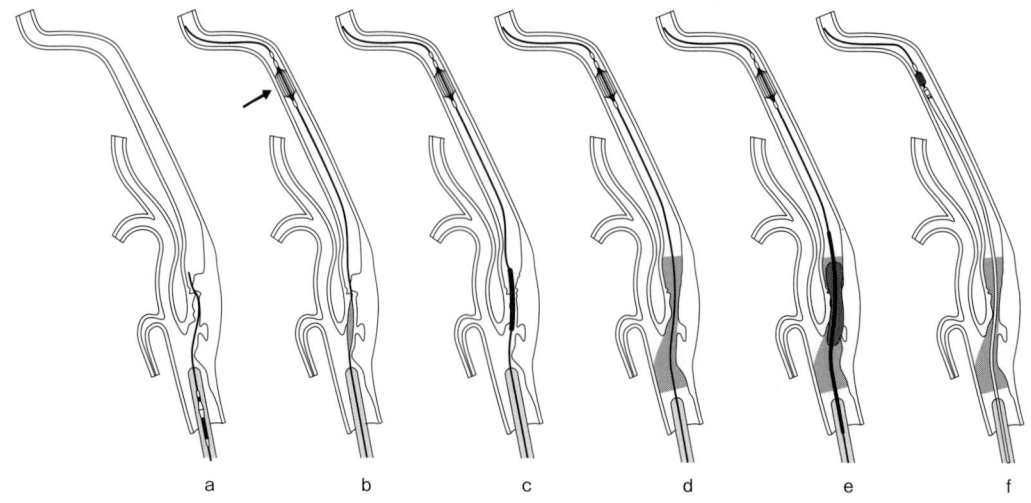

図1 頸動脈ステント留置術の手技手順
a. Angioguard XP® の挿入
b. IVUS
c. 前拡張
d. ステント留置
e. 後拡張
f. フィルター回収
(矢印:展開した Angioguard XP® のフィルター)

な投与は基本的には行わない。
⑤ガイディングカテーテルの誘導・留置。
⑥造影確認後適切なサイズのフィルターデバイス(Angioguard XP®)を,狭窄をこえて遠位頸部内頸動脈に留置。通過困難な場合は deja-vu support wire を通過させ,バルーン(2 mm 径)拡張し Angioguard XP® を通過させる。
⑦血管内超音波(IVUS):フィルター展開後に行い,血管径とプラークの性状を評価する。正確な血管径を計測できれば DSA の代用可。
⑧前拡張(3 mm 程度のバルーンを用いる)。
⑨ステント留置。
⑩後拡張。バルーンサイズは参照内頸動脈径の 80% 以下。血流停滞が生じれば,血栓吸引カテーテル使用。
⑪IVUSでステント密着度やステント内へのプラーク突出の有無確認。多量のアテロームなどが捕捉されていると吸引カテーテルで吸引する。
⑫フィルターデバイス回収。
⑬確認造影。

## 合併症

●**血栓塞栓あるいはプラーク塞栓** フィルターデバイスを使用し,抗血小板薬と抗凝固薬投与を行っていても発生しうる。治療中に血流停滞が起こるような症例では,頻度が高い。血流停滞発生時には血栓吸引カテーテルで吸引を行う。血栓の増大を阻止するため,オザグレルナトリウム(キサンボン®)やアルガトロバン(スロンノン®)の投与による対処も

### SIDE MEMO

症候性病変で,脳梗塞発症の場合は梗塞部の出血性合併症を防ぐため,発症から原則1か月以上の期間を置いて手技を行う。両側に高度狭窄がある場合では,有意側から先に治療を行い,少なくとも1か月以上の間隔を空けて対側の治療を行うようにする。

### Point 周術期や術後の合併症軽減のために

事前の心機能,腎機能,脳血流状態,交通動脈を介する頭蓋内側副路などの評価が欠かせない。これらを十分に行って,あらかじめ予測される事態を想定した対処(持続血圧測定回路のセット,中心静脈路確保,循環器薬剤の準備,一時ペースメーカーの挿入など)をしっかり行っておけば,ほとんどの場合,無事に手技を終えることができる。

行う。

●**過灌流症候群**　側副路の乏しい高度狭窄病変では，ステント留置後に急激に増加した脳血流の影響で，けいれんや脳内出血といった過灌流症候群が発生することがある。血圧の厳密な管理が重要である。

●**徐脈・低血圧**　圧受容体がある頸動脈分岐部（内頸動脈と外頸動脈との分岐部）の病巣では，ステント留置後に徐脈・低血圧は必発である。徐脈に対しては硫酸アトロピンを後拡張前に投与し，血圧低下時はノルエピネフリン（ノルアドレナリン®）の100倍希釈液投与や，塩酸ドパミン（イノバン注®）などの持続投与などで対処する。

●**腎不全**　頸動脈狭窄症例では腎機能異常の症例も稀ではない。ステント留置時の造影剤使用がそれをさらに悪化させるため，あらかじめ生理的食塩水投与で水負荷をしておき，術中・術後も水負荷を欠かさない。必要に応じて炭酸水素ナトリウム（メイロン®）の投与も追加する。また大動脈アテローム硬化症も合併していることがほとんどであり，コレステリン塞栓症による腎不全の発症にも注意を要する。

〔中川裕之〕

# 看護の実際 CAS

## 1. 術前

| | 術前準備 | 内容 |
|---|---|---|
| 入院～前日まで | オリエンテーション | 術中・術後の流れをイメージでき，安全・安楽に治療が受けられるようにする |
| | 治療の理解度の把握 | 適宜補足説明 |
| | 治療に対する不安緩和 | 傾聴し，緩和に努める |
| | 同意書(IC)の確認 | 患者自筆の署名・日付を確認。自筆が無理であれば代筆も可 |
| | 既往歴・現病歴・検査データの把握 | 高血圧，糖尿病，心疾患，肝疾患，腎疾患，アレルギー，緑内障，前立腺肥大などの有無<br>腎機能・止血機能・感染症 |
| | バイタルサイン(血圧・脈拍・呼吸数・SpO₂・体温) | 平常時の状態を把握 |
| | 手技中ならびに術後安静程度の把握と術前訓練 | 術中・術後にかけて必要な体位に耐えられるか判断し，必要に応じて訓練・試行 |
| | 内服の確認 | 心臓・血圧・ステロイド薬は原則中止しない<br>中止薬・麻薬の確認<br>糖尿病薬使用時の調整<br>服用薬(抗凝固薬など)・禁忌薬剤などのチェック |
| | 意識レベル<br>神経症状の有無・程度(麻痺，しびれの有無・程度，瞳孔確認) | 術中の体動制限や安静が可能か，コミュニケーション方法など，術前の意識レベル，麻痺の有無を把握 |
| | 穿刺部除毛 | 基本的に不要。施行する場合は両側 |
| | 弾性ストッキング | 必要があれば深部静脈血栓症，肺塞栓症予防のため患者採寸を行い着用準備 |
| | 指示の確認 | 当日の指示や持参する注射薬などを確認し準備 |
| 当日 | 食事 | 通常検査前1食絶食<br>水分は積極的に摂取させる(許可の確認) |
| | 検査着の着用 | 患者は検査着を着用<br>大腿動静脈穿刺では患者の羞恥心に配慮し，不必要な露出回避 |
| | 動脈触知の確認 | 穿刺動脈の末梢(足背，内果，膝窩，橈骨)動脈を確認しマーキング。左右差，強弱を比較 |
| | 皮膚の確認 | 術後変化の比較のために手技が行われる部位および全身の皮膚を観察 |
| | 自覚症状の有無 | 発熱，腹痛，悪心・嘔吐 |
| | 排尿・排便 | 検査前にすませ，適宜浣腸。便秘時の下剤投与や浣腸はIVR時や安静時に便意を催すことがある |
| | 尿道バルーンカテーテル | 患者拒否時は，仰臥位での床上排泄訓練実施 |
| | 血管確保 | 血管確保は，術者の手技時の立ち位置の反対側が基本<br>ルートの長さ，三方活栓数を工夫・考慮 |
| | 前投薬 | 前投薬の指示を確認し，指示された時間に行う |
| | バイタルサイン(平常時血圧・脈拍・呼吸数・SpO₂・体温) | 出室前に計測し平常時と比較して異常の度合いを把握<br>同時に前投薬の副作用もチェック |
| | 義歯・補聴器・貴金属・エレキバンなどの確認 | 撮影範囲内の金属類の除去<br>手技や緊急時に対応するため義歯は外しておく |
| | 持参物品の確認 | 持参薬などをチェック，保管 |

## 2. 申し送り：病棟→IVR室

| | 内容 | 対策・看護 |
|---|---|---|
| 患者情報 | 患者確認 | リスクマネジメント |
| | 同意書(患者署名・同意日・治療名) | リスクマネジメント，手技料算定 |
| | 現病歴・既往歴(高血圧，糖尿病，心疾患，呼吸器疾患，肝疾患，腎疾患，アレルギー，緑内障，前立腺肥大など) | 合併症の予測，禁忌薬剤などのチェック |
| | 体重 | 全身ヘパリン化のためのヘパリン量，投与薬剤量などの決定 |

| 内容 | | 対策・看護 |
|---|---|---|
| 患者情報 | バイタルサイン（平常時血圧・脈拍・呼吸数・SpO$_2$・体温） | 異常の早期発見のため，平常時の状態を把握 |
| | 血液データ（腎機能・止血機能・感染症） | 合併症（出血など）の予測と早期発見 |
| | 末梢動脈触知状況 | 触知部位，左右差などの確認 |
| | 意識レベル | 膿盆の準備，誤嚥への注意など |
| | 身体的能力・障害　術中の体位保持 | 手技時間（1～2時間）に耐えうるか否か<br>適宜クッションなどを準備<br>状況によっては鎮静薬追加投与 |
| | 　　　　　　　　　難聴，言語障害，意識状態 | そばでゆっくり声かけする。必要に応じて安全帯の準備 |
| | 知的能力・障害（理解度，認知症） | ゆっくり声かけする。手技の流れや手技による疼痛の程度を伝える |
| | 精神状態　緊張，不安，恐怖心など | 声かけや付き添い，手を握るなどの看護，抗不安薬の考慮 |
| | 　　　　　不穏 | 必要に応じて四肢固定，鎮静薬投与・麻酔の考慮 |
| | 性格（痛がり，怖がり，多弁など） | 声かけや付き添い，手を握るなどの看護，鎮痛薬の考慮 |
| | 今回受ける治療の理解度 | 理解の程度を知り，術中看護に役立てる |
| | インフォームド・コンセント | 理解度が低ければ適宜補足説明を行う<br>必要があれば医師に再度説明を依頼する |
| 処置・準備品 | 血管確保（中心静脈あるいは末梢血管） | 刺入部位，針サイズ |
| | 尿道バルーンカテーテル留置 | 尿の流出状態 |
| | 内服状況 | 抗血小板薬・降圧薬などの使用状況を確認 |
| | 前投薬（薬品名と投与量・投与時刻） | 副作用のチェックと術中投薬の判断材料にする |
| | 義歯・補聴器・貴金属・エレキバンなどの確認 | 撮影範囲内の金属類の除去<br>手技や緊急時に対応するため義歯は外しておく |
| | 持参物品 | 確認・保管 |

## 3．術中

### 1）準備

| 必要物品 | | 内容 |
|---|---|---|
| 医療器具 | 血管造影用（AG）キット | バット，ピッチャー，ガーゼ，シリンジ，注射針，覆布，耐圧三方活栓など |
| | シース | 動脈：8 Fr ロングシース，静脈：4 Fr ロングシース |
| | ガイドワイヤー | 0.035 インチラジフォーカスガイドワイヤーアングル型 |
| | カテーテル | ガイディングカテーテル：ブライトチップ 8 Fr，誘導カテーテル：CX カテーテル 6 Fr など |
| | 血管内超音波（IVUS）プローブ | 0.014 インチ対応 |
| | 塞栓防止デバイス | Angioguard XP®：造影後にサイズ決定 |
| | 血栓吸引デバイス | スロンバスタ®・エリミネート® など |
| | ステント | プレサイス® |
| | PTA バルーンカテーテル | ステント留置前・後に使用 |
| | インデフレーター | バルーンの拡張圧の調整 |

### 看護のポイント

- 急変時にあせらずに対応できるように，予測される徐脈や血圧低下や塞栓性合併症出現時の使用薬剤，対応について術前に医師と確認しておく。
- 局所麻酔で意識下での頭頸部治療は，患者の恐怖や不安感が強く，術中の声かけや安楽への看護は重要である。それとともに治療の流れを理解し，術者の動きや画像，バイタルサインの変動に注意を払い，スムーズに安全に治療が行われるよう介助することも術中の重要な看護となる。

| | 必要物品 | 内容 |
|---|---|---|
| 薬剤 | ヘパリン加生理的食塩水・灌流キット | カテーテル内への血液の逆流による血栓の防止のための，加圧ヘパリン加生理的食塩水(2,000 単位/1,000 mL)の持続灌流システム<br>点滴セット，ロック付き三方活栓，Y字コネクター |
| | 1%キシロカイン® 10 mL | 局所麻酔用 |
| | ヘパリン 5,000 単位 | 術中の全身ヘパリン化(50～70 単位/kg 注入し，1時間ごとに半量追加投与する) |
| | オザグレルナトリウム | キサンボン®など，血栓形成予防 |
| | 硫酸プロタミン | ヘパリンの拮抗薬として準備する |
| | 昇圧薬 | ステント留置・後拡張時の血圧低下時 |
| | 造影剤 | 非イオン性ヨード造影剤 |
| | ヘパリン加生理的食塩水 | 10,000 単位/1,000 mL，物品の通水用 |
| 動脈(A)ライン用加圧バッグ・モニタリングキット | | 橈骨動脈圧モニタリングライン |
| 活性化全血凝固時間(ACT)測定器 | | ヘパリン注入前・10分後・ACT300秒を超えるまで適宜，シース抜去前に測定 |

## 2) 患者入室時処置

| 内容 | 注意点 |
|---|---|
| 患者確認と自己紹介 | 患者誤認の予防(ネームバンドの利用や患者自身に自分の名前を名乗らせる)<br>担当看護師の自己紹介と挨拶により患者とのコミュニケーションを図る |
| 検査台に移動 | 入室後検査台に臥床，術中体位は動かせないことを説明し，安楽な体位を工夫。必要により四肢固定 |
| バイタルサイン測定用器具装着 | 血圧計，心電図，$SpO_2$ |
| 足背動脈チェック | 病棟でマーキングされた位置に触れ，両側を比較する |
| Aライン挿入(左手橈骨動脈) | 術中・術後の血圧変動観察用，ACT測定用 |
| 留置ルート類整理 | 尿道バルーン・点滴ルート・生体モニター類の整理 |
| 吸引・酸素 | すぐに使用できるように |
| アンダーパット | 舌根沈下時には肩枕からすぐに変更 |
| バスタオル | 羞恥心回避のため腰のあたりなどに使用 |
| ティッシュ・不潔ガーゼ | |
| ディスポーザブル穴あきパンツ | 羞恥心対策に有効 |
| アイマスク | 恐怖心の軽減や目の保護 |
| 術野消毒(イソジン2回) | 通常両鼠径部：臍から大腿中央部まで(多少覆布がずれても穿刺部周囲が不潔にならないような範囲) |
| 覆布掛け | カテーテルやガイドワイヤーが不潔にならないような範囲に<br>支柱台を使用する場合にはその一部も覆う<br>I.I., 防護板，血管造影台の操作パネルも覆う |

## 3) ケア

| 手技 | 合併症 | 症状 | 処置 |
|---|---|---|---|
| ①局所麻酔 | キシロカインによるけいれん・ショック | けいれん | ジアゼパム(セルシン®，ホリゾン®)投与 |
| | | 血圧低下，冷汗 | 点滴全開滴下，アドレナリン®皮下(筋)注もしくは静注 |
| ②穿刺・シース挿入 | 迷走神経反射 | 血圧低下，冷汗，徐脈，気分不快，冷汗，顔面蒼白，悪心・嘔吐 | 硫酸アトロピン®静(筋)注 |
| ③抗凝固薬(ヘパリン)静注 | | | ACT300秒を目標にヘパリン投与・ACT測定ごとに報告<br>適宜ヘパリン追加 |
| ④造影 | アナフィラキシーショック | アナフィラキシー様症状(呼吸困難，血圧低下，冷汗，頻脈，$SpO_2$低下，顔面浮腫，悪心・嘔吐，咳，腹痛，蕁麻疹，発赤など) | アドレナリン®皮下(筋)注もしくは静注<br>挿管などの救命処置 |

| 手技 | 合併症 | 症状 | 処置 |
|---|---|---|---|
| ⑤ガイディングカテーテル誘導・留置 | 血管損傷 | 血圧低下 | バイタルサインチェック |
| ⑥Angioguard® 展開 | 血栓・塞栓 | 神経症状, 血圧上昇 | 場合により血栓吸引・血栓溶解療法(オザグレルナトリウムなどを投与) |
| ⑦IVUS 施行 | | | 持続灌流加圧システムのチェック |
| | | | バイタルサイン・意識レベル・症状の頻回チェック |
| ⑧前拡張 | 圧受容体への刺激 | 徐脈, 血圧低下, 神経症状 | 後拡張前に硫酸アトロピン®を静注, 血圧低下時昇圧薬準備・投与 |
| ⑨ステント留置 | 血栓・塞栓 | | |
| ⑩後拡張 | | | |
| ⑪IVUS 施行 | | | |
| ⑫造影 | | | |
| ⑬カテーテル抜去, 止血の確認 | 穿刺部血腫 静脈圧迫 | 出血, 腫脹 局所疼痛, 冷感, 皮膚色悪化 | 圧迫止血 末梢動脈触知低下では圧迫を調整 |

## 4. 申し送り：IVR 室→病棟

| 情報 | 内容 |
|---|---|
| 治療内容・治療部位・成功の有無 | 治療内容, 治療部位, 必要に応じてデバイスのサイズや数など |
| バイタルサイン・一般状態 | 血圧, 脈拍, $SpO_2$ 腹痛・腰痛の有無, 尿量・尿の性状など |
| 下肢末梢動脈の触知状態 | 治療後の触知状態, 色調, 冷感・しびれの有無 |
| 止血状態 | 止血時間, 止血困難であったかどうか, 皮下血腫の有無 |
| 造影剤 | 使用造影剤名と量 |
| 輸液量と尿量 | IN/OUT バランス |
| 投薬 | 薬剤名・投与量・投与時刻 |
| 術中合併症の有無 | 症状および対処内容(投薬・処置など) |
| 水分・食事摂取 | 体調が許せば常時可能 帰室後から飲水可能 |
| 術後安静度など指示内容 | ベッド上安静時間(4 時間), 体位変換不可, 穿刺側下肢屈曲不可など |

## 5. 術後

| 内容 | 対策・看護 |
|---|---|
| 一般状態・バイタルサイン測定 | バイタルサインのチェック(血圧, 脈拍, 神経症状・麻痺の有無) 帰室時・30 分・1 時間・2 時間後, あとは適宜測定 自覚症状の有無(腹痛, 体熱感, 悪心・嘔吐, 腰痛など) |
| 下肢の観察 末梢塞栓症(再閉塞) | 術直後と比較 末梢動脈触知, 緊張の強弱, 色調変化, 下肢冷感・触知冷感, 疼痛・しびれの確認 |
| 合併症の有無 | 術後過灌流による脳浮腫, 脳出血, てんかん発作には, 対処療法を行う。血圧低下, 徐脈, 神経症状には, バイタルサインのチェック, 適宜, 昇圧薬投与などを行う |
| 輸液管理 | 抗凝固療法が行われるときは, ヘパリンなどの指示量を的確に行う |
| 止血状態 | 穿刺部位からの出血, 皮下血腫の有無のチェック 後腹膜出血による腹痛, 腰・背部痛の確認 必要であればすぐに医師に報告し, 圧迫止血, バイタルサインのチェックを行う |
| 穿刺部チェック | 穿刺部出血・血腫, 足背動脈触知状況, 下肢腫脹の有無, 疼痛, 色調変化 |
| 尿量・性状の観察 | 帰室時・30 分・1 時間・2 時間後, あとは適宜測定 性状と血尿のチェック |

| 内容 | 対策・看護 |
|---|---|
| 安静時間内の安楽への介助<br>疼痛コントロール | 腰痛など，安静保持内での体位の工夫(レストンや枕などを使用)<br>鎮痛薬，座薬などを使用 |
| 飲食介助 | 臥床したままの飲食になるため，誤嚥に注意する<br>食事は食べやすいよう工夫した食事に変更し，水分補給もできるよう援助 |
| 安静解除(肺梗塞の発生に注意) | 安静解除後の最初の歩行時は看護師が付き添い，特に肺梗塞症状(呼吸困難)に注意する<br>急激な $SpO_2$ の低下，呼吸困難，意識障害，胸痛，チアノーゼ，ショックを起こした場合は，ただちに安静臥床させ，医師に報告すると同時に，バイタルサインのチェック，酸素投与を行う |
| 造影剤腎症(IN/OUT バランス，腎機能のチェック) | 術前腎機能により異なるが，造影剤使用量は 3〜4 mL/kg を目安にし，超過している場合は特に注意 |
| 造影剤遅発性副作用 | 薬疹，悪心・嘔吐，腹痛，頭痛など，通常の副作用と同様の症状出現に注意 |

〔兒玉佐和〕

# 心臓

心臓疾患には，冠動脈の血流障害による虚血性心疾患，電気活動の異常である不整脈，心筋自体の肥大や変性をともなう心筋症，弁膜の狭窄や逆流などを呈する弁膜症，先天性心疾患などがある。また，それらの疾患の結果として生じる心臓の収縮力の低下などから引き起こされる心不全も，心臓疾患の治療をしていくうえで重要な病態である。

近年，心疾患に対しては，カテーテル治療が治療法の大きなウエイトを占めるようになってきた。代表的なものとして，虚血性心疾患に対する経皮的冠動脈インターベンション（PCI；percutaneous coronary intervention）と，頻脈性不整脈に対する経皮的カテーテル心筋焼灼術があげられる。前者はバルーンやステントなどを用いて冠動脈の狭窄や閉塞病変を拡張する手技であり，後者は主に高周波により頻脈の原因となっている心筋を凝固・壊死させる手技である。両者とも深い知識と卓越した技術が必要であり，また緊急時の冷静な対処法を身につけておく必要がある。〔山本克人〕

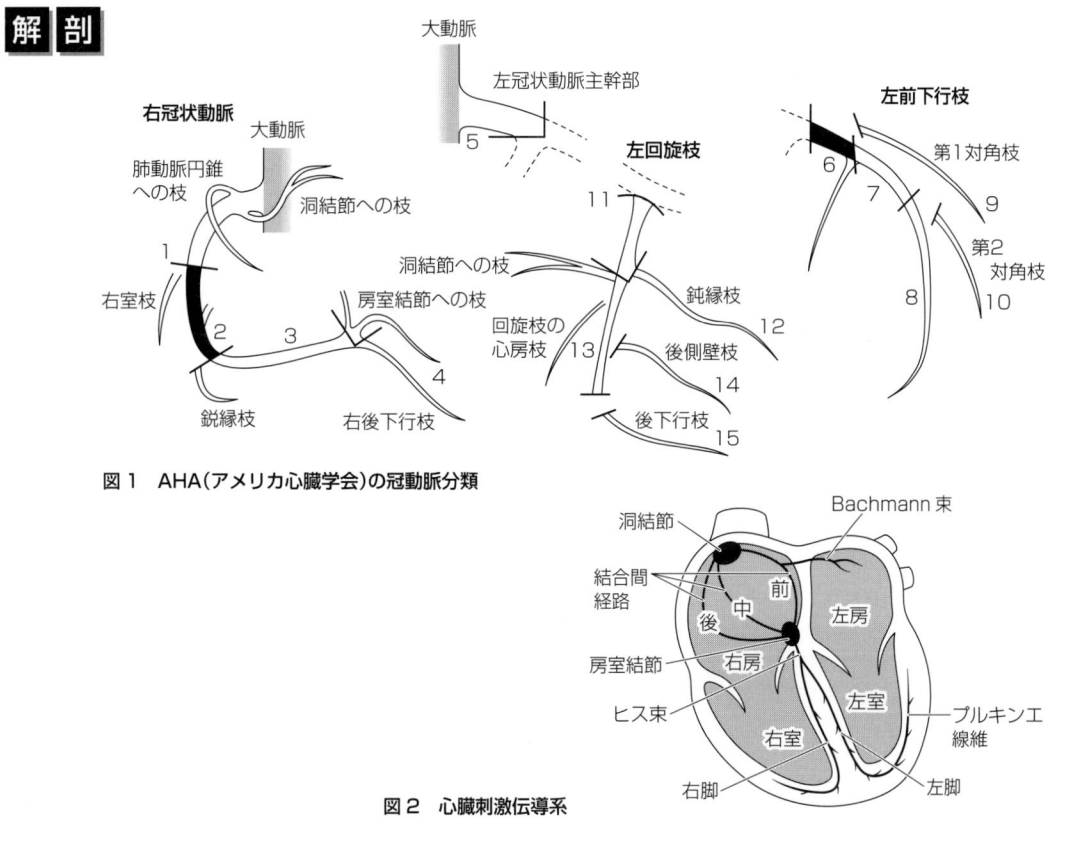

## 解剖

図1　AHA（アメリカ心臓学会）の冠動脈分類

図2　心臓刺激伝導系

# 3 冠動脈形成術（PTCA）

K546　経皮的冠動脈形成術
　　1　急性心筋梗塞に対するもの　32,000 点
　　2　不安定狭心症に対するもの　22,000 点
　　3　その他のもの　　　　　　　19,300 点
K549　経皮的冠動脈ステント留置術
　　1　急性心筋梗塞に対するもの　34,380 点
　　2　不安定狭心症に対するもの　24,380 点
　　3　その他のもの　　　　　　　21,680 点

## 目的

冠動脈形成術は虚血性心疾患の治療法の1つで，カテーテルを用いて冠動脈の狭窄，閉塞病変を治療する方法である．

## 適応

### 1. 冠動脈造影による適応
- 基本的に有意狭窄（実測50％以上）があり，その灌流域に心筋虚血がある．
- 有意狭窄でも心筋虚血がない場合には心筋梗塞の既往，家族歴，年齢などを考慮する必要がある．近位部や入口部などの主幹部では適応となる．

### 2. 罹患枝数による適応
- ●1枝病変　一般に冠動脈形成術の適応である．
- ●2枝病変
- 左前下行枝近位部病変を含まない場合：病変部位，病変形態が適していれば冠動脈形成術の適応．
- 左前下行枝近位部を含む場合：冠動脈バイパス手術の適応．病変部位や病変形態により冠動脈形成術も考慮される．
- 危険にさらされた側副血行路の場合：冠動脈バイパス手術の適応．
- ●3枝病変　冠動脈バイパス手術の適応
- ●左主幹部病変　冠動脈バイパス手術の適応

## 禁忌

- 保護されていない左主幹部病変
- 3枝障害で2枝の近位部閉塞
- 血液凝固異常
- 静脈グラフトのびまん性病変
- 慢性完全閉塞病変で拡張成功率がきわめて低いと予想されるもの
- 危険にさらされた側副血行路派生血管の病変

悪性腫瘍，脳血管障害，肺疾患，肝不全，高齢者などの冠動脈バイパス手術ハイリスク症例や不適当症例において，冠動脈形成術が必要とされたときのみ冠動脈形成術の適応となる．

## 術前準備

### 1. 前投薬
「前投薬」の項（38ページ）を参照．

### 2. 主な使用器具
- ガイドワイヤー

---

**Point　上肢アプローチ vs 下肢アプローチ**

| | 大腿動脈アプローチ | 上腕動脈アプローチ | 橈骨動脈アプローチ |
|---|---|---|---|
| 利点 | カテーテル操作が容易<br>カテーテルサイズの制限なし | 安静時間が短い | 安静時間が短い<br>浅在血管であり穿刺部合併症が少ない |
| 欠点 | 穿刺部合併症が重篤化する<br>安静時間が長い | 正中神経障害の可能性 | 不適合症例（透析症例や血管径の細い症例）<br>カテーテルサイズの制限あり<br>穿刺やカテーテル操作が時に困難<br>血管攣縮が生じることがあり |

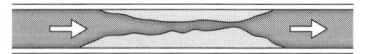

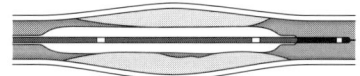

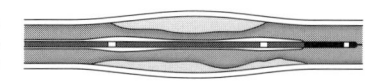

a. ガイドワイヤー挿入　　b. バルーンカテーテル拡張（インフレーション）　　c. バルーンカテーテル収縮（デフレーション）

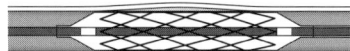

**図1　バルーン拡張術**

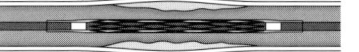

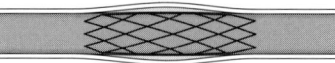

a. ステント挿入　　b. ステント拡張　　c. ステント留置

**図2　ステント留置術**

- ガイディングカテーテル
- Yコネクター
- 三連コック
- インフレーションデバイス
- シースなど

## 手技手順（図1, 2）

①穿刺（大腿動脈穿刺法，上腕動脈穿刺法，橈骨動脈穿刺法）

②ガイディングカテーテルの挿入

0.035インチのガイドワイヤーをガイディングカテーテル内に入れ，シースに挿入する。

0.035インチのガイドワイヤーを先行させながらガイディングカテーテルを透視下に進める。

大動脈弓を通過したら，ガイドワイヤーを引き抜き，ガイディングカテーテルを冠動脈入口部に挿入する。

③ガイドワイヤーの通過

0.014インチのガイドワイヤー先端に血管選択に適した形状を付ける（シェイピング）。

0.014インチのガイドワイヤーに回転をかけながら病変部を通過させる。

バルーンカテーテルを通過したガイドワイヤーに沿って進め，バルーンの中心が狭窄部の中央に位置するようにする。

④病変の拡張

透視で十分に確認しながらバルーンをインフレーションデバイスにて加圧しバルーンを膨らませる（インフレーション）。

十分に拡張をさせ，インフレーションデバイスを陰圧にしバルーンを収縮させる（デフレーション）。

冠動脈造影にて病変部の拡張が不十分である場合や大きな血管解離を生じている場合は，金属ステントの留置を行うことが多い。また，バルーンで拡張できない高度石灰化病変に対して，高速回転性粥腫切除術（Rotablator™）を使用することもある。

## 合併症

●**急性冠（動脈）閉塞**　治療中および治療後の冠動脈が24時間以内に閉塞してしまう。心筋梗塞や心原性ショックに移行することが多い。再度冠動脈形成術を行い，速やかに再灌流を行う必要がある。再灌流が不成功であれば緊急手術となる。

●**冠動脈穿孔**　冠動脈の過剰な拡張やガイドワイヤーにより穿孔や破裂を起こす。冠動脈の止血を行いつつ直ちに心エコー検査を行い心膜液のチェックを行う。心タンポナーデに陥った場合はショック状態となるため，心膜ドレナージが必要である。

●**穿刺部合併症**　穿刺部の合併症として血腫，出血，仮性動脈瘤，動静脈瘻などがある。

〔尾原義和〕

---

### SIDE MEMO

**薬剤溶出性ステント**（drug-eluting stent；DES）

金属ステントの問題点であったステント再狭窄を防止する薬剤を塗布したステントである。薬剤溶出性ステントにより再狭窄を減少することが可能となった。また，小血管，びまん性病変，慢性完全閉塞病変，ステント内再狭窄病変においても再狭窄予防効果を認めている。一方，薬剤溶出性ステントは，ステント内の内膜増殖が抑えられるために遅発性ステント血栓症のリスクがあると考えられている。そのため金属ステントと比較して長期間の抗血小板療法が必要である。

# 看護の実際 PTCA

## 1. 術前

| | 術前準備 | 内容 |
|---|---|---|
| 入院〜前日まで | オリエンテーション | 術中・術後の流れをイメージでき安全・安楽に治療が受けられるようにする |
| | 治療の理解度の把握 | 適宜補足説明 |
| | 治療に対する不安緩和 | 不安の軽減に努める |
| | 同意書の確認 | 患者自筆の署名・日付を確認。自筆が無理であれば代筆も可 |
| | 既往歴・現病歴・検査データの把握 | 高血圧、糖尿病、心疾患、肝疾患、腎疾患、アレルギーなど<br>腎機能・止血機能・感染症 |
| | バイタルサイン(血圧・脈拍・呼吸数・SpO₂・体温) | 平常時の状態を把握 |
| | 手技中ならびに術後安静程度の把握と術前訓練 | 術中・術後にかけての8時間程度の仰臥位に耐えられるか判断し、必要に応じて訓練・試行 |
| | 内服の確認 | 心臓・血圧・ステロイド薬は原則中止しない<br>中止薬・麻薬の確認<br>糖尿病薬使用時の調整<br>服用薬(抗凝固薬など)・禁忌薬剤などのチェック |
| | 穿刺部除毛 | 基本的に不要。施行する場合は両側 |
| | 弾性ストッキング | 必要があれば深部静脈血栓症、肺塞栓症予防のため患者採寸を行い着用準備 |
| | 指示の確認 | 当日の指示や持参する注射薬などを確認し準備 |
| 当日 | 食事 | 通常検査前1食絶食<br>水分は積極的に摂取させる(許可の確認) |
| | 検査着の着用 | 患者は検査着を着用<br>大腿動静脈穿刺では患者の羞恥心に配慮し、不必要な露出回避 |
| | 動脈触知の確認 | 穿刺動脈の末梢(足背、内果、膝窩、橈骨)動脈を確認しマーキング<br>左右差、強弱を比較 |
| | 皮膚の確認 | 術後変化の比較のために手技が行われる部位および全身の皮膚を観察 |
| | 排尿・排便 | 検査前にすませ、適宜浣腸。便秘時の下剤投与や浣腸はIVR時や安静時に便意を催すことがある |
| | 尿道バルーンカテーテル | 患者拒否時は、仰臥位での床上排泄訓練実施 |
| | 血管確保 | 血管確保は、術者の手技時の立ち位置の反対側が基本<br>ルートの長さ、三方活栓数を工夫・考慮 |
| | 前投薬 | 前投薬の指示を確認し、指示された時間に行う |
| | バイタルサイン(平常時血圧・脈拍・呼吸数・SpO₂・体温) | 出室前に計測し平常時と比較して異常の度合いを把握<br>同時に前投薬の副作用もチェック |
| | 義歯・補聴器・貴金属・エレキバンなどの確認 | 撮影範囲内の金属類の除去。手技や緊急時に対応するため義歯は外しておく |
| | 持参物品の確認 | 持参薬などをチェック、保管 |

## 2. 申し送り：病棟→IVR室

| | 情報 | 対策・看護 |
|---|---|---|
| 患者情報 | 患者確認 | リスクマネジメント |
| | 同意書(患者署名・同意日・治療名) | リスクマネジメント、手技料算定 |
| | 現病歴・既往歴(高血圧、糖尿病、心疾患、呼吸器疾患、肝疾患、腎疾患、アレルギー、緑内障、前立腺肥大など) | 合併症の予測、禁忌薬剤などのチェック<br>透析患者の場合は最終透析日、術後透析の有無、シャントの有無・部位 |
| | 体重 | 全身ヘパリン化のためのヘパリン量、投与薬剤量などの決定 |
| | バイタルサイン(平常時血圧・脈拍・呼吸数・SpO₂・体温) | 異常の早期発見のため、平常時の状態を把握<br>心電図(波形、STの変化)のチェック |
| | 身体症状 | 胸部症状、悪心・嘔吐の有無 |
| | 血液データ(腎機能・止血機能・感染症) | 合併症(出血など)の予測と早期発見 |

| 情報 | | | 対策・看護 |
|---|---|---|---|
| 患者情報 | 末梢動脈触知状況 | | 触知部位，左右差などの確認 |
| | 意識レベル | | 膿盆の準備，誤嚥への注意など |
| | 身体的能力・障害 | 術中の体位保持 | 理解の程度を知り，術中看護に役立てる<br>理解度が低ければ適宜補足説明を行う<br>必要があれば医師に再度説明を依頼する |
| | | 難聴，言語障害，意識状態 | そばでゆっくり声かけする，必要に応じて安全帯の準備 |
| | 知的能力・障害（理解度，認知症） | | ゆっくり声かけする。手技の流れや手技による疼痛の程度を伝える |
| | 精神状態 | 緊張，不安，恐怖心など | 声かけや付き添い，手を握るなどの看護，抗不安薬の考慮 |
| | | 不穏 | 必要に応じて四肢固定，鎮静薬投与・麻酔の考慮 |
| | 性格（痛がり，怖がり，多弁など） | | 声かけや付き添い，手を握るなどの看護，鎮痛薬の考慮 |
| | 今回受ける治療の理解度<br>インフォームド・コンセント | | 理解の程度を知り，術中看護に役立てる<br>理解度が低ければ適宜補足説明を行う<br>必要があれば医師に再度説明を依頼する |
| 処置・準備品 | 血管確保（中心静脈あるいは末梢血管） | | 刺入部位・針サイズ |
| | 尿道バルーンカテーテル留置 | | 尿の流出状態 |
| | 内服状況 | | 抗血小板薬・降圧薬などの使用状況を確認 |
| | 前投薬（薬品名と投与量・投与時刻） | | 副作用のチェックと術中投薬の判断材料にする |
| | 義歯・補聴器・貴金属・エレキバンなどの確認 | | 撮影範囲内の金属類の除去<br>手技や緊急時に対応するため義歯は外しておく |
| | 持参物品 | | 確認・保管 |

## 3. 術中

### 1) 準備

| 必要物品 | | 内容 |
|---|---|---|
| 医療器具 | 血管造影用（AG）キット | バット，ピッチャー，ガーゼ，シリンジ，注射針，覆布，耐圧三方活栓など |
| | シース | メディキットスーパーシース® 6 Fr 17 cm など |
| | ガイドワイヤー | 通常 0.032～0.038 インチ |
| | ガイディングカテーテル | ハートレールⅡ® 6 Fr：JL 4.0，JR 4.0，AL 1.0 など |
| | PTCAバルーンカテーテル | ステント留置前・後に使用，Tazuna® 2.5×15 など |
| | ステント | ベアメタルステント（BMS），薬剤溶出性ステント（DES） |
| | 血栓吸引デバイス | スロンバスタ®，エリミネート® など |
| | インデフレーター | バルーンの拡張圧の調整 |
| | 血管内超音波（IVUS）プローブ | 0.014 インチ対応 |
| | 必要に応じて | ロータブレーター |
| | | DC（除細動器），ACT測定装置 |
| | | IABP（大動脈内バルーンパンピング |
| | | PCPS（経皮的心肺補助装置） |
| | | 一時的体外式ペーシング |
| 薬剤 | 1％キシロカイン 10 mL | 局所麻酔用 |
| | ヘパリン 5,000 単位 | 術中の全身ヘパリン化（50～70単位/kg注入し，1時間ごとに半量追加投与する） |
| | ニトログリセリン | ニトロール® |
| | 造影剤 | 非イオン性ヨード造影剤 |
| | ヘパリン加生理的食塩水 | 10,000 単位/1,000 mL，物品の通水用 |

### 2) 患者入室時処置

| 内容 | 注意点 |
|---|---|
| 患者確認と自己紹介 | 患者誤認の予防（ネームバンドの利用や患者自身に自分の名前を名乗らせる）<br>担当看護師の自己紹介と挨拶により患者とのコミュニケーションを図る |
| 検査台に移動 | 入室後検査台に臥床，術中体位は動かせないことを説明し，安楽な体位を工夫。必要により四肢固定 |

| 内容 | 注意点 |
|---|---|
| バイタル測定用器具装着 | 血圧計・心電図・SpO$_2$，動脈圧測定用圧ライン |
| 足背動脈チェック | 病棟でマーキングされた位置に触れ，両側を比較する |
| 留置ルート類整理 | 尿道バルーン，点滴ルート，生体モニター類の整理 |
| 吸引・酸素 | すぐに使用できるように |
| アンダーパット | 舌根沈下時には肩枕からすぐに変更 |
| バスタオル | 羞恥心回避，腰のあたりなどに使用 |
| ティッシュ・不潔ガーゼ | |
| ディスポーザブル穴あきパンツ | 羞恥心対策に有効 |
| アイマスク | 恐怖心の軽減や目の保護 |
| 術野消毒（イソジン2回） | 通常両鼠径部：臍から大腿中央部まで（多少覆布がずれても穿刺部周囲が不潔にならないような範囲） |
| 覆布掛け | カテーテルやガイドワイヤーが不潔にならないような範囲に<br>支柱台を使用する場合にはその一部も覆う<br>I.I.，防護板，血管造影台の操作パネルも覆う |

## 3）ケア

| 手技 | 合併症 | 症状 | 処置 |
|---|---|---|---|
| ①局所麻酔 | キシロカインによるけいれん・ショック | けいれん | ジアゼパム（セルシン®，ポリゾン®）投与 |
| | | 血圧低下，冷汗 | 点滴全開滴下，アドレナリン®皮下（筋）注もしくは静注 |
| ②穿刺・シース挿入 | 迷走神経反射 | 血圧低下，冷汗，徐脈，気分不快，顔面蒼白，悪心・嘔吐 | 硫酸アトロピン®静（筋）注 |
| ③造影 | アナフィラキシーショック | アナフィラキシー様症状（呼吸困難，血圧低下，冷汗，頻脈，SpO$_2$低下，顔面浮腫，悪心・嘔吐，咳，腹痛，蕁麻疹，発赤など | アドレナリン®皮下（筋）注もしくは静注<br>挿管などの救命処置 |
| ④ガイディングカテーテル挿入<br>⑤マイクロワイヤー挿入<br>⑥ステント挿入・バルーンによる拡張 | 内膜剥離<br>冠動脈穿孔 | 胸痛，胸部圧迫感，突然の意識消失，ショック症状（血圧低下） | 輸液急速投与 |
| | 心タンポナーデ | ST の変化，血圧低下，静脈圧の上昇 | 心エコーでの心膜液貯留の有無確認，心膜穿刺・ドレナージ |
| | 不整脈（心室頻拍・心室細動，高度徐脈・房室ブロック） | | 血行動態の破綻した心室頻拍・心室細動では早急にDC<br>高度徐脈・房室ブロックでは硫酸アトロピン®の静注，輸液急速投与，一時的ペーシング |
| | 急性冠動脈閉塞 | ST 変化，血圧低下，胸部症状 | |
| | 脳血管障害 | 片麻痺などの運動障害，呂律障害，視野欠損，意識障害 | |
| ⑦カテーテル抜去，止血の確認 | 穿刺部血腫<br>静脈圧迫 | 出血，腫脹<br>局所疼痛，冷感，皮膚色悪化 | 圧迫止血<br>末梢動脈解知低下では圧迫を調整 |

## 4. 申し送り：IVR室→病棟

| 情報 | 内容 |
|---|---|
| 治療内容・治療部位・成功の有無 | 治療内容，治療部位，必要に応じてデバイスのサイズや数など |
| 術中の患者の状態，バイタルサイン | 心電図変化，胸部症状の有無<br>血圧，脈拍，SpO$_2$<br>尿量・尿の性状など |
| 下肢末梢動脈の触知状態 | 治療後の触知状態，色調，冷感・しびれの有無 |
| 止血状態 | 止血時間，止血困難であったかどうか，皮下血腫の有無 |
| 造影剤 | 使用造影剤名と量 |
| 輸液量と尿量 | IN/OUT バランス |

| 情報 | 内容 |
|---|---|
| 投薬 | 薬剤名・投与量・投与時刻 |
| 術中合併症の有無 | 症状および対処内容(投薬・処置など) |
| 水分・食事摂取 | 体調が許せば常時可能<br>直後飲水から開始。食事は1時間後 |
| 術後安静度 | ベッド上安静時間(橈骨アプローチの場合はなし,鼠径アプローチのときは6時間),体位変換不可,穿刺側下肢屈曲不可 |

## 5. 術後

| 内容 | 対策・看護 |
|---|---|
| 一般状態・バイタルサイン測定 | バイタルサインのチェック(血圧,脈拍,体温,$SpO_2$)<br>帰室時・30分・1時間・2時間後,あとは適宜測定<br>自覚症状の有無(腹痛,体熱感,悪心・嘔吐,腰痛など) |
| 急性冠動脈閉塞 | 心電図変化,胸痛 |
| 下肢の観察<br>末梢塞栓症(再閉塞) | 術直後と比較<br>末梢動脈触知,緊張の強弱,色調変化,下肢冷感・触知冷感,疼痛,しびれの確認 |
| 輸液管理 | 抗凝固療法が行われるときは,ヘパリンなどの指示量を的確に行う |
| 止血状態 | 穿刺部位からの出血,皮下血腫の有無のチェック<br>後腹膜出血による腹痛,腰・背部痛の確認<br>必要であればすぐに医師に報告し,圧迫止血,バイタルサインのチェックを行う |
| 穿刺部チェック | 穿刺部出血・血腫,足背動脈触知状況,下肢腫脹の有無,疼痛,色調変化 |
| 尿量・性状の観察 | 帰室時・30分・1時間・2時間後,あとは適宜測定<br>性状と血尿のチェック |
| 安静時間内の安楽への介助<br>疼痛コントロール | 腰痛など,安静保持内での体位の工夫(レストンや枕などを使用) |
| 飲食介助 | 臥床したままの飲食になるため,誤嚥に注意する。食事は食べやすいよう工夫した食事に変更し,水分補給もできるよう援助 |
| 安静解除(肺梗塞の発生に注意) | 安静解除後の最初の歩行時は看護師が付き添い,特に肺梗塞症状(呼吸困難)に注意する<br>急激な$SpO_2$の低下,呼吸困難,意識障害,胸痛,チアノーゼ,ショックを起こした場合は,ただちに安静臥床させ,医師に報告すると同時に,バイタルサインのチェック,酸素投与を行う |
| 造影剤腎症(IN/OUTバランス・腎機能のチェック) | 術前腎機能により異なるが,造影剤使用量は3~4mL/kgを目安にし,超過している場合は特に注意 |
| 造影剤遅発性副作用 | 薬疹,悪心・嘔吐,腹痛,頭痛など,通常の副作用と同様の症状出現に注意 |

〔伊東美佐〕

# 4 心筋アブレーション

K595　経皮的カテーテル心筋焼灼術
　　　1　心房中隔穿刺または心外膜アプローチを伴うもの　40,760点
　　　2　その他のもの　34,370点
K595-2　経皮的中隔心筋焼灼術　24,390点

## 目的

頻脈性不整脈の根治・軽減。

## 適応

- 発作性上室性頻拍
- 心房粗動
- 心房頻拍
- 心房細動
- 心室頻拍など

## 禁忌

- 急性の感染症
- 出血傾向
- 重症の心不全

## 術前準備

### 1. 内服薬中止の確認

抗不整脈薬・抗凝固薬(ワーファリン®)。
鎮静薬は,不整脈が誘発されにくくなる場合もあり,使用しない場合もある。

### 2. 主な使用器具

- 穿刺針
- ガイドワイヤー
- シース
- 電極カテーテル
- 対極板
- 心内電位記録装置
- 電気刺激装置
- 高周波発生装置
- ブロッケンブロー針

## 手技手順

① 血管内にシースの挿入(総大腿動脈,大腿静脈,内頸静脈,鎖骨下静脈など)。
② ヘパリンの投与。カテーテルやシース内血栓の予防目的。特に左心系でのアブレーションでは,ACT(活性化凝固時間)のモニタリングが必要になる。
③ 電極カテーテルの心臓内への配置

- 右心房,ヒス束,右心室電位記録用のカテーテルは大腿静脈からアプローチ。
- 冠静脈洞内電位記録用カテーテルは内頸静脈か鎖骨下静脈からアプローチすることが多いが,大腿静脈からの場合もある。
- 心房細動に対するアブレーション時などのように,左心房の電位記録が必要なときは,大腿静脈からシースを挿入し,ブロッケンブロー針を用いて心房中隔穿刺を行い,直接左心房内にロングシースを挿入して電極カテーテルを配置する(経心房中隔穿刺法)。

④ 不整脈の誘発などを行い,不整脈の診断・起源の特定(誘発にプロタノールL®を使用することがある)。
⑤ 至適部位へのアブレーションカテーテルの配置および高周波通電(図1)

- 一般に,右心系のアブレーションの場合は大腿静脈よりアプローチ。
- 左心室や僧帽弁輪のアブレーションの場合は大

---

### SIDE MEMO

**カテーテルアブレーション**

カテーテルアブレーションとは,電極カテーテルの先端から高周波電流を通電することにより,カテーテル接触面の心筋の温度を上昇させ,組織を壊死させることである。心筋に接触している電極から患者の皮膚の対極板に向かって高周波の電流が流れる。心筋組織は50℃を超える温度で不可逆的な変化をきたし(凝固壊死),電気を通さない組織になる。4mmの電極カテーテルで半径約3mmの大きさの半球状の心筋組織障害を形成する。

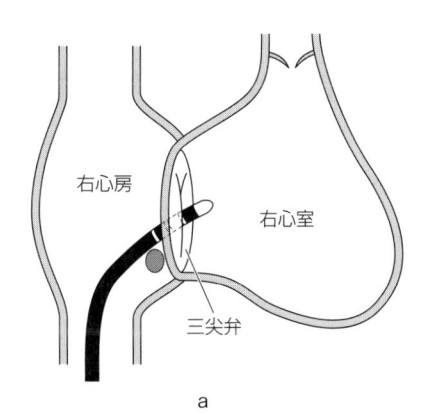

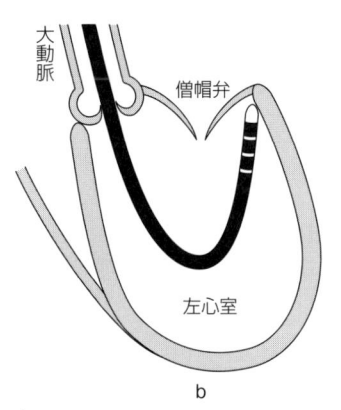

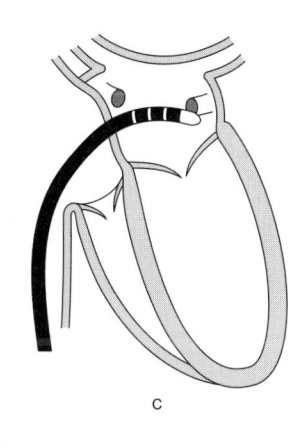

**図1 アブレーション通電部位へのカテーテルのアプローチ**
a. 右心房，右心室，三尖弁輪：大腿静脈より，ロングシースを用いたりしてカテーテルを操作する
　対象不整脈：右側の副伝導路，房室結節リエントリ性頻拍，心房粗動，右心房起源の心房頻拍，右心室起源の心室頻拍
b. 左心室，僧帽弁輪：大腿動脈より挿入し，大動脈→大動脈弁を経由して，カテーテルを左心室に挿入する
　対象不整脈：左側の副伝導路，左心室起源の心室頻拍
c. 左心房，僧帽弁輪：大腿静脈よりシースを挿入し，心房中隔穿刺を行い，直接左心房内にロングシースを挿入する
　対象不整脈：心房細動，左側の副伝導路，左心房起源の心房頻拍

腿動脈よりアプローチ。
・左心房内(時に僧帽弁輪も)をアブレーションする場合は，前述の電極カテーテルの配置と同様に，ブロッケンブロー針を用いて経心房中隔穿刺法でアプローチ。
⑥治療効果の確認(不整脈の誘発，伝導途絶の確認)。
⑦シース抜去，圧迫止血。

## 合併症

●**穿刺にともなう合併症**　出血，気胸，仮性動脈瘤，空気塞栓。
●**カテーテルによる組織損傷**　動脈解離，心臓穿孔・心タンポナーデ。
●**高周波通電による合併症**　房室ブロック(ヒス束周囲の通電時)，血栓形成による塞栓症(脳梗塞や心筋梗塞)，ポップ現象(組織温度が高温になりすぎた場合に組織内で水蒸気が発生)，肺静脈や冠状静脈洞の狭窄，食道潰瘍，神経障害(横隔膜，胃)。
●**薬物によるアレルギー・副作用**　造影剤アレル

> **SIDE MEMO**
>
> **電極カテーテルの基本配置**
>
> カテーテルの基本配置は(治療の対象となる不整脈によって異なるが)，高位右心房(右心房の自由壁側)，ヒス束部(ヒス束電位と中隔高位の心房と心室の興奮が記録できる)，冠状静脈洞内(中隔下部から僧帽弁輪にかけての心房と心室の興奮を記録)，右心室である。
>
> これにより，右心房，中隔，左心房，右心室などの心臓内での興奮の順序・早期性がおおよそ推測可能である。至適通電部位は，実際にカテーテルを心臓内で操作して同定する。

ギー，血圧低下。
●**その他**　感染症，放射線被ばくにともなう皮膚障害，圧迫止血にともなう静脈血栓症・肺塞栓症，放射線障害。

〔伴場主一〕

# 看護の実際 心筋アブレーション

## 1. 術中

| 手技 | 合併症 | 症状 | 処置 |
|------|--------|------|------|
| ①局所麻酔 | キシロカインによるけいれん・ショック | けいれん | ジアゼパム(セルシン®, ホリゾン®)投与 |
| | | 血圧低下, 冷汗 | 点滴全開滴下, アドレナリン®皮下(筋)注もしくは静注 |
| ②穿刺, シース挿入 | 迷走神経反射 | 血圧低下, 徐脈, 気分不快, 冷汗, 顔面蒼白, 悪心・嘔吐 | 硫酸アトロピン®静(筋)注 |
| ③電極カテーテル挿入 | 電極カテーテルによる穿孔, 心タンポナーデ | 胸痛, 呼吸困難, 血圧低下, 頻脈, ST変化 | 心膜穿刺・ドレナージ |
| ④アブレーションカテーテル挿入 | | | 全身管理, 酸素投与, 血栓溶解療法 |
| ⑤アブレーション | 房室ブロック 横隔神経麻痺 | 徐脈 | ペースメーカー挿入 |
| ⑥シース抜去, 止血の確認 | 穿刺部血腫 静脈圧迫 | 出血, 腫脹 局所疼痛, 冷感, 皮膚色悪化 | 圧迫止血 末梢動脈触知低下では圧迫を調整 |

## 2. 申し送り:IVR室→病棟

| 情報 | 内容 |
|------|------|
| 治療内容・治療部位・成功の有無 | 治療内容, 治療部位, 必要に応じてデバイスのサイズや数 |
| バイタルサイン・一般状態 | 血圧・心拍数の変動, 神経症状・意識レベル, $SpO_2$ 腹痛・腰痛の有無, 尿量・尿の性状 |
| 末梢動脈の触知状態 | 治療後の触知状態, 色調, 冷感・しびれの有無 |
| 止血状態 | 止血時間, 止血困難であったかどうか, 皮下血腫の有無 |
| 造影剤 | 使用造影剤名と量 |
| 輸液量と尿量 | IN/OUTバランス |
| 投薬 | 薬剤名・投与量・投与時刻 |
| 術中合併症の有無 | 症状および対処内容(投薬・処置など) |
| 水分・食事摂取 | 体調が許せば常時可能 飲水は直後より可。食事は1時間後 |
| 術後安静度など指示内容 | ベッド上安静時間(6時間), 体位変換不可, 穿刺側下肢屈曲不可など |

## 3. 術後

| 内容 | 対策・看護 |
|------|------------|
| 一般状態・バイタルサイン測定 | バイタルサインのチェック(血圧・脈拍・体温・$SpO_2$) 帰室時・30分・1時間・2時間後, あとは適宜測定 自覚症状の有無(疼痛, 体熱感, 悪心・嘔吐など) |
| 穿刺側動脈の観察 末梢塞栓症(再閉塞) | 術直後と比較 末梢動脈触知, 緊張の強弱, 色調変化, 下肢冷感・触知冷感, 疼痛, しびれの確認 |
| 合併症の有無 血栓症(心筋梗塞, 脳梗塞, 肺動脈血栓塞栓, 下肢血栓症) 放射線の長時間被ばくによる皮膚障害 | 胸痛, 心電図(ST上昇), 呂律困難, 力の入りにくさ, 目の見えにくさ, 頻脈, 発汗, 呼吸困難, 足背動脈触知状況, 下肢腫脹の有無, 冷感の左右差の観察。症状出現時にはただちに医師に報告する 前胸部と背部の皮膚を観察する |
| 止血状態 | 穿刺部位からの出血, 皮下血腫の有無のチェック 後腹膜出血による腹痛, 腰・背部痛の確認 必要であればすぐに医師に報告し, 圧迫止血, バイタルサインのチェックを行う |
| 穿刺部チェック | 穿刺部出血・血腫, 足背動脈触知状況, 下肢腫脹の有無・疼痛・色調変化 |
| 尿量・性状の観察 | 帰室時・30分・1時間・2時間後, あとは適宜測定 性状と血尿のチェック |

| 内容 | 対策・看護 |
|---|---|
| 安静時間内の安楽への介助<br>疼痛コントロール | 腰痛など，安静保持内での体位の工夫（レストンや枕などを使用） |
| 飲食介助 | 臥床したままの飲食になるため，誤嚥に注意する<br>食事は食べやすいよう工夫した食事に変更し，水分補給もできるよう援助 |
| 安静解除（肺梗塞の発生に注意） | 安静解除後の最初の歩行時は看護師が付き添い，特に肺梗塞症状（呼吸困難）に注意する<br>急激な $SpO_2$ の低下，呼吸困難，意識障害，胸痛，チアノーゼ，ショックを起こした場合は，ただちに安静臥床させ，医師に報告すると同時に，バイタルサインのチェック，酸素投与を行う |
| 造影剤腎症（IN/OUT バランス・腎機能のチェック） | 術前腎機能により異なるが，造影剤使用量は 3〜4 mL/kg を目安にし，超過している場合は特に注意 |
| 造影剤遅発性副作用 | 薬疹，悪心・嘔吐，腹痛，頭痛など，通常の副作用と同様の症状出現に注意 |

〔伊東美佐〕

# 肺

　肺は気管，肺胞などを介して酸素を取り込み，ガス交換を行うという人間が生きていくうえで必要不可欠な機能をもつ臓器である。一方，肺がんは日本人の悪性腫瘍による死亡原因の第1位であり，その診断を正確に行うことは生命予後のために重要である。経皮的肺生検（percutaneous lung biopsy）は，経気管支的肺生検（TBLB：transbronchial lung biopsy）とともに肺腫瘍の組織診断に重要な手段であり，近年その重要性が増している。その他，腫瘍など種々の病態により気道閉塞をきたした症例に対する気管・気管支ステント留置術（tracheobronchial stent placement）や，喀血に対する気管支動脈塞栓術（brohchial artery embolization）などが施行される。

〔郷原英夫・金澤　右〕

## 解剖

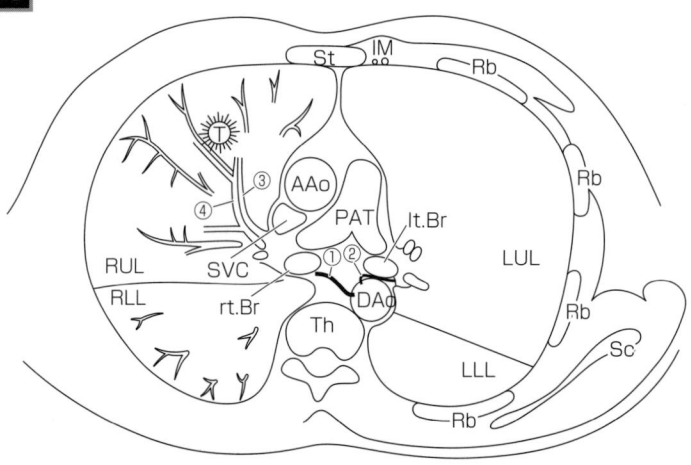

図1　肺横断像（主気管支レベル）

AAo：上行大動脈
DAo：下行大動脈
PAT：肺動脈幹
rt.Br：右主気管支
lt.Br：左主気管支
①：右気管支動脈
②：左気管支動脈
IM：内胸動静脈
Th：胸椎
St：胸骨
Rb：肋骨
Sc：肩甲骨
RUL：右上葉
RLL：右下葉
LUL：左上葉
LLL：左下葉
③：$A^3$
④：$B^3$
T：肺腫瘍
SVC：上大静脈

# 5 経皮的肺生検

D412 経皮的針生検法(透視,心電図検査および超音波検査を含む) 1,600点

## 目的

肺病変の組織学的検索。

## 適応

悪性が疑われる肺病変で,経気管支鏡的アプローチが困難であるもの。

## 禁忌

- ●出血傾向
- 血小板<3万/μL,PT-INR>1.5が目安。
- 抗血小板薬,抗凝固薬は検査前一定期間中止してもらう必要がある。
- ●肺動静脈瘻など血管性病変

## 術前準備

### 1. 前投薬

「前投薬」の項(38ページ)を参照。

### 2. 使用器具

- 生検針(20 G co-axial biopsy needle system:Temno Evolution™)

## 手技手順(図1)

①患者をCT台の上に寝かせ,体表にカテーテルを貼り付ける。
②胸部CTを撮影し,体表に貼り付けたカテーテルをマーカーに穿刺点を決定する。
③穿刺点にマジックで印をつけ,その部位を中心に消毒を行う。
④清潔なシーツをかぶせる。
⑤皮膚から胸膜近傍まで1%キシロカインにて局所麻酔を行う。
⑥CT画像を見ながら,生検針を病変内に進め,病変を採取する。
⑦採取された病変が不十分であれば,再度病変を採取する。

## 合併症

- ●**気胸** 軽度のものを含めれば30〜50%程度に起こる。肺気腫のある症例,小病変や肺深部の病変でリスクが高いとされている。多くは保存的に軽快するが,時に胸腔ドレン留置を要する。
- ●**出血** 肺内出血は軽度のものを含めれば大部分の症例で生じる。血胸は稀とされている。いずれにしても,輸血や止血術を要する大出血はきわめて稀である。
- ●**空気塞栓**(「SIDE MEMO」参照) 0.1%以下できわめて稀とされてきたが,近年報告数が増加している。
- ●**腫瘍の播種** 生検針の経路上に腫瘍細胞がまかれることにより起こる。0.1%以下できわめて稀である。

〔平木隆夫・金澤 右〕

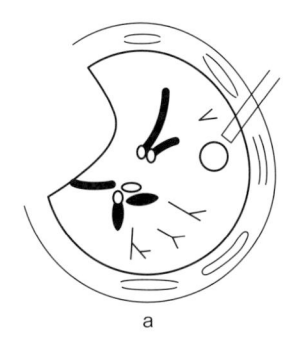

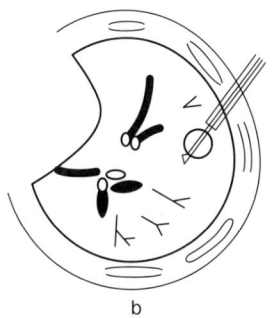

図1 コアキシャル法
a. CT画像を見ながら,イントロデューサー針を肋骨や太い血管や気管支を避けて,腫瘍の直前まで進める
b. イントロデューサー針の中に生検針を挿入し,プランジャーを押して生検針のノッチ(組織採取用の溝)を腫瘍内に挿入する。その後,プランジャーをさらに強く押して組織を採取する

### Point　コアキシャル法

　コアキシャル法を用いない生検針のみでの生検では，複数回の病変採取を行う場合，毎回生検針を皮膚から穿刺し直す必要があり，病変にたどり着くまで，何度もCTを撮影して確認する必要があった。そのため，被ばくや手技時間が増し，特に小病変や深部の病変では大変である。また，何度も胸膜を針で穿刺することになり，気胸のリスクも高まるものと思われる。イントロデューサー針を病変部手前まで進め，その針の中に生検針を挿入していく方法をコアキシャル法と呼ぶ。この方法を用いれば，組織を採取後，生検針を抜去しても，病変手前まで進めたイントロデューサー針はそのまま残り，次の組織採取もその針の中に生検針を進めて行えば，容易に施行可能である。また，針による胸膜の穿刺も1回ですむ。

### SIDE MEMO

**空気塞栓**

　手技により肺内の空気もしくは外気が肺静脈内に迷入し，左心から全身循環に流れることにより起こる。空気が冠動脈や脳動脈に流れると重篤となり，手技中に突然死することもある。また死を免れても脳後遺症を残すこともあり，非常に恐ろしい合併症である。熟練した手技者でも起こり得る合併症で，有効な予防策はない。経皮的肺生検は，比較的容易で非常に高い診断能を有する検査ではあるが，この合併症を考えると安易に行うべき検査ではない。

## 看護の実際 肺生検

### 1. 術中

| 手技 | 合併症 | 症状 | 処置 |
|---|---|---|---|
| ①局所麻酔 | キシロカインによるけいれん・ショック | けいれん | ジアゼパム（セルシン®，ホリゾン®）投与 |
| | | 血圧低下，冷汗 | 点滴全開滴下，アドレナリン®皮下（筋）注もしくは静注 |
| ②穿刺（生検） | 迷走神経反射 | 血圧低下，徐脈，気分不快，冷汗，顔面蒼白，悪心・嘔吐 | 硫酸アトロピン®静（筋）注 |
| | 気胸 | 胸痛，呼吸苦，$SpO_2$低下 | $O_2$吸入，一時的脱気，胸腔ドレナージ |
| | 肺出血 | 咳嗽，喀血，$SpO_2$低下 | $O_2$吸入，止血薬投与 |
| | 胸腔出血 | 血圧低下，頻脈，$SpO_2$低下 | $O_2$吸入，止血薬投与，（稀に動脈塞栓術） |
| | 空気塞栓 | 意識障害，麻痺，ショック，胸痛など塞栓動脈による症状 | 100% $O_2$吸入，頭低位，（可能なら）高圧酸素療法 |

### 2. 申し送り：IVR室→病棟

| 情報 | 内容 |
|---|---|
| 手技成功の有無 | 組織採取部位 |
| バイタルサイン | 血圧，脈拍，$SpO_2$，呼吸状態 |
| $O_2$投与 | 投与量・投与時間 |
| 投薬 | 薬剤名・投与量・投与時刻 |
| 術中合併症の有無 | 対処内容（投薬・処置など） |
| 安静：ベッド上3時間 | 体位変換・座位可能 |
| 水分・食事摂取 | 体調が許せば常時可能 |

### 3. 術後

| 観察点・合併症 | 症状・対処・ケア |
|---|---|
| バイタルサイン（血圧，脈拍，体温，$SpO_2$，呼吸数，呼吸音） | 帰室時・30分・1時間・3時間後 |
| 自覚症状 | 胸痛，呼吸苦，咳嗽，血痰 |
| 気胸・皮下気腫 | 胸痛，呼吸苦，咳嗽，$SpO_2$ |
| 空気塞栓 | 麻痺などの動脈塞栓症状のチェック |
| （胸腔ドレーンがある場合） | エアリークのチェック<br>ドレーンの（位置不良，閉塞を考慮し）接続，皮膚固定の状態の確認 |

〔祇園由美〕

### 看護のポイント

気胸の合併症は軽度のものを含めれば，30〜50%発症するため，帰室後も自覚症状の有無とともに，$SpO_2$の低下，呼吸音の左右差，胸部X線写真の結果に注意を払う。

# 6 気管・気管支ステント留置術

K508-2　気管・気管支ステント留置術
　　1　硬性鏡によるもの　9,400点
　　2　軟性鏡によるもの　8,960点

## 目的
気管・気管支の狭窄や閉塞による呼吸困難の改善。

## 適応
- **悪性疾患**　原発性肺がん，転移性肺腫瘍，縦隔・肺門リンパ節転移。
- **良性疾患**　炎症後狭窄，術後・長期挿管後の狭窄，気管・気管支軟化症。

## 禁忌
- 気管狭窄部位が高位で，ステントが声帯にかかる場合。
- 気管・気管支壁が脆弱である場合。

## 適応外
ステントイントロデューサーが狭窄部を通過しない場合。

## 術前準備

### 1．前投薬
「前投薬」の項(38ページ)を参照。

### 2．主な使用器具
- ステント：Zステント，スパイラルZステント，ウルトラフレックス，ウルトラフレックスカバードステント。
  ステントの長さは狭窄長より2〜3cm長く，径は狭窄部前後正常径の1.0〜1.2倍のものを選ぶ。
- イントロデューサー，ガイドワイヤー
- 気管支鏡

## 手技手順(図1)

Zステント，スパイラルZステントを留置する場合。

①気管支鏡で病変部を観察し，気管・気管支の閉塞部の皮膚上にマーカーを置いて透視で見えやすくすると有用である。
②透視下あるいは気管支鏡下に狭窄部を越えてガイドワイヤーを挿入する。
③ガイドワイヤーに沿わせてシース・ダイレーターを進める。
④ダイレーターを抜去する。
⑤シースの中にステントを挿入し，プッシャーで押し進める。
⑥ステントが留置部位に達すればプッシャーを固定してシースを引いてステントを展開する。
⑦ステントが十分拡張していなければバルーン拡張を追加する。
⑧シース，ガイドワイヤーを抜去する。

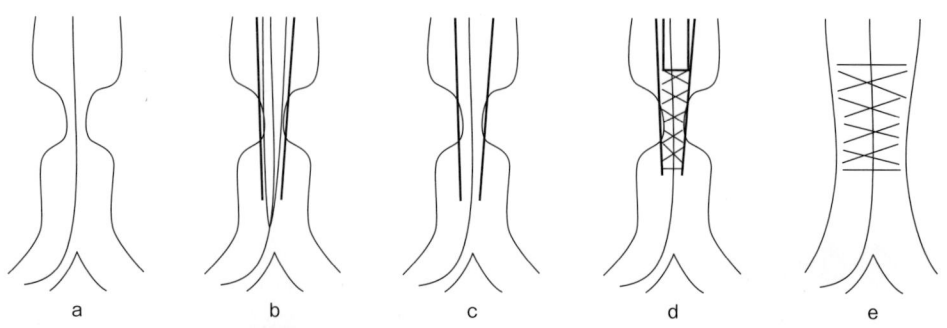

**図1　気管・気管支ステント留置術の手技手順**

## 合併症

### 1. 手技による合併症
- ステントの誤留置・拡張不全・破損
- 出血
- 気管・気管支穿孔，気胸
- 感染症

### 2. ステント留置後の合併症
- ステントの移動・破損
- ステント留置部の再狭窄・閉塞
- 気管・気管支壁潰瘍形成，穿孔，出血

## 術後の管理
- 気道粘膜浮腫を抑制するため，ステロイドの点滴静注を行う。
- 喀痰が貯留しやすく，ネブライザー吸入を行い，去痰薬を投与する。
- 抗生物質を投与する。

〔三村秀文・金澤　右〕

---

**SIDE MEMO**

　ステントの留置方法としてZステントやスパイラルZステントでは図1のようにステントをシース内に挿入し，プッシャーで目的部位まで押し進めて展開するが，ウルトラフレックスやウルトラフレックスカバードステントではステントがすでにイントロデューサーにマウントされており，目的部位まで進めてフィンガーリングを引き，固定している糸を解いて展開する(図2)。

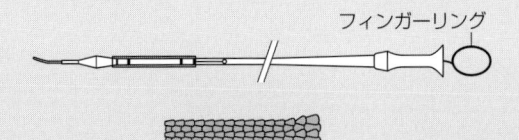

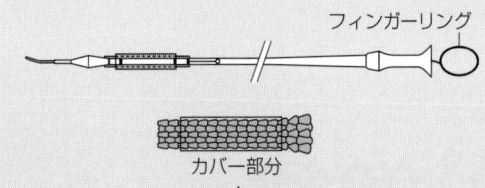

図2　ウルトラフレックス™気管気管支用ステント(a)，ウルトラフレックス™気管気管支用カバードステント(b)

## 看護の実際 気管ステント

### 1. 術中

| 手技 | 合併症 | 症状 | 処置 |
|---|---|---|---|
| ①気管支鏡検査に準じた咽頭麻酔または全身麻酔 | キシロカインによるけいれん・ショック | けいれん | ジアゼパム(セルシン®, ホリゾン®)投与 |
| | | 血圧低下, 冷汗 | 点滴全開滴下, アドレナリン®皮下(筋)注もしくは静注 |
| ②気管支鏡による病変部観察 | 迷走神経反射 | 血圧低下, 徐脈, 気分不快, 冷汗, 顔面蒼白, 悪心・嘔吐 | 硫酸アトロピン®静(筋)注 |
| ③ガイドワイヤー挿入, ステントデリバリーシステム挿入 | 気管・気管支の閉塞 | 呼吸苦, $SpO_2$低下 | $O_2$吸入, 吸引準備 |
| ④ステント留置 | 気管・気管支穿孔 | 胸痛, 喀血 | $O_2$吸入, 止血薬投与 |
| ⑤デリバリーシステム抜去, 止血 | 喀痰排出困難 | 呼吸苦, $SpO_2$低下 | 患側を上にしたタッピング・吸引 |

### 2. 申し送り:IVR室→病棟

| 情報 | 内容 |
|---|---|
| 治療内容と成功の有無 | ステントの種類とサイズ, 留置部位 |
| バイタルサイン | 血圧, 脈拍, $SpO_2$ |
| $O_2$投与 | 投与量・投与時間 |
| 投薬 | 薬剤名・投与量・投与時刻 |
| 術中合併症の有無 | 対処内容(投薬・処置など) |
| 安静:ベッド上3時間程度 | 体位変換・座位可能 |
| 水分・食事摂取 | 麻酔覚醒後, 体調が許せば常時可能 |

### 3. 術後

| 観察点・合併症 | 症状・対処・ケア |
|---|---|
| バイタルサイン(血圧, 脈拍, 体温, $SpO_2$) | 帰室時・30分・1時間・3時間後 |
| 自覚症状の有無 | 胸痛, 呼吸苦, 問題なければ安静解除時に注意を払う |
| 呼吸状態 | 呼吸の急激な悪化, ステントの移動, 気管・気管支内出血, 喀痰排出困難 |
| 気管・気管支からの出血 | 喀血, 咳嗽, 呼吸苦 |
| 喀痰吸引の必要時 | ステントに引っかからないように側孔を切り落としたチューブを用いて吸痰する |

〔祇園由美〕

### 看護のポイント

患者は呼吸困難感から苦痛, 不安感が強いため, 声かけをしっかり行う。また, ステントの移動による気管・気管支内出血, 呼吸困難感の症状出現に注意を払う。

# 7 気管支動脈塞栓術（BAE）

K615　血管塞栓術（頭部，胸腔，腹腔内血管等）
　　1　止血術　23,110点

## 適応

気管支動脈からの出血により喀血をきたしている症例。
●**対象疾患**　結核，気管支拡張症，肺真菌症（良性），肺がん（悪性）など。

## 禁忌

●**出血傾向**（その他の血管造影，塞栓術に準じる）
血管造影後に止血困難なことがあるため中止できる抗凝固薬は中止し，拮抗薬がある場合は投与して行う。

## 術前準備

### 1. 前投薬

「前投薬」の項（38ページ）を参照。

### 2. 主な使用器具

- 血管造影用カテーテル（マイクロカテーテルを含む）
- ガイドワイヤー
- 塞栓物質（ゼラチンスポンジなど）

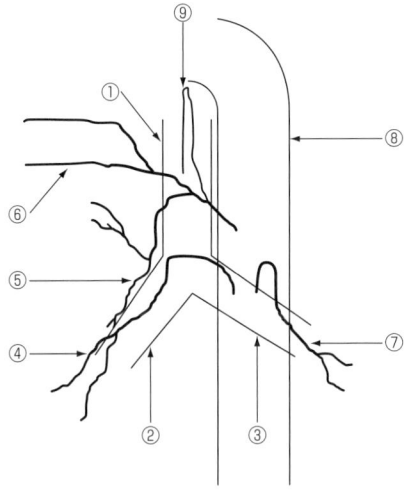

**図1　気管支動脈塞栓術**
①：気管，②：右主気管支，③：左主気管支，④：右気管支動脈，⑤：肋間動脈から分枝する右気管支動脈，⑥：肋間動脈，⑦：左気管支動脈，⑧：大動脈，⑨：radiculomedullary artery

### SIDE MEMO

気管支動脈の多くは主気管支の高さ（第5，6胸椎）の大動脈から直接分枝するが，破格が多く，左右が共通幹であったり，左右それぞれに複数存在していたり，肋間動脈から分枝することもある。

#### 脊髄への動脈

肋間動脈または気管支動脈から脊髄に向かう動脈 radiculomedullary artery（Adamkiewicz artery）を塞栓すると脊髄梗塞が起こりうる。マイクロカテーテルを用いて十分に先進させることと，塞栓物質の粒子の大きさなどに注意する必要がある。

## 手技手順（図1）

①気管支動脈を探り造影を行い，出血部位を確認する。出血部位が確認できない場合は必要に応じて肋間動脈，内胸動脈などの気管支動脈以外の動脈の造影を追加する。
②脊髄への動脈の有無（「SIDE MEMO」参照）を確認して，注意深く塞栓物質を注入する。

## 合併症

●**脊髄梗塞**　「SIDE MEMO」参照。
●**末梢塞栓**　塞栓物質の大動脈内への逆流による末梢動脈の塞栓症がある。
●**systemic embolization**　可能性として気管支動脈-肺動脈短絡や肺静脈短絡により潜在的に起こりうる。

〔郷原英夫・金澤　右〕

# 看護の実際 BAE

## 1. 術中

| 手技 | 合併症 | 症状 | 処置 |
|---|---|---|---|
| ①局所麻酔 | キシロカインによるけいれん・ショック | けいれん | ジアゼパム（セルシン®，ホリゾン®）投与 |
| | | 血圧低下，冷汗 | 点滴全開滴下，アドレナリン®皮下（筋）注もしくは静注 |
| ②穿刺・シース挿入 | 迷走神経反射 | 血圧低下，冷汗，徐脈，気分不快，顔面蒼白，悪心・嘔吐 | 硫酸アトロピン®静（筋）注 |
| ③造影 | アナフィラキシーショック | アナフィラキシー様症状（呼吸困難，血圧低下，冷汗，頻脈，SpO$_2$低下，顔面浮腫，悪心・嘔吐，腹痛，蕁麻疹，発赤など） | アドレナリン®皮下（筋）注もしくは静注，挿管などの救命処置 |
| ④塞栓術 | 脊髄梗塞 | 背部痛，対麻痺 | ステロイド投与，ヘパリン投与 |
| | systemic embolization | 塞栓部位の疼痛<br>胸痛，SpO$_2$低下 | 酸素投与，鎮静薬投与，臓器不全症状の観察 |
| ⑤カテーテル抜去・止血の確認 | 穿刺部血腫<br>静脈圧迫 | 出血，腫脹<br>局所疼痛，冷感，皮膚色悪化 | 圧迫止血<br>末梢動脈触知下では圧迫を調整 |

## 2. 申し送り：IVR室→病棟

| 情報 | 内容 |
|---|---|
| 治療内容・治療部位 | 必要に応じてデバイスのサイズや数 |
| 上肢・下肢末梢動脈の触知状態 | 治療後の触知状態，色調，冷感・しびれの有無 |
| 止血状態 | 止血時間，止血困難であったかどうか，皮下血腫の有無 |
| 造影剤 | 使用造影剤名と量 |
| 輸液量と尿量 | IN/OUT バランス |
| 投薬 | 鎮痛薬などの投与量・投与時刻 |
| 術中合併症の有無 | 症状および対処内容（投薬・処置など） |
| 水分・食事摂取 | 体調が許せば可能 |
| 術後安静度 | 大腿動脈穿刺の場合：絶対安静3〜4時間ベッド上安静<br>上腕，橈骨動脈穿刺の場合：ベッド上安静不要 |

## 3. 術後

| 内容 | 対策・看護 |
|---|---|
| 一般状態・バイタルサイン測定 | バイタルサインのチェック（血圧・脈拍・体温・SpO$_2$）<br>帰室時・30分・1時間・2時間後，あとは適宜測定<br>自覚症状の有無（疼痛，体熱感，悪心・嘔吐など） |
| 下肢の観察 | 術直後と比較<br>末梢動脈触知，緊張の強弱，色調変化，下肢冷感・触知冷感，疼痛，しびれの確認 |
| 脊髄梗塞 | 背部痛・対麻痺の出現に注意 |
| 止血状態 | 穿刺部位からの出血，皮下血腫の有無のチェックを観察<br>後腹膜出血による腹痛，腰・背部痛の確認<br>必要であればすぐに医師に報告し，圧迫止血，バイタルサインのチェックを行う |
| 穿刺部チェック | 穿刺部出血・血腫，足背動脈触知状況，下肢腫脹の有無・疼痛・色調変化 |
| 尿量・性状の観察 | 帰室時・30分・1時間・2時間後，あとは適宜測定<br>性状と血尿 |
| 安静時間内の安楽への介助<br>疼痛コントロール | 腰痛など，安静保持内での体位の工夫（レストンや枕などを使用）<br>鎮痛薬，座薬などを使用 |
| 飲食介助 | 臥床したままの飲食になるため，誤嚥に注意する<br>食事は食べやすいよう工夫した食事に変更し，水分補給もできるよう援助 |

| 内容 | 対策・看護 |
|---|---|
| 安静解除(肺梗塞の発生に注意) | 安静解除後の最初の歩行時は看護師が付き添い,特に肺梗塞症状(呼吸困難)に注意する<br>急激な $SpO_2$ の低下,呼吸困難,意識障害,胸痛,チアノーゼ,ショックを起こした場合は,ただちに安静臥床させ,医師に報告すると同時に,バイタルサインのチェック,酸素投与を行う |
| 造影剤腎症(IN/OUT バランス・腎機能のチェック) | 術前腎機能により異なるが,造影剤使用量は 3～4 mL/kg を目安にし,超過している場合は特に注意 |
| 造影剤遅発性副作用 | 薬疹,悪心・嘔吐,腹痛,頭痛など,通常の副作用と同様の症状出現に注意 |

〔祇園由美〕

# 血 管 —動脈

　IVRの適応となる動脈疾患は閉塞性疾患と拡張性（出血性）疾患に大別され，前者には血栓症，閉塞性動脈硬化症，バージャー病，大動脈炎症候群，線維筋性異形成（FMD）などが，後者には動脈瘤や動静脈奇形，動静脈瘻，解離，外傷や医原性の動脈損傷などが含まれる。

　閉塞性疾患に対しては，血栓溶解術，血栓吸引術，バルーンカテーテルやステントによる経皮的血管形成術（PTA）が行われる。

　拡張性（出血性）病変に対しては，血流の遮断を目的にカバードステント（ステントグラフト）を用いたステントグラフト留置術や金属コイル，粒状あるいは液状塞栓物質を用いた動脈塞栓術（TAE）が行われる。

〔吉川公彦〕

## 解剖

①上行大動脈
②大動脈弓
③下行大動脈
④腹部大動脈
⑤腎動脈
⑥総腸骨動脈
⑦内腸骨動脈
⑧外腸骨動脈
⑨総大腿動脈
⑩浅大腿動脈
⑪深大腿動脈
⑫膝窩動脈
⑬前脛骨動脈
⑭腓骨動脈
⑮後脛骨動脈

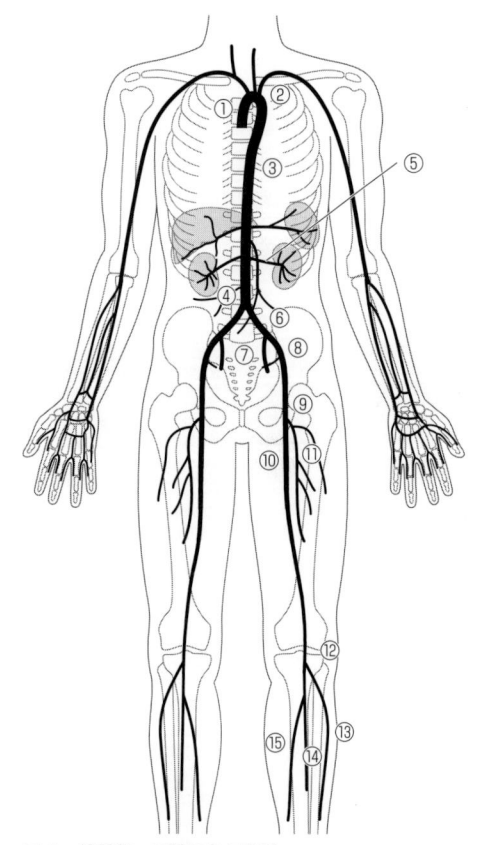

図1　体幹部・四肢の主な動脈

# 8 大動脈ステントグラフト留置術

K561　ステントグラフト内挿術
1　血管損傷の場合　43,830点
2　1以外の場合
　　イ　胸部大動脈　56,560点
　　ロ　腹部大動脈　49,440点
　　ハ　腸骨動脈　　43,830点

※一連の治療経過中に血管塞栓術を同時に施行した場合は，所定の点数に含まれ，別途算定できない。

## 目的

- 大動脈瘤の破裂の予防および再破裂の予防
- 現在破裂している大動脈瘤に対する止血
- 解離性動脈瘤における真腔血流の改善

## 適応

- **真性動脈瘤**　大動脈壁の3層構造を保った動脈瘤。
- **仮性動脈瘤**　大動脈外膜の外側にできている動脈瘤：いったん破裂後の動脈瘤。
- **解離性動脈瘤**　大動脈内膜の亀裂部より中膜が解離して生じる動脈瘤。

## 禁忌

- 大動脈瘤の中枢側や末梢側に十分な距離のランディングゾーンがない症例
- ステントグラフトを内装した大型シースの挿入可能なアクセスルートがない症例

## 術前準備

「前投薬」の項（38ページ）を参照。

## 使用器具

- ステントグラフト用手術セット
- ステントグラフト（I型ステントグラフト，Y型ステントグラフト）
- 各種シース（上腕動脈用，大腿動脈用，ステントグラフト内装用）
- 各種ガイドワイヤー（カテーテル挿入用，ステントグラフト内装シース挿入用）
- 各種カテーテル（造影用，計測用）

## 手技手順（図1, 2）

① 上腕動脈や大腿動脈にシースを留置。造影カテーテル挿入，プルスルー用ガイドワイヤー挿入，圧測定，動脈血ガス測定などのため。

② 大動脈造影（大動脈瘤部）および骨盤動脈造影（アクセスルート）。

③ 大腿動脈のカットダウン。ヘパリン注入後に行う。腹部のY型ステントグラフトでは両側大腿動脈を露出。

④ ステントグラフト内装シース（18～24 Fr）を大動脈瘤中枢側まで挿入。必要時には上腕動脈より挿入したワイヤーを用いてプルスルー法を行う。

⑤ ステントグラフト留置。再度，大動脈造影で最終的な位置を確認する。必要時には血圧のコントロールや分枝の保護（カテーテルにての確保）などを施行。

⑥ ステントグラフトのランディングゾーンや複数のステントグラフトの接合部をバルーン拡張。

⑦ 大動脈造影（ステントグラフト留置部位）。リークの有無などにより追加ステントグラフトの挿入やバルーン拡張の追加を考慮。

⑧ シースを抜去およびカットダウン部を閉創。

## 合併症

### 1．術中

- **出血（出血性ショック）**　動脈瘤の破裂やアクセ

### Point

- ランディングゾーンより重要な分枝が分岐している場合には，ステントグラフトの留置前に分枝へのバイパス手術（左鎖骨下動脈に対する腋窩-腋窩バイパスなど）を先行することがある。
- シース挿入に十分なアクセスルートがない場合には，後腹膜を切開のうえ腸骨動脈に直接アプローチしたり，腸骨動脈や大動脈から体外に人工血管を用いたアクセスルートを作成したりすることがある。

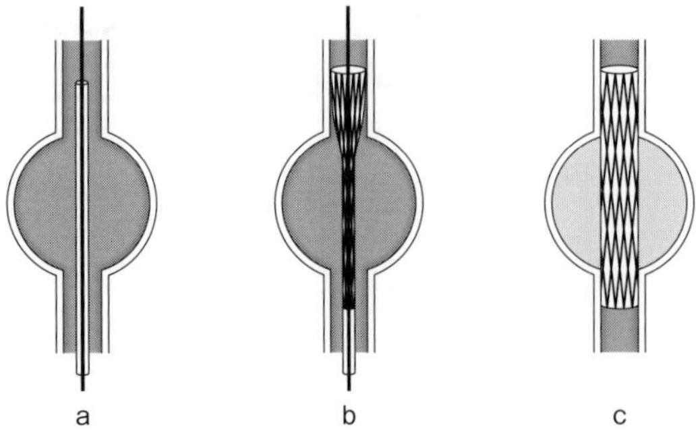

**図1 Ⅰ型ステントグラフト—主に胸部大動脈瘤に対して使用**
a. シース挿入
b. ステントグラフト挿入
c. ステントグラフトを留置しバルーンカテーテルでステントグラフトをランディングゾーンに圧着

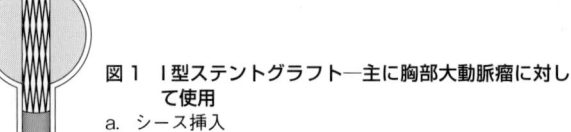

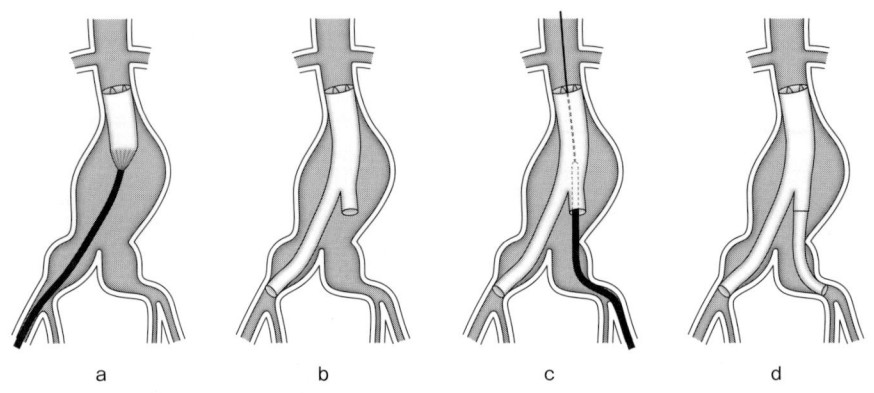

**図2 Y型ステントグラフト—腹部大動脈瘤に対して使用**
a, b. 中枢側からシース挿入側の末梢腸骨動脈ランディングゾーンにかけてステントグラフトのメインボディを留置
c. 対側腸骨動脈よりメインボディの対側リムにシースを挿入
d. 対側レッグを留置しバルーンカテーテルにてランディングゾーンおよびレッグ接合部をバルーン拡張して圧着

スルートの穿孔.
●ステントグラフトの留置位置不良や変形　エンドリーク(大動脈瘤内への血流の残存).
●大動脈分枝の閉塞　脳梗塞,脊髄梗塞,腸管壊死,脾梗塞,腎梗塞など.
●大動脈解離や腸骨動脈閉塞などの血管損傷　脳梗塞,脊髄梗塞,腹部臓器虚血,下肢虚血など.

### 2. 術後
- ●出血(出血性ショック)
  - 動脈瘤の破裂
  - 血管穿刺部やカットダウン部よりの再出血
- ●ステントグラフトの移動や変形
  - エンドリーク(大動脈瘤内への血流の残存)
  - 脳梗塞,脊髄梗塞,腸管壊死,脾梗塞,腎梗塞など
- ●ステントグラフトや創部への感染

> **SIDE MEMO**
>
> **保険償還ステントグラフト**
>
> 保険償還ステントグラフト使用に際しては,ステントグラフト実施基準管理委員会の定めた施設基準および実施医基準を満たしていることが必要である.

### 3. その他の合併症

不穏(局所麻酔での手技中や術後安静時),不整脈や心筋梗塞などの心臓合併症,低血圧,発熱(ステントグラフト留置による異物反応や動脈瘤内の血栓化に起因),肺炎や胸痛および胸水貯留,腹痛および腹水貯留,肝不全や腎不全,リンパ漏や浮腫,失禁やインポテンス.

〔谷口尚範〕

# 看護の実際 大動脈ステントグラフト

## 1. 術前

| | 術前準備 | 内容 |
|---|---|---|
| 入院〜前日まで | オリエンテーション | 術中・術後の流れをイメージでき安全・安楽に治療が受けられるようにする |
| | ステントグラフトの理解度の把握 | 適宜補足説明 |
| | 治療に対する不安緩和 | 傾聴し、緩和に努める |
| | 同意書の確認 | 患者自筆の署名・日付を確認。自筆が無理であれば代筆も可 |
| | 既往歴・現病歴・検査データの把握 | 高血圧、糖尿病、心疾患、肝疾患、腎疾患、アレルギー、緑内障、前立腺肥大などの有無<br>腎機能・止血機能・感染症 |
| | バイタルサイン(血圧・脈拍・呼吸数, $SpO_2$・体温) | 平常時の状態を把握 |
| | 手技中ならびに術後安静程度の把握と術前訓練 | 手技時間(3〜5時間)に耐えられるか判断 |
| | 内服の確認 | 心臓・血圧・ステロイド薬は原則中止しない<br>中止薬・麻薬の確認<br>糖尿病薬使用時の調整<br>服用(抗凝固薬など)・禁忌薬剤などのチェック |
| | 穿刺部除毛 | 基本的に不要。施行する場合は両側 |
| | 弾性ストッキング | 必要があれば深部静脈血栓症、肺塞栓症予防のため患者採寸を行い着用準備 |
| | 指示の確認 | 当日の指示や持参する注射薬などを確認し準備 |
| 当日 | 食事 | 通常検査前1食絶食<br>水分は積極的に摂取させる(許可の確認) |
| | 検査着の着用 | 検査着を着用<br>羞恥心に配慮し、不必要な露出回避 |
| | 動脈触知の確認 | 穿刺動脈の末梢(足背、内果、膝窩、橈骨)動脈を確認しマーキング<br>左右差、強弱を比較 |
| | 皮膚の確認 | 術後変化の比較のために手技が行われる部位および全身の皮膚を観察 |
| | 排尿 | 検査前にすませる |
| | 尿道バルーンカテーテル | 患者拒否時は、仰臥位での床上排泄訓練実施 |
| | 血管確保 | 血管確保は、術者の手技時の立ち位置の反対側が基本<br>ルートの長さ、三方活栓数を工夫考慮 |
| | 前投薬 | 前投薬の指示を確認し、指示された時間に行う |
| | バイタルサイン(平常時血圧、脈拍、呼吸数, $SpO_2$, 体温) | 出室前に計測し平常時と比較して異常の度合いを把握<br>同時に前投薬の副作用もチェック |
| | 金属類の除去(時計や指輪など) | 大腿動脈のカットダウン時に電気メスを使用するため |
| | 義歯・補聴器・貴金属・エレキバンなどの確認 | 撮影範囲内の金属類の除去<br>手技や緊急時に対応するため義歯は外しておく |
| | 持参物品の確認 | 持参薬などをチェック、保管 |

## 2. 申し送り：病棟→IVR室

| | 情報 | 対策・看護 |
|---|---|---|
| 患者情報 | 患者確認 | リスクマネジメント |
| | 同意書(患者署名・同意日・治療名) | リスクマネジメント、手技料算定 |
| | 現病歴・既往歴(高血圧, 糖尿病, 心疾患, 呼吸器疾患, 肝疾患, 腎疾患, アレルギーなど) | 合併症の予測、禁忌薬剤などのチェック |
| | 体重 | 全身ヘパリン化のためのヘパリン量、投与薬剤量などの決定 |
| | バイタルサイン(平常時血圧・脈拍・呼吸数・$SpO_2$・体温) | 異常の早期発見のため、平常時の状態を把握 |

| 情報 | | 対策・看護 |
|---|---|---|
| 患者情報 | 血液データ(腎機能・止血機能・感染症) | 血液型(輸血準備)，腎機能(造影剤使用量の考慮)，血液凝固能(抗血小板薬内服中)，炎症反応(身体の炎症所見がないことの把握)，圧迫止血時間の判断材料，穿刺部血腫予防のため把握 |
| | 末梢動脈触知状況 | 触知部位，左右差などの確認 |
| | 意識レベル | 合併症の早期発見のため，術前状態を把握 |
| | 身体的能力・障害 / 術中の体位保持 | 手技時間(3〜5時間)に耐えうるか否か<br>適宜クッションなどを準備する<br>状況によっては鎮静薬追加投与 |
| | 身体的能力・障害 / 難聴，言語障害 | そばでゆっくり声かけする |
| | 知的能力・障害(理解度，認知症) | ゆっくり声かけする。手技の流れや手技による疼痛の程度を伝える |
| | 精神状態 / 緊張，不安，恐怖心など | 声かけや付き添い，手を握るなどの看護，抗不安薬の考慮 |
| | 精神状態 / 不穏 | 必要に応じて安全帯の準備，鎮静薬投与・麻酔の考慮 |
| | 性格(痛がり，怖がり，多弁など) | 声かけや付き添い，手を握るなどの看護，鎮痛薬の考慮 |
| | 今回受ける治療の理解度<br>インフォームド・コンセント | 理解の程度を知り，術中看護に役立てる<br>必要時に補足説明または医師に再度説明を依頼する |
| 処置・準備品 | 血管確保(中心静脈あるいは末梢血管) | 刺入部位・針サイズ |
| | 尿道バルーンカテーテル留置 | 尿の流出状態 |
| | 内服状況 | 抗血小板薬・降圧薬などの使用状況を確認 |
| | 前投薬(薬品名と投与量・投与時刻) | 副作用のチェックと術中投薬の判断材料にする |
| | 金属類の除去(時計や指輪など) | 大腿動脈のカットダウン時に電気メスを使用するため |
| | 義歯・補聴器・貴金属・エレキバンなどの確認 | 撮影範囲内の金属類の除去<br>手技や緊急時に対応するため義歯は外しておく |
| | 持参物品 | 確認・保管 |

## 3. 術中

### 1) 準備

| 必要物品 | | 内容 |
|---|---|---|
| 医療器具 | 血管造影用(AG)キット | バット，ピッチャー，ガーゼ，シリンジ，注射針，覆布，耐圧三方活栓など |
| | シース | 5Fr 10 cm シース |
| | ガイドワイヤー | ラジフォーカス(0.035インチ150 cm) |
| | カテーテル | 5 Fr ピッグテールカテーテル |
| | ステントグラフト用セット | クラフォード，榊原鉗子，マナセパッソ開創器，筋鈎，モスキート鉗子，メイヨー剪刀，メッツェンバウム剪刀，吸引管，ペアン・ブルドック，ネラトンカテーテル，ポッツ持針器，ルメル棒 |
| | 電気メスと対極板，滅菌吸引チューブ | |

### 看護のポイント

1. 循環動態の変動に注意する。

    大腿動脈カットダウン，ステントグラフト内挿シース挿入時に出血しやすいことから，循環血液量が減少する可能性がある。

    - 十分な輸液量の投与(輸液ポンプにて，定量投与するとよい)。過剰投与は，肺水腫を招くおそれがあるため，基礎疾患や心・腎機能などを考慮し，医師に確認しながら水分調整を行う。
    - すぐに輸血やブミネート5％が投与できるように準備しておく。

2. 身体的・精神的苦痛を受けやすいため，精神的援助が必要である。

    (1) 阻血をすることで，下肢倦怠感や下肢痛が出現しやすい。

    (2) 苦痛などから不穏状態に陥り，安静が保てなくなる可能性がある。

| | 必要物品 | 内容 |
|---|---|---|
| 医療器具 | 耐圧チューブ，3Mドレープ，血管テープ・糸 | 糸（合成吸収縫合糸，合成非吸収縫合糸，絹糸など） |
| | 金属カップ，ヘパリン加生理的食塩水，洗浄用生理食塩水 | ヘパリン加生理的食塩水（10,000単位/1,000 mL）；2,000 mL，洗浄用生理的食塩水 500 mL（閉創時に創部を洗浄） |
| | バルーン拡張用セット | 二酸化炭素，30 mLロック付き注射器2本，三方活栓2個 |
| | 活性化全血凝固時間（ACT）測定器 | 定期的にACTを測定し，200秒以上が目標 |
| | 救急カート，酸素，吸引，除細動器，輸液ポンプ，シリンジポンプ | 急変時に使用 |
| 薬剤 | イソジンソープ，消毒用エタノール，ガーゼ，イソジンドレープ | 開創部の皮膚洗浄用<br>術野感染予防の強化 |
| | 2%プロポフォール® | 鎮静薬 |
| | 1%キシロカイン® 10 mL | 局所麻酔用 |
| | ヘパリンNa 5,000単位 | 術中の全身ヘパリン化（50～70単位/kg注入し，1時間ごとに半量追加投与） |
| | 硫酸プロタミン® | ヘパリンの拮抗薬として準備する |
| | 造影剤 | 非イオン性ヨード造影剤 |
| | ヘパリン加生理的食塩水 | 10,000単位/1,000 mL，物品の通水用 |

### 2）患者入室時処置

| 内容 | 注意点 |
|---|---|
| 患者確認と自己紹介 | 患者誤認の予防（ネームバンドの利用や患者自身に名前を名乗らせる）<br>担当看護師の自己紹介と挨拶により患者とのコミュニケーションを図る |
| 検査台に移動 | 入室後検査台に臥床，術中体位は動かせないことを説明し，安楽な体位を工夫。必要により四肢固定 |
| バイタル測定用器具装着 | 血圧計，心電図，SpO$_2$ |
| 末梢動脈触知チェック | 病棟でマーキングされた位置に触れ，両側を比較する |
| 留置ルート類整理 | 尿道バルーン・点滴ルート・生体モニター類の整理 |
| 吸引・酸素 | すぐに使用できるようにする |
| アンダーパット | 穿刺部位周辺の血液汚染防止 |
| バスタオル | 羞恥心回避 |
| 術野消毒（イソジン2回） | ソープ洗浄（表在菌による創感染予防）＋イソジン消毒・イソジンドレープ貼用（感染予防強化） |
| 覆布掛け | カテーテルやガイドワイヤーが不潔にならないような範囲に<br>支柱台を使用する場合にはその一部も覆う<br>I.I.，防護板，血管造影台の操作パネルも覆う |

### 3）ケア

| 手技 | 合併症 | 症状 | 処置 |
|---|---|---|---|
| ①輸液・抗生物質開始 | 抗生物質アレルギー | 血圧低下，冷汗，徐脈 | 抗生物質中止，点滴全開滴下，アドレナリン®使用 |
| ②鎮静薬開始 | 呼吸抑制 | SPO$_2$値低下 | 酸素投与，下顎挙上，投与量減量 |
| ③局所麻酔（造影用シース留置部） | キシロカインによるけいれん・ショック | けいれん | ジアゼパム（セルシン®，ホリゾン®）投与 |
| | | 血圧低下，冷汗 | 点滴全開滴下，アドレナリン®皮下（筋）注もしくは静注 |
| ④穿刺・シース挿入（上腕動脈） | 迷走神経反射 | 血圧低下，徐脈，気分不快，冷汗，顔面蒼白，悪心・嘔吐 | 硫酸アトロピン®静（筋）注 |
| ⑤造影 | アナフィラキシーショック | アナフィラキシー様症状（呼吸困難，血圧低下，冷汗，頻脈，SpO$_2$低下，顔面浮腫，悪心・嘔吐，咳，腹痛，蕁麻疹，発赤など） | アドレナリン®皮下（筋）注もしくは静注<br>ソル・メドロール®静注<br>挿管などの救命処置 |

| 手技 | 合併症 | 症状 | 処置 |
|---|---|---|---|
| ⑥局所麻酔（鼠径部） | キシロカインによるけいれん・ショック | けいれん | ジアゼパム（セルシン®，ホリゾン®）投与 |
| | | 血圧低下，冷汗 | 点滴全開滴下，アドレナリン®皮下（筋）注もしくは静注 |
| ⑦動脈圧ライン接続 | | | 術中バイタルサイン確認のため |
| ⑧大腿動脈カットダウン ヘパリンNa静注 | 迷走神経反射 | 血圧低下，徐脈，気分不快，冷汗，顔面蒼白，悪心・嘔吐 | 硫酸アトロピン®静（筋）注 |
| ⑨阻血開始 | | | 大腿動脈血流遮断の状態 看護記録に必ず記載 |
| ⑩ステントグラフト内装シース挿入 | 穿刺部痛 胸腹部痛 出血 | 血圧上昇，頻脈，体動 血圧低下・徐脈 | 降圧薬使用，鎮静薬の増量，身体固定 輸血やブミネート使用，硫酸アトロピン®使用 |
| ⑪ステントグラフト留置 | 出血・血管損傷 大動脈分岐の閉塞 留置位置不良・変形 | 血圧低下，徐脈 脳梗塞，脊髄梗塞，腸管壊死 腹部臓器や下肢の虚血 | 輸血やブミネート使用・硫酸アトロピン®使用 意識レベル・呼吸状態・頭痛・腹痛・下肢痛など症状の有無，末梢動脈触知の変化・尿量 脊髄梗塞予防にスパイナルドレーン留置 |
| ⑫血管縫合（再灌流） | 血中カリウム流出 | 不整脈，血圧低下，徐脈 | 抗不整脈薬などの使用 |
| ⑬硫酸プロタミン®静注（ヘパリンNaの中和） | ショック | 血圧低下，徐脈，冷汗 呼吸困難 | 点滴全開滴下，アドレナリン®皮下（筋）注もしくは静注 酸素投与 |
| ⑭閉創 | 創部内感染 | 発熱，疼痛，熱感 | 生理的食塩水による洗浄後に閉創，抗生物質使用 イソジン消毒後，保護材で保護 |

## 4. 申し送り：IVR室→病棟

| 情報 | 内容 |
|---|---|
| 治療内容と成功の有無 | ステントグラフトの種類・留置部位 |
| 循環動態の変動の有無（バイタルサイン，意識レベル，呼吸状態） | 薬剤使用量（水分出納量を含む），酸素投与の有無 |
| 塞栓症状の有無 | 肺塞栓：胸痛，呼吸困難 脳梗塞：頭痛，悪心や嘔吐症状，下肢麻痺 脊髄梗塞：下肢麻痺 |
| 神経障害 | 膀胱直腸障害：尿量 |
| 下肢や内臓の虚血症状の有無 | 内臓虚血：腸音・腹痛 下肢虚血：末梢動脈触知・冷感・下肢痛 |
| スパイナルドレーン留置中の場合→陰圧値と排液の状態 | 指示通りの陰圧か確認（液面が動く＝閉塞していない） |
| 上腕動脈シース抜去部・大腿動脈切開縫合部の止血状態 | イソジン消毒後に保護材使用 |
| 造影剤使用量 | 使用造影剤名と量 |
| 輸液量と尿量 | IN/OUTバランス |
| 投薬 | 鎮痛薬などの投与量・投与時刻 |
| 術中合併症の有無 | 症状および対処内容（投薬・処置など） |
| 水分・食事摂取 | 帰室後から飲水可，翌朝から食事可，抗血小板薬は指示確認 |
| 術後安静度 | 体位変換や座位可能。穿刺側上腕3～4時間屈曲不可 |

## 5. 術後

| 内容 | 対策・看護 |
|---|---|
| 一般状態・バイタルサイン測定 | バイタルサインのチェック(血圧，脈拍，体温，SpO$_2$)<br>帰室時・30分・1時間・2時間後，あとは適宜測定<br>自覚症状の有無(疼痛，体熱感，悪心・嘔吐など) |
| 塞栓症状の有無 | 肺塞栓：胸痛，呼吸困難<br>脳梗塞：頭痛，悪心や嘔吐症状，下肢麻痺<br>脊髄梗塞：下肢麻痺 |
| 神経障害 | 膀胱直腸障害：尿量 |
| 下肢や内臓の虚血症状の有無 | 内臓虚血：腸音・腹痛<br>下肢虚血：末梢動脈触知，冷感，下肢痛 |
| スパイナルドレーン留置中の場合→陰圧値と排液の状態 | 指示通りの陰圧か確認(液面が動く＝閉塞していない) |
| 上腕動脈：シース抜去部の止血状態<br>大腿動脈：切開縫合部の状態 | 出血時，圧迫止血<br>発赤や腫脹の有無，非吸収糸の場合は1週間後に抜糸 |
| 安静：体位変換や座位可能 | 下肢静脈血栓症を引き起こさないよう，下肢自動・他動運動をする |
| 水分・食事摂取，内服薬 | 帰室後から水分可，翌朝から食事可，抗血小板薬は指示確認 |
| 点滴続行 | 脱水予防，過剰投与による肺水腫に注意 |
| 切開縫合部以外の感染徴候の有無 | 発熱，腹痛の有無，抗生物質の投与 |
| 造影剤腎症(IN/OUTバランス・腎機能のチェック) | 術前腎機能により異なるが，造影剤使用量は3〜4mL/kgを目安にし，超過している場合は特に注意 |
| 造影剤遅発性副作用 | 薬疹，悪心・嘔吐，腹痛，頭痛など，通常の副作用と同様の症状出現に注意 |

〔多曽田邦江〕

### 看護のポイント

1. 塞栓，虚血症状や瘤破裂，カットダウン部からの出血によるショック症状を早期発見するために，観察を十分に行う。
2. ステントグラフトや創部の感染を予防するとともに，感染徴候を見落とさない。

# 9 腎動脈ステント留置術

K613　腎血管性高血圧症手術（経皮的腎血管拡張術）　31,840点

## 目的
- 腎動脈狭窄例による腎血管性高血圧の治療
- 腎機能低下例に対する腎機能の改善

## 適応
- 原因疾患として粥状硬化，線維筋性異形成（FMD），高安動脈炎，解離性大動脈瘤
- 症状を有する50%以上の腎動脈狭窄
- 超音波検査で狭窄部の収縮期最高流速（PSV）が180 cm/秒以上
- 狭窄前後の圧較差が20 mmHg以上
- 腎動脈バルーン血管形成術によって生じた腎動脈解離

## 禁忌
- 大動脈の粥状変化が高度であり，カテーテル操作で塞栓症などの合併症が予想される例
- 病変長の長い完全閉塞例
- 腎動脈分枝の病変
- 造影剤アレルギー

## 術前準備

### 1. 前投薬
術前2日前より抗血小板薬（アスピリン，塩酸チクロピジン，クロピドグレルなど）を原則2種類投与する。

### 2. 使用器具
- ロングシース：6 Fr
- ガイディングカテーテルあるいはガイディングシース：ステントの細径化により，6 Frのシステムで手技が可能となった。
- 大動脈造影用ピッグテール型カテーテル
- 腎動脈造影用カテーテル
- 造影カテーテル用0.035インチガイドワイヤー
- 病変再開通用ガイドワイヤー：0.014インチ
- ステント：バルーン拡張型ステント（Palmaz Genesis®）
- バルーンカテーテル：通常4～6 mm径，1.5～2 cm長のサイズが使用される。

## 手技手順（図1）
① シース挿入：通常大腿動脈よりアプローチするが，腎動脈が強く下向きに分岐する例では，上腕動脈あるいは橈骨動脈からアプローチすることもある。
② 体重1 kg当たり50単位のヘパリンを投与する。
③ 大動脈造影，腎動脈造影：狭窄部を確認し，狭窄部の長さ，血管径を計測する。
④ 腎動脈にガイディングカテーテルあるいはガイディングシースを挿入。
⑤ 0.014インチガイドワイヤーで病変部を貫通。
⑥ バルーンカテーテルによる前拡張：通常4 mm径，15 mm長のバルーンが用いられる。
⑦ ステントの誘導：ガイディングカテーテルから造影して，正確にステントの留置位置を決める。
⑧ ステントの留置：ガイディングカテーテルを少し引き戻してから，ステントを拡張させ留置する。
⑨ バルーンカテーテルをゆっくり収縮させながら，ガイディングカテーテルを進めてステント内近位部に挿入。
⑩ 造影で拡張効果，解離の有無を確認する。拡張が不十分なときは，バルーンカテーテルを交換して後拡張を行う。腎動脈造影，大動脈造影を行い，狭窄部の拡張を確認するとともに，腎動脈分枝，腎実質の造影効果をチェックする。

## 合併症
- 腎動脈穿孔や腎動脈破裂による後腹膜血腫，ショック
- 腰背部痛：バルーン拡張ならびにステント留置時
- 迷走神経反射：バルーン拡張ならびにステント留置時
- 腎動脈解離あるいは閉塞
- 大動脈解離
- ステントの脱落
- 塞栓症による腎機能不全，腸管虚血，殿筋壊死，

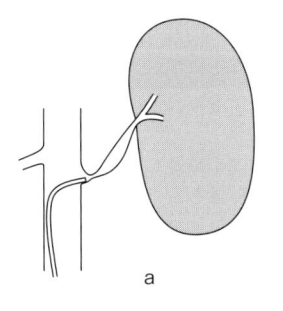

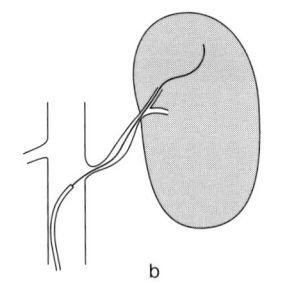

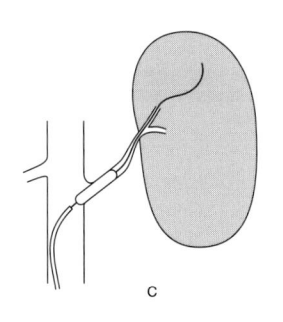

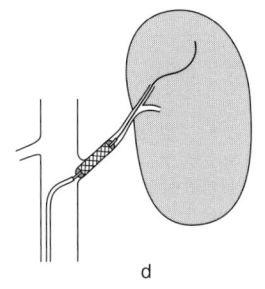

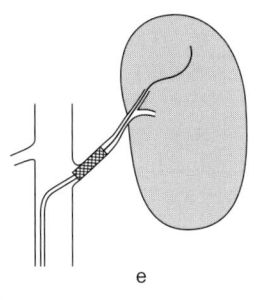

**図1 腎動脈ステント留置術の手技手順**
a. 腎動脈へガイディングカテーテルを挿入
b. 病変部を0.014インチワイヤーで貫通する
c. 病変部の前拡張施行
d. ステントを留置
e. 造影

- 下肢虚血
- 造影剤による腎機能障害(造影剤腎症)，アレルギー反応
- 上肢からアプローチした場合の脳梗塞
- 穿刺部の血腫，偽動脈瘤

〔吉川公彦〕

### Point 本手技の注意点

バルーン拡張時，ステント留置時には腰背部痛の訴えに注意し，迷走神経反射による徐脈，低血圧あるいは動脈破裂による頻脈，低血圧に注意する。

腎動脈の狭窄が解除されると，レニン放出により血圧は一過性に上昇し，その後，急激に低下することがあり，血圧管理を厳重に行う。

腎動脈狭窄例では大動脈の粥状変化をともなうことが多いため，カテーテル操作にともなう粥腫の飛散による腎不全，腸管虚血，殿筋壊死，下肢虚血に注意する必要がある。

### SIDE MEMO 知っておくとよいと思われる知識

腎動脈ステントの適応に関するエビデンスレベルBの事項。

- くり返す原因不明の慢性心不全や突然の肺水腫。
- 不安定狭心症。
- 治療抵抗性高血圧，悪性高血圧，原因不明の腎萎縮をともなう片腎の高血圧。
- 両側もしくは，片腎しか残されていない患者に対する進行性の腎機能障害をともなった狭窄。

# 看護の実際 PTRA・ステント

## 1. 術中

| 手技 | 合併症 | 症状 | 処置 |
|---|---|---|---|
| ①局所麻酔 | キシロカインによるけいれん・ショック | けいれん | ジアゼパム(セルシン®, ホリゾン®)投与 |
| | | 血圧低下, 冷汗 | 点滴全開滴下, アドレナリン®皮下(筋)注もしくは静注 |
| ②穿刺・シース挿入 | 迷走神経反射 | 血圧低下, 冷汗, 徐脈, 気分不快, 顔面蒼白, 悪心・嘔吐 | 硫酸アトロピン®静(筋)注 |
| ③造影 | アナフィラキシーショック | アナフィラキシー様症状(呼吸困難, 血圧低下, 冷汗, 頻脈, SpO₂低下, 顔面浮腫, 悪心・嘔吐, 腹痛, 咳, 蕁麻疹, 発赤など) | アドレナリン®皮下(筋)注もしくは静注 挿管などの救命処置 |
| ④ステント・バルーン拡張 | 迷走神経反射 | 血圧低下, 冷汗, 徐脈, 気分不快, 顔面蒼白, 悪心・嘔吐 | 硫酸アトロピン®静(筋)注 |
| | 血管損傷・穿孔 | 腹痛, 腰・背部痛, 血圧低下など | バルーン拡張により一時止血(カバードステントで止血), 場合によっては外科的処置, 点滴全開滴下, 頻回の血圧チェック |
| ⑤カテーテル抜去, 止血の確認 | 穿刺部血腫, 静脈圧迫 | 出血, 腫脹, 局所疼痛, 冷感, 皮膚色悪化 | 圧迫止血 末梢動脈触知低下では圧迫を調整 |

## 2. 申し送り：IVR室→病棟

| 情報 | 内容 |
|---|---|
| 治療内容・治療部位・成功の有無 | 治療内容, 治療部位, 必要に応じてデバイスのサイズや数 |
| バイタルサイン・一般状態 | 血圧, 脈拍, SpO₂ |
| 下肢末梢動脈の触知状態 | 治療後の触知状態, 色調, 冷感・しびれの有無 |
| 止血状態 | 止血時間, 止血困難であったかどうか, 皮下血腫の有無 |
| 造影剤 | 使用造影剤名と量 |
| 輸液量と尿量 | IN/OUTバランス |
| 投薬 | 鎮痛薬などの投与量・投薬時刻 |
| 術中合併症の有無 | 症状および対処内容(投薬・処置など) |
| 水分・食事摂取 | 体調が許せば常時可能 |
| 術後安静度 | ベッド上安静時間(8～12時間), 体位変換不可, 穿刺側下肢屈曲不可 |

## 3. 術後

| 内容 | 対策・看護 |
|---|---|
| 一般状態・バイタルサイン測定 | バイタルサインのチェック(血圧, 脈拍, 体温, SpO₂) 帰室時・30分・1時間・2時間後, あとは適宜測定 自覚症状の有無(腹痛, 体熱感, 悪心・嘔吐, 腰痛など) |
| 自覚症状の有無 | 腹痛, 体熱感, 悪心・嘔吐, 腰痛など 粥腫の飛散による, 腎不全, 腸管虚血, 殿筋壊死に注意 血圧低下(脳血流減少)により, 帰室後頭がぼーっとすることがある. 点滴速度を速める |
| 下肢の観察 | 術直後と比較 末梢動脈触知, 緊張の強弱, 色調変化, 下肢冷感・触知冷感, 疼痛, しびれの確認 |
| 輸液管理 | 抗凝固療法が行われるときは, ヘパリンなどの指示量を的確に行う |
| 止血状態 | 穿刺部位からの出血, 皮下血腫の有無のチェック 後腹膜出血による腹痛, 腰・背部痛の確認 必要であればすぐに医師に報告し, 圧迫止血, バイタルサインのチェックを行う |

| 内容 | 対策・看護 |
|---|---|
| 穿刺部チェック | 穿刺部出血・血腫,足背動脈触知状況,下肢腫脹の有無・疼痛・色調変化 |
| 尿量・性状の観察 | 帰室時・30分・1時間・2時間後,あとは適宜測定<br>性状と血尿のチェック |
| 安静時間内の安楽への介助<br>疼痛コントロール | 腰痛など,安静保持内での体位の工夫(レストンや枕などを使用)<br>鎮痛薬,座薬などを使用 |
| 飲食介助 | 臥床したままの飲食になるため,誤嚥に注意する<br>食事は食べやすいよう工夫した食事に変更し,水分補給もできるよう援助 |
| 安静解除(肺梗塞の発生に注意) | 安静解除後の最初の歩行時は看護師が付き添い,特に肺梗塞症状(呼吸困難)に注意する<br>急激な$SpO_2$の低下,呼吸困難,意識障害,胸痛,チアノーゼ,ショックを起こした場合は,ただちに安静臥床させ,医師に報告すると同時に,バイタルサインのチェック,酸素投与を行う |
| 造影剤腎症(IN/OUTバランス,腎機能のチェック) | 術前腎機能により異なるが,造影剤使用量は3〜4 mL/kgを目安にし,超過している場合は特に注意 |
| 造影剤遅発性副作用 | 薬疹,悪心・嘔吐,腹痛,頭痛など,通常の副作用と同様の症状出現に注意 |

〔山中委豆美〕

### 看護のポイント

- 血圧コントロール:腎動脈拡張にともなう血圧変動に注意する。
- 疼痛コントロール:長時間臥床による腰痛や下肢痛などに対し,ブプレノルフィン塩酸塩(レペタン®),ペンタゾシン(ペンタジン®)などを使用。患者の大半が高齢者のため,副作用や呼吸状態,バイタルサインには十分注意する。
- 造影剤使用による腎機能障害の予防:造影剤を使用するため補液150 mL/時で管理し,1時間量でIN/OUTバランスを観察する。

# 10 末梢動脈形成術・ステント留置術

K616　四肢の血管拡張術・血栓除去術　22,590 点

## 目的
跛行の改善，もしくは重症虚血肢の血流改善。

## 適応
- 200 m 未満の歩行で生じる間欠性跛行（重症虚血肢，Fontaine 分類Ⅱb に相当．表 1）。
- 50％以上の狭窄。大腿動脈では薬物や運動療法が無効で下肢虚血の悪化が懸念される，比較的短い病変が適応となり，バルーン PTA が行われる。

## 適応外
患者が希望しない場合，もしくは薬物療法による症状改善がみられ患者が満足している場合。治療に適していない，もしくは治療効果に乏しい病変。外科的治療による治療法が望ましい病変（ただし，外科的治療との併用による治療効果が望まれる場合はその限りではない）。

## 禁忌
重篤な出血のおそれがある症例。例えば最近，活動性出血の既往があり抗凝固療法による増悪が懸念されるもの。他に高度な腎機能障害や，造影剤アレルギー既往があるものなどがあるが，それぞれ代替方法があれば治療可能なことがある。

## 術前評価
- CT，MRI などを用いて閉塞もしくは狭窄病変の長さや距離，石灰化の程度を観察する。
- US を用いて腸骨領域，大腿領域の責任病変が，どの程度虚血に関与しているかを評価する。

## 術前準備

### 1．前投薬
「前投薬」の項（38 ページ）を参照。

### 2．使用器具
- シース：6～7 Fr マーカー付きシース，J 型シース，ガイディングシース
- ガイドワイヤー：ラジフォーカス（0.035 インチ，150 cm），Amplatz（0.035 インチ，180 cm），デジャブーワイヤー（0.014 インチ，主に IVUS 用）など
- カテーテル：ピッグテール型カテーテル（骨盤動脈造影用），ベレンシュタインカテーテル（病変を貫通するため）
- インデフレーター
- バルーンカテーテル：7～10 mm 径（腸骨領域用），5～7 mm 径（大腿領域用）。5 mm 径，最大 10 cm 長（腸骨病変の前拡張用）

表 1　Fontaine 分類

| 重症度 | 臨床症状 |
|---|---|
| Ⅰ | 無症候 |
| Ⅱa | 軽度の間欠性跛行 |
| Ⅱb | 中等度から重度の跛行 |
| Ⅲ | 安静時疼痛 |
| Ⅳ | 虚血性潰瘍・壊疽 |

### SIDE MEMO

腸骨動脈領域では血管内治療適応症例の割合は増加している。ほとんどの狭窄性病変で，適応と考えられるようになっている。閉塞病変でも症例により適応となる。ステント治療が選択されることが多い。一方，大腿領域ではまず薬物療法や運動療法を試み，効果がなくその後の下肢虚血の悪化が懸念される場合に血行再建が検討される。病変の部位，長さ，血管の性状によって，血管内治療，外科的治療のどちらが適しているかを検討する。比較的短い病変は血管内治療が適している。大腿動脈ではステント留置後の破損や比較的高い再発率が報告されており，バルーン PTA がまず選択される。しかし，早期再狭窄や急性閉塞のリスクが高い場合は，ステントを使用することがある。

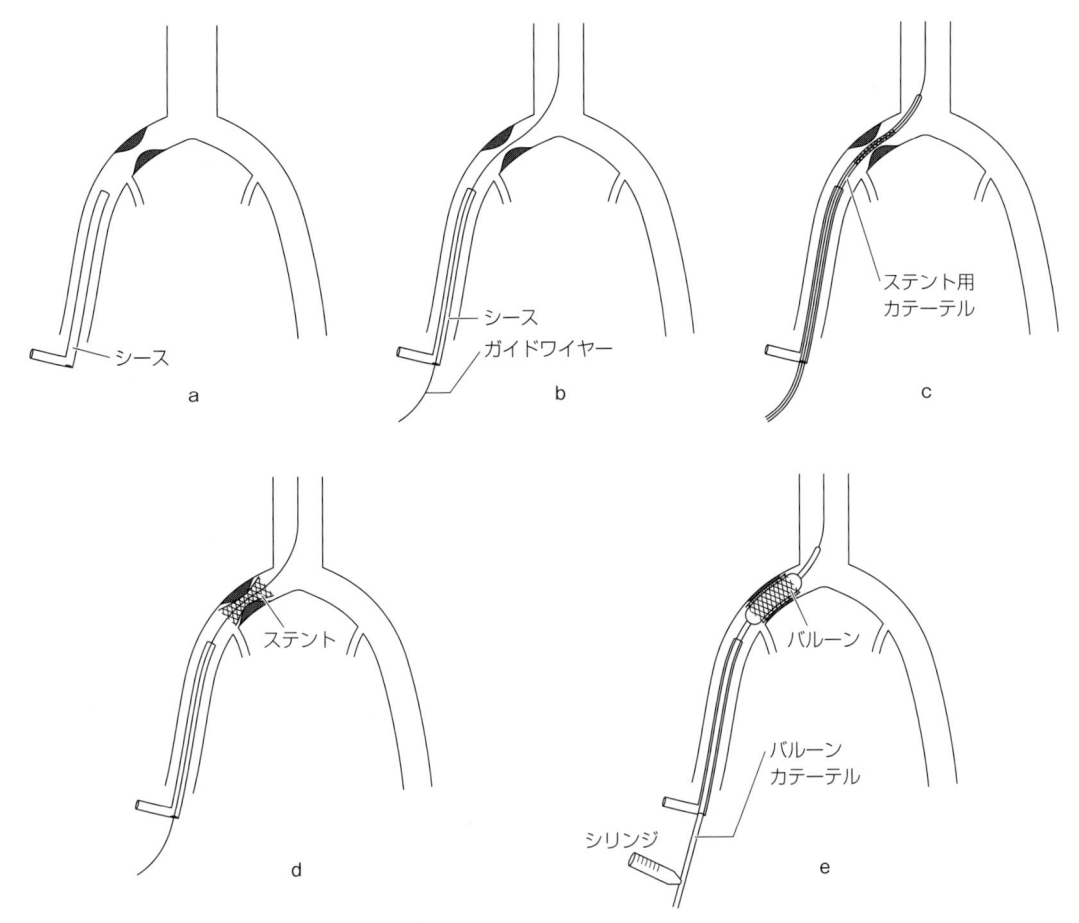

**図1 患側からアプローチする場合**
a. 総大腿動脈からシース挿入(6Fr以上)。必要に応じて造影。閉塞病変の場合は，対側からもシースを挿入し，ピッグテール型カテーテルを大動脈に留置し，造影用とする
b. ガイドワイヤー(ラジフォーカスワイヤーなど)で病変部を貫通。マルチパーパス型カテーテル(ベレンスタインカテーテルなど)をかぶせたのち，Amplatz型のガイドワイヤーに変更する
c. スポットの造影などを参考に病変をカバーできるようなステントを選び，ガイドワイヤーに沿わせてステントが装置されているカテーテルを挿入して位置を合わせる
d. ステント留置
e. 適切なサイズのバルーンを選択・挿入し，拡張。その後，バルーンカテーテルを抜いて，確認造影

- ステント：自己拡張型(self-expandable)ステントとしてはSMART Control™, Luminex™, SelfX®, Wallstent™などがある。バルーン拡張型(balloon-expandable)ステントとしてはExpress™, Palmaz™がある。

## 手技手順(図1〜3)

### 1. 腸骨動脈領域

① シース挿入：腸骨動脈から逆行性にアプローチする場合と，健側総大腿動脈から大動脈分岐部を山越えして順行性にアプローチする場合がある。片側閉塞病変や片側高度狭窄の場合は造影用に健側総大腿動脈も穿刺する。
② 病変通過：ガイドワイヤーで病変貫通。
③ ヘパリン投与：50〜70単位/kg(その後，1時間を超えた場合，適時その半量程度投与)。
④ 病変部前拡張：5mm径，最大10cm長のバルーンカテーテルで30秒程度の前拡張を行う。
⑤ IVUS：血管径の計測，プラーク性状の確認。ステント留置位置と適切なステント径を決定する。
⑥ ステント留置：目的位置までデリバリーカテーテルを送り，留置する。
⑦ 病変部後拡張。
⑧ 治療評価：IVUS，圧較差測定，骨盤動脈造影，場合により下肢末梢まで造影。

### 2. 大腿動脈領域

① シース挿入・病変通過：ガイドワイヤーで病変部貫通。

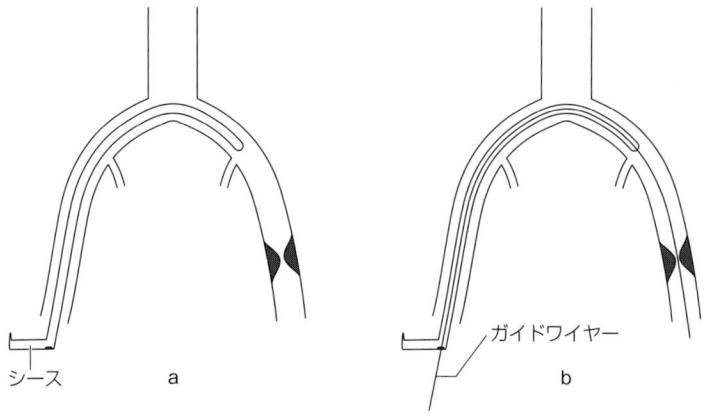

**図2 対側からアプローチする場合**
a. 山越えできるシースで病変近傍まで先端を進める。造影して病変部を確認
b. ガイドワイヤーで狭窄部を貫通（以降は図1と同じ）

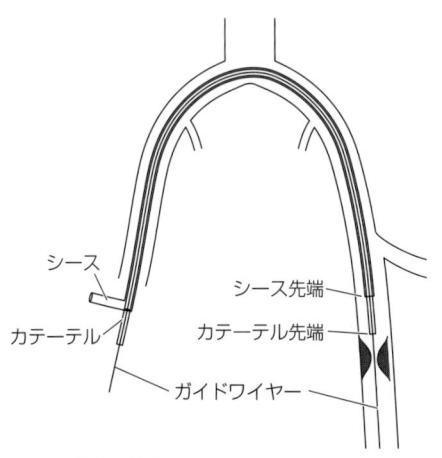

**図3 浅大腿動脈の場合**
多くの場合は，対側山越えでシースを対側総大腿動脈〜浅大腿動脈まで進めた後，カテーテル，ガイドワイヤーを組み合わせて貫通を試みる。遠位浅大腿動脈以遠のみをターゲットにしているときは，同側総大腿動脈の順行性穿刺を行うこともある

② ヘパリン投与：前述と同様。
③ IVUS：前述と同様。
④ バルーン拡張：通常は狭窄が消失する圧で長い時間(3分間)のバルーン拡張を行う。再狭窄や急性閉塞の可能性があれば，ステント挿入をすることもある。

⑤ 治療評価：造影，圧較差，IVUSなど。

## 合併症

### 1. 術中

● **動脈破裂** 過拡張によって生じる。痛みの程度を注意深く観察しながら加圧する。動脈破裂が生じた場合は急激な血圧低下がみられる。バルーンで止血をし，輸液を全開にする。外科的処置も考慮する。

● **末梢塞栓** 血管内操作により生じた遊離血栓，プラーク片が原因で起こりうる。場合によっては血栓溶解療法やPTA，外科的処置を要することがある。

● **迷走神経反射** バルーン拡張時の痛みで徐脈，血圧低下を起こす。

### 2. 術後

● **穿刺部出血，仮性動脈瘤** 6 Fr以上のシースを使用することが多いこと，術後からヘパリンを投与することから，他のカテーテル治療よりも注意を要する。

● **血尿** 時にみられることがあるが，多くの場合，経過観察のみで消失する。

● **急性動脈閉塞** 病変部の再閉塞や再狭窄で生じることがほとんどである。術後，急に歩けなくなっ

---

### SIDE MEMO

**「ステント選択」について**

バルーン拡張型ステントは拡張力が強いが柔軟性に劣ること，自己拡張型ステントは拡張力は弱いが柔軟性に優れ，さらに破損のリスクが相対的に低い。一般的に浅大腿動脈のような外的な影響（体動にともなう屈曲や伸展でステントが変形しやすいこと）を受けやすい部位には自己拡張型が適している。腸骨動脈も屈曲蛇行に追従しやすい点から，自己拡張型が選ばれることが多い。比較的石灰化の強い総腸骨動脈病変もバルーン拡張型が選択されることが多い。

たり，足に力が入りにくくなったり，もしくはド股疼痛の出現で発症する。脈の減弱を触診，確認できなければドップラー血流計で確認。チアノーゼや疼痛出現の有無も確認する。緊急性も含め追加治療の検討を要する。

## 術後管理

- 病棟帰室後からヘパリン 500 単位/時の持続静注を 24 時間行う。
- 圧迫解除は通常翌朝に行う。止血確認後，安静解除。
- 抗血小板薬などの投与。
- 動脈触知，ABI 測定，US による血流評価。

〔伊藤博文〕

# 看護の実際 PTA・ステント

## 1. 術前

| | 術前準備 | 内容 |
|---|---|---|
| 入院～前日まで | オリエンテーション | 術中・術後の流れをイメージでき安全・安楽に治療が受けられるようにする |
| | 治療の理解度の把握 | 適宜補足説明 |
| | 治療に対する不安緩和 | 不安の軽減に努める |
| | 同意書の確認 | 患者自筆の署名・日付を確認。自筆が無理であれば代筆も可 |
| | 既往歴・現病歴・検査データの把握 | 高血圧,糖尿病,心疾患,肝疾患,腎疾患,アレルギー,緑内障,前立腺肥大などの有無<br>腎機能・止血機能・感染症 |
| | バイタルサイン(血圧・脈拍・呼吸数・SpO₂・体温) | 平常時の状態を把握 |
| | 手技中ならびに術後安静程度の把握と術前訓練 | 術中・術後にかけての10時間程度の仰臥位に耐えられるか判断し,必要に応じて訓練・試行 |
| | 内服の確認 | 心臓・血圧・ステロイド薬は原則中止しない<br>中止薬・麻薬の確認<br>糖尿病薬使用時の確認<br>服用薬(抗凝固薬など)・禁忌薬剤などのチェック |
| | 穿刺部除毛 | 基本的に不要。施行する場合は両側 |
| | 指示の確認 | 当日の指示や持参する注射薬などを確認し準備 |
| 当日 | 食事 | 通常検査前1食絶食。水分は積極的に摂取させる(許可の確認) |
| | 検査着の着用 | 患者は検査着を着用。大腿動静脈穿刺では患者の羞恥心に配慮し,不必要な露出回避 |
| | 両下肢の観察 | 下肢痛,末梢の冷感,触知冷感,しびれの有無 |
| | 両下肢末梢動脈触知の確認 | 穿刺動脈の末梢(足背,内果,膝窩,橈骨)の動脈を確認しマーキング。左右差,強弱を比較 |
| | 皮膚の確認 | 術後変化の比較のために手技が行われる部位および全身の皮膚を観察 |
| | 排尿・排便 | 検査前にすませ,適宜浣腸。便秘時の下剤投与や浣腸はIVR時や安静時に便意を催すことがある |
| | 尿道カテーテル | 患者拒否時は,仰臥位での床上排泄訓練実施 |
| | 血管確保 | 血管確保は,術者の手技時の立ち位置の反対側が基本<br>ルートの長さ,三方活栓数を工夫・考慮 |
| | 前投薬 | 前投薬の指示を確認し,指示された時間に行う |
| | バイタルサイン(平常時血圧・脈拍・呼吸数・SpO₂・体温) | 出室前に計測し平常時と比較して異常の度合いを把握<br>同時に前投薬の副作用もチェック |
| | 義歯・補聴器・貴金属・エレキバンなどの確認 | 撮影範囲内の金属類の除去<br>手技や緊急時に対応するため義歯は外しておく |
| | 持参物品の確認 | 持参薬などをチェック,保管 |

## 2. 申し送り(病棟→IVR室)

| | 情報 | 対策・看護 |
|---|---|---|
| 患者情報 | 患者確認 | リスクマネジメント |
| | 同意書(患者署名・同意日・治療名) | リスクマネジメント,手技料算定 |
| | 現病歴・既往歴(高血圧,糖尿病,心疾患,呼吸器疾患,肝疾患,腎疾患,アレルギーなど) | 合併症の予測,禁忌薬剤などのチェック |
| | 体重 | 全身ヘパリン化のためのヘパリン量,投与薬剤量などの決定 |
| | バイタルサイン(平常時血圧・脈拍・呼吸数・SpO₂・体温) | 異常の早期発見のため,平常時の状態を把握 |
| | 血液データ(腎機能・止血機能・感染症) | 合併症(出血など)の予測と早期発見 |
| | 足背・内果の動脈触知状況(動脈であれば,足背・後脛骨動脈) | 下肢動脈の触知状態や左右差など,患者自身の自覚症状の確認を含めて術前の状態を把握し,術中・術後の変化を観察する |

| 情報 | | | 対策・看護 |
|---|---|---|---|
| 患者情報 | 身体症状 | | 下肢痛，痺れ，冷感，触知冷感，色調を確認 |
| | 身体的能力・障害 | 術中の体位保持 | 手技時間（通常2～3時間）に耐えうるか否か<br>適宜クッションなどを準備<br>状況によっては鎮静薬追加投与 |
| | | 難聴，言語障害 | そばでゆっくり声かけする。必要に応じて安全帯の準備 |
| | 知的能力・障害（理解度，認知症） | | ゆっくり声かけする。手技の流れや手技による疼痛の程度を伝える |
| | 精神状態 | 緊張，不安 | 声かけや付き添い，手を握るなどの看護，抗不安薬の考慮 |
| | | 不穏 | 必要に応じて四肢固定，鎮痛薬投与・麻酔の考慮 |
| | 性格（痛がり，怖がり，多弁など） | | 鎮痛薬の考慮。声かけや付き添い，手を握るなどの看護 |
| | 今回受ける治療の理解度 | | 理解の程度を知り，術中看護に役立てる |
| | インフォームド・コンセント | | 理解度が低ければ適宜補足説明を行う<br>必要があれば医師に再度説明を依頼する |
| 処置・準備品 | 血管確保（中心静脈あるいは末梢血管） | | 刺入部位・針サイズ |
| | 尿道カテーテル留置 | | 尿の流出状態 |
| | 内服状況 | | 抗血小板薬・降圧薬などの使用状況を確認 |
| | 前投薬（薬品名と投与量・投与時刻） | | 副作用のチェックと術中投薬の判断材料にする |
| | 義歯・補聴器・貴金属・エレキバンなどの確認 | | 撮影範囲内の金属類の除去<br>緊急時に対応するため義歯は外しておく |
| | 持参物品 | | 確認・保管 |

## 3. 術中

### 1) 準備

| 必要物品 | | 内容 |
|---|---|---|
| 医療器具 | 血管造影用（AG）キット | バット，ピッチャー，ガーゼ，シリンジ，注射針，覆布，耐圧三方活栓など |
| | シース | 6Fr・7Fr ロングシース（マーカー付き） |
| | ガイドワイヤー | ラジフォーカス（0.035インチ，150 cm），Amplatz（0.035インチ，180 cm） |
| | カテーテル | 4Fr ピッグテール，5.5Fr ストレート，5.5FrRIM，4Fr ベレンシュタイン |
| | 血管内超音波（IVUS）プローブ | 0.014インチ対応 |
| | マイクロワイヤー | 0.014インチ，180 cm |
| | バルーンまたはステント | ステントには自己拡張型と，バルーン拡張型があり，閉塞（狭窄）部位・性状によって選択する |
| | インデフレーター | バルーンの拡張圧を調整する |
| 薬剤 | 1%キシロカイン® 10 mL | 局所麻酔用 |
| | ヘパリン5,000単位 | 術中の全身ヘパリン化（50～70単位/kg注入し，1時間ごとに半量追加投与する） |
| | 硫酸プロタミン | ヘパリンの拮抗薬として準備する |
| | 造影剤 | 非イオン性ヨード造影剤 |
| | ヘパリン加生理的食塩水 | 10,000単位/1,000 mL，物品の通水用 |
| 動脈（A）ライン用加圧バッグ，モニタリングキット | | 病変部位の圧較差を測定するために使用 |

### 2) 患者入室時処置

| 内容 | 注意点 |
|---|---|
| 患者確認と自己紹介 | 患者誤認の予防（ネームバンドの利用や患者自身に自分の名前を名乗らせる）<br>担当看護師の自己紹介と挨拶により患者とのコミュニケーションを図る |
| 検査台に移動 | 入室後検査台に臥床，術中体位は動かせないことを説明し，安楽な体位を工夫。必要により四肢固定 |
| バイタルサイン測定用器具装着 | 血圧計，心電図，SpO$_2$ |
| 足背動脈チェック | 病棟でマーキングされた位置に触れ，両側を比較する |
| 留置ルート類整理 | 尿道バルーン・点滴ルート・生体モニター類の整理 |
| 吸引・酸素 | すぐに使用できるように準備する |

| 内容 | 注意点 |
|---|---|
| バスタオル | 羞恥心回避。腰のあたりなどに使用 |
| ティッシュ・不潔ガーゼ | |
| ディスポーザブル穴あきパンツ | 羞恥心対策に有効 |
| 術野消毒（イソジン2回） | 通常両鼠径部：臍から大腿中央部まで（多少覆布がずれても穿刺部周囲が不潔にならないような範囲） |
| 覆布掛け | カテーテルやガイドワイヤーが不潔にならないような範囲に<br>支柱台を使用する場合にはその一部も覆う<br>I.I., 防護板, 血管造影台の操作パネルも覆う |

3) ケア

| 手技 | 合併症 | 症状 | 処置 |
|---|---|---|---|
| ①局所麻酔 | キシロカインによるけいれん・ショック | けいれん | ジアゼパム（セルシン®, ホリゾン®）投与 |
| | | 血圧低下, 冷汗 | 点滴全開滴下, アドレナリン®皮下（筋）注もしくは静注 |
| ②穿刺・シース挿入 | 迷走神経反射 | 血圧低下, 冷汗, 徐脈, 気分不快, 顔面蒼白, 悪心・嘔吐 | 硫酸アトロピン®静（筋）注 |
| ③造影 | アナフィラキシーショック | アナフィラキシー様症状（血圧低下, 冷汗, 頻脈, SpO$_2$低下, 顔面浮腫, 悪心・嘔吐, 咳, 腹痛, 蕁麻疹, 発赤など） | アドレナリン®皮下（筋）注もしくは静脈<br>挿管などの救命処置 |
| ④バルーン・ステント拡張 | 迷走神経反射 | 血圧, 冷汗, 徐脈, 気分不快, 顔面蒼白, 悪心・嘔吐 | 硫酸アトロピン®静（筋）注 |
| | 血管損傷・穿孔 | 腹痛, 腰・背部痛, 頻脈, 血圧低下 | バルーン拡張により一時止血, カバードステントで止血, 場合によっては外科的処置<br>点滴全開滴下, 頻回の血圧チェック |
| ⑤カテーテル抜去 止血の確認 | 穿刺部血腫, 静脈圧迫 | 出血, 腫脹, 局所疼痛, 下肢の冷感, 皮膚色悪化 | 圧迫止血<br>末梢動脈触知低下では圧迫を調整 |

## 4. 申し送り：IVR室→病棟

| 情報 | 内容 |
|---|---|
| 治療内容・治療部位・成功の有無 | 治療内容, 治療部位, 必要に応じてデバイスのサイズや数など |
| バイタルサイン・一般状態 | 血圧・脈拍・SpO$_2$<br>腹痛・腰痛の有無, 尿量・尿の性状など |
| 下肢末梢動脈の触知状態 | 治療後の触知状態, 色調, 冷感・しびれの有無 |
| 止血状態 | 止血時間, 止血困難であったかどうか, 皮下血腫の有無 |
| 造影剤 | 使用造影剤名と量 |
| 輸液量と尿量 | IN/OUT バランス |
| 投薬 | 薬剤名・投与量・投与時刻 |
| 術中合併症の有無 | 症状および対処内容（投薬・処置など） |
| 水分・食事摂取 | 飲水は体調が許せば常時可能<br>食事は2時間禁止。以降, 状態をみながら開始する |
| 術後安静度など指示内容 | ベッド上安静時間（8〜10時間）, 体位変換不可, 穿刺側下肢屈曲不可など |

## 5. 術後

| 内容 | 対策・看護 |
|---|---|
| 一般状態・バイタルサイン測定 | バイタルサインのチェック（血圧, 脈拍, 体温, SpO$_2$）：帰室時・30分・1時間・2時間後, あとは適宜測定<br>自覚症状の有無（腹痛, 体熱感, 悪心・嘔吐, 腰痛など） |

| 内容 | 対策・看護 |
|---|---|
| 下肢の観察<br>末梢塞栓症(再閉塞) | 術直後との比較<br>末梢動脈の触知,緊張の強弱,色調変化,下肢の冷感・触知冷感,疼痛,しびれの有無の確認 |
| 輸液管理 | 抗凝固療法が行われるときは,ヘパリンなどの指示量を的確に行う |
| 止血状態 | 穿刺部位からの出血の有無,皮下血腫の有無を観察する。後腹膜出血による腹痛,腰・背部痛の確認を行う。必要であれば,すぐに医師に報告し,圧迫止血,バイタルサインのチェックを行う |
| 穿刺部チェック | 穿刺部出血・血腫・足背動脈触知状況,下肢腫脹の有無,疼痛・色調変化 |
| 尿量・性状の観察 | 帰室時・30分・1時間・2時間後,あとは適宜測定する。性状と血尿の有無の観察を行う |
| 安静時間内の安楽への介助<br>疼痛コントロール | 腰痛など,安静保持内での体位の工夫(レストンや枕などを使用)。鎮痛薬,座薬などを使用 |
| 安静解除(肺梗塞の発生に注意) | 安静解除後の最初の歩行時は看護師が付き添い,特に肺梗塞症状(呼吸困難)に注意する<br>急激な$SpO_2$の低下,呼吸困難,意識障害,胸痛,チアノーゼ,ショックを起こした場合は,ただちに安静臥床させ,バイタルサインチェック,医師に報告し,酸素投与を行う |
| 造影剤腎症(IN/OUTバランス,腎機能のチェック) | 術前腎機能により異なるが,造影剤使用量は3〜4 mL/kgを目安にし,超過している場合は特に注意 |
| 造影剤遅発性副作用 | 薬疹,悪心・嘔吐,腹痛・頭痛など,通常の副作用と同様の症状の出現に注意 |

〔高尾敏江〕

# 血管 ― 静脈

静脈系(門脈系は別項)に対するIVRとしては,血液透析シャント・鎖骨下静脈の狭窄解除,腫瘍による上下大静脈圧迫症状の緩和,Budd-Chiari症候群による静脈閉塞の解除,静脈内で形成された血栓の溶解,および肺塞栓予防のための一時的あるいは永久血栓捕獲用フィルター留置,血管内異物除去,中心静脈カテーテル留置などがあげられる。器具としてはバルーンカテーテル,金属ステント,フィルター,血管留置用カテーテルなどが用いられる。静脈系では,手技や留置物に関連して血栓が形成されると,肺塞栓の原因となるばかりか,留置物(ステント,カテーテル,金属コイル,塞栓物質など)そのものが心臓や肺動脈に逸脱してしまう危険性もあるため,安易に適応を決めることがあってはならない。また,動脈と比べると血管壁,特に中膜と内膜が薄く,弾性線維組織を欠き平滑筋や外膜も薄い構造をもつことから,粗雑な操作で穿孔や断裂といった重篤な合併症をきたしやすく,手技を行うに際しては細心の注意を払わなければならない。

〔森田荘二郎〕

## 解剖

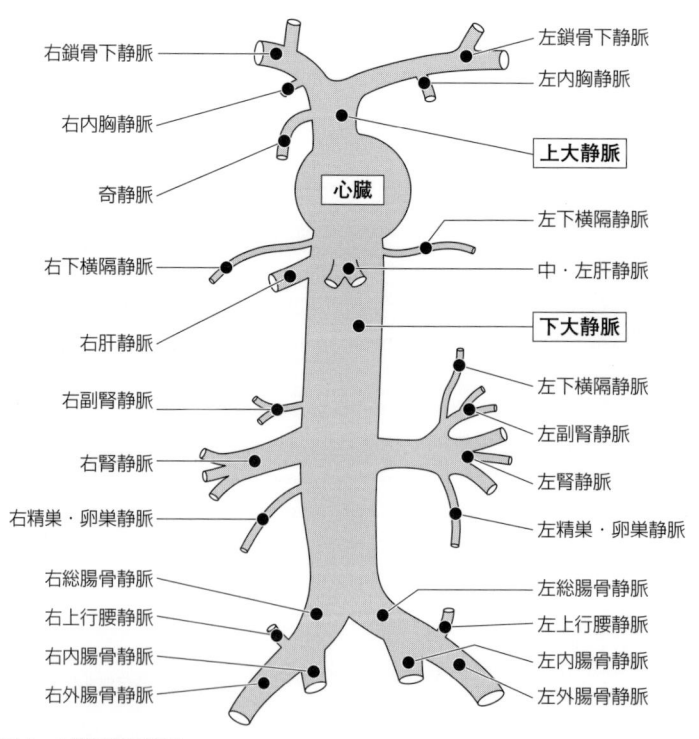

図1 大静脈系の解剖

# 11 上大静脈ステント留置術

## 目的

肺がんなどにより狭窄・閉塞した上大静脈（SVC）に金属ステントを留置することにより，静脈うっ滞を改善する。

## 適応

- 手術不能悪性腫瘍で放射線治療，化学療法不応例。
- 術後，放射線治療，化学療法後の再発悪性腫瘍。
- 手術の危険性が高い良性閉塞性疾患。

## 術前準備

### 1．使用器具

- ステント：Zステント（スパイラルZR®，ジャイアントルコZR®），SMART®，Luminex™，Wallstent™など。
- イントロデューサー：ステントを目的部位まで挿入するためのロングシース（Zステントの場合，14 Fr，60〜90 cm長が必要である）。
- バルーンカテーテル：8〜12 mm径，4 cm長。
- ガイドワイヤー：0.035インチAmplatz Extra-Stiffガイドワイヤー，260 cm。

### 2．前投薬

「前投薬」の項（38ページ）を参照。

- 利尿薬：ラシックス®注20 mgや塩酸ドーパミンの低用量投与（プレドパ®注200 mg）により，循環動態の安定とともに心肺負荷の低減をはかる。

### 3．術中・術後の使用薬剤

術中にヘパリンナトリウム3,000単位静注し，その後，1,000単位/時の追加を行う。血栓合併例では，術後ヘパリンナトリウム1万〜1万5千単位/日の持続投与を行う。

## 手技手順（図1）

① 両上肢静脈の末梢ラインより左右同時に上大静脈造影を行う。
② 大腿静脈にイントロデューサーを挿入する。
③ 下端閉塞位置の確認のため，造影を行う。
④ ①および③より，閉塞部位と長さを確認し，狭窄を突破する。アングル型ラジフォーカスガイドワイヤーとマルチパーパスやコブラ形状で大径の6.5 Frのカテーテルが使いやすい。
⑤ 上流側より血管造影を行い，左右どちらにステントを留置するかを決定する。
⑥ 中心静脈圧と上流側の静脈圧測定を行う。
⑦ 鎖骨下静脈あるいは総頸静脈まで，Amplatz Extra-Stiffガイドワイヤーを留置する。この導線は，血管形成術の一連の処置が終了するまで抜かない。
⑧ バルーンカテーテルで数回血管を拡張し，できる限りくびれがなくなるまで行う。バルーン拡張中に疼痛や呼吸症状の異変を生じやすいた

### Point 本手技の注意点

**Y型留置は必要？**

通常の症例では，両側腕頭静脈〜SVCへのY型留置は必須ではなく，片側腕頭静脈〜SVCへの留置で十分である。症状の左右差，静脈の形状を検討して，どちら側を形成するか決める。

**プルスルー・ルートの作成**

狭窄が高度な場合には，頸静脈と大腿静脈との間にプル・スルールート（貫通する導線）を作成する。この際，対側ガイドワイヤーを把持するための回収用カテーテル（グースネックスネア®）を用いる。

**浸潤狭窄**

がん狭窄は圧排狭窄と浸潤狭窄の2種類がある。前者はがん病変の外方性圧排によるもので，治療効果は80％以上とよい。後者は静脈内腫瘍栓を有し，ステント内への腫瘍偏位をきたしやすく，治療効果も約50％と不良である。また血管内操作により，腫瘍出血や塞栓症などの重篤な合併症も想定される。時にステントグラフト（膜付きステント）を用いる。

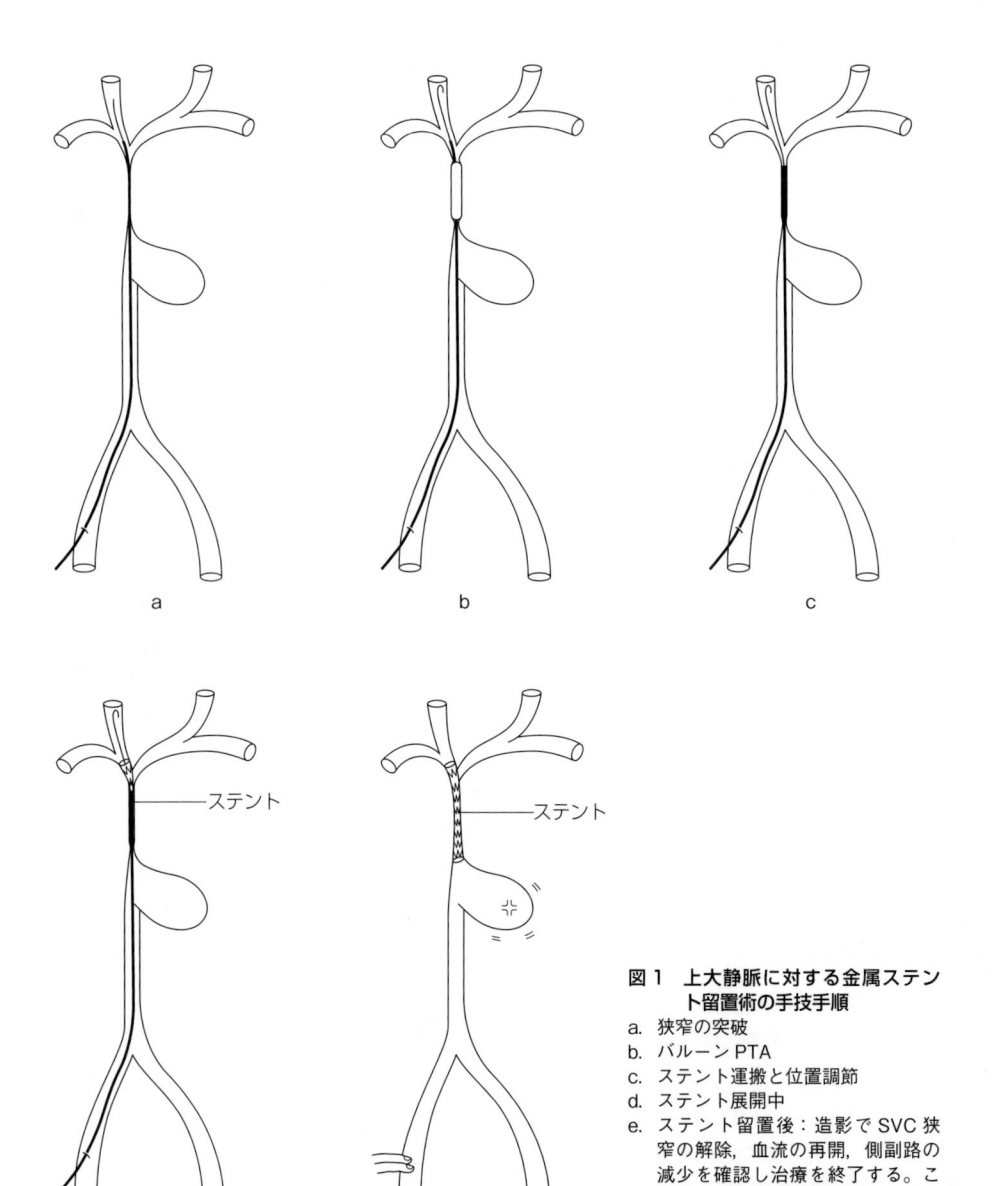

**図1 上大静脈に対する金属ステント留置術の手技手順**
a. 狭窄の突破
b. バルーンPTA
c. ステント運搬と位置調節
d. ステント展開中
e. ステント留置後：造影でSVC狭窄の解除，血流の再開，側副路の減少を確認し治療を終了する。この時点で心肺に負荷がかかっている。穿刺部は用手止血する

め，事前に鎮痛薬を追加投与する。
⑨ステントデリバリーシースを挿入し，狭窄部に金属ステントを留置する。
⑩ステントを展開する。
⑪術後のSVC造影。ステントが所定の位置にうまく留置された場合には，側副血行路の減少，大静脈血流のうっ滞解除，狭窄前後での静脈圧格差の変化など，静脈造影所見の改善が速やかに観察される。
⑫必要に応じて，バルーンカテーテルを用いてステント形状を整える。

## 合併症

ステント関連のものとして，違和感，疼痛，不整脈，呼吸・循環合併症，血栓症・塞栓症，留置ステントの閉塞・逸脱・感染・破損，血管損傷，心タンポナーデなどが知られている。

〔竹内義人〕

## SIDE MEMO

### 下大静脈症候群

　肝腫瘍や後腹膜腫瘍によって下大静脈が狭窄・閉塞した場合には，骨盤下肢領域の著明な浮腫や腹水貯留による重篤な症候を呈する。呼吸・循環器症状や中枢神経症状などの多彩な症状を呈さない点は上大静脈症候群と異なるが，浮腫容積が大きく全身の水分バランスを是正し難いという重篤性を有する。上大静脈症候群とともに金属ステント治療が有効である。

### 上大静脈症候群のマネジメント

　放射線治療は緊急治療として行われるが，安静臥位が保てない，効果発現が速やかでない，急性反応による治療期間中の症状増悪，症状再燃に対する再治療が困難な症例にはステント治療が配慮されるべきである。また，切迫症例に対しては，放射線治療での対応は間に合わない。

　姑息的には，利尿薬，アルブミン，ステロイドによる薬物療法，マッサージや弾性包帯による理学療法を行うが，継続的な効果を得ることは難しい。特に，水分制限や利尿薬投与は，血管内脱水や腎機能障害に配慮して慎重に行う。血管バイパス手術は治療侵襲が過大なため日常的には行われない。

# 看護の実際 SVCステント

## 1. 術中

| 手技 | 合併症 | 症状 | 処置 |
|---|---|---|---|
| ①局所麻酔 | キシロカインによるけいれん・ショック | けいれん | ジアゼパム（セルシン®，ホリゾン®）投与 |
| | | 血圧低下，冷汗 | 点滴全開滴下，アドレナリン®皮下（筋）注もしくは静注 |
| ②穿刺 | 迷走神経反射 | 血圧低下，冷汗，徐脈，気分不快，顔面蒼白，悪心・嘔吐 | 硫酸アトロピン®静（筋）注 |
| ③造影 | アナフィラキシーショック | アナフィラキシー様症状（呼吸困難，血圧低下，冷汗，頻脈，SpO₂低下，顔面浮腫，悪心・嘔吐，腹痛，咳，蕁麻疹，発赤など） | アドレナリン®皮下（筋）注もしくは静注 挿管などの救命処置 |
| ④バルーン拡張 | 拡張時疼痛 | 疼痛 | 必要に応じてバルーン拡張前に鎮痛薬を使用。拡張時に疼痛（背部痛や右肩放散痛）や圧迫感が出現するため事前に患者に説明し，不安の除去に努める |
| | 肺血栓症 | 急激なSpO₂の低下，呼吸困難，意識障害，胸痛，チアノーゼ，ショック | 医師に報告すると同時に，バイタルサインのチェック，酸素投与を行う |
| | 静脈損傷 | 血圧低下，疼痛 | 止血処置，ステント留置 |
| ⑤ステント挿入 | 疼痛 | 疼痛 | バイタルサインの観察 適宜鎮痛薬投与 |
| | ステント逸脱 | | 程度に応じてステントの回収 |
| | 静脈損傷 | 血圧低下，疼痛 | 止血処置，ステント留置 |
| ⑥イントロデューサー抜去 | 出血・血腫 | 出血，腫脹 局所疼痛，冷感，皮膚色悪化 | 穿刺部位の観察 穿刺部位の固定方法を確認 |

## 2. 申し送り：IVR室→病棟

| 情報 | 内容 |
|---|---|
| 治療内容・治療部位 | 治療内容，治療（留置）部位 |
| バイタルサイン・一般状態 | 血圧，脈拍，SpO₂ 胸痛・腹痛・腰痛の有無，尿量・尿の性状 |
| 止血状態 | 止血時間，皮下血腫の有無 |
| 疼痛の有無 | 部位・程度・出現時間，鎮痛薬使用の有無 |
| 造影剤 | 使用造影剤量 |
| 輸液量と尿量 | IN/OUTバランス |
| 投薬 | 鎮痛薬などの投与量・投薬時刻 |
| 術中合併症の有無 | あれば内容と術中の対応経過 |
| 水分・食事摂取 | 体調が許せば常時可能 |
| 術後安静度 | ベッド上安静時間（2時間），体位変換不可，穿刺側下肢屈曲不可など |
| 精神面 | 術中に対応した精神的ケアの内容 |
| 術後の観察ポイント | 「3. 術後」の看護参照 |

## 3. 術後

| 内容 | 対策・看護 |
|---|---|
| 一般状態・バイタルサイン測定 | バイタルサインのチェック（血圧・脈拍・体温・$SpO_2$）<br>帰室時・30分・1時間・2時間後，あとは適宜測定<br>自覚症状の有無（腹痛，体熱感，悪心・嘔吐，腰痛など） |
| 循環動態（肺水腫） | 尿量・輸液量のバランスチェック。呼吸状態（肺音，喘鳴，チアノーゼ，意識レベル） |
| 呼吸状態 | 呼吸回数，呼吸音，喘鳴の有無<br>肺雑音の有無，チアノーゼの有無，$SpO_2$ のチェック |
| 肺血栓症 | 急激な $SpO_2$ の低下，呼吸困難，意識障害，胸痛，チアノーゼ，ショックを起こした場合は，ただちに安静臥床させ，医師に報告すると同時に，バイタルサインのチェック，酸素投与を行う |
| 止血状態 | 穿刺部位からの出血，皮下血腫の有無のチェック<br>必要であればすぐに医師に報告し，圧迫止血，バイタルサインのチェックを行う |
| 穿刺部チェック | 穿刺部出血・血腫，足背動脈触知状況，下肢腫脹の有無・疼痛・色調変化 |
| 浮腫の状態 | 術前からの変化を観察（ステントの再閉塞状態の有無） |
| 輸液管理 | 抗凝固療法が行われるときは，ヘパリンなどの指示量を的確に行う |
| 造影剤腎症（IN/OUT バランス・腎機能のチェック） | 術前腎機能により異なるが，造影剤使用量は 3～4mL/kg を目安にし，超過している場合は特に注意 |
| 造影剤遅発性副作用 | 薬疹，悪心・嘔吐，腹痛，頭痛など，通常の副作用と同様の症状出現に注意 |
| 精神面 | 不安因子の除去または軽減 |

〔浅井望美〕

### 看護のポイント

呼吸苦などで安静臥床ができない患者も多く，体位調節が必要となる。術者と相談しながら安楽枕を使用し，セミファーラー位をとるなどの工夫が必要である。また，呼吸苦などの症状は患者の不安を増強するため，術中も患者の精神的ケアが必要である。

# 12 下大静脈フィルター留置術

K620　下大静脈フィルター留置術　10,160 点
K620-2　下大静脈フィルター除去術　6,190 点

## 目的

下肢あるいは骨盤，下半身の静脈血栓を捕捉，または一定の大きさ以下に破砕することにより，致死的肺塞栓を予防する。

## 適応

以下，永久留置は永久，一時留置は一時と省略した。

### 1．絶対的適応

証明された静脈血栓・塞栓あり（永久）。
- 抗凝固療法禁忌
- 抗凝固療法による合併症出現
- 十分な抗凝固療法下の静脈血栓・塞栓進行例

### 2．相対的適応

証明された静脈血栓・塞栓あり。
- 腸骨・下大静脈血栓（永久）
- 大きな浮遊血栓が近位部静脈に存在（永久）
- 抗凝固療法が遂行困難（永久）
- 広範な肺塞栓症に対し，血栓溶解療法や血栓除去を考慮する場合（一時）
- 慢性肺塞栓に血栓除去を行う場合（一時）
- 腸骨・下大静脈血栓症に対する血栓溶解療法例（一時）
- 心肺機能の予備能の制限された静脈血栓・塞栓（永久）
- フィルター留置後にもくり返す肺塞栓症（永久）
- 抗凝固薬コンプライアンス不良例（永久）
- 抗凝固療法高リスク例（よく転倒する，運動失調など。永久）

### 3．予防的適応

静脈血栓・塞栓がなく，本来の予防治療ができないもの（一時）。
- 静脈血栓・塞栓の可能性の高い外傷症例
- 静脈血栓・塞栓の可能性の高い手術例（例：整形外科，脳神経外科手術）
- 静脈血栓・塞栓の可能性の高い全身状態（例：担がん患者）

## 術前準備

### 1．前投薬

前処置，前投薬は特に必要ない。

### 2．主な使用器具

- フィルター：適応範囲は回収可能フィルター＞永久フィルター＝一時的フィルター
  - 永久フィルター
  - 一時的フィルター：短時間で危険因子が解除される症例
  - 回収可能フィルター：永久フィルターに移行可能。最も適応範囲が広い。

---

### SIDE MEMO

#### CTでの留置位置確認

静脈血栓・塞栓症の診断は，十分に静脈に造影剤が還流した状態のCT像で静脈の評価を行う。このとき，静脈の変異に注意する必要がある。通常，フィルターは腎静脈下部に留置するが，重複下大静脈例では腎静脈上部に留置する。

#### フィルターの使い分け

永久フィルターは，一度留置したら抜去できないので適応は限られる。一時的フィルターは，線溶療法期間中留置が可能で，フィルター回収は容易だが，本体の一部が穿刺部から体外に出ているため，感染や留置後位置移動（腎静脈への迷入など）が起こりうる。また捕捉された血栓が大きい場合，永久フィルターの追加が必要になることがある。回収可能フィルターは最も適応範囲が広く，体外に出ないため感染の可能性は一時的フィルターより低く，留置後位置移動は起こらない。回収は全例可能ではなく，回収困難な場合や，捕獲した血栓が大きい場合などは，永久フィルターに移行する場合もある。

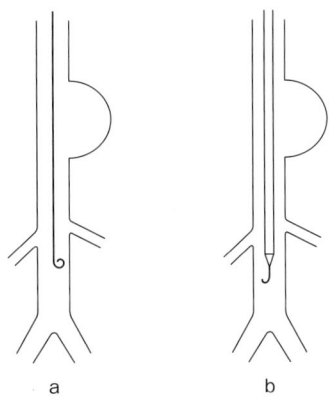

**図1 経内頸静脈ルートで留置した場合**
a. ピッグテール型カテーテルで下大静脈造影
b. シースイントロデューサー挿入
c. フィルター装填
d. 留置

## 手技手順

セルジンガー法を用いて大腿静脈、あるいは内頸静脈からアプローチし、腎静脈より遠位部に留置する。

### 1. 留置経路

1) 経内頸静脈ルート
- 心臓横を通過するので、ガイドワイヤー、シースダイレーターを挿入する際、心房損傷をきたす危険性がある。
- 一時留置の場合、患者の運動制限が少ない。

2) 経大腿静脈ルート
- 経大腿静脈ルートは総腸骨静脈から下大静脈内に血栓が存在する場合、施行できない。
- 一時留置の場合、ベッド上安静が必要となる。

### 2. 基本的手技（図1）

① 静脈穿刺（超音波誘導下に行う場合もある）。
② 造影カテーテルで下大静脈造影を行う。下大静脈内の血栓の有無、および両側腎静脈の下大静脈への合流部を確認する。
③ シースダイレーターを適切な位置まで挿入。
④ キャリアカルセル（フィルターが装填されている）をシース内に挿入し、留置位置まで進める。
⑤ フィルターを留置する。フィルターを留置するときは一気にリリースする。
⑥ シースダイレーターを抜去し、止血を行う。一時留置フィルターの場合は、カテーテルを皮下に固定する。

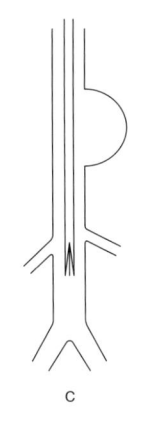

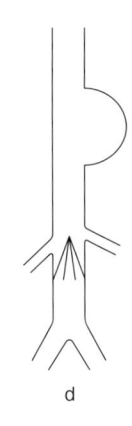

### 3. 術後管理

- 術後は1時間ベッド上安静。
- 翌日、腹部X線を撮影し、フィルター移動の有無、開き具合を確認する。

一時的フィルター、回収可能フィルターでは添付文書に従い、期日内（通常2週間以内）に回収する。

## 合併症

臨床症状出現時はCTで確認する。

### 1. 留置手技にともなう合併症

- 穿刺部出血、血腫、後腹膜血腫
- ワイヤー、シースダイレーター操作：静脈損傷、心房損傷

### 2. フィルターに関連する合併症

- フィルター脚による下大静脈穿通
- フィルターの傾斜留置：多少の傾きは血栓捕獲能力には影響なし。
- フィルターの誤留置：肝静脈、性腺静脈など。
- フィルターの逸脱：心臓・肺動脈に逸脱した場合は緊急手術が必要な場合がある。

### 3. 留置後の合併症

- 抗凝固療法中は血腫が増大する可能性あり。
- フィルターそのものへの血栓形成
- 下大静脈閉塞
- フィルターの破損

〔野田能宏〕

# 看護の実際 IVCフィルター

## 1. 術中

| 手技 | 合併症 | 症状 | 処置 |
|---|---|---|---|
| ①局所麻酔 | キシロカインによるけいれん・ショック | けいれん | ジアゼパム（セルシン®、ホリゾン®）投与 |
| | | 血圧低下、冷汗 | 点滴全開滴下、アドレナリン®皮下（筋）注もしくは静注 |
| ②穿刺・シース挿入 | 迷走神経反射 | 血圧低下、徐脈、気分不快、冷汗、顔面蒼白、悪心・嘔吐 | 硫酸アトロピン®静（筋）注 |
| ③下大静脈造影 | アナフィラキシーショック | アナフィラキシー様症状（呼吸困難、血圧低下、冷汗、頻脈、SpO$_2$低下、顔面浮腫、嘔吐、蕁麻疹、発赤など） | アドレナリン®皮下（筋）注もしくは静注、挿管などの救命処置 |
| ④イントロデューサーシステム挿入 | 肺血栓塞栓症 | 呼吸困難、胸痛、胸部圧迫感、咳嗽、冷汗、急激なSpO$_2$低下、意識障害、チアノーゼ、ショック | 全身状態管理、酸素吸入、血栓溶解 |
| ⑤フィルター留置 | フィルター位置移動、傾斜した状態での留置、不完全開大 | | フィルターの位置矯正 |
| ⑥確認造影 | | | |
| ⑦カテーテル抜去、止血の確認 | 穿刺部血腫、静脈圧迫 | 出血・腫脹<br>局所疼痛、冷感、皮膚色悪化 | 圧迫止血<br>末梢動脈触知低下では圧迫調整 |

## 2. 申し送り：IVR室→病棟

| 情報 | 内容 |
|---|---|
| 治療内容・治療部位・成功の有無 | 治療内容、治療（留置）部位、必要に応じてデバイスのサイズや数<br>永久留置型下大静脈フィルター、回収可能型下大静脈フィルター、一時留置型下大静脈フィルターなど |
| バイタルサイン・一般状態 | 血圧、脈拍、SpO$_2$<br>腹痛・腰痛の有無、尿量・尿の性状 |
| 止血状態 | 止血時間、止血困難であったかどうか、皮下血腫の有無 |
| 造影剤 | 使用造影剤名と量 |
| 輸液量と尿量 | IN/OUTバランス |
| 投薬 | 薬剤名・投与量・投与時刻 |
| 術中合併症の有無 | 症状および対処内容（投薬・処置など） |
| 水分・食事摂取 | 体調が許せば常時可能<br>1時間禁止。以降飲水から開始 |
| 術後安静度など指示内容 | ベッド上安静時間（1時間）、体位変換不可、穿刺側下肢屈曲不可など |

## 3. 術後

| 内容 | 対策・看護 |
|---|---|
| 一般状態・バイタルサイン測定 | バイタルサインのチェック（血圧、脈拍、体温、SpO$_2$）<br>帰室時・30分・1時間・2時間後、あとは適宜測定<br>自覚症状の有無（腹痛、体熱感、悪心・嘔吐、腰痛など） |
| 穿刺部チェック | 穿刺部出血・血腫、一般的にフィルター留置後も抗凝固療法が継続されるため穿刺部の出血に注意が必要 |
| フィルターの移動・逸脱 | 翌日腹部X線でフィルターの位置確認 |
| フィルター内血栓 | 下肢腫脹の有無 |
| 安静時間内の安楽への介助<br>疼痛コントロール | 腰痛など、安静保持内での体位の工夫（レストンや枕などを使用） |
| 飲食介助 | 臥床したままの飲食になるため、誤嚥に注意する<br>食事は食べやすいよう工夫した食事に変更し、水分補給もできるよう援助 |

| 内容 | 対策・看護 |
|---|---|
| 造影剤腎症(IN/OUT バランス・腎機能のチェック) | 術前腎機能により異なるが，造影剤使用量は 3〜4 mL/kg を目安にし，超過している場合は特に注意 |
| 造影剤遅発性副作用 | 薬疹，悪心・嘔吐，腹痛，頭痛など，通常の副作用と同様の症状出現に注意 |

〔伊東美佐〕

### 看護のポイント

- 内頸静脈留置ではフィルター留置時覆布が顔に掛かるので圧迫感を与えないよう工夫を行う。また恐怖心が増強しないよう，身近にいることを伝え適宜声かけを行う。
- フィルター留置前より抗凝固薬投与されていることが多く，留置後も継続されるため出血に注意する。

# 13 中心静脈リザーバー

K611 抗悪性腫瘍剤動脈, 静脈又は腹腔内持続注入用植込型カテーテル設置
　2　四肢に設置した場合　16,250 点
　3　頭頸部その他に設置した場合　16,640 点
K618 中心静脈注射用植込型カテーテル設置
　1　四肢に設置した場合　10,500 点
　2　頭頸部その他に設置した場合　10,800 点

## 目的

頻回の静脈穿刺による苦痛を回避し,薬剤投与による静脈炎,抗がん剤などの漏れを防止する目的で行う。

## 適応

- 抗がん剤の投与
- 輸液・中心静脈栄養
- 輸血
- 採血

## 相対的禁忌

- **出血傾向**
- 出血傾向がみられる場合,鎖骨下ルート,内頸ルートでは,動脈の誤穿刺により重篤な合併症をきたす危険性がある。
- 前腕ルート,上腕ルートでは,穿刺部位および留置部位に出血がみられても,重篤な合併症を併発することがほとんどないため,出血傾向をもつ血液疾患症例に対しても,薬物投与ルート確保の目的で行われることがある。
- ただし,中心静脈リザーバーの適応については十分に検討する。
- **菌血症,敗血症合併時**
- カテーテル留置により感染症の悪化をきたす場合がある。
- 菌血症・敗血症合併時には,無理に中心静脈リザーバーを設置する理由はない。末梢ルートからの治療を優先する。

## 留置部位の選択

### 1. 留置部位

留置部位としては,下記のルートが主に用いられる(図1)。

- 鎖骨下静脈
- 大腿静脈
- 内頸静脈
- 前腕(尺側皮)静脈
- 上腕(尺側皮)静脈

その他,きわめて特殊なルートとして,経皮経肝的肝静脈ルートが用いられることもある。

### 2. 穿刺ルートの決定

- 留置部位は,鎖骨下ルートが最も多く選択されているが,最近では前腕ルートも増加してきている。各挿入ルートの利点,問題点を表1に示す。
- 穿刺用超音波装置が使える場合は,穿刺予定部位,および穿刺方向などを確認して行う。鎖骨下ルート,内頸ルートでは超音波の使用が推奨されている。
- 鎖骨下ルートでは,第1肋骨と鎖骨の間でのカテーテル破損を避けるため,通常の中心静脈カテーテル留置の穿刺部位よりも外側から穿刺する。また,リンパ管損傷を避けるため,右側穿刺を第1選択とする。
- 前腕ルートでは,利き腕と反対側の尺側皮静脈を選択する。肘の屈曲によりカテーテルに変形をきたす危険性が高い場合には,深部静脈を透視下に穿刺する。

## 術前準備

### 1. 前投薬・前処置

- 術前に,どの部位に留置するか,それぞれのルートの利点,問題点を患者に説明し決定する。
- 術前にサンプルのポートを用いて,留置後にも違和感を感じないような部位を患者とともに検討しておく。
- 前投薬・前処置は特に必要ない。

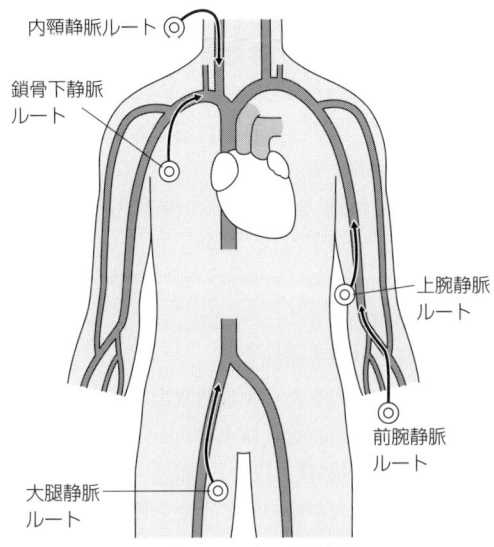

図1 中心静脈リザーバーの主な留置部位

(ラベル: 内頸静脈ルート, 鎖骨下静脈ルート, 上腕静脈ルート, 前腕静脈ルート, 大腿静脈ルート)

## 使用器具・薬剤

- 中心静脈留置用カテーテル，ポート
- ガイドワイヤー（0.035インチベンソン型，ラジフォーカスワイヤーなど）
- 18 G血管穿刺針，ヒューバー針，24 G留置針（透視下穿刺を行う場合の末梢静脈確保用）
- 中心静脈リザーバーセット：消毒鉗子1，M式タオル鉗子1，外科用剪刀1，直モスキート鉗子1，曲モスキート鉗子1，長モスキート鉗子1，ヘガール持針器1，外科用鑷子（無鉤）1，外科用鑷子（有鉤）2，金属カップ100 mL 1・200 mL 1，シャーレ9 cm 1，角針2，尖刃メス1，2-0ナイロン1セット，滅菌ドレープ3

## 手技手順

①鎖骨下ルート，前腕ルート，上腕ルートでは透視下穿刺に備え，末梢に24 G留置針でルート確保し，延長チューブをつけて倍希釈の造影剤を20 mL，2本の注射器に用意する。

表1 挿入ルートの問題点と利点

| 特徴 | ルート | | | | |
|---|---|---|---|---|---|
| | 鎖骨下静脈 | 大腿静脈 | 内頸静脈 | 前腕静脈 | 上腕静脈 |
| 手技による合併症 | 留置時の合併症が重篤化するものがみられる 死亡例が報告されている | 留置時の合併症はほとんどない | 報告が少なく不明 | 留置時の合併症はほとんどない | 報告が少なく不明 |
| 気胸 | あり | (−) | あり | (−) | (−) |
| 血胸 | あり | (−) | 稀 | (−) | (−) |
| 血腫（穿刺部） | あり | あり | あり | あり | あり |
| リンパ管穿刺 | 左側穿刺の場合にあり | (−) | (−) | (−) | (−) |
| 止血 | 困難 | 簡単 | 簡単 | 簡単 | 簡単 |
| 血管穿刺 | 熟練を要する | 比較的簡単 | 熟練を要する | 直視下では容易 | 透視下穿刺が必要 |
| 大関節 | 大関節をまたがない。pinch-offの可能性あり | 股関節をまたぐ | 大関節をまたがない | 肘関節，肩関節をまたぐ。肘部でカテーテル損傷の危険性あり | 肩関節をまたぐ |
| 深部静脈炎・血栓 | 起こさない | 起こさない | 起こさない | 頻度が高い | 可能性あり |
| ポート留置部位 | 部位決定は簡単 乳房の大きい肥満女性では立位でポートの位置が移動する恐れあり | 肥満症例では，脂肪の多い場所に留置すると穿刺が困難 | 部位決定が難しい | 部位決定は簡単 半袖の着衣では留置部位が目立つ | 部位決定が難しい |
| ポートの穿刺 | 簡単 | 肥満症例では穿刺がやや困難 | 簡単 | 簡単 | 左側内側に留置された場合には，やや困難 |
| 穿刺時の恐怖感 | 強い | 羞恥心のほうが強い？ | やや強い | なし | なし |

②直視下，透視下（末梢ルートから造影剤を注入しながら），あるいは超音波で観察しながら穿刺目標血管を決定する。

③皮膚刺入部を消毒した後，局所麻酔を施し，18 G 外筒付き留置針で目標血管を穿刺する。前腕，上腕ルートでは目的血管に刺入できたら駆血を解除，造影剤を注入し，カテーテル挿入ルートに血管の奇形・狭窄・閉塞などがないことを確認する。

④ガイドワイヤーを上（下）大静脈まで進める。18G 外筒付き留置針はいずれのメーカーでも使用可能であるが，ガイドワイヤーがあらかじめ外筒に通ることを確認しておく。

⑤留置カテーテルをガイドワイヤーに沿わせて上（下）大静脈の至適位置まで挿入する。逆流防止弁付きカテーテルを留置する場合には，カテーテル誘導用ピールアウェイシースに交換後，留置カテーテルを挿入する。

⑥皮下ポケット部から穿刺部にモスキート鉗子を通し，穿刺部から皮下ポケットにカテーテルを誘導する。

⑦カテーテルを適切な長さに切断し，ポートと接続する。

⑧22 G ヒューバー針にてセプタムを穿刺・フラッシュし，システムに漏れがないかどうかを確認後，ポートを皮下ポケットに埋没する。必要と判断すればポートを皮下組織に固定。

⑨皮膚切開部および穿刺部を縫合。

⑩ポート留置部にロールガーゼをあて，一晩圧迫固定。

## 使用の実際

### 1．穿刺・固定

①アルコール綿（酒精綿），あるいは 10％ポビドンヨード（イソジン®）で穿刺部の消毒を行う。

②アルコールアレルギーが稀に存在するので注意が必要。ポビドンヨード使用時は乾燥してから穿刺する。

③消毒後は穿刺部を指で触らないように注意。

④穿刺は通常 22 G ヒューバー針を用いる。輸血を行う場合には 20 G ヒューバー針を用いる。洗浄には 10 mL 以上の注射器を用いる。

⑤針の翼状部が皮膚面から浮かないように固定する。

⑥当院での基本的な固定方法を図 2 に示す。

### 2．穿刺にあたっての注意点

- ポート中央のシリコン部（セプタム）を皮膚面から垂直に，カチッと底板にあたる手ごたえがあるまで穿刺する。
- 皮膚面の保護，セプタム部の損傷を避けるため，毎回少しずつずらして穿刺する。
- 穿刺部位の痛み，違和感がある場合には躊躇せず再穿刺を行う。
- 穿刺後は逆血を確認する。
- 逆血を確認できたら生理的食塩水でポート内部からカテーテルを洗浄する。
- 注入は，抵抗（注入圧），違和感，疼痛，ポート部の痛みなどがないかどうかを確認しながら行う。症状を認めたらリザーバー造影で異常がないか確認し，薬液漏出などのトラブルにつながらないように注意する。
- 使用後は，生理的食塩水十分量（約 20 mL）での洗浄を行い，ヘパリン溶液などで陽圧フラッシュロックを行う。
- 逆流防止弁付きカテーテルが留置されている場合，ヘパリンロックは必要ないが，生理的食塩水でのフラッシュを行う。

### 3．長期的管理

- 長期連日（24 時間）使用の場合，穿刺針の交換は 1 週間に 1 回。
- 連日間欠的使用の場合には，薬剤投与後生理的食塩水での陽圧フラッシュロック。穿刺針を残しておく場合には，上記の間隔で交換。

---

**SIDE MEMO**

**「ポンピング注入」と「陽圧フラッシュロック」**

「ポンピング注入」は，シリンジを一定の力で押すのではなく，リズミカルに押しながら注入する方法。通常の注入では，ポートのチェンバー内を「四角い部屋を丸く掃く」状態になり，隅に析出物が残ることがあるが，ポンピング注入することにより，隅まで洗浄ができる。

「陽圧フラッシュロック」は，ポンピング注入の最後に，シリンジを押しながら（洗浄液を注入しながら）穿刺針の接続チューブに付属のインターロックを閉じる方法。穿刺針抜去に際しても，血液のカテーテル内への逆流を起こさない。

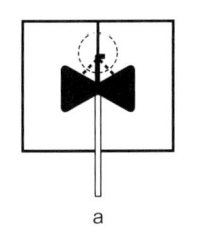

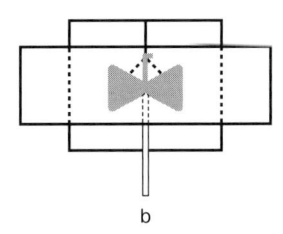

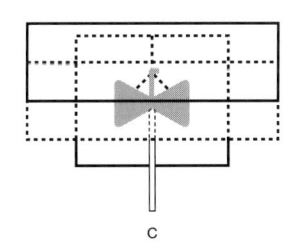

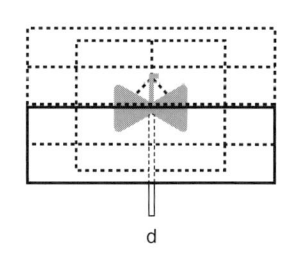

**図2　穿刺針の固定方法**
a. 適切な厚さの切れ込みガーゼを挿入する
b. ヒューバー針を覆うようにテープ固定
c. 針側でもう1枚テープ固定を行う
d. チューブ側でさらにもう1枚テープ固定を行う

- 1週間に1回程度使用する場合には，ヘパリン加生理的食塩水(10単位/mL)10 mLにて陽圧フラッシュロックを行う。
- 長期間使用しない場合は，1か月に1回ヘパリン加生理的食塩水(100単位/mL)10 mLにて陽圧フラッシュロックを行う。
- 治療終了などにより長期間使用する予定がなくなった場合には，システムを抜去することを考慮する。

## 合併症および対処法

### 1. ポート穿刺にともなう合併症

●**皮膚欠損**　度重なる穿刺によってセプタム部の皮膚が欠損し，ポートが露出する場合がある。皮膚欠損部の創面切除で対処できる場合もあるが，皮膚欠損部や壊死部が広いとポートの摘出が必要。

●**感染**　ポート周囲膿瘍が生じた場合には無条件に抜去が必要。カテーテル感染(いわゆるカテーテル熱)が「疑わしい」状況では，ポート採血による血液培養を行う。システム使用時にのみ発熱がみられる場合も，まず感染と判断して間違いない。抗生物質投与でいたずらに抜去のタイミングを延ばすことは避けるべきである。

### 2. 鎖骨下静脈血栓

- 前腕，上腕ルートで留置された場合は，痛みをともなわない上肢の腫脹として発見される。
- 鎖骨下ルートでも，血栓がカテーテル周囲に形成される頻度は同様であるが，症状が出にくいため発見されにくいとの報告もみられる。
- 症状が認められたら，末梢静脈からの造影を行い，鎖骨下静脈内の血栓の有無を確認する。
- 血栓が確認されたら，抗血小板薬(プレタール® 50～100 mg)を数週間投与する。ただし，その間もシステムは使用可能である。

### 3. 薬液漏れ

・抗がん剤漏出が生じると，難治性潰瘍が形成される。
・速やかにステロイドの局注を行う。
・漏出が起こってから皮膚症状発現までには時間差があるため，「今，症状がない」からといって安易に経過観察してはならない。
・皮膚科受診も行う。

---

### SIDE MEMO

#### 穿刺および固定

穿刺針の長さは通常5/8インチ長。皮下脂肪の厚さとポートサイズにより，長め(3/4インチ長)または短め(1/2インチ長)の針を選択する。前腕部・上腕部留置症例で自己抜針を行う場合には，連結チューブが45 cmのものを使用する。針刺し事故防止のための「誤穿刺防止機構付きのポート専用穿刺針」も市販されている。

穿刺針の固定は，各施設でいろいろな工夫がなされているが，どの部位に留置されたとしても，基本的には，

- 清潔が保たれる
- 確実に固定できる
- 日常生活が制限されない

が確保されていれば，どのような方法をとっても良いのではないかと考えている。筆者は，看護師の工夫が一番重要視されるべきで，これと決めたら全部署で統一を図り，勝手にいろいろやらず，不具合が生じたら変更を考慮し，医師には意見を聞く程度にしなさいと指導している。

## 4. カテーテル閉塞

●**穿刺が浅い，穿刺針の抜浅** 不十分な穿刺や，体位変換による皮下組織の厚みの変化によって針が抜けてくる(抜浅)ことがある。血液の点滴ルート内への逆流により，カテーテル閉塞をきたすことがある。薬剤投与中は穿刺針を固定している上から押して，針が抜けてきていないか確認する。患者にも，ときどき針を押してもらうよう指導をしておく。

●**カテーテルの屈曲による閉塞** 前腕ルートでは肘部でカテーテル屈曲をきたし，滴下不良が生じる可能性がある。大腿ルートでは鼠径部で，鎖骨下ルートでも上肢挙上により滴下不良を認める場合がある。滴下不良をきたす状況を患者とともに観察し，そのような状況を作らないように指導を行う。

●**フィブリンシースによる閉塞** 自然滴下では注入が不良で，用手的注入はできるが逆血がみられない場合，カテーテル先端部にフィブリンシースが形成されていることがある。鎖骨下ルート，内頸ルートなど，血管内のカテーテル走行が短い場合，カテーテル挿入部までフィブリンシースが延びてしまうことが報告されている。このような場合，抗がん剤が挿入部の皮下に逆流し，皮下注入になる危険性も指摘されている。疑われたら即刻ポートからの造影を行い，認められたらポートからのウロキナーゼを持続点滴(生理的食塩水 100 mL＋ウロキナーゼ 6 万単位)を試してみる。スネアで機械的に剥離する報告もある。

●**カテーテル先端の逸脱** 体動により，皮下トンネル内や皮下ポケット部にカテーテルが抜けてきてたわみが生じると，カテーテル先端が引けてきて，内頸静脈や奇静脈に迷入したり，中心静脈から完全に逸脱してしまうことがある。奇静脈に逸脱した場合には，薬液の注入は可能であるが逆血がみられない。奇静脈血栓から肺塞栓の原因ともなるため，カテーテル先端の位置変更，もしくは抜去・再留置が必要。

## 5. カテーテル，ポートの破損

●**カテーテル破損・断裂** 前腕ルートでは肘部で，鎖骨下ルートでも第 1 肋骨と鎖骨の間でカテーテル屈曲・伸展をくり返すことにより，破損・断裂が生じることがある。断裂によってカテーテルが心腔内や肺動脈内に迷入してしまうと，経皮的な抜去が必要。

●**ポートの破損** 穿刺針を過剰な力で底板に押しつけると，穿刺針の先端がめくれあがり，抜去時にセプタム部を削り取ってしまい，孔が開くことによって薬液漏れの原因となる。

●**違和感** 注入時の違和感(冷たい，腫れてきた，痛い)を訴えたら，ポートからの造影によって破損の有無を確認する。破損が疑われたらシステムの再挿入が必要。

## 6. その他

●**ポートの反転** 皮下ポケットの大きさが適切であれば，ポート反転はきたすことはほとんどない。作成時にポケットの形状が扇型になると，ポケット内でのポートの遊びが大きくなり，反転の原因となる。留置後，数日を経れば組織により固定されるが，それまでに発生したら用手的に修復してみる。できない場合は局所麻酔下に皮下ポケットから取り出して修復する。

●**血栓性静脈炎** 前腕・上腕ルートでは，カテーテルの血管内走行が長いため血栓性静脈炎をきたすことがある。通常は湿布処置などで対処可能。

●**滴下不良** カテーテル屈曲が最も多い原因であるが，洗浄が不十分であった場合にカテーテル内腔面に析出物が付着し，内腔を狭小化したり，フィブリンシースによって起こることがある。カテーテル屈曲が原因として考えにくい場合には，洗浄(時によってはウロキナーゼで)を十分に行う。

〔森田荘二郎〕

---

### SIDE MEMO

#### 抜去の点数は？

埋込型カテーテル(CV ポート，CV リザーバー)を抜去する際には，K000 創傷処理の 1 筋肉，臓器に達するもの(長径 5 cm 未満)1,250 点で算定できるようになった。

## Tea Time

### 逆血の確認

リザーバーシステムに逆血を行っても,「ポンピング注入」「陽圧フラッシュロック」の基本的手技を遵守する限り,システム閉塞をきたす心配はない。逆血を行うとカテーテル,ポート内に血栓を作りシステムが閉塞するといわれているが,根拠はない。筆者らの施設では,穿刺に際して必ず逆血を確認し,ポートからの採血,輸血も行ってきたが,この状況下でシステム閉塞の原因を検討した結果,血液がカテーテル内に「逆流する」ことが閉塞の原因となることがわかった。

- 点滴中に針が抜けてきたり(抜浅),自己抜針により血液が点滴ルートへ逆流した。
- ポート,カテーテル破損や,フィブリンシースにより洗浄が十分できなかった。

したがって,意識的に血流を「逆流させて」も,輸血を行っても,ポートおよびカテーテル内の血液を完全に流し去るよう十分に洗浄(ポートとカテーテルを合わせた容積は約1 mL強のため20 mL以上を用いることが推奨される)し,陽圧フラッシュロックを行っておけば,決してシステムが血栓により閉塞することはない。血液が「逆流する」ことと「逆流させる」ことはまったく違う現象である。

# 14 血管内異物除去術

K616-5　経皮的血管内異物除去術　14,000 点

## 目的

血管内に残存・迷入した異物(カテーテル，金属ステント，下大静脈フィルター，血管塞栓コイルなど)を，低侵襲の IVR 手技にて捕獲・回収する。

## 適応

- 血管内異物が合併症を引き起こすことが考えられる場合。
- 異物の一部が血管壁内に埋没されている場合には遊離端があれば適応を考慮。
- 血管内異物として存在した期間が長い(特に規定はないが)と考えられる場合には，周囲に血栓形成がないかどうか超音波や CT，静脈造影で確認する。

## 禁忌

- 異物が血管壁内に完全に埋没されている場合や，前腕・上腕から留置されたカテーテルなどで，血管壁に長距離固定されている場合。
- フックで血管壁に固定されている場合。
- 異物周囲に大きな血栓形成がみられる場合には，まず血栓溶解療法を優先させるかどうか検討する。

## 術前準備

### 1. 前投薬
特に必要なし。

### 2. 主な使用器具
- 18〜19 G 穿刺針(通常の血管造影時に使用する外筒付き留置針)
- シース(成人 7〜8 Fr，小児 4〜5 Fr)
- ガイドワイヤー
- 血管造影用カテーテル(ピッグテール型)
- スネア
  - Amplatz グースネックスネア
      6 Fr ループ 35 mm(大血管用)
      4 Fr ループ 5 mm(小血管・小児用)
  - スネア(Angiotech®) 6 Fr

## 手技手順(図 1)

使用する器具によっていくつかの方法に分類されるが，本項では最も頻用されているピッグテール型カテーテルおよびスネアを用いた血管内遊離カテーテルの除去方法について述べる。

心臓内で操作を行うときに，不整脈を生じることがあるので，心拍監視下に行う。

①通常の血管造影と同様，右大腿静脈を 18〜19 G 穿刺針で穿刺する。
②シースを留置する。
③専用のデバイスあるいは血管造影用のカテーテルにスネアを通しておいて，ループをカテーテルから出した状態で慎重に異物近傍まで進める。
④ループ部分を回転させながら，異物の遊離端から少し奥まで進める。
⑤ループの位置は固定して，スネアを通しているカテーテルを進めてループを絞り，カテーテルとの間で異物をしっかりと把持する。

### SIDE MEMO

#### シースおよびスネア

使用するスネアおよび異物の形状，太さによるが，成人のカテーテル除去には通常 7〜8 Fr，小児では 4〜5 Fr を用いる。異物であるカテーテルが折り返しても通過するような太さを選択するが，引き抜くときに抵抗がある場合はシースとともに抜去しても差し支えない。シースを使用しなくとも本手技は施行可能である。

異物鉗子やバスケット鉗子が使われることもあるが，血管壁や心筋(腱索)を傷つける危険性がグースネックスネアより高くなるため，初心者にはあまりお勧めではない。また，専用の道具がなくとも，血管造影用のカテーテル内にガイドワイヤーの両端を通して，ループを作成してスネアとして用いることもできる。

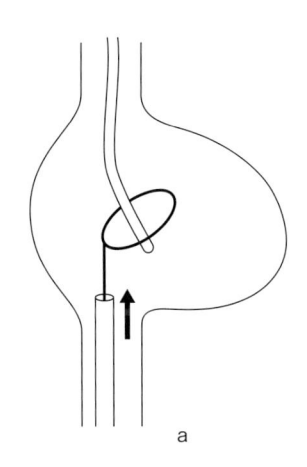

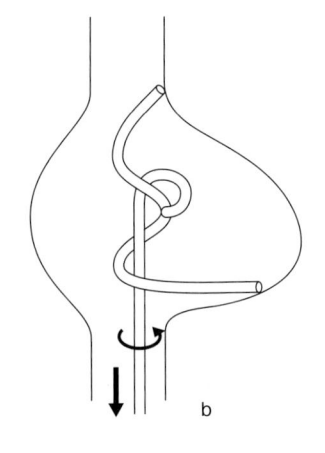

**図1 血管内異物除去術の手技手順**
a. スネア法
b. ピッグテール法

⑥異物を把持したまま,シースから引き抜く。抵抗がある場合にはシースとともに引き抜く。

⑦異物の両端が血管壁に密着し,血管内腔に遊離端がない場合には,ピッグテール型カテーテルに交換し,血管壁から浮いている部分で,スパゲティをフォークに絡ますような要領で巻き付け,血管壁から引き離す。

## 合併症

### 1. 術後

- 術後は静脈造影後の管理を行う。
- 止血が確認できれば圧迫子はあてる必要はない。
- 外来で行う場合には,術後1時間程度の安静後,創部に特に問題がなければ帰宅可能である。
- 鎮痛薬や抗生物質は必要ない。

### 2. 術中

- グースネックスネアのループ部は柔らかく,血管壁に傷を及ぼすことは少ないが,乱雑なカテーテル操作,特に異物近傍までカテーテルを上げていく際や,心臓内での手技中,血管壁,腱索などに損傷を与えることがある。
- 心臓内で操作する際,カテーテルやスネアのループが洞結節や心室壁にあたると不整脈が生じることがあるが,手技を止めれば回復する。心室性頻拍に注意する。
- シース内をスネアとともに異物を通過させる際,抵抗があるにもかかわらず無理に引っ張り抜くと,シースの端がラッパ状に変形し,シースの抜去時に血管を損傷する危険性がある。

〔森田荘二郎〕

# 血管—門脈

　門脈圧亢進症とは，種々の原因で求肝性に向かう門脈の流れが悪くなり門脈圧上昇をきたし，食道・胃静脈瘤，腹水，肝性脳症などの症状を呈する病態をいう。圧亢進の機序として，①肝を中心とした門脈の血管抵抗が上がり圧上昇するものと，②門脈血流が増加して圧が上がるものの2つがある。門脈の血管抵抗上昇で起こるものは，その抵抗部位から肝前性，肝性，肝後性の3つに分けられる。肝前性としては門脈本幹の血栓性閉塞による肝外門脈閉塞症，肝性ではウイルス性肝硬変，アルコール性肝硬変など，肝後性ではBudd-Chiari症候群などの肝静脈閉塞，下大静脈閉塞による肝うっ血で起こるものがある。また，門脈血流増加で起こる場合の病態としては，動脈門脈短絡による門脈血流の増加や巨脾による脾静脈血流の増大などがある。

　IVR治療としては，静脈瘤などを直接血栓閉塞させるB-RTO (balloon-occluded retrograde transvenous obliteration)，PTO (percutaneous transhepatic obliteration)と門脈圧を減少させるTIPS (transjugular intrahepatic portosystemic shunt)，PSE (partial splenic embolization 部分的脾動脈塞栓術)などがある（図1）。

〔廣田省三〕

## 解剖

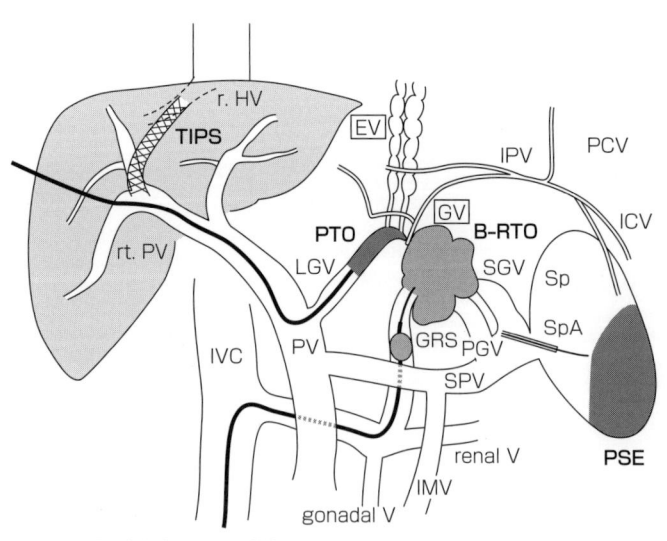

図1　門脈圧亢進症に関する血管

TIPS：経頸静脈的肝内門脈静脈短絡術
PTO：経皮経肝静脈瘤塞栓術
B-RTO：バルーン下逆行性経静脈的塞栓術
PSE：部分的脾動脈塞栓術
EV：食道静脈瘤
GV：胃静脈瘤
r. HV：右肝静脈
rt. PV：門脈右枝
IVC：下大静脈
LGV：左胃静脈
PV：門脈
IPV：下横隔静脈
PCV：心膜静脈
SGV：短胃静脈
GRS：胃腎シャント
PGV：後胃静脈
SPV：脾静脈
IMV：下腸間膜静脈
ICV：肋間静脈
Sp：脾臓
SpA：脾動脈

# 15 バルーン下逆行性経静脈的塞栓術(B-RTO), 経皮経肝的静脈瘤塞栓術(PTO)

K668-2　バルーン閉塞下逆行性経静脈的塞栓術　31,710点

## 目的

B-RTO(balloon-occluded retrograde transvenous obliteration)：消化管静脈瘤を血栓性閉塞させるため，逆行性にカテーテルを静脈瘤近傍まで進め，バルーン閉塞下に硬化剤を用いて逆行性塞栓術を行う。

PTO(percutaneous transhepatic obliteration)：消化管静脈瘤を血栓性閉塞させるため，経皮経肝的に門脈血行に順行性に塞栓術を行う。

## 適応

### 1. B-RTO

- 破裂している緊急胃静脈瘤例，破裂既往または破裂の危険のある胃静脈瘤で胃腎シャント，または下横隔静脈などのアプローチ可能な排血路を有する。
- 胃腎シャントが原因で肝性脳症をきたしている症例。
- 門脈-大循環シャントによる肝性脳症：腸間膜-下大静脈シャントなどによるもの。
- 出血：十二指腸静脈瘤，腸間膜静脈瘤などの異所性静脈瘤。

### 2. PTO

- 内視鏡硬化療法で治療困難な破裂食道静脈瘤。
- B-RTO 施行困難な食道・胃静脈瘤。
- 異所性静脈瘤。
- 腸間膜-大静脈シャント閉鎖。

## 相対的禁忌

### 1. B-RTO

- シャントから容易に門脈内に造影剤が流れ込む場合。
- バルーン閉塞により門脈圧が著明な上昇をきたす場合。

### 2. PTO

- 門脈圧が著明な上昇をきたす場合。

---

### SIDE MEMO

#### 1. 術前画像の確認

胃腎シャント，左下横隔静脈の走行と拡張程度，心膜横隔静脈の走行を含めた血行動態は造影CT, 3D-CTで十分確認し，塞栓方法を術前に検討しておく。

PTOでは左胃静脈と噴門静脈叢，すだれ静脈，食道静脈，傍食道静脈の関係をチェックする(図1)。

#### 2. 静脈瘤の形

胃静脈瘤の形態は内視鏡的に噴門唇にできるLg-c静脈瘤，噴門唇から離れて孤立性に存在する穹窿部のLg-f，両者が連続するLg-cfがある。Lg-fは血行動態的に短胃静脈，後胃静脈系が供血路となり，胃腎シャントに流れ，B-RTOの最も良い適応。Lg-cfも適応となる。

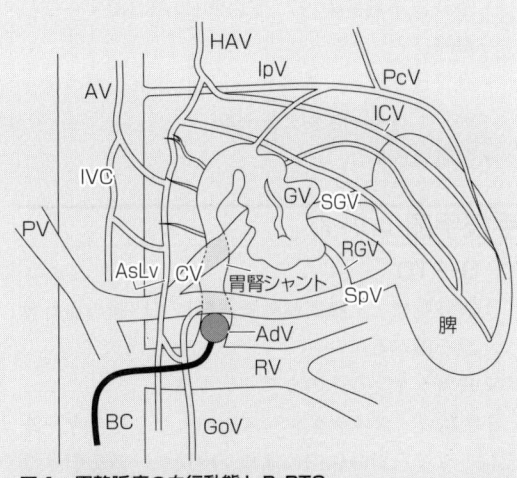

**図1　胃静脈瘤の血行動態と B-RTO**
AV：奇静脈，BC：バルーンカテーテル，AsLV：上行腰静脈，CV：左胃静脈，RV：腎静脈，AdV：副腎静脈，GV：胃静脈，SpV：脾静脈，IVC：下大静脈，PV：門脈，HAV：横隔静脈の分枝が肋間静脈に吻合し，半奇静脈へ注ぐ経路，IpV：下横隔静脈，PcV：心膜静脈，SGV：短胃静脈，RGV：後胃静脈，GoV：精巣静脈

- 出血傾向が著しい場合。
- 門脈本幹閉塞。

## 術前準備

### 1. 使用薬剤

1) B-RTO
- EO(ethanolamine oleate：オルダミン®10 g/バイアル)：5% EOI の作成(同量の非イオン性造影剤を混和し，5% EOI を作成)。
- ハプトグロビン(4,000 単位)：EOI により赤血球膜は破壊され，それによる溶血性腎不全を予防するため，術前から点滴投与を行い，術中にも 4,000 単位投与する。ただし，保険適用はない。
- 無水エタノール：EOI 使用量を減じる目的で用いる。最大使用量は 0.5 mL/kg までである。

2) PTO
- エタノール，EO(オルダミン®)。

### 2. 使用器具

1) B-RTO
① ガイディングシース(8 Fr)。経大腿静脈ルートでは S 字状の，経頸静脈ルートでは，大きな C 字状カーブのものを用いる。
② バルーンカテーテル(6 Fr，5 Fr)，単純にアングル状，クールナンド型に先端を曲げたマルチパーパス型を使う。

2) PTO
- 超音波穿刺針：「17. PTPE」の項(131 ページ)参照。
- 血管造影用シース(4 Fr，5 Fr)と JC1 型カテーテル，バルーンカテーテル。
- 金属コイル。

## 手技手順(図2〜4)

### 1. B-RTO

① 腹腔動脈・上腸間膜動脈造影にて門脈の血行動態を調べる。
② 胃腎シャントへのカテーテル挿入
S 字状ガイディングシースを挿入し，ワイヤーを先行させて左腎静脈内に進め，内筒シースを引きながら，胃腎シャントにシースの先端を挿入する。ワイヤー先行で 6 Fr または 5 Fr のバルーンカテーテルを胃腎シャント内に進める。
③ BRTV(胃腎シャントのバルーン閉塞下造影)とグレード判定

胃腎シャントのバルーン閉塞下で造影を行うと，多くの側副路が描出される。そこで，側副路と胃静脈瘤の発達程度をグレード分類する。下横隔静脈は最も多い側副路で，心膜静脈もしばしば拡張して描出される。上行腰静脈，副半奇静脈系の細かい静脈もしばしば側副路となる。

④ 用いる技術の決定
側副路のグレードに応じて側副路の塞栓方法を選択している。グレード1〜2では，EOIのみで側副路を閉塞させうる。マイクロカテーテルをバルーンカテーテル内から胃静脈瘤内に超選択的に進め，硬化剤を注入する。グレード3以上では，硬化剤を注入しても静脈瘤内には流れず，側副路から下大静脈，奇静脈系に流出する。そこで，まず downgrading 技術を試みる。成功すれば，そこでバルーンをふくらませて，塞栓の段階に入る。

downgrading 技術が不成功で，グレード3の場合は硬化剤を少量流して細かい側副路を塞栓する stepwise 注入法を用いる。stepwise 注入とは細い叢状の側副路にマイクロカテーテルを挿入後，1〜3 mL の EOI を注入し 3〜5 分待ち，さらに同量の EOI を注入することをくり返す方法で，通常 2〜3 回程度で側副路は閉塞する。グレード4では，太い側副路はコイル塞栓する。細いものは EOI の stepwise 注入を併用する。側副路が塞栓されれば，マイクロカテーテルを静脈瘤近傍または内まで挿入し，造影剤が瘤内に貯留することを確認し塞栓に移る。

⑤ 静脈瘤の塞栓
マイクロカテーテルから 5% EOI を注入し，瘤全体が描出されるまで注入することを原則とする。瘤は個々により大きさ，形が異なるが，大きい場合には必ずしも全体の描出にこだわらずとも，その後の二次血栓で瘤は血栓閉塞する。5% EOI は，全量で 20 mL を原則とする。50%ブドウ糖液を最初に流し，その後 EOI を注入することで，EOI の量を減らすことができる。

⑥ 留置時間と術後処置
overnight 留置：午後に B-RTO を施行する場合，手技終了後カテーテルを留置したまま，病棟で翌朝までベッド上安静にする。長時間留置で血栓が強固になり肺動脈血栓症，肺梗塞のリスクが減る。翌朝に，確認のため少量の造影剤をカテーテルから注入し，隙間にわずかにしか入らないかまったく注入できない場合，ゆっくりとバルーンをしぼませる。カ

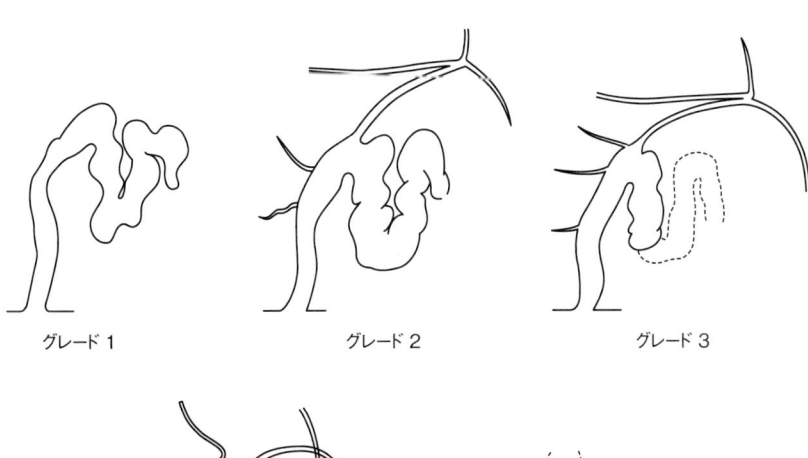

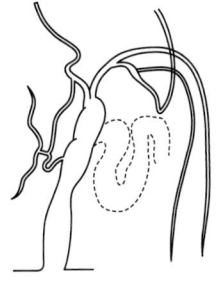

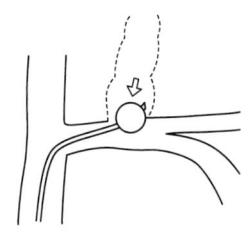

図2 側副路と胃静脈瘤の発達程度のグレード分類
グレード1：胃静脈瘤のみが造影される
グレード2：下横隔静脈といくつか細かい静脈が描出されるが胃静脈瘤も全体が描出され，すぐには造影剤が wash out されない
グレード3：グレード2より多くの側副路が描出され，胃静脈瘤も部分的にしか描出されない
グレード4：側副路のみが描出され，胃静脈瘤が造影されない
グレード5：胃腎シャントが30 mm を越える拡張を示し，バルーンカテーテルが血流で押され腎静脈に落ち込む

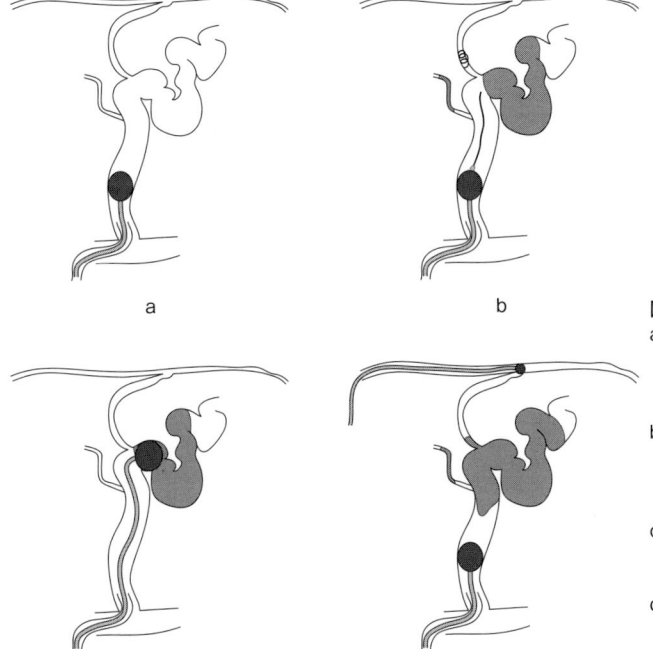

図3 B-RTO の種々の技術
a. グレード3の胃静脈瘤。S字状のガイディングシースを胃腎シャントに挿入して，バルーンを閉塞する。しかし，この状態では下横隔静脈に造影剤が流れていく
b. 下横隔静脈をコイル塞栓する。その下方の後腹膜の細い側副路は，EOI の stepwise 注入で閉塞する。この後，マイクロカテーテルを静脈瘤内に進め，EOI を注入する
c. バルーンカテーテルを静脈瘤内へ進め，バルーン閉塞すると，側副路塞栓が必要ない。downgrading 技術と呼ぶ
d. 下横隔静脈の塞栓が，胃腎シャントから困難な場合，直接上大静脈からアプローチする。バルーンカテーテルを下横隔静脈に挿入し，胃腎シャントのバルーン閉塞を同時に行う技術を dual B-RTO と呼ぶ

> **SIDE MEMO**
>
> **downgrading 技術**
> これはガイドワイヤーやマイクロカテーテルを胃静脈瘤内に進め，それに沿わせる形でバルーンカテーテルを静脈瘤内またはその近傍まで進める方法をいう．静脈瘤近傍まで進めてバルーンを拡張させることができれば，側副路静脈の塞栓が不要になり，グレード 3, 4 のものがグレード 1 相当になることから downgrading 技術とよぶ．

テーテルシステムを抜去し，止血して終了する．もし，造影剤が抵抗なく胃腎シャント内に注入される場合は，適当量の 5% EOI を追加し，1 時間アンギオ室で放置し，その後可及的に吸引できるものは吸引し，バルーンを解除し終了する．

金川原法では EOI 注入後，30 分間バルーン閉塞のまま放置し，その後可及的に EOI を回収し，バルーンの解除を行う．血栓が柔らかく遊離可能な状態では肺塞栓の危険性があり，長時間留置に移行する．

## 2. PTO

①超音波ガイド下に門脈穿刺．
②シース留置とカテーテル挿入：「17. PTPE」の項参照．
③門脈造影施行．圧測定：造影で主な食道・胃静脈への供血路を判定し，左胃静脈，後胃静脈などにカテーテルを進める．
④塞栓：近年は金属コイルで血流を緩徐にさせた後，EOI などの硬化剤を用いて供血路から静脈瘤まで塞栓する PTS (percutaneous transhepatic sclerotherapy) がよく行われる．
⑤シースの抜去．

## 合併症

●**血尿** 高率に発生するが，ハプトグロビンの併用により，腎不全に陥ることは稀である．
●**肺梗塞** 胃静脈瘤，胃腎シャント内の血栓飛散による．量が多いと，致死的になる可能性あり．留

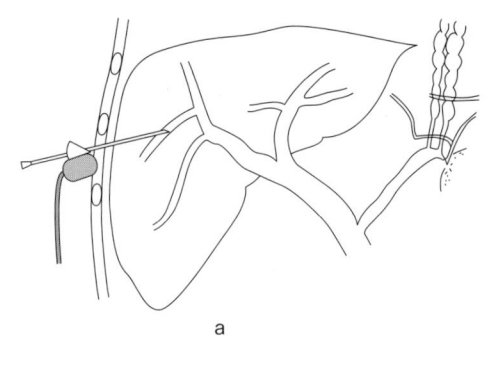

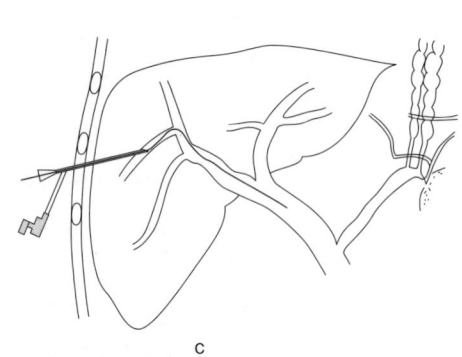

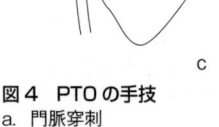

**図4 PTO の手技**
a. 門脈穿刺
b. ガイドワイヤー挿入
c. シース留置
d. 門脈造影および塞栓

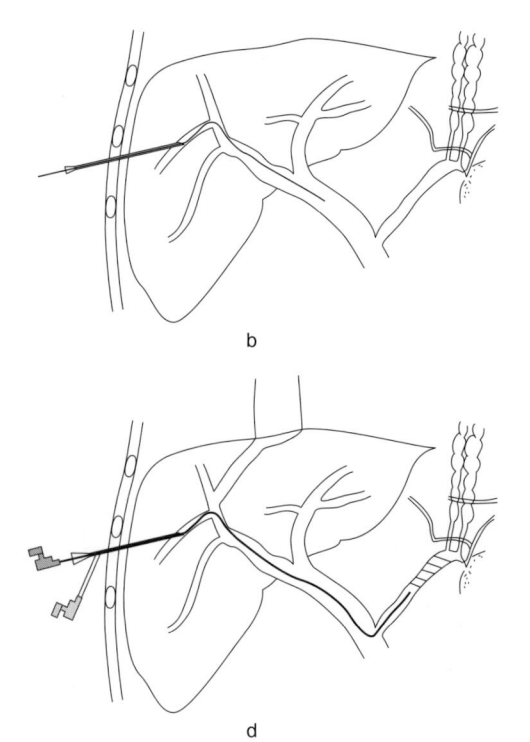

置時間を5時間以上と長くとる。overnight留置では血栓は強固で肺梗塞を回避することができる。

●**肺水腫，ショック** EOIによる。発生はきわめて稀であるが報告されている。

●**心原性ショック** EO，エタノールにより稀に起こりうる。

●**注入時の疼痛** EOI注入時の上腹部痛（55％）。エタノールは血管痛が強く，直後に強い疼痛は必発で，ペンタゾシンが必要。

●内視鏡に使用するEOの使用量は1バイアルが最大量であり，5％ EOIとしては20 mLとなる。

〔廣田省三〕

# 看護の実際 B-RTO, PTO

※ PTO の看護の実際は「17. PTPE」に準ずる。

## 1. 術前

| | 術前準備 | 内容 |
|---|---|---|
| 入院〜前日まで | オリエンテーション | 術中・術後の流れをイメージでき安全・安楽に治療が受けられるようにする |
| | 治療の理解度の把握 | 適宜補足説明 |
| | 治療に対する不安緩和 | 不安の軽減に努める |
| | 同意書の確認 | 患者自筆の署名・日付を確認。自筆が無理であれば代筆も可 |
| | 既往歴・現病歴・検査データの把握 | 高血圧,糖尿病,心疾患,肝疾患,腎疾患,アレルギーなど<br>腎機能・止血機能・感染症 |
| | バイタルサイン(血圧・脈拍・呼吸数・SpO$_2$・体温) | 平常時の状態を把握 |
| | 手技中ならびに術後安静程度の把握と術前訓練 | 術中・術後にかけての20〜24時間程度の仰臥位に耐えられるか判断し(術後,静脈シースを留置した場合は翌日確認造影を行うため),必要に応じて訓練・試行 |
| | 内服の確認 | 心臓・血圧・ステロイド薬は原則中止しない<br>中止薬・麻薬の確認<br>糖尿病薬使用時の調整<br>服用薬(抗凝固薬など)・禁忌薬剤などのチェック |
| | 穿刺部除毛 | 基本的に不要。施行する場合は両側 |
| | 弾性ストッキング | 必要があれば深部静脈血栓症,肺塞栓症予防のため患者採寸を行い着用準備 |
| | 指示の確認 | 当日の指示や持参する注射薬などを確認し準備 |
| 当日 | 食事 | 通常検査前1食絶食<br>水分は積極的に摂取させる(許可の確認) |
| | 検査着の着用 | 患者は検査着を着用<br>大腿動静脈穿刺では患者の羞恥心に配慮し,不必要な露出回避 |
| | 動脈触知の確認 | 穿刺動脈の末梢(足背,内果,膝窩,橈骨)動脈を確認しマーキング。左右差,強弱を比較 |
| | 排尿・排便 | 検査前にすませ,適宜浣腸。便秘時の下剤投与や浣腸はIVR時や安静時に便意を催すことがある |
| | 尿道バルーンカテーテル | 硬化物質による血尿をみるので,尿性状の確認が必要なこと,尿閉などきたしやすいことを説明し,できるだけ装着する |
| | 血管確保 | 血管確保は,術者の手技時の立ち位置の反対側が基本<br>ルートの長さ,三方活栓数を工夫・考慮 |
| | 前投薬 | 前投薬の指示を確認し,指示された時間に行う |
| | バイタルサイン(平常時血圧・脈拍・呼吸数・SpO$_2$・体温) | 出室前に計測し平常時と比較して異常の度合いを把握<br>同時に前投薬の副作用もチェック |
| | 義歯・補聴器・貴金属・エレキバンなどの確認 | 撮影範囲内の金属類の除去<br>手技や緊急時に対応するため義歯は外しておく |
| | 持参物品の確認 | 持参薬などをチェック,保管 |

## 2. 申し送り:病棟→ IVR 室

| | 情報 | 対策・看護 |
|---|---|---|
| 患者情報 | 患者確認 | リスクマネジメント |
| | 同意書(患者署名・同意日・治療名) | リスクマネジメント。手技料算定 |
| | 現病歴・既往歴(高血圧,糖尿病,心疾患,呼吸器疾患,肝疾患,腎疾患,アレルギー,緑内障,前立腺肥大など) | 合併症の予測,禁忌薬剤などのチェック |
| | 体重 | 投与薬剤量などの決定 |
| | バイタルサイン(平常時血圧・脈拍・呼吸数・SpO$_2$・体温) | 異常の早期発見のため,平常時の状態を把握 |

| 情報 | | | 対策・看護 |
|---|---|---|---|
| 患者情報 | 血液データ(腎機能・止血機能・感染症) | | 合併症(出血など)の予測と早期発見 |
| | 末梢動脈触知状況 | | 触知部位，左右差などの確認 |
| | 意識レベル | | 膿盆の準備，誤嚥への注意など |
| | 身体的能力・障害 | 術中の体位保持 | 手技時間(1.5～3時間)に耐えうるか否か<br>適宜クッションなどを準備<br>状況によっては鎮静薬追加投与 |
| | | 難聴，言語障害，意識状態 | そばでゆっくり声かけする。必要に応じて安全帯の準備 |
| | 知的能力・障害(理解度，認知症) | | ゆっくり声かけする。手技の流れや手技による疼痛の程度を伝える |
| | 精神状態 | 緊張，不安，恐怖心など | 声かけや付き添い，手を握るなどの看護。抗不安薬の考慮 |
| | | 不穏 | 必要に応じて四肢固定。鎮静薬投与・麻酔の考慮 |
| | 性格(痛がり，怖がり，多弁など) | | 声かけや付き添い，手を握るなどの看護。鎮痛薬の考慮 |
| | 今回受ける治療の理解度<br>インフォームド・コンセント | | 理解の程度を知り，術中看護に役立てる<br>理解度が低ければ適宜補足説明を行う<br>必要があれば医師に再度説明を依頼する |
| 処置・準備品 | 血管確保(中心静脈あるいは末梢血管) | | 刺入部位・針サイズ |
| | 尿道バルーンカテーテル留置 | | 尿の流出状態 |
| | 内服状況 | | 抗血小板薬・降圧薬などの使用状況を確認 |
| | 前投薬(薬品名と投与量・投与時刻) | | 副作用のチェックと術中投薬の判断材料にする |
| | 義歯・補聴器・貴金属・エレキバンなどの確認 | | 撮影範囲内の金属類の除去。手技や緊急時に対応するため義歯は外しておく |
| | 持参物品 | | 確認・保管 |

## 3. 術中

### 1) 準備

| 必要物品 | | 内容 |
|---|---|---|
| 医療器具 | 血管造影用(AG)キット | バット，ピッチャー，ガーゼ，シリンジ，注射針，覆布，耐圧三方活栓など |
| | シース | 動脈用と静脈用(ロング) テルモ造影用イントロデューサー，メディキット心臓用イントロデューサー |
| | ガイドワイヤー | 造影用，マイクロガイドワイヤー 0.035 ラジフォーカスガイドワイヤー 150 cm |
| | カテーテル | 造影用と血管内治療用バルーン付き：MP カテーテルなど |
| 薬剤 | 1%キシロカイン® 10 mL | 局所麻酔用 |
| | 造影剤 | 非イオン性ヨード造影剤 |
| | 使用薬品 | オルダミン，ハプトグロビン，エタノール |
| | ヘパリン加生理的食塩水 | 10,000 単位/1,000 mL，物品の通水用<br>2,000～5,000 単位/1,000 mL(施設によって異なる) |

### 2) 患者入室時処置

| 内容 | 注意点 |
|---|---|
| 患者確認と自己紹介 | 患者誤認の予防(ネームバンドの利用や患者自身に自分の名前を名乗らせる)<br>担当看護師の自己紹介と挨拶により患者とのコミュニケーションを図る |
| 検査台に移動 | 入室後検査台に臥床，術中体位は動かせないことを説明し，安楽な体位を工夫。必要により四肢固定 |
| バイタルサイン測定用器具装着 | 血圧計，心電図，SpO$_2$ |
| 足背動脈チェック | 病棟でマーキングされた位置に触れ，両側を比較する |
| 留置ルート類整理 | 尿道バルーン・点滴ルート・生体モニター類の整理 |
| 吸引・酸素 | すぐに使用できるように |
| アンダーパット | 舌根沈下時には肩枕からすぐに変更 |
| バスタオル | 羞恥心回避，腰のあたりなどに使用 |
| ティッシュ・不潔ガーゼ | |

| 内容 | 注意点 |
|---|---|
| ディスポーザブル穴あきパンツ | 羞恥心対策に有効 |
| アイマスク | 恐怖心の軽減や目の保護 |
| 術野消毒(イソジン2回) | 通常両鼠径部：臍から大腿中央部まで(多少覆布がずれても穿刺部周囲が不潔にならないような範囲) |
| 覆布掛け | カテーテルやガイドワイヤーが不潔にならないような範囲に。支柱台を使用する場合にはその一部も覆う<br>I.I., 防護板, 血管造影台の操作パネルも覆う |

3) ケア

| 手技 | 合併症 | 症状 | 処置 |
|---|---|---|---|
| ①局所麻酔 | キシロカインによるけいれん・ショック | けいれん | ジアゼパム(セルシン®, ホリゾン®)投与 |
| | | 血圧低下, 冷汗 | 点滴全開滴下, アドレナリン®皮下(筋)注もしくは静注 |
| ②動脈穿刺・シース挿入・動脈造影用カテーテル挿入 | 迷走神経反射 | 血圧低下, 冷汗, 徐脈, 気分不快, 顔面蒼白, 悪心・嘔吐 | 硫酸アトロピン®静(筋)注 |
| ③造影 | アナフィラキシーショック | アナフィラキシー様症状(呼吸困難, 血圧低下, 冷汗, 頻脈, $SpO_2$低下, 顔面浮腫, 悪心・嘔吐, 咳, 腹痛, 蕁麻疹, 発赤など) | アドレナリン®皮下(筋)注もしくは静注<br>挿管などの救命処置 |
| ④静脈穿刺・シース(ロングシース使用)挿入と治療用カテーテル挿入 | 血管損傷, 後腹膜出血ショック | 腹部症状(腹痛・膨隆など), 血圧低下, 冷汗, 徐脈, $SpO_2$の低下, 心肺停止 | 止血目的塞栓術 |
| ⑤EOI注入 | DIC, 肺水腫, 血胸, 重篤な血栓症(肺梗塞, 脳梗塞, 門脈血栓), 腎不全, 肝不全, ヘモグロビン尿症 | 意識レベルの低下, 血圧低下, 冷汗, 徐脈, $SpO_2$の低下, 心肺停止, 血尿 | 昇圧薬・ステロイド薬などの投与, ショックの対応, 救命処置 |
| エタノール注入 | アレルギー反応, 昏睡, ショック | | |
| ⑥カテーテル抜去, 止血の確認 | 穿刺部血腫<br>静脈圧迫 | 出血, 腫脹<br>局所疼痛, 冷感, 皮膚色悪化 | 圧迫止血<br>末梢動脈触知低下では圧迫を調整 |

## 4. 申し送り：IVR室→病棟

| 情報 | 内容 |
|---|---|
| 治療内容・治療部位・成功の有無 | 治療内容, 治療部位, 必要に応じてデバイスのサイズや数など |
| バイタルサイン・一般状態 | 血圧, 脈拍, $SpO_2$<br>腹痛・腰痛の有無, 尿量・尿の性状など |
| 下肢末梢動脈の触知状態 | 治療後の触知状態, 色調, 冷感・しびれの有無 |
| 止血状態 | 止血時間, 止血困難であったかどうか, 皮下血腫の有無 |
| 造影剤 | 使用造影剤名と量 |
| 輸液量と尿量 | IN/OUTバランス |
| 投薬 | 薬剤名・投与量・投与時刻 |
| 術中合併症の有無 | 症状および対処内容(投薬・処置など) |
| 安静・絶飲食 | シースの太さ, 止血状況, 静脈シースを抜去するか留置するかによって安静時間や安静内容が異なるため, 指示内容を確認する |
| 動脈シース抜去後の状況 | 部位と止血状況・足背動脈の変化 |
| 静脈シースの留置の有・無 | 留置部位, シースの太さ |
| 水分・食事摂取 | 体調が許せば常時可能 |

| 情報 | 内容 |
|---|---|
| 術後安静度 | ベッド上安静時間（動脈カテーテル抜去後は4時間，静脈カテーテル抜去後は1～2時間），体位変換不可，穿刺側下肢屈曲不可など |

## 5. 術後

| 内容 | 対策・看護 |
|---|---|
| 一般状態・バイタルサイン測定 | バイタルサインのチェック（血圧，脈拍，体温，$SpO_2$）<br>帰室時・30分・1時間・2時間後，あとは適宜測定<br>自覚症状の有無（腹痛，体熱感，悪心・嘔吐，腰痛など） |
| 下肢の観察<br>末梢塞栓症（再閉塞） | 術直後と比較<br>末梢動脈触知，緊張の強弱，色調変化，下肢冷感・触知冷感，疼痛，しびれの確認 |
| 止血状態 | 穿刺部位からの出血，皮下血腫の有無のチェック<br>後腹膜出血による腹痛，腰・背部痛の確認<br>必要であればすぐに医師に報告し，圧迫止血，バイタルサインのチェックを行う |
| 穿刺部チェック | 穿刺部出血・血腫，足背動脈触知状況，下肢腫脹の有無・疼痛・色調変化<br>静脈シースが屈曲・留置部よりの出血などのトラブルがないよう安静臥床の説明と援助を行う |
| 尿量・性状の観察 | 帰室時・30分・1時間・2時間後，あとは適宜測定<br>性状と血尿のチェック |
| 安静時間内の安楽への介助<br>疼痛コントロール | 腰痛など，安静保持内での体位の工夫（レストンや枕などを使用） |
| 飲食介助 | 臥床したままの飲食になるため，誤嚥に注意する<br>食事は食べやすいよう工夫した食事に変更し，水分補給もできるよう援助 |
| 安静解除（肺梗塞の発生に注意） | 安静解除後の最初の歩行時は看護師が付き添い，特に肺梗塞症状（呼吸困難）に注意する<br>急激な $SpO_2$ の低下，呼吸困難，意識障害，胸痛，チアノーゼ，ショックを起こした場合は，ただちに安静臥床させ，医師に報告すると同時に，バイタルサインのチェック，酸素投与を行う |
| 造影剤腎症（IN/OUTバランス・腎機能のチェック） | 術前腎機能により異なるが，造影剤使用量は3～4mL/kgを目安にし，超過している場合は特に注意 |
| 造影剤遅発性副作用 | 薬疹，悪心・嘔吐，腹痛，頭痛など，通常の副作用と同様の症状出現に注意 |

〔宮本順子〕

## 看護のポイント

### 術中

静脈はロングシースを使用するので，腹痛などの腹部症状に注意が必要である。また，静脈穿刺は動脈穿刺に比べ肺梗塞のリスクが高く，さらにオルダミン注入による血栓症なども予測されるため血圧や $SpO_2$ などのモニタリングを行い，合併症・副作用の出現時に迅速に対応できるようにすることが重要である。

### 術後

静脈穿刺のため圧迫除去後の肺梗塞のリスクが高くなるので注意が必要である。また，破裂している緊急胃静脈瘤例においては，吐血の有無，消化管カテーテルからの排液量，性状，混入物を観察することが必要である。

# 16 経頸静脈的肝内門脈静脈短絡術（TIPS）

## 目的

短絡路（シャント）を静脈瘤以外の部位に新たに作成することにより亢進した門脈圧を低下させること。

## 適応

肝硬変，Budd-Chiari症候群（下大静脈や肝静脈が閉塞して肝うっ血が起こり，門脈圧が上昇した状態）などによる門脈圧亢進症が適応となる。

① 内視鏡的治療でコントロール不良な消化管静脈瘤，消化管出血
② 門脈圧亢進に起因する難治性腹水，胸水

- 胃静脈瘤の場合，巨大な胃腎シャントを有し門脈圧が高くない症例はTIPSのよい適応とはいえない。
- 腹水の場合は，食事療法，肝庇護や利尿薬などの内科的治療に抵抗性で，大量の穿刺排液が必要な難治性腹水が適応となる。

## 禁忌

肝不全，重症肝性脳症，うっ血性心不全。

- 総ビリルビンが3.0 mg/dL以上。
- びまん性門脈血栓症や肝内のTIPS経路に腫瘍や囊胞が存在する場合。

## 術前準備

### 1. 前投薬

- 「前投薬」の頁（38ページ）を参照。

### 2. 主な使用器具

- Rosch-Uchida transjugular liver access set：① 12 Fr ダイレーター，② 10 Fr シース，③ 10 Fr TFE カテーテル，④ 金属カニューレ，⑤ 5.2 Fr TFE カテーテル，⑥ 穿刺針
- ガイドワイヤー
- PTA用バルーンカテーテル
- 金属ステント8 mmまたは10 mm径

その他は以下のとおり。

- 0.035インチ Amplatz ガイドワイヤー
- 0.025インチラジフォーカスガイドワイヤーM
- PTAバルーンカテーテル
- 金属ステント8 mmまたは10 mm径

## 手技手順（図1）

① 大腿動脈を穿刺し，ガイドワイヤーを挿入する。門脈右一次分枝起始部の位置が透視でわかるように，その近傍の右肝動脈内にガイドワイヤー先端を固定する。
② 右内頸静脈を穿刺し，金属カニューレを先端が右肝静脈内に位置するように挿入する。
③ カニューレのハブを持って反時計回りに回転させ，カーブした先端を腹側に向けて門脈右一次分枝起始部に方向が合うように調整する。その際，肝動脈に挿入したガイドワイヤーを目印にして正面，側面透視を行い狙いを定める。
④ 狙いを定めたカニューレを固定したまま，穿刺針で門脈右枝を穿刺する。穿刺針にかぶせてあったカテーテルを残して穿刺針のみを抜去し，その後カテーテルにシリンジをつけて吸引しながらゆっくり引き戻し，血液の逆流が見られたらカテーテルを固定し，先端が門脈内にあることをテスト造影にて確認する。
⑤ ガイドワイヤーを門脈内に挿入し，カテーテルを門脈本幹にまで進め，造影，圧測定を行う。
⑥ 拡張用バルーンカテーテルに入れ替えて短絡路の肝実質を拡張する。この際，強い痛みを生じ

> **Point** 門脈穿刺の精度をあげるために
>
> TIPS手技の成否は門脈が穿刺できるかどうかにかかっている。門脈穿刺の精度をあげるために事前のdynamic CTにて門脈穿刺点に隣接する動脈を確認しておき，TIPS施行時には穿刺目標点近傍の肝動脈にガイドワイヤーを留置し，これをX線透視で確認しながら穿刺方向を決定する。門脈は直接造影したりマーキングすることが困難なので，代わりにガイドワイヤー挿入容易な動脈にマーカー（ガイドワイヤー）を留置しておく。

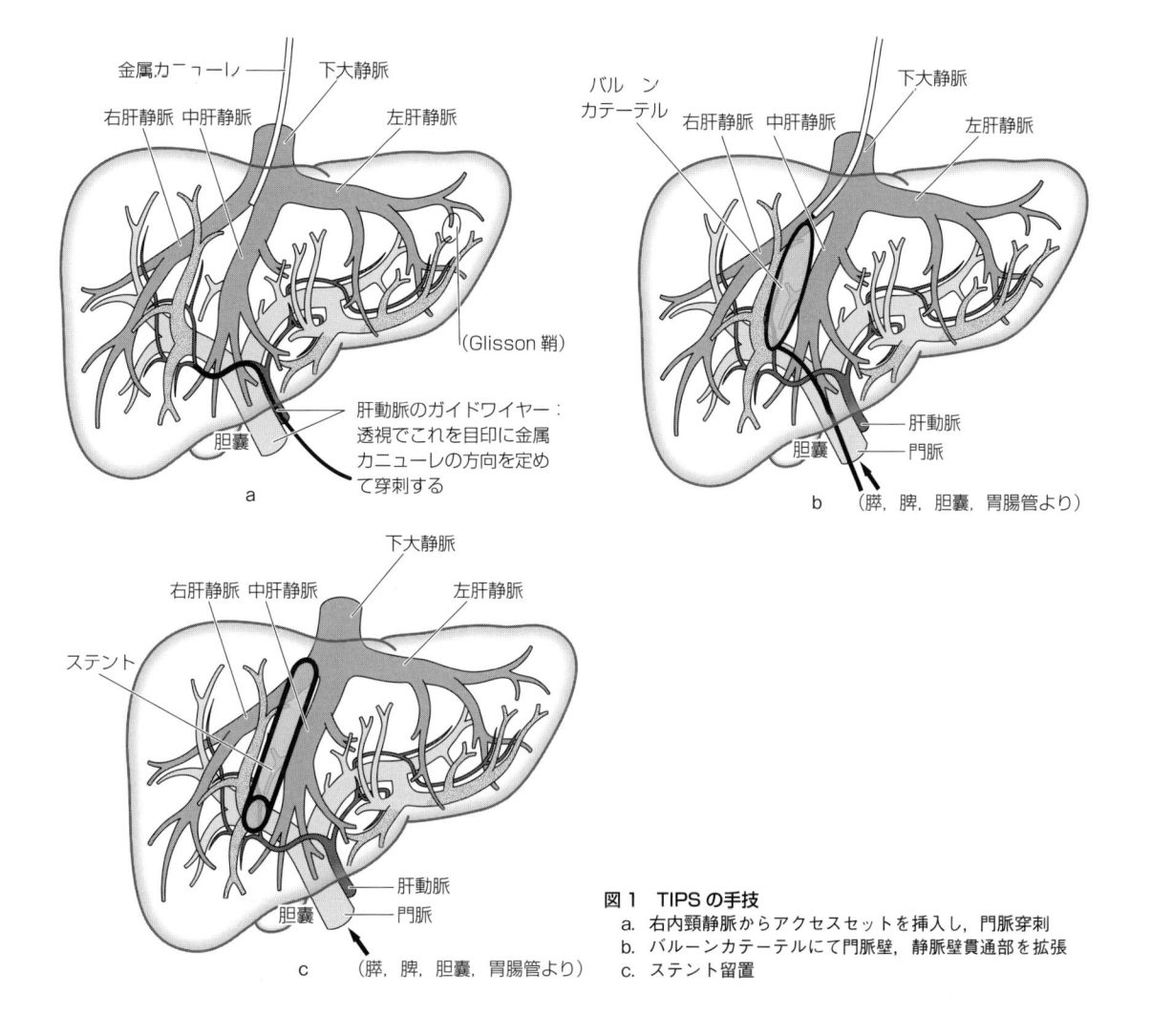

**図1 TIPSの手技**
a. 右内頸静脈からアクセスセットを挿入し，門脈穿刺
b. バルーンカテーテルにて門脈壁，静脈壁貫通部を拡張
c. ステント留置

ることが多いので鎮痛には麻薬を用いる。
⑦金属ステントを短絡路に留置する。
⑧TIPS術後の門脈造影，圧測定を行う。

## 合併症

### 1. 術中の合併症

- 腹腔内出血
- 胆道出血
- 放射線皮膚炎など。

---

### SIDE MEMO

**術前・術後検査について**

　術前検査としてdynamic CTを撮像し，肝内腫瘍の有無と短絡路作成に用いる肝静脈，門脈の開存，位置関係を把握しておく。また，TIPSは亢進した門脈圧を下げることで効果を発揮するので，もともと門脈圧が高くない症例には効果が期待できない。したがって門脈圧が亢進していなさそうな症例の場合は，事前に肝静脈楔入圧を測定し門脈圧を予測しておく（門脈圧を直接測定することは困難）。

　術後検査として，TIPS開存性確認のためUSドプラを1週後，1か月，3か月後，その後数か月おきに原則として施行する。可能ならばdynamic CTを施行し，ステントに沿ったcurved MPR（multiple planner reconstruction）を作成すると狭窄の部位，程度が詳細に観察できる。

## 2. 術後の合併症

●**短絡路狭窄・閉塞** 早期短絡路閉塞の原因としては，短絡路と胆管の交通やステント短縮による血栓形成が考えられ，ステント〔あるいはカバー付きのステント（ステントグラフト）〕の追加が必要な場合がある。晩期狭窄・閉塞はステント内膜肥厚が原因で，主にバルーンカテーテルを用いた血管拡張術が行われる。

●**肝腎不全** 術後肝腎不全は報告により差があるが，10％以下がほとんどである。肝性脳症は約30％の症例でみられると報告されているが，大多数が内科的治療にてコントロール可能な軽度のものである。

●**肝性脳症** TIPS 後は肝臓で処理されずに作成した短絡路を経由して大循環に還流する血液が，突然増加するので，血中アンモニアなどが上昇し肝性脳症が引き起こされることがある。治療はラクツロース内服，特殊アミノ酸製剤などの注射薬で血液中のアンモニア濃度を低下させる。それとともに蛋白質摂取を制限する。また，重篤な場合は血漿交換療法や吸着式血液浄化法が行われることもある。TIPS 後は肝性脳症症状に注意し，軽度なものも見逃さず，重篤化する前に治療開始することが肝要である。

〔羽室雅夫〕

---

### SIDE MEMO

**術中の清潔野について**

　右内頸静脈を頭側から尾側に向けて穿刺するので，患者の頸部から頭部顔面を覆いかぶせるように清潔シーツを掛けることになる。その際，呼吸が楽なように離被架（りひか）を工夫したり，場合によっては酸素マスクを着用する。また，清潔シーツによって患者の視界がまったく閉ざされるので不安を取り除く声かけや，表情の観察も適宜必要となる。

# 17 経皮経肝的門脈塞栓術（PTPE）

K615　血管塞栓術（頭部，胸腔，腹腔内血管等）
　　　3　その他のもの　18,620点

## 目的

担がん葉の門脈を経皮経肝的に塞栓し，残肝葉の肥大と肝予備能の向上を目的とし，肝切除の術前治療として行われる。

通常，PTPE3～4週後に手術が行われる。3～4週後の残肝葉の体積増加は，非肝硬変で40％前後，肝硬変で30％前後の体積の増加が報告されている。PTPE後，門脈圧は平均5 mmHg上昇する。

## 適応

- 大量肝切除の術前治療：残肝葉の肥大
- 経門脈性腫瘍散布の防止
- TAEとの併用による抗腫瘍効果の増強：区域梗塞術

## 禁忌

- 食道・胃静脈瘤合併例
- 腹水症例
- 出血傾向を有する症例
- 門脈肝静脈シャント

## 術前準備

### 1．前投薬

「前投薬」の項（38ページ）を参照。

### 2．使用器具

- 超音波穿刺針
- ガイドワイヤー：金属ワイヤー，親水性コーティングガイドワイヤー
- カテーテル：4 FrのJC1, 2, 3型
- マイクロカテーテル
- 塞栓物質：ゼラチンスポンジ，リピオドール

## 手技手順（図1）

右葉に腫瘍がある場合は右葉から，左葉にある場合は左葉からアプローチする。担がん葉の門脈が見えにくい場合は，非担がん葉から穿刺する。

①局所麻酔

カラードプラで門脈枝を判断し，穿刺ラインを決める。カテラン針で腹壁皮膚の刺入点を近傍と腹壁内2 cm前後まで浸潤麻酔薬で局所麻酔する。刺入点はメスで小さい切開を入れ，モスキート鉗子で皮下まで剝離する。

②門脈穿刺

ⓐ 18～19 Gの穿刺針で門脈を穿刺するワンステップ法と，ⓑ 21 Gの穿刺針で穿刺後，0.018インチワイヤーを門脈内に挿入し二重針構造の特殊ダイレーターを挿入，内筒を抜去し0.035インチワイヤーをダイレーター外筒へ挿入するツーステップ法がある。

超音波下に門脈穿刺が成功すれば，内筒を抜去し，ガイドワイヤーを挿入する。その後，4 Frイントロデューサーシステムを進める。

③カテーテル挿入・操作

担がん葉からのアプローチでは，4 FrのJC1型タイプのカテーテルで門脈本幹からの造影を行う。次いで，門脈圧を測定する。4 FrのJC2, 3型の曲率半径の小さいカテーテルを門脈本幹内で反転させ，マイクロカテーテルを亜区域門脈枝へ挿入する。非担がん葉からのアプローチのときは，曲率半径の大きいJC1でアクセスし，マイクロカテーテルで亜区域枝を選択する。

④塞栓

塞栓物質（ゼルフォーム＋リピオドール）を注入する。目的とする枝をすべて塞栓した後は4 Frカテーテルを本幹まで進めて，術後の門脈造影を行う。次いで，術後の門脈本幹圧を測定する。

⑤カテーテル抜去時の穿刺路塞栓

塞栓する葉からのアプローチではあまり必要ないが，反対側からのアプローチでは，穿刺経路は塞栓

---

### SIDE MEMO

**リピオドール含浸ゼルフォーム**

ゼルフォーム細片のみでは塞栓中飛散しやすい。リピオドールに浸すと比重が増し，飛散しにくくなり，さらに造影効果があるので塞栓程度の判断が容易。コツは細片を作る前にリピオドールに浸した後，大きめに細片を作る。

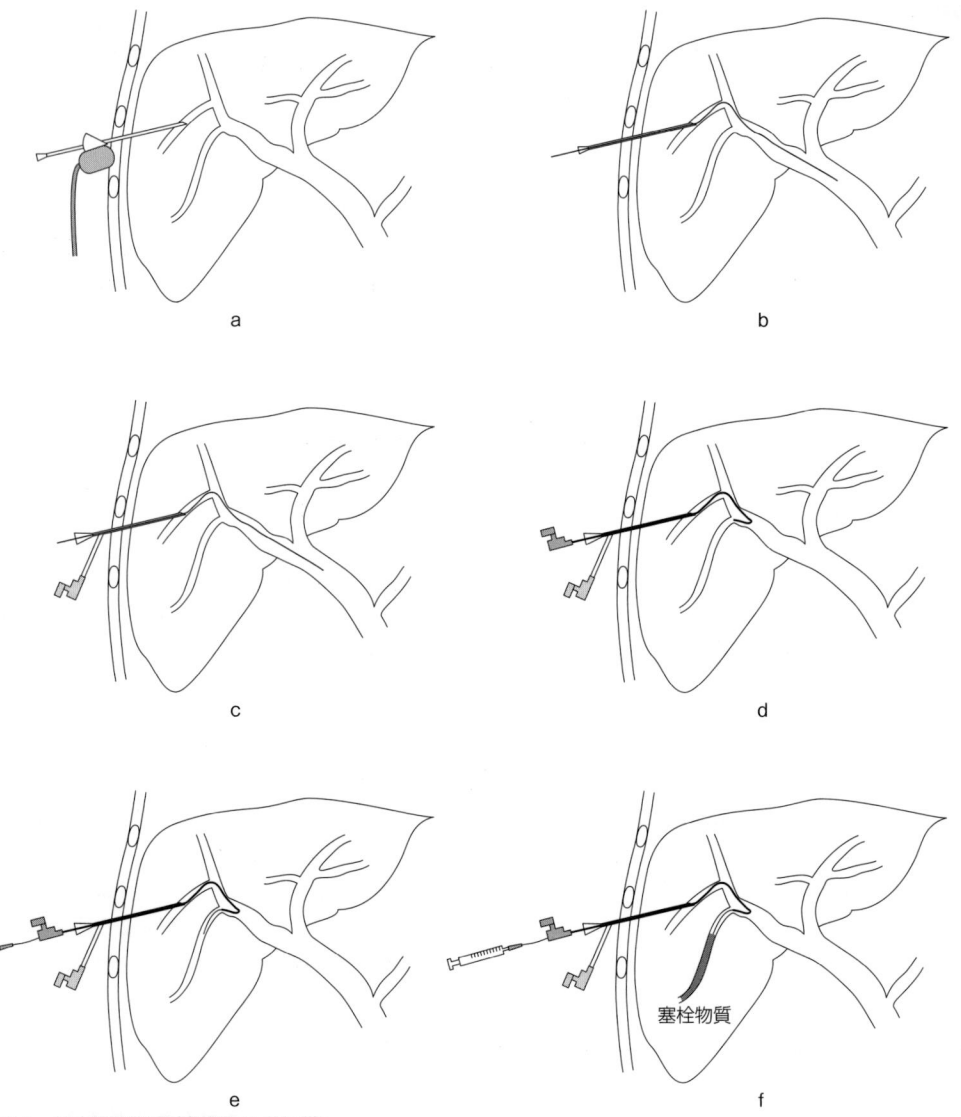

**図1 経皮経肝的門脈塞栓術の手技手順**
a. 門脈枝を超音波下で穿刺
b. ガイドワイヤーを門脈内へ挿入
c. 4 Fr イントロデューサーを挿入
d. 4 Fr の JC2 型または 3 型のカテーテルを挿入し,反転する
e. マイクロカテーテルを目的の枝に挿入
f. 塞栓物質を注入

されておらず出血する可能性があり,穿刺経路を造影剤混和ゼラチンスポンジ細片で塞栓しながら引いてくる.

## 合併症

- 合併症は軽微で,一過性のトランスアミラーゼの上昇や腹痛.
- 穿刺にともなう腹腔内出血.
- 胆管や動脈を穿刺すると胆道出血や実質内出血,仮性動脈瘤が合併する場合がある.

〔廣田省三〕

# 看護の実際 PTPE

## 1. 術前

| | 術前準備 | 内容 |
|---|---|---|
| 入院〜前日まで | オリエンテーション | 術中・術後の流れをイメージでき安全・安楽に治療が受けられるようにする |
| | 治療の理解度の把握 | 適宜補足説明 |
| | 治療に対する不安緩和 | 傾聴し,緩和に努める |
| | 同意書(IC)の確認 | 患者自筆の署名・日付を確認。自筆が無理であれば代筆も可 |
| | 既往歴・現病歴・検査データの把握 | 高血圧,糖尿病,心疾患,肝疾患,腎疾患,アレルギーなどの有無<br>腎機能・止血機能・感染症 |
| | バイタルサイン(血圧・脈拍・呼吸数・$SpO_2$・体温) | 平常時の状態を把握 |
| | 手技中ならびに術後安静程度の把握と術前訓練 | 術中・術後にかけて必要な体位に耐えられるか判断し,必要に応じて訓練,試行 |
| | 内服の確認 | 心臓・血圧・ステロイド薬は原則中止しない<br>中止薬・麻薬の確認<br>糖尿病薬使用時の調整<br>服用薬(抗凝固薬など)・禁忌薬剤などのチェック |
| | 弾性ストッキング | 必要があれば深部静脈血栓症,肺塞栓症予防のため患者採寸を行い着用準備 |
| | 指示の確認 | 当日の指示や持参する注射薬などを確認し準備 |
| 当日 | 食事 | 通常検査前1食絶食<br>水分は積極的に摂取させる(許可の確認) |
| | 検査着の着用 | 患者は検査着を着用<br>大腿動静脈穿刺では患者の羞恥心に配慮し,不必要な露出回避 |
| | 動脈触知の確認 | 穿刺動脈の末梢(足背,内果,膝窩,橈骨)動脈を確認しマーキング。左右差,強弱を比較 |
| | 皮膚の確認 | 術後変化の比較のために手技が行われる部位および全身の皮膚を観察 |
| | 排尿・排便 | 検査前にすませ,適宜浣腸。便秘時の下剤投与や浣腸はIVR時や安静時に便意を催すことがある |
| | 尿道バルーンカテーテル | 患者拒否時は,仰臥位での床上排泄訓練実施 |
| | 血管確保 | 血管確保は,術者の手技時の立ち位置の反対側が基本<br>ルートの長さ,三方活栓数を工夫・考慮 |
| | 前投薬 | 前投薬の指示を確認し,指示された時間に行う |
| | バイタルサイン(平常時血圧・脈拍・呼吸数・$SpO_2$・体温) | 出室前に計測し平常時と比較して異常の度合いを把握<br>同時に前投薬の副作用もチェック |
| | 義歯・補聴器・貴金属・エレキバンなどの確認 | 撮影範囲内の金属類の除去<br>手技や緊急時に対応するため義歯は外しておく |
| | 持参物品の確認 | 持参薬などをチェック,保管 |

## 2. 申し送り:病棟→IVR室

| | 情報 | 対策・看護 |
|---|---|---|
| 患者情報 | 患者確認 | リスクマネジメント |
| | 同意書(患者署名・同意日・治療名) | リスクマネジメント,手技料算定 |
| | 現病歴・既往歴(高血圧,糖尿病,心疾患,呼吸器疾患,肝疾患,腎疾患,アレルギー,緑内障,前立腺肥大など) | 合併症の予測,禁忌薬剤などのチェック |
| | 体重 | 投与薬剤量などの決定 |
| | バイタルサイン(平常時血圧・脈拍・呼吸数・$SpO_2$・体温) | 異常の早期発見のため,平常時の状態を把握 |
| | 血液データ(腎機能・止血機能・感染症) | 合併症(出血など)の予測と早期発見 |
| | 末梢動脈触知状況 | 触知部位,左右差などの確認(緊急塞栓術に備えて) |

| 情報 | | 対策・看護 |
|---|---|---|
| 患者情報 | 意識レベル<br>身体症状(発熱，腹痛，悪心・嘔吐など) | 膿盆の準備，誤嚥への注意など |
| | 身体的能力・障害 / 術中の体位保持 | 手技時間(1.5〜3時間)に耐えうるか否か<br>適宜クッションなどを準備<br>状況によっては鎮静薬追加投与 |
| | 身体的能力・障害 / 難聴，言語障害，意識状態 | そばでゆっくり声かけする。必要に応じて安全帯の準備 |
| | 知的能力・障害(理解度，認知症) | ゆっくり声かけする。手技の流れや手技による疼痛の程度を伝える |
| | 精神状態 / 緊張，不安，恐怖心など | 声かけや付き添い，手を握るなどの看護，抗不安薬の考慮 |
| | 精神状態 / 不穏 | 必要に応じて四肢固定，鎮静薬投与・麻酔の考慮 |
| | 性格(痛がり，怖がり，多弁など) | 声かけや付き添い，手を握るなどの看護，鎮痛薬の考慮 |
| | 今回受ける治療の理解度<br>インフォームド・コンセント | 理解の程度を知り，術中看護に役立てる<br>理解度が低ければ適宜補足説明を行う<br>必要があれば医師に再度説明を依頼する |
| 処置・準備品 | 血管確保(中心静脈あるいは末梢血管) | 刺入部位・針サイズ |
| | 尿道バルーンカテーテル留置 | 尿の流出状態 |
| | 内服状況 | 抗血小板薬・降圧薬などの使用状況を確認 |
| | 前投薬(薬品名と投与量・使用投与時刻) | 副作用のチェックと術中投薬の判断材料にする |
| | 義歯・補聴器・貴金属・エレキバンなどの確認 | 撮影範囲内の金属類の除去<br>手技や緊急時に対応するため義歯は外しておく |
| | 持参物品 | 確認・保管 |

## 3. 術中

### 1) 準備

| | 必要物品 | 内容 |
|---|---|---|
| 医療器具 | 血管造影用(AG)キット | バット，ピッチャー，ガーゼ，シリンジ，注射針，覆布，耐圧三方活栓など |
| | 穿刺針 | 超音波対応穿刺針18G：チババイオプシーニードル・PTCD穿刺針など |
| | シース | 4Frまたは5Frシース：テルモ造影用イントロデューサー |
| | ガイドワイヤー | 造影用，血管内治療用：J型ガイドワイヤー0.035インチ，145cm |
| | カテーテル | 造影用，血管内治療用：Jカーブカテーテル(JC1，JC2，JC3) |
| 薬剤 | 1%キシロカイン® 10mL | 局所麻酔用 |
| | 塞栓術物質 | ゼラチンスポンジ(リピオドール添加)，フィブリンのり |
| | 造影剤 | 非イオン性ヨード造影剤 |
| | ヘパリン加生理的食塩水 | 2,000〜5,000単位/1,000mL(施設によって異なる) |

### 2) 患者入室時処置

| 内容 | 注意点 |
|---|---|
| 患者確認と自己紹介 | 患者誤認の予防(ネームバンドの利用や患者自身に自分の名前を名乗らせる)<br>担当看護師の自己紹介と挨拶により患者とのコミュニケーションを図る |
| 検査台に移動 | 入室後検査台に臥床，術中体位は動かせないことを説明し，安楽な体位を工夫。必要により四肢固定 |
| バイタルサイン測定用器具装着 | 血圧計，心電図，$SpO_2$ |
| 足背動脈チェック | 緊急塞栓術に備えて，病棟でマーキングされた位置に触れ，両側を比較する |
| 留置ルート類整理 | 尿道バルーン・点滴ルート・生体モニター類の整理 |
| 吸引・酸素 | すぐに使用できるように |
| アンダーパット | 舌根沈下時には肩枕からすぐに変更 |
| バスタオル | 羞恥心回避，腰のあたりなどに使用 |
| ティッシュ・不潔ガーゼ | |
| ディスポーザブル穴あきパンツ | 羞恥心対策に有効 |
| アイマスク | 恐怖心の軽減や目の保護 |
| 術野消毒(イソジン2回) | 通常心窩部〜右側胸広範囲に |

| 内容 | 注意点 |
|---|---|
| 覆布掛け | カテーテルやガイドワイヤーが不潔にならないような範囲に<br>支柱台を使用する場合にはその一部も覆う<br>I.I., 防護板, 血管造影台の操作パネルも覆う |

3）ケア

| 手技 | 合併症 | 症状 | 処置 |
|---|---|---|---|
| ①超音波操作 | 特になし | 特になし | 特になし |
| ②局所麻酔 | キシロカインによるけいれん・ショック | けいれん | ジアゼパム（セルシン®, ホリゾン®）投与 |
| | | 血圧低下, 冷汗 | 点滴全開滴下, アドレナリン®皮下（筋）注もしくは静注 |
| ③穿刺・シース挿入 | 迷走神経反射 | 血圧低下, 冷汗, 徐脈, 気分不快, 顔面蒼白, 悪心・嘔吐 | 硫酸アトロピン®静（筋）注 |
| ④門脈造影 | アナフィラキシーショック | アナフィラキシー様症状（呼吸困難, 血圧低下, 冷汗, 頻脈, SpO₂低下, 顔面浮腫, 悪心・嘔吐, 咳, 腹痛, 蕁麻疹, 発赤など） | アドレナリン®皮下（筋）注もしくは静注<br>挿管などの救命処置 |
| ⑤塞栓術 | 血管損傷, 腹腔内出血, 腎不全, 肝不全, 肺梗塞, 脳梗塞, 門脈血栓, ショック | 出血（腹腔内, 実質内）, 腹部症状（腹痛, 腹部膨隆など）, 血圧低下, 冷汗, 徐脈, SpO₂低下, 心肺停止 | 止血目的に塞栓術追加<br>症状に応じた対応を迅速に行う |
| ⑥シース抜去 | 穿刺孔からの出血 | 出血（腹腔内, 実質内）, 腹部症状（腹痛, 腹部膨隆など）, 血圧低下, 冷汗, 徐脈 | 止血目的に塞栓術追加 |

## 4. 申し送り：IVR室→病棟

| 情報 | 内容 |
|---|---|
| 治療内容・治療部位・成功の有無 | 治療内容, 治療部位, 必要に応じてデバイスのサイズや数など |
| バイタルサイン・一般状態 | 血圧, 脈拍, SpO₂<br>腹痛・腰痛の有無, 尿量・尿の性状など |
| 下肢末梢動脈の触知状態 | 治療後の触知状態, 色調, 冷感・しびれの有無 |
| 止血状態 | 止血時間, 止血困難であったかどうか, 皮下血腫の有無 |
| 造影剤 | 使用造影剤名と量 |
| 輸液量と尿量 | IN/OUTバランス |
| 投薬 | 薬剤名・投与量・投与時刻 |
| 術中合併症の有無 | 症状および対処内容（投薬・処置など） |
| 水分・食事摂取 | 水分は術後1時間より可, 食事は12時間後より開始 |
| 術後安静度 | ベッド上安静時間（3時間）, 体位変換不可, 穿刺側下肢屈曲不可。エコー下門脈穿刺のみの場合はベッド上安静3時間で, 体位変換などは可能 |

## 5. 術後

| 内容 | 対策・看護 |
|---|---|
| 一般状態・バイタルサイン測定 | バイタルサインのチェック（血圧, 脈拍, 体温, SpO₂）<br>帰室時・30分・1時間・2時間後, あとは適宜測定<br>自覚症状の有無（腹痛, 体熱感, 悪心・嘔吐, 腰痛など） |
| 合併症の有無<br>　腹腔内出血, 胆道出血 | 腹痛, 腹部膨満感, バイタルサインのチェック, 医師に連絡しショック時の治療に対応する |
| 止血状態 | 穿刺部位からの出血, 皮下血腫の有無のチェック<br>必要であればすぐに医師に報告し, 圧迫止血, バイタルサインのチェックを行う |
| 穿刺部チェック | 穿刺部出血・血腫 |

| 内容 | 対策・看護 |
|---|---|
| 尿量・性状の観察 | 帰室時・30分・1時間・2時間後，あとは適宜測定<br>性状と血尿のチェック |
| 安静時間内の安楽への介助<br>疼痛コントロール | 腰痛など，安静保持内での体位の工夫（レストンや枕などを使用）<br>鎮痛薬，座薬などを使用 |
| 飲食介助 | 臥床したままの飲食になるため，誤嚥に注意する<br>食事は食べやすいよう工夫した食事に変更し，水分補給もできるよう援助 |
| 安静解除 | 安静解除後の最初の歩行時は看護師が付き添う<br>急激な $SpO_2$ の低下，呼吸困難，意識障害，胸痛，チアノーゼ，ショックを起こした場合は，ただちに安静臥床させ，医師に報告すると同時に，バイタルサインのチェック，酸素投与を行う |
| 造影剤腎症（IN/OUTバランス・腎機能のチェック） | 術前腎機能により異なるが，造影剤使用量は3〜4 mL/kgを目安にし，超過している場合は特に注意 |
| 造影剤遅発性副作用 | 薬疹，悪心・嘔吐，腹痛，頭痛など，通常の副作用と同様の症状出現に注意 |

〔清水利香子〕

# 看護のポイント

## 術中

呼吸の大きさによって肝臓の位置が変動するので，超音波下での操作の際は，患者の理解と協力を得ることが必要である。また，腹痛などの腹部症状の観察や，血圧や $SpO_2$ などのモニタリングを行い，合併症・副作用の出現時に迅速に対応できるようにすることが重要である。

## 術後

血圧や $SpO_2$ などのモニタリングを定期的に行い，腹腔内出血，胆道出血などの合併症の早期発見に努めることが必要である。

# 消化管

　消化管は口から始まり食道，胃，十二指腸，小腸（空腸，回腸），大腸（上行結腸，横行結腸，下行結腸，S状結腸，直腸）から肛門に至るまでの管腔臓器である。血管は，食道が下行大動脈から分岐する食道動脈，胃・十二指腸が腹腔動脈系分枝（左右胃動脈，短胃動脈，後胃動脈，胃十二指腸動脈），小腸から横行結腸は上腸間膜動脈（SMA），下行結腸から直腸は下腸間膜動脈（IMA）が主に支配している。疾患は潰瘍，炎症，腫瘍など多岐にわたる。臨床上で問題となるのは出血や消化管閉塞などの緊急疾患である。IVRの適応となる病態は，保存的治療が奏効せず外科的治療では侵襲が大きい場合に限られ，消化管出血（動脈系・門脈系），上腸間膜動脈塞栓血栓症，悪性腫瘍に起因する消化管閉塞，長期の経腸栄養が必要な種々の疾患などが対象となる。内視鏡が届く範囲では，まずは内視鏡下での治療が優先されることが多い。

〔鉾立博文〕

## 解剖

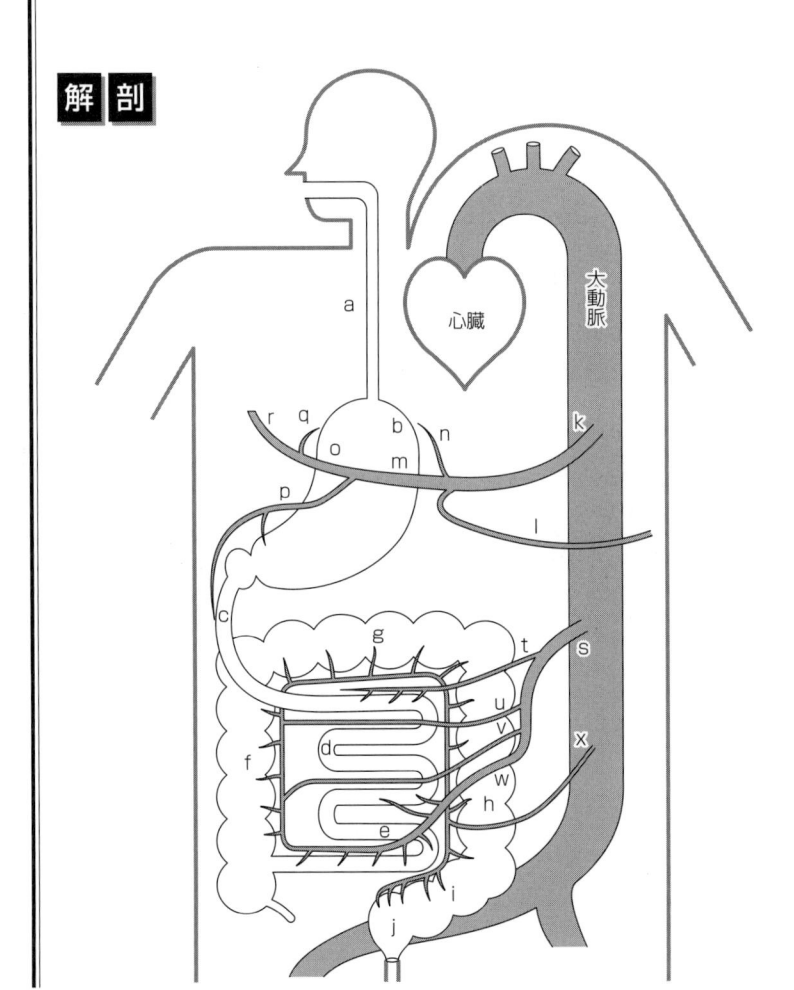

**消化管**
a．食道
b．胃
c．十二指腸
d．空腸
e．回腸
f．上行結腸
g．横行結腸
h．下行結腸
i．S状結腸
j．直腸

**消化管に分布する動脈系**
k．腹腔動脈
l．脾動脈
m．総肝動脈
n．左胃動脈
o．固有肝動脈
p．胃十二指腸動脈
q．右胃動脈
r．肝動脈
s．上腸間膜動脈
t．下膵十二指腸動脈
u．中結腸動脈
v．右結腸動脈
w．回結腸動脈
x．下腸間膜動脈

**図1　消化管と動脈系の模式図**

# 18 消化管動脈性出血（外傷を除く）

K615　血管塞栓術（頭部，胸腔，腹腔内血管等）
　　　3　その他のもの　18,620 点

## 目的

消化管出血には消化管のみならず胆管や膵管からの出血の場合もある．主に消化管自らの動脈性あるいは門脈（静脈）性出血（門脈の項参照）を経カテーテル的に止血する．

## 適応

- 内視鏡検査で出血点が確認できない，もしくは確認されても内視鏡的止血が困難な場合．
- 大量の吐血・下血によりバイタルサインが不安定な場合．
- 外科的処置のハイリスク例．

## 禁忌

- **相対的禁忌**　大量出血などで全身状態がきわめて不良な場合や，DICなどの合併により動脈穿刺のリスクが非常に高い場合．止血による状態改善が期待される場合は慎重に実施する．

## 術前準備

### 1. 前投薬

「前投薬」の項（38ページ）を参照．

### 2. 使用器具

- 血管造影用シース（4 Fr，5 Fr）
- カテーテル：造影用カテーテル（4 Fr，5 Fr）
- マイクロカテーテル
- ガイドワイヤー：0.035 ならびに 0.016 〜 0.018 インチ

## 手技手順（図1）

① 動脈穿刺：総大腿動脈からシースを挿入する．
② 血管造影：通常，腹腔動脈や上腸間膜動脈造影を行い血管解剖ならびに出血巣を描出する．
③ 選択造影：マイクロカテーテルを挿入し，詳細な状況を把握する（出血点が判明していれば塞栓物質の選択，②で所見がなくても③で出血点が判明することもある）．
④ 塞栓術：出血点もしくは出血点近傍の動脈を塞栓する．出血点が判明しなければバソプレシン（ピトレシン®）の持続動注を考慮する．

## 合併症

- **びらん・潰瘍・壊死**　腸管虚血が原因
- **塞栓物質の標的血管以外への迷入**　腎梗塞や下肢動脈虚血など

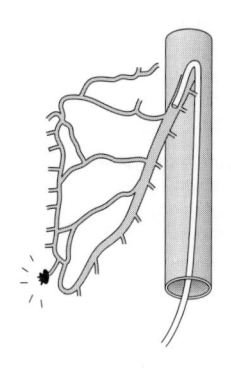

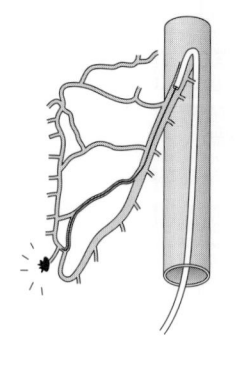

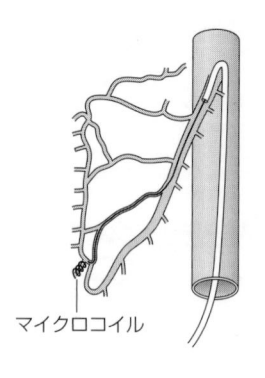

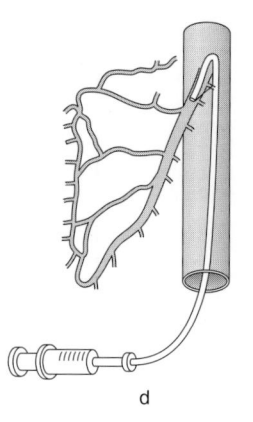

**図1　消化管動脈性出血に対する塞栓術**
a. 1次分枝からの造影で血管解剖を含め全体像を撮像する
b. 出血点近傍までマイクロカテーテルを挿入する
c. 出血点もしくはその近傍を塞栓する
d. 出血点不明なら血管収縮薬の持続動注を検討する

- ●一過性虚血後の腸管狭窄
- ●血栓形成　血管収縮薬持続動注時の長期カテーテル留置が原因
- ●穿刺部血腫　血管収縮薬持続動注時

〔鉾立博文〕

> **SIDE MEMO**
>
> **塞栓物質の選択**
>
> 　動脈塞栓術の基本は出血部位のピンポイントでの塞栓であるが，実際には蠕動などにより屈曲蛇行が著明な消化管においてマイクロカテーテルを出血点まで到達させるのは困難であることが多い。出血点のごく近傍までカテーテルが挿入されればそこにマイクロコイルを留置し，出血部への血流を低下させ，同時に正常部の血流を温存させる。血管径やカテーテルの先端位置を考慮してゼラチンスポンジ細片や液状塞栓物質を選択する場合もある。さらに出血部が不明瞭な場合や塞栓術が禁忌の例などでは，血管収縮薬（ピトレシン®）や溶解しにくい抗生物質（チエナム®）などの使用を考慮する。

> **SIDE MEMO**
>
> **消化管出血の診断**
>
> 　造影CTで血管外漏出像が認められれば診断可能となるが，最近では多列検出器によるMDCTの普及で動脈の三次元画像も作成可能となり，消化管出血の診断にも寄与している。造影剤の血管外漏出像が確認できない場合でも，単純CTにて消化管内腔の高吸収域が出血部位の同定に役立つことがあるので，造影前の単純CTを省くことは好ましくない。間欠的な出血の場合，出血シンチグラフィーも有用で$0.05 \sim 0.1$ mL/分の出血から検出可能とされる。血管造影で検出できる動脈性出血は$0.5$ mL/分以上とされるが，マイクロカテーテルによる超選択的造影でその検出率は向上している。場合によっては$CO_2$を使用することもある。

# 看護の実際 消化管出血

## 1. 術前(病棟・救急外来)

| | 術前準備 | 内容 |
|---|---|---|
| 術前 | オリエンテーション | 術中・術後の流れをイメージでき安全・安楽に治療が受けられるようにする |
| | 治療の理解度の把握 | 適宜補足説明<br>緊急のため困難な場合もある |
| | 治療に対する不安緩和 | 不安の軽減に努める |
| | 同意書の確認 | 患者自筆の署名・日付を確認。自筆が無理であれば代筆も可 |
| | 既往歴・現病歴・検査データの把握 | 高血圧,糖尿病,心疾患,肝疾患,腎疾患,アレルギー,緑内障,前立腺肥大などの有無<br>腎機能・止血機能・感染症 |
| | バイタルサイン(血圧・脈拍・呼吸数・SpO₂・体温) | 現在の出血による状態を把握 |
| | 内服の確認 | 服用薬(抗凝固薬など)・禁忌薬剤などのチェック |
| | 意識レベル<br>神経症状の有無・程度(麻痺,しびれの有無・程度,瞳孔確認) | 術中の体動制限や安静が可能か,コミュニケーション方法など,術前の意識レベル・麻痺の有無を把握 |
| | 穿刺部除毛 | 基本的に不要。施行する場合は両側 |
| | 弾性ストッキング | 深部静脈血栓症,肺塞栓症予防のため患者採寸を行い着用準備 |
| | 指示の確認 | 当日の指示や持参する注射薬などを確認し準備 |
| | 検査着の着用 | 患者は検査着を着用<br>大腿動静脈穿刺では患者の羞恥心に配慮し,不必要な露出回避 |
| | 動脈触知の確認 | 穿刺動脈の末梢(足背,内果,膝窩,橈骨)動脈を確認しマーキング。左右差,強弱を比較 |
| | 皮膚の確認 | 術後変化の比較のために手技が行われる部位および全身の皮膚を観察 |
| | 尿道バルーンカテーテル | 患者拒否時は,仰臥位での床上排泄訓練実施 |
| | 血管確保 | 血管確保は,術者の手技時の立ち位置の反対側が基本<br>ルートの長さ,三方活栓数を工夫・考慮 |
| | 前投薬 | 前投薬の指示を確認し,指示された時間に行う |
| | バイタルサイン(平常時血圧・脈拍・呼吸数・SpO₂・体温) | 出室前に計測し平常時と比較して異常の度合いを把握<br>同時に前投薬の副作用もチェック |
| | 義歯・補聴器・貴金属・エレキバンなどの確認 | 撮影範囲内の金属類の除去<br>手技や緊急時に対応するため義歯は外しておく |
| | 持参物品の確認 | 持参薬などをチェック,保管 |

## 2. 申し送り：病棟(救急外来)→ IVR 室

| | 情報 | 対策・看護 |
|---|---|---|
| 患者情報 | 患者確認 | リスクマネジメント |
| | 同意書(患者署名・同意日・治療名) | リスクマネジメント,手技料算定 |
| | 現病歴・既往歴(高血圧,糖尿病,心疾患,呼吸器疾患,肝疾患,腎疾患,アレルギーなど) | 合併症の予測,禁忌薬剤などのチェック |
| | 体重 | 投与薬剤量などの決定 |
| | バイタルサイン(平常時血圧・脈拍・呼吸数・SpO₂・体温) | 通常時と出血後の血圧,脈拍,SpO₂を知り,変化を観察 |
| | 身体状態 | 吐血・下血の量・性状,バイタルサイン,意識レベル,疼痛,悪心・嘔吐,尿の量と性状,ショック症状<br>輸液の滴下状態と量および刺入部位の腫脹と発赤の有無,両足背動脈の触知<br>透析シャント・乳房切除後などの圧迫禁止の有無 |
| | 血液データ(腎機能・止血機能・感染症) | 圧迫止血時間の判断材料,穿刺部血腫予防のため把握 |
| | 末梢動脈触知状況 | 触知部位,左右差などの確認 |
| | 意識レベル | 膿盆の準備,誤嚥への注意など |

| 情報 | | | 対策・看護 |
|---|---|---|---|
| 患者情報 | 身体的能力・障害 | 術中の体位保持 | 理解の程度を知り，術中看護に役立てる<br>理解度が低ければ適宜補足説明を行う<br>必要があれば医師に再度説明を依頼する |
| | | 難聴，言語障害 | 声かけの方法を考慮 |
| | 知的能力・障害(理解度，認知症) | | ゆっくり声かけする。手技の流れや手技による疼痛の程度を伝える |
| | 精神状態 | 緊張，不安，恐怖心など | 声かけや付き添い，手を握るなどの看護，抗不安薬の考慮 |
| | | 不穏 | 必要に応じて四肢固定，鎮静薬投与・麻酔の考慮 |
| | 性格(痛がり，怖がり，多弁など) | | 声かけや付き添い，手を握るなどの看護，鎮痛薬の考慮 |
| | 今回受ける治療の理解度<br>インフォームド・コンセント | | 理解の程度を知り，術中看護に役立てる<br>理解度が低ければ適宜補足説明を行う<br>必要があれば医師に再度説明を依頼する<br>緊急のため困難な場合もある |
| 処置・準備品 | 血管確保(中心静脈あるいは末梢血管) | | 刺入部位・針サイズ |
| | 尿道バルーンカテーテル留置 | | 尿の流出状態 |
| | 内服状況 | | 抗血小板薬・降圧薬などの使用状況を確認 |
| | 前投薬(薬品名と投与量・投与時刻) | | 副作用のチェックと術中投薬の判断材料にする |
| | 義歯・補聴器・貴金属・エレキバンなどの確認 | | 撮影範囲内の金属類の除去<br>手技や緊急時に対応するため義歯は外しておく |
| | 持参物品 | | 確認・保管 |

## 3. 術中

### 1) 準備

| 必要物品 | | 内容 |
|---|---|---|
| 医療器具 | 血管造影用(AG)キット | バット，ピッチャー，ガーゼ，シリンジ，注射針，覆布，耐圧三方活栓など |
| | シース | メディキット，スーパーシース 4 Fr |
| | ガイドワイヤー | テルモラジフォーカスガイドワイヤー M<br>① RF-GA35153(0.035)150 cm，② RF-GA35183(0.035)180 cm |
| | カテーテル | ガイディングカテーテル，マイクロカテーテル(2Fr 前後) |
| | 金属コイル(マイクロコイル) | 動脈塞栓術に用いる |
| | ゼラチンスポンジ(ゼルフォーム，スポンゼルなど) | 動脈塞栓術に用いる<br>特に上部消化管出血に対して，金属コイルと併用される場合が多い |
| | NBCA(液状接着剤) | 合併症の危険性があり特殊な場合を除いては用いられない |
| | 持続動注用注入器 | バソプレシン動注療法に用いる |
| 薬剤 | 1%キシロカイン® 10 mL | 局所麻酔用 |
| | 造影剤 | 非イオン性ヨード造影剤 |
| | バソプレシン | 血管収縮薬 |
| | ヘパリン加生理的食塩水 | 10,000 単位/1,000 mL，物品の通水用 |

### 2) 患者入室時処置

| 内容 | 注意点 |
|---|---|
| 患者確認と自己紹介 | 患者誤認の予防(ネームバンドの利用や患者自身に自分の名前を名乗らせる)<br>担当看護師の自己紹介と挨拶により患者とのコミュニケーションを図る |
| 検査台に移動 | 入室後検査台に臥床，術中体位は動かせないことを説明し，安楽な体位を工夫。必要により四肢固定 |
| バイタルサイン測定用器具装着 | 血圧計，心電図，SpO$_2$ |
| 足背動脈チェック | 病棟でマーキングされた位置に触れ，両側を比較する |
| 留置ルート類整理 | 尿道バルーン・点滴ルート・生体モニター類の整理 |
| 吸引・酸素 | すぐに使用できるように |
| アンダーパット | 舌根沈下時には肩枕からすぐに変更 |
| バスタオル | 羞恥心回避，腰のあたりなどに使用 |

| 内容 | 注意点 |
|---|---|
| ティッシュ・不潔ガーゼ | |
| ディスポーザブル穴あきパンツ | 羞恥心対策に有効 |
| アイマスク | 恐怖心の軽減や目の保護 |
| 術野消毒(イソジン2回) | 通常両鼠径部：臍から大腿中央部まで(多少覆布がずれても穿刺部周囲が不潔にならないような範囲) |
| 覆布掛け | カテーテルやガイドワイヤーが不潔にならないような範囲に<br>支柱台を使用する場合にはその一部も覆う<br>I.I., 防護板, 血管造影台の操作パネルも覆う |

3）ケア

| 手技 | 合併症 | 症状 | 処置 |
|---|---|---|---|
| ①局所麻酔 | キシロカインによるけいれん・ショック | けいれん | ジアゼパム(セルシン®, ホリゾン®)投与 |
| | | 血圧低下, 冷汗 | 点滴全開滴下, アドレナリン®皮下(筋)注もしくは静注 |
| ②穿刺・シース挿入 | 迷走神経反射 | 血圧低下, 冷汗, 徐脈, 気分不快, 顔面蒼白, 悪心・嘔吐 | 硫酸アトロピン®静(筋)注 |
| ③カテーテル挿入 | 出血 | 腹痛, 出血 | 場合により止血 |
| ④造影 | アナフィラキシーショック | アナフィラキシー様症状(呼吸困難, 血圧低下, 冷汗, 頻脈, SpO₂低下, 顔面浮腫, 悪心・嘔吐, 咳, 腹痛, 蕁麻疹, 発赤など) | アドレナリン®皮下(筋)注もしくは静注<br>挿管などの救命処置 |
| ⑤塞栓術 | 再出血<br>腸管虚血, 梗塞 | 吐血・下血, 疼痛, 血圧低下 | 再塞栓術, 外科的手術 |
| ⑥カテーテル抜去, 止血の確認 | 穿刺部血腫<br>静脈圧迫 | 出血, 腫脹<br>局所疼痛, 冷感, 皮膚色悪化 | 圧迫止血<br>末梢動脈触知低下では圧迫を調整 |

## 4. 申し送り：IVR室→病棟

| 情報 | 内容 |
|---|---|
| 治療内容・治療部位・成功の有無 | 治療内容, 治療部位, 必要に応じてデバイスのサイズや数など |
| 身体状態 | 吐血・下血の量・性状, バイタルサイン, 意識レベル, 疼痛, 悪心・嘔吐, 尿の量と性状, ショック症状 |
| 下肢末梢動脈の触知状態 | 治療後の触知状態, 色調, 冷感・しびれの有無 |
| 止血状態 | 止血時間, 止血困難であったかどうか, 皮下血腫の有無 |
| 造影剤 | 使用造影剤名と量 |
| 輸液量と尿量 | IN/OUTバランス |
| 投薬 | 薬剤名・投与量・投与時刻 |
| 術中合併症の有無 | 症状および対処内容(投薬・処置など) |
| 水分・食事摂取 | 主治医の指示確認。飲水から開始 |
| 術後安静度 | ベッド上安静時間(6時間), 体位変換不可, 穿刺側下肢屈曲不可 |

## 5. 術後

| 内容 | 対策・看護 |
|---|---|
| 一般状態・バイタルサイン測定 | バイタルサインのチェック(血圧, 脈拍, 体温, SpO₂)<br>帰室時・30分・1時間・2時間後, あとは適宜測定<br>自覚症状の有無(腹痛, 体熱感, 悪心・嘔吐, 腰痛など)<br>吐血・下血の量・性状 |
| 下肢の観察<br>末梢塞栓症(再閉塞) | 術直後と比較<br>末梢動脈触知, 緊張の強弱, 色調変化, 下肢冷感・触知冷感, 疼痛, しびれの確認 |

| 内容 | 対策・看護 |
|---|---|
| 止血状態 | 穿刺部位からの出血，皮下血腫の有無のチェック<br>後腹膜出血による腹痛，腰・背部痛の確認<br>必要であればすぐに医師に報告し，圧迫止血，バイタルサインのチェックを行う |
| 穿刺部チェック | 穿刺部出血・血腫，足背動脈触知状況，下肢腫脹の有無・疼痛・色調変化 |
| 尿量・性状の観察 | 帰室時・30分・1時間・2時間後，あとは適宜測定<br>性状と血尿のチェック |
| 安静時間内の安楽への介助<br>疼痛コントロール | 腰痛など，安静保持内での体位の工夫（レストンや枕などを使用） |
| 安静解除（肺梗塞の発生に注意） | 安静解除後の最初の歩行時は看護師が付き添い，特に肺梗塞症状（呼吸困難）に注意する<br>急激な$SpO_2$の低下，呼吸困難，意識障害，胸痛，チアノーゼ，ショックを起こした場合は，ただちに安静臥床させ，医師に報告すると同時に，バイタルサインのチェック，酸素投与を行う |
| 造影剤腎症（IN/OUTバランス・腎機能のチェック） | 術前腎機能により異なるが，造影剤使用量は3～4mL/kgを目安にし，超過している場合は特に注意 |
| 造影剤遅発性副作用 | 薬疹，悪心・嘔吐，腹痛，頭痛など，通常の副作用と同様の症状出現に注意 |

〔土田　徹〕

## 看護のポイント

救急で検査が行われることが多いため，容態の急変が予測される。意識レベル，血圧，脈拍，$SpO_2$など一般状態には十分注意し，観察を行う。また，患者・家族の動揺は大きく，看護師は精神的援助として患者への頻回な声かけ，状況説明，吐物・排泄物を見せない配慮は大切である。

# 19 上腸間膜動脈血栓溶解療法

K608　動脈塞栓除去術
　　　2　その他のもの(観血的なもの)　11,180点

## 目的
腸間膜動脈血栓を溶解することにより，腸管血流を再開し少しでも腸管壊死の範囲を小さくする。

## 適応
- 腹痛の出現から6〜8時間以内(golden time)で腸管壊死の徴候を認めない症例
- これ以上経過していてもSMA分枝やIMA分枝からの側副血行路が発達している。

## 禁忌
腸管壊死が疑われる症例(腹膜刺激症状)。血栓溶解薬の使用が禁忌の症例(最近の手術，脳出血の既往，出血の可能性のある胃潰瘍合併例など)。

## 術前準備
### 1. 前投薬
「前投薬」の項(38ページ)を参照。
　腹痛増強や体動の強いときに鎮痛薬，鎮静薬を適宜投与するが，腸管壊死の徴候察知の妨げになる場合もあるので外科医と相談する。

### 2. 使用器具
- 血管造影用シース(4 Fr, 5 Fr)
- カテーテル：多側孔付きのものや血栓吸引用など
  - マイクロカテーテル
  - ヘパリンコーティングカテーテル(持続注入用)
- ガイドワイヤー
- シリンジポンプ

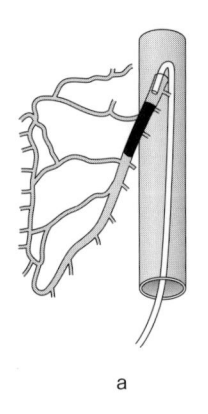

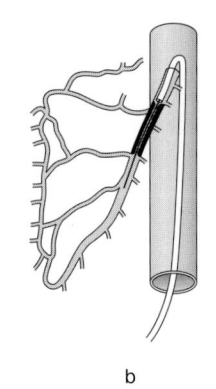

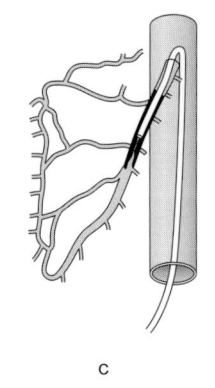

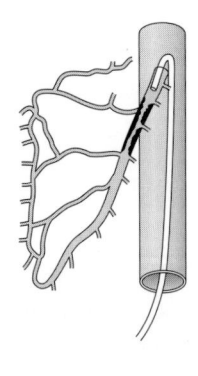

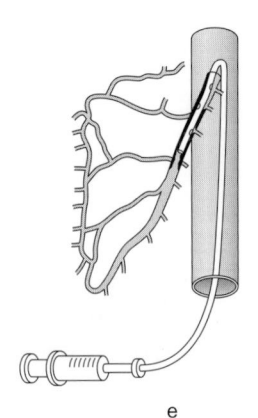

**図1　上腸間膜動脈閉塞症に対する血栓溶解術**
a. SMA起始部にカテーテルを挿入し，閉塞部〜閉塞範囲を把握する
b. 血栓近傍までカテーテルを挿入し，ガイドワイヤーを血栓内に進めて通過を試みる
c. 血栓内にカテーテルを進めてUKを圧入し，血栓溶解を試みる
d. SMA造影をくり返し血栓溶解状況を把握する
e. 壁在血栓残存があればUK持続注入へ移行する(適宜，留置カテーテルに側孔を作成)

## 手技手順(図1)

①動脈穿刺：局所麻酔後にセルジンガー法で大腿動脈よりシースを挿入する。
②SMA造影：閉塞部位〜閉塞範囲および血管解剖を把握する。
③血栓溶解術：ガイドワイヤーを血栓内に進めて通過を試みる。血栓内にカテーテル（場合によってはマイクロカテーテル）を楔入させ，ウロキナーゼ（UK；urokinase，ウロキナーゼ®）を注入する。注入時にはUK 1万単位/10 mL生理食塩水/分で勢いよく注入しながらガイドワイヤー，カテーテルの先進および造影をくり返し，壁在血栓による残存狭窄があればUK持続注入へ移行（UK500〜1,000単位/分）する。

## 合併症

●**出血傾向** UK投与により亢進する（脳出血などの徴候に注意）。
●**動脈塞栓(shower emboli)** 存在すると，UK投与により心房内血栓が遊離し，脳動脈などの全身の動脈塞栓を生じる可能性がある。

〔鉾立博文〕

### Point 血栓溶解薬持続動注

UK総投与量は90万〜120万単位を目安とする。UK24万単位/日のSMA動注とヘパリン1万単位/日の全身投与を併用する。持続期間は24〜72時間程度となるが，血栓溶解療法中でも腸管壊死徴候が見られれば，躊躇なく開腹手術を検討する。

### SIDE MEMO

#### 腸管壊死の診断

腹膜刺激症状や発症後の経過時間などが参考となるが，臨床所見のみでは確定診断が難しい場合もある。最近では事前のCTでかなりの情報が得られるようになった。腸管壁内ガス，門脈内ガス，腸管壁の造影欠損，SMA起始部の造影欠損，腸管穿孔による遊離腹腔内ガスなどの検出により，腸管壊死徴候が確実となればIVRの適応とはならず，外科的処置の適応となる。CTで腸管虚血の所見が乏しい場合でも，臨床的に上腸間膜動脈閉塞が強く疑われる場合は，積極的に血管造影を施行するべきである。

# 看護の実際 SMA 血栓溶解

## 1. 術中

| 手技 | 合併症 | 症状 | 処置 |
|---|---|---|---|
| ①局所麻酔 | キシロカインによるけいれん・ショック | けいれん | ジアゼパム(セルシン®，ホリゾン®)投与 |
|  |  | 血圧低下，冷汗 | 点滴全開滴下，アドレナリン®皮下(筋)注もしくは静注 |
| ②穿刺・シース挿入 | 迷走神経反射 | 血圧低下，冷汗，徐脈，気分不快，顔面蒼白，悪心・嘔吐 | 硫酸アトロピン®静(筋)注 |
| ③カテーテル挿入 | 血管損傷 | 腹痛，腹腔内出血，後腹膜出血 | 場合により止血術 |
| ④造影 | アナフィラキシーショック | アナフィラキシー様症状(呼吸困難，血圧低下，冷汗，頻脈，SpO₂低下，顔面浮腫，悪心・嘔吐，腹痛，咳，蕁麻疹，発赤など) | アドレナリン®皮下(筋)注もしくは静注 挿管などの救命処置 |
| ⑤血栓溶解薬(ウロキナーゼ)投与 | 血栓遊離，出血 | 出血，血圧低下 | 抗線溶薬の投与 |
| ⑥抗凝固薬(ヘパリン)投与 |  | 出血，血圧低下 | 拮抗薬(硫酸プロタミン)の投与 |
| ⑦カテーテル抜去，止血の確認 | 穿刺部血腫 静脈圧迫 | 出血，腫脹 局所疼痛，冷感，皮膚色悪化 | 圧迫止血 末梢動脈触知低下では圧迫を調整 |

## 2. 申し送り：IVR室→病棟

| 情報 | 内容 |
|---|---|
| 治療内容・治療部位・成功の有無 | 治療内容，治療部位，必要に応じてデバイスのサイズや数 |
| バイタルサイン・一般状態 | 血圧，脈拍，SpO₂ 腹痛・腰痛の有無，尿量・尿の性状 |
| 下肢末梢動脈の触知状態 | 治療後の触知状態，色調，冷感・しびれの有無 |
| 止血状態 | 止血時間，止血困難であったかどうか，皮下血腫の有無 |
| 造影剤 | 使用造影剤名と量 |
| 輸液量と尿量 | IN/OUTバランス |
| 投薬 | 薬剤名・投与量・投与時刻 |
| 術中合併症の有無 | 症状および対処内容(投薬・処置など) |
| 水分・食事摂取 | 体調が許せば常時可能。飲水から開始 |
| 術後安静度 | ベッド上安静時間(6時間)，体位変換不可，穿刺側下肢屈曲不可 |

## 3. 術後

| 内容 | 対策・看護 |
|---|---|
| 一般状態・バイタルサイン測定 | バイタルサインのチェック(血圧，脈拍，体温，SpO₂) 帰室時・30分・1時間・2時間後，あとは適宜測定 自覚症状の有無(腹痛，体熱感，悪心・嘔吐，腰痛など) |
| 下肢の観察 末梢塞栓症(再閉塞) | 術直後と比較 末梢動脈触知，緊張の強弱，色調変化，下肢冷感・触知冷感，疼痛，しびれの確認 |

| 内容 | 対策・看護 |
|---|---|
| 合併症の有無<br>　出血，血腫，穿刺部位仮性動脈瘤，末梢塞栓症，MNMS，抗凝固薬による副作用，抗血小板凝集薬による副作用，感染，発熱 | バイタルサインのチェック<br>両肢の観察，術中との比較を頻回に行う(末梢動脈触知，強弱・色調・末梢の冷感・疼痛・しびれ)<br>検査データのチェック(CBC，電解質，ビリルビン値・r-GTP・AST・ALT，腎機能，CPK，LDH)<br>　①水分出納(尿量チェックが重要であり，時間量チェックを指示される場合もある)<br>　②輸液管理(抗凝固療法が行われる。ヘパリン，ウロキナーゼなど確実に指示量を注入する)<br>穿刺部位からの出血や血腫形成に注意し頻回に観察する |
| 輸液管理 | 抗凝固療法が行われるときは，ヘパリンなどの指示量を的確に行う |
| 止血状態 | 穿刺部位からの出血，皮下血腫の有無のチェック<br>後腹膜出血による腹痛，腰・背部痛の確認<br>必要であればすぐに医師に報告し，圧迫止血，バイタルサインのチェックを行う |
| 穿刺部チェック | 穿刺部出血・血腫，足背動脈触知状況，下肢腫脹の有無・疼痛・色調変化 |
| 尿量・性状の観察 | 帰室時・30分・1時間・2時間後，あとは適宜測定<br>性状と血尿のチェック |
| 安静時間内の安楽への介助<br>疼痛コントロール | 腰痛など，安静保持内での体位の工夫(レストンや枕などを使用) |
| 飲食介助 | 臥床したままの飲食になるため，誤嚥に注意する<br>食事は食べやすいよう工夫した食事に変更し，水分補給もできるよう援助 |
| 安静解除(肺梗塞の発生に注意) | 安静解除後の最初の歩行時は看護師が付き添い，特に肺梗塞症状(呼吸困難)に注意する<br>急激な$SpO_2$の低下，呼吸困難，意識障害，胸痛，チアノーゼ，ショックを起こした場合は，ただちに安静臥床させ，医師に報告すると同時に，バイタルサインのチェック，酸素投与を行う |
| 造影剤腎症(IN/OUTバランス・腎機能のチェック) | 術前腎機能により異なるが，造影剤使用量は3〜4mL/kgを目安にし，超過している場合は特に注意 |
| 造影剤遅発性副作用 | 薬疹，悪心・嘔吐，腹痛，頭痛など，通常の副作用と同様の症状出現に注意 |

〔土田　徹〕

## 看護のポイント

上腸間膜動脈血栓遊離による他腸管の新たな梗塞，または，心房内残存の血栓遊離による脳梗塞，下肢の動脈塞栓などが生じる場合がある。一般状態を観察し，徴候には十分注意をはらう。

# 20 消化管ステント留置術（食道，胃十二指腸，大腸）

K522-2　食道ステント留置術　6,300 点
K651　内視鏡的胃，十二指腸ステント留置術　9,210 点
K735-4　下部消化管ステント留置術　10,920 点

# 食道ならびに胃十二指腸

## 目的
食道あるいは胃十二指腸狭窄・閉塞をステントにより拡張し通過性を改善して患者の QOL を向上させる。

## 適応
- 手術不能悪性食道あるいは胃十二指腸狭窄・閉塞
- 気管気管支・縦隔あるいは食道瘻合併症例
- 化学放射線治療後再発
- 吻合部狭窄

## 適応外
- 病変部より肛門側の通過障害
- 全身状態不良
- 食道入口部にステント端がかかる場合：C6 椎体上縁，または輪状軟骨の石灰化が目安

## 禁忌
- **絶対的禁忌**　出血傾向
- **相対的禁忌**　化学療法や放射線治療直後：食道破裂の危険性がある。

## 術前準備

### 1. 前投薬
- 「前投薬」の項（38 ページ）を参照。
- リドカイン塩酸塩：キシロカイン（ビスカス）スプレー®による咽頭麻酔。
- ジアゼパム（セルシン®），ミダゾラム（ドルミカム®）を手技中に適宜鎮静薬として追加する。

### 2. 主な使用器具
- 食道用：ウルトラフレックスステント，Niti-S ステント
- 胃十二指腸用：ウォールフレックスステント
- ガイドワイヤー
- カテーテル
- 消化管拡張用バルーン（必要時）
- 大口径のシース

## 手技手順（図1）
透視下のみで行う場合と内視鏡を併用する場合がある。
①カテーテルか内視鏡を食道内に挿入し，造影にて病変部を確認する。
②狭窄部をガイドワイヤーで通過させる。
③カテーテルを狭窄部遠位まで挿入し，比較的固いガイドワイヤーに交換する。
④ステントの挿入：カテーテルをステントイントロデューサーに交換し，至適位置に進める。
⑤ステント留置
⑥通過の確認造影
　＊ステントイントロデューサーが狭窄部を通過困難な場合は，消化管拡張用バルーンや大口径シースを併用する。

---

### SIDE MEMO

**保険適用**

1. わが国で消化管用ステントとして保険適用承認が得られているのは，食道ステントのみであったが，2010 年 4 月の診療報酬改定で，内視鏡的胃十二指腸ステント留置術が新設され，十二指腸ステント〔ウォールフレックス（ボストン社）〕が発売された。
2. 十二指腸狭窄や大腸狭窄の場合には，胃空腸吻合術（バイパス術），人工肛門造設術といった確立された治療法があることを念頭に置き，適応は慎重に決定すべきである。

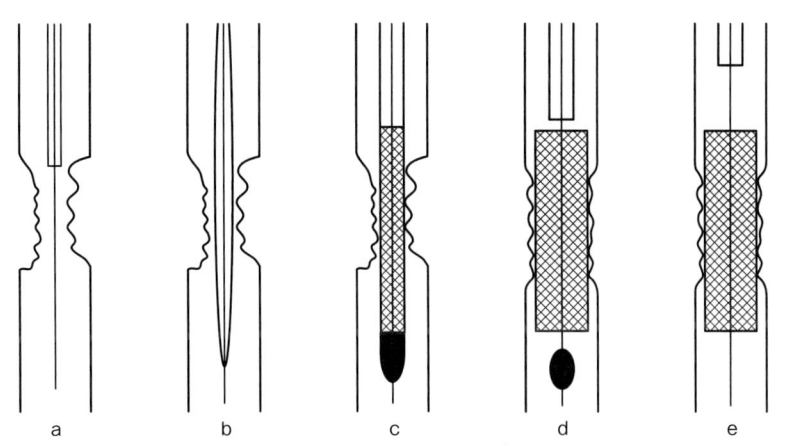

**図1 食道ステント留置術の手技**
a. ガイドワイヤーの挿入
b. ガイドワイヤーの交換
c. ステントイントロデューサーの位置合わせ
d. ステントリリース
e. 食道造影
〔田中健寛：食道バルーン拡張術・ステント留置術．打田日出夫，山田龍作(監)，IVRマニュアル，p248，医学書院，2002より〕

# 大腸

## 目的

悪性大腸狭窄・閉塞に対しステント留置により大腸の通過性を改善する．外科手術可能か否かによりその目的は異なる．
- **姑息的治療**：手術不能例に対し減圧と排便を図りQOLを向上させる．
- **術前処置**：手術可能例に対する減圧と洗腸を促し，一期的手術を可能にする．

## 適応

悪性左半結腸狭窄・閉塞．

## 禁忌

出血傾向腹膜播種などによる多発狭窄．
- **相対的禁忌** 違和感・疼痛が強く，肛門輪に近い病変はテネスムスを招くことが多い．

## 術前準備

### 1. 前投薬

- 「前投薬」の項の項(38ページ)を参照．
- 手技直前にキシロカインゼリーによる肛門麻酔．
- ジアゼパム：セルシン®，ミタゾラム：ドルミカム®を手技中に適宜鎮静薬として追加する．

### 2. 主な使用器具

- ステント：専用の大腸ステントはなく，食道・胃十二指腸用ステントを代用
- ガイドワイヤー
- カテーテル
- 消化管拡張用バルーン(必要時)
- 大口径のシース(必要時)

## 手技手順(図2)

適宜，内視鏡を併用する．S状結腸の蛇行が強い症例では内視鏡を併用することが多い．
①造影で病変部の確認：透視あるいは内視鏡下に肛門からカテーテルを挿入して行う．
②ガイドワイヤーの挿入：狭窄部を通過させる．
③固いガイドワイヤーに交換：先のガイドワイヤーに沿わせてカテーテルを狭窄部遠位まで挿入し交換する．
④ステントイントロデューサーの挿入：カテーテルをステントイントロデューサーに交換し，至適位置に進める．
⑤ステント留置
⑥造影：通過ならび大腸破裂の有無を確認する．
＊ステントイントロデューサーが狭窄部を通過困難な場合は，消化管拡張用バルーンや大口径シースを併用する．

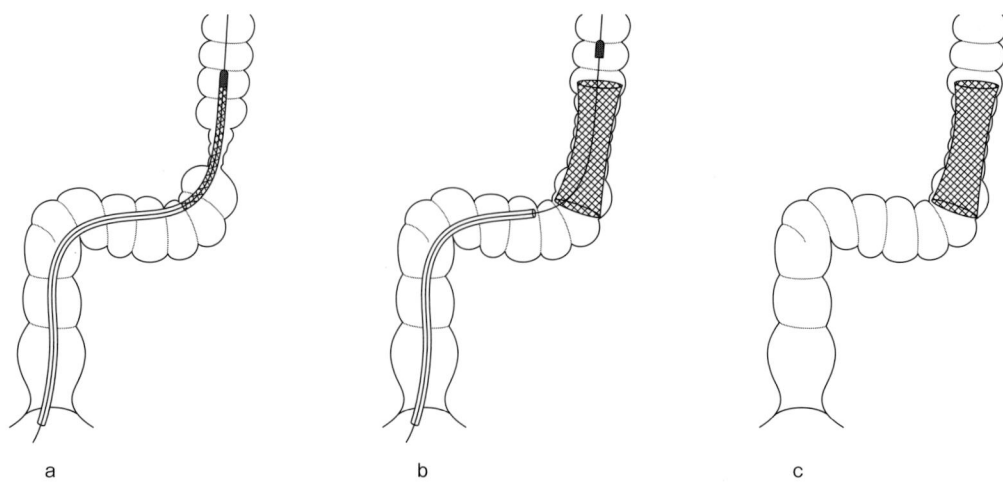

図2　大腸ステント留置術
a. 狭窄部を越えて挿入させたガイドワイヤーに沿わせてステントイントロデューサーを挿入し，位置を合わせる
b. ステントリリース
c. ステントイントロデューサー抜去

## 合併症【共通】

### 1．術中
- 誤嚥：手技中に適宜，口腔内の吸引を行う。
- 出血
- 穿孔：無理なガイドワイヤー，イントロデューサー操作による。咽頭部，食道・大腸の屈曲部で注意を要する。
- 疼痛：イントロデューサー挿入時，ステント留置にともなう疼痛や肛門部の操作時など。迷走神経反射にも注意。

### 2．術後
① ステントの逸脱：膜付きステントできたしやすい。
② ステント閉塞：腫瘍のステント内への増殖（tumor ingrowth）やステントを越えての腫瘍の増大（tumor overgrowth）による。食物塊や便塊による閉塞は，内視鏡的に取り除いたり洗浄を行う。
③ 疼痛：ステント拡張にともなう圧迫によるもので，麻薬製剤を必要とすることもある。大腸ステントでは肛門部近傍にステント断端部が位置すると，違和感・疼痛などでステントを抜去せざるを得ないことがある。
④ 穿孔：ステントの圧迫による消化管壁の壊死などが原因となる。食道ステントでは縦隔炎や，気管気管支・食道瘻を形成することがある。

〔佐藤洋造・稲葉吉隆〕

### Point　ウルトラフレックスステントの種類

1. 膜付き（カバードステント）と膜なし（アンカバードステント）があり，食道病変ではカバードステントが使用されることが多い。カバードステントはステント内腔への腫瘍増殖（tumor in-growth）は防げるが，ステント逸脱が多くなる。
2. 手前からステントが開いていく proximal release type と，先端部（遠位部）から開いていく distal release type がある。ステント近位部を正確に留置したい場合は前者を，遠位部を正確に留置させたいときは後者を選択する。イントロデューサー先端部からステント装着部までの長さが異なるので要注意。

# 看護の実際 消化管ステント

## 1. 術前

| 術前準備 | | 内容 |
|---|---|---|
| 入院〜前日まで | オリエンテーション | 術中・術後の流れをイメージでき安全・安楽に治療が受けられるようにする |
| | 治療の理解度の把握 | 適宜補足説明 |
| | 治療に対する不安・緊張の緩和 | 傾聴し,緩和に努める |
| | 同意書(IC)の確認 | 患者自筆の署名・日付を確認。自筆が無理であれば代筆も可 |
| | 既往歴・現病歴・検査データの把握 | 高血圧,糖尿病,前立腺肥大,緑内障,心疾患などの有無<br>腎機能・止血機能・感染症 |
| | バイタルサイン(血圧・脈拍・SpO$_2$・体温) | 平常時の状態を把握 |
| | 手技中ならびに術後安静程度の把握 | 術中・術後にかけて必要な体位を保持できるか判断 |
| | 内服の確認 | 心臓・血圧・ステロイド薬は原則中止しない<br>中止薬・麻薬の確認<br>糖尿病薬使用時の調整<br>ワーファリン®などの抗凝固薬の内服状況の確認 |
| | 指示の確認 | 当日の指示や持参する注射などを確認し準備 |
| 当日 | 食事 | 術前2時間前から絶飲 |
| | 検査着の着用 | 検査着を着用。患者の羞恥心を配慮し,不必要な露出回避<br>大腸ステント時,ディスポーザブル穴あきパンツの着用を考慮 |
| | 自覚症状の有無 | 発熱,腹痛,悪心・嘔吐 |
| | 排尿・排便 | 検査前にすませる |
| | 膀胱留置カテーテル | 必要時挿入 |
| | 血管確保 | 血管確保は術者の手技時の立ち位置の反対側が基本<br>ルートの長さ,三方活栓数を工夫・考慮 |
| | 前投薬 | 前投薬の指示を確認し,指示された時間に行う |
| | バイタルサイン(平常時血圧・脈拍・SpO$_2$・体温) | 出室前に計測し平常時と比較して異常の度合いを把握<br>同時に前投薬の副作用の有無もチェック |

## 2. 申し送り:病棟→IVR室

| 情報 | | 対策・看護 |
|---|---|---|
| 患者情報 | 患者確認 | リスクマネジメント |
| | 同意書(患者署名・同意日・治療名) | リスクマネジメント |
| | 現病歴・既往歴(高血圧,糖尿病,心疾患,アレルギー,緑内障,前立腺肥大など) | 合併症の予測,禁忌薬剤などのチェック<br>放射線治療や化学療法施行歴 |
| | バイタルサイン(平常時血圧・脈拍・SpO$_2$・体温) | 異常の早期発見のため,平常時の状態を把握 |
| | 血液データ(止血機能・感染) | 合併症(出血など)の予測と早期発見 |
| | 身体症状(発熱,腹痛,悪心・嘔吐など) | 食道ステント:咳や痰の状況。大腸ステント:排便状況 |
| | 身体的能力・障害 / 術中の体位保持<br>食道:仰臥位,左側臥位(内視鏡使用時)<br>十二指腸:仰臥位<br>大腸:左側臥位 | 手技時間内で耐えうるかを判断し,適宜クッションなどを準備<br>状況によっては鎮静薬追加投与 |
| | 難聴,言語障害,意識状態 | 患者状況に応じてそばで声かけする。必要に応じて安全帯の準備 |
| | 知的能力・障害(理解度,認知症) | ゆっくり声かけする。手技の流れや手技による疼痛の程度を伝える |
| | 精神状態 / 緊張,不安,恐怖心など | 声かけや付き添い,手を握るなどの看護,抗不安薬の考慮 |
| | 性格(痛がり,怖がり,多弁など) | 声かけや付き添い,手を握るなどの看護,鎮痛薬の考慮 |
| | 今回受ける治療の理解度<br>インフォームド・コンセント | 理解の程度を知り,術中看護に役立てる<br>理解度が低ければ適宜補足説明を行う<br>必要があれば医師に再度説明を依頼する |

| | 情報 | 対策・看護 |
|---|---|---|
| 処置・準備品 | 血管確保 | 刺入部位・針サイズ |
| | 尿道バルーンカテーテル留置(必須ではない) | 尿の流出状態 |
| | 前投薬(薬品名と投与量・使用時刻) | 副作用のチェックと術中投薬の判断材料にする |
| | 義歯・補聴器などの確認 | 手技や緊急時に対応するため義歯は外しておく |

## 3. 術中

### 1) 準備

| | 必要物品 | 内容 | |
|---|---|---|---|
| | | 食道・胃十二指腸ステント | 大腸ステント |
| 医療器具 | 消化管ステントセット | 注射針2本(造影位置マークのため)<br>注射器(10 mL, 20 mL)<br>マウスピース | 注射針2本(造影位置マークのため)<br>注射器(10 mL, 20 mL, 50 mL) |
| | 造影カテーテル | シーキングカテーテル(6.5 Fr)<br>または適宜血管造影用カテーテル(5 Fr) | ネラトンカテーテル(24 Fr)<br>またはシーキングカテーテル(6.5 Fr) |
| | ガイドワイヤー | ラジフォーカス, Amplatz Extra-Stiff ガイドワイヤー(0.035 インチ, 260 cm), ジャグワイヤー(0.035 インチ, 450 cm) | |
| | ロングシース(22〜24 Fr) | ステント挿入用 | 必要時 |
| | 消化管拡張用バルーンカテーテル | 狭窄部拡張用(10 mm 径×40 mm 長など) | 必要時 |
| | 金属ステント | 食道用ステント:ウルトラフレックス™, Niti-S esophageal ステント<br>胃十二指腸用ステント:ウォールフレックス | |
| 薬剤 | 生理的食塩水 | 洗浄ならびに造影剤希釈用 | |
| | 局所麻酔薬 | キシロカインビスカス®, キシロカインスプレー®, キシロカインゼリー® | キシロカインスプレー®<br>キシロカインゼリー® |
| | 造影剤 | ガストログラフィン®(気管食道瘻時は非イオン性造影剤) | |

### 2) 患者入室時処置

| | 内容 | 注意点 | |
|---|---|---|---|
| | | 食道・胃十二指腸ステント | 大腸ステント |
| | 患者確認と自己紹介 | 患者誤認の予防(ネームバンドの利用や患者自身に自分の名前を名乗らせる)<br>担当看護師の自己紹介と挨拶により患者とのコミュニケーションを図る | |
| | 検査台に移動 | 入室後検査台に臥床,術中体位は動かせないことを説明し,安楽な体位を工夫 | |
| | バイタルサイン測定用器具装着 | 血圧計, SpO₂(心電図) | |
| | 留置ルート類整理 | 尿道バルーン・点滴ルート類の整理 | |
| | 吸引・酸素 | すぐに使用できるように | |
| 必要物品 | アンダーパット<br>バスタオル<br>ティッシュ・不潔ガーゼ | 舌根沈下時のリスクがあるので手技上肩枕が好ましい | 羞恥心回避のため腰のあたりなどに使用 |
| | アイマスク | 恐怖心の軽減や目の保護 | 不要 |

### 3) ケア

| 手技 | 合併症 | 症状 | 処置 |
|---|---|---|---|
| ①局所麻酔 | キシロカインによるけいれん・ショック | けいれん | ジアゼパム(セルシン®, ホリゾン®)投与 |
| | | 血圧低下,冷汗 | 点滴全開滴下,アドレナリン®皮下(筋)注もしくは静注 |
| ②造影 | 食道・胃十二指腸→誤嚥 | 咳嗽,SpO₂ 低下 | 吸引,O₂ 吸入 |

| 手技 | 合併症 | 症状 | 処置 |
|---|---|---|---|
| ③シース挿入〜ステント留置 | 出血 | 出血，疼痛 | 点滴全開滴下，O₂吸入，場合により止血術または手術 |
| | 穿孔 | 疼痛 | 鎮痛・鎮静薬投与，場合により手術 |
| | 疼痛 | ステント拡張時・後に特にともなう | 鎮痛・鎮静薬投与 |
| | 迷走神経反射 | 血圧低下，徐脈，気分不快，冷汗，顔面蒼白，悪心・嘔吐 | 硫酸アトロピン®静(筋)注 |

## 4. 申し送り：IVR室→病棟

| 内容 | 対策・看護 | |
|---|---|---|
| | 食道・胃十二指腸ステント | 大腸ステント |
| 治療内容<br>ステント留置部位による注意点と症状 | ステントの種類と留置部位<br>食道胃接合部留置は逸脱しやすい<br>食道入口近傍は違和感が強い | ステントの種類と留置部位<br>肛門近傍の留置は疼痛，便意が強い |
| バイタルサイン | 血圧，脈拍，SpO₂ | |
| 投薬 | 薬剤名・投与量・投与時刻 | |
| 術中合併症の有無 | 疼痛・圧迫感，出血・排泄物に対する対処内容(投薬・処置など) | |
| 安静：ベッド上2時間 | 体位変換・座位可能 | |
| 水分・食事摂取 | 2時間禁止。以降飲水から開始 | 低残渣食を考慮 |
| 術中患者の様子 | 体動・疼痛の様子。投薬した場合の効果など | |

## 5. 術後

| 内容 | | 対策・看護 | |
|---|---|---|---|
| | | 食道・胃十二指腸ステント | 大腸ステント |
| バイタルサイン(血圧・脈拍・体温・SpO₂) | | 帰室時・30分・1時間後，以降状況に応じて | |
| 疼痛 | | 鎮痛・鎮静薬の使用 | |
| 出血・排泄物 | 腫瘍出血・消化管損傷 | 少量であれば経過観察 | |
| | 消化液 | | |
| 食事時注意 | | 肉，刺身など食塊は小さく刻む<br>食中・後に十分な飲水(炭酸系飲料)を<br>食道胃接合部留置：逆流に注意必要 | |
| 合併症 | ステント逸脱 | 疼痛・嚥下違和感出現 | 自然排泄 |
| | 穿孔 | 発熱，疼痛，吐血・下血の出現。血圧低下などのショック状態 | |
| | 再閉塞 | 嚥下違和感，嚥下困難 | 排便量低下，腹満感・腹痛 |
| | 難治性逆流性食道炎 | 食道胃接合部留置後には必発 | |

〔福嶋敬子・大本美穂・笹川良子〕

### 看護のポイント

#### IVR室

手技時間としては短時間の処置ではあるが，患者の恐怖心や苦痛を強くともなうため，術中の精神的な配慮が特に必要である。そのため，患者が安心して手技を受けられるように声かけや説明を適宜行うとよい。大腸ステントにおいては羞恥心に配慮する必要がある。

食道・胃十二指腸ステント留置では，随時吸引が必要になるため準備をしておく。また，鎮静薬を追加投与しての手技となるため，患者の全身状態の変化に注意する。術中は発語ができないため，意思表示方法を入室時に決めておくとよい。

#### 病棟

患者は治療に対する不安や恐怖心はあるが，反面，治療に対して症状軽減などの期待も大きいことが予測される。そのため，術後の疼痛や合併症など，十分な説明と患者の理解が求められる。また，合併症の早期発見には日々の観察が重要になってくるため，変化があれば速やかに医師に報告する。

# 21 経皮経食道胃管挿入術(PTEG)

K664-2　経皮経食道胃管挿入術(PTEG)　14,610点

## 目的

- **経管栄養**　脳梗塞後遺症などによる嚥下障害に対する経腸栄養。
- **消化管ドレナージ**　がん性腹膜炎などによる消化管通過障害に対する消化管減圧。

## 適応

長期に及ぶ胃管留置が必要で，かつ以下の状況に代表されるような経皮的胃瘻造設が困難な症例。

- 胃切除後
- がん性腹膜炎
- 大量腹水
- 脳室腹腔シャント造設術後
- 内視鏡挿入困難
- その他：解剖学的理由により胃瘻造設が困難な症例

## 禁忌

### 1．絶対的禁忌

#### 1) 出血傾向
穿刺時に血管損傷が生じたとき，止血困難となる場合がある。

#### 2) 解剖学的要因
頸動静脈を避け得ない場合，穿刺により大量出血をきたす可能性が高い。

### 2．相対的禁忌

#### 1) 解剖学的要因
- 甲状腺：甲状腺穿刺については現在のところ安全性が確立されているものではなく，可能であれば避けることが望ましい。

#### 2) 併存疾患や治療による要因
- **頸部に病変を有する場合**　悪性腫瘍の頸部リンパ節転移など，穿刺ルート上に病変がある場合。
- **反回神経麻痺**　穿刺にあたり反回神経を損傷する恐れがあるため，特に対側の反回神経麻痺を有する場合には両側反回神経麻痺となる可能性があり，推奨できない。
- **頸部進展が困難**　頸椎症や拘縮などにより頸部進展が困難な場合，頸部食道穿刺自体が困難な場合があり，また無理な進展により症状悪化をきたす可能性がある。
- **放射線治療**　頸部を照射野とする放射線治療中におけるPTEG施行の安全性は確立されておらず，推奨できない。
- **カテーテル，その他**　左内頸静脈経由で中心静脈カテーテルが刺入されている場合，カテーテル感染の原因となり得るためカテーテルの刺入点を変更することが望ましい。

永久気管瘻を有する場合，PTEGと永久気管瘻が相互に感染をきたす原因となる。

### 3) その他
- 非破裂型食道拡張用バルーンカテーテル (RFB)挿入困難：非破裂型バルーンを用いずにPTEGを行ったとする報告も見られるが，これには相応の熟練を要する。このため，より安全なPTEG造設には非破裂型バルーンを頸部食道に挿入し，これを標的として食道穿刺を行うことが推奨される。

## 術前準備

### 1．前投薬
「前投薬」の項(38ページ)を参照。

### 2．使用器具
- PTEGセット
- 穿刺針
- ガイドワイヤー
- ダイレーター
- 留置カテーテル挿入用シース
- 留置用カテーテル
- 留置用胃管
- イレウス管

## 手技手順(図1)

①経鼻的あるいは経口的にRFBを挿入し，頸部食道に誘導する。この時，ガイドワイヤーを先行させると通過が容易となる(特に術者の指示に従った嚥下が困難な場合，この手技は有用で

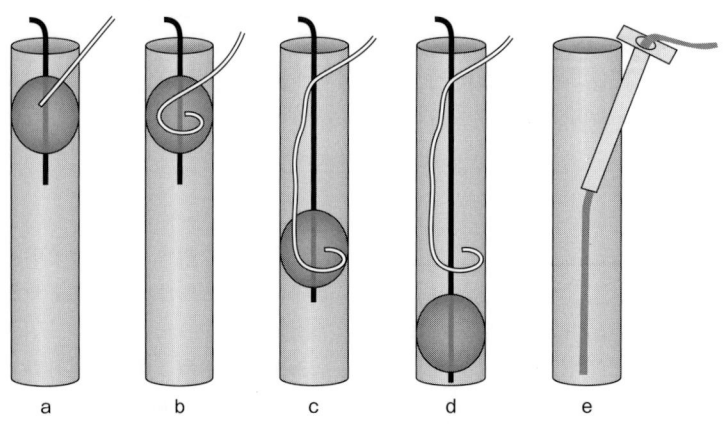

**図1 経皮経食道胃管挿入術の手技手順**
a. RFBを牽引
b, c. ガイドワイヤーで誘導
d. RFBからガイドワイヤーを外す
e. 留置用カテーテルの挿入

ある）。

② RFBのバルーン内を希釈した造影剤で満たし，拡張させる。この時，患者は苦痛を訴えることが多いため，必要に応じて鎮静を図る。

③ 拡張させたRFBを確認し，バルーンそのものを経皮的に穿刺する。この時，RFBを牽引することによりRFBの視認性がよくなるが，過度の牽引は穿刺直後にRFBが咽頭側に逸脱する原因となるため，注意が必要である。

④ RFBのバルーンの中にガイドワイヤーを挿入する。

⑤ バルーンとガイドワイヤーを一体化させたままこれを下部食道まで誘導する。この時，バルーンを進めるためにバルーンを軽度縮めると操作が容易となる。ガイドワイヤーを把持したまま，さらにRFBを進め，RFBからガイドワイヤーを外す。

⑥ RFBとRFB誘導ワイヤーの抜去。これにより穿刺部から挿入したガイドワイヤーのみとなる。

⑦ 留置用カテーテルの挿入。このガイドワイヤーに沿わせてダイレーターで経皮ルートを拡張した後，ピールアウェイシースを挿入下に留置用カテーテルを胃内に進める。次いで，ピールアウェイシースをピールオフする。

⑧ 留置用カテーテルの固定。胃内で留置カテーテルのバルーンを膨らませた後，カテーテルを引き戻し胃噴門部で引っかかった時点で，カテーテルを縫合しバルーンを収縮する。

## 合併症

### 1. 術中

● **鼻出血** RFB挿入時に鼻粘膜を損傷して生じる。

● **頸部出血** RFBの経皮的穿刺により動静脈を損傷し，生じる。大量出血の際には緊急手術や緊急IVRの対象となる。

● **気道損傷** RFBの経皮的穿刺時に気道を損傷し，生じる。術中に気づかないことがある。

● **反回神経損傷** 反回神経は食道の近傍を下行するが，超音波で認識するのは困難である。嗄声や気道狭窄・閉塞などの原因となる。

● **誤嚥** RFB拡張時に唾液などの分泌液が口腔・咽頭内に貯留し，誤嚥を起こすことがある。

### 2. 術後

● **瘻孔感染，蜂窩織炎** いずれも穿刺ルートに消化液が逆流することにより生じる。瘻孔の隙間を埋めるためにチューブを太いものに交換することで改

---

**SIDE MEMO**

**留置用カテーテルについて**

キット付属の留置用カテーテルは側孔が小さくドレナージには若干不向きな構造のため，消化管減圧を目的とした場合には各施設で用いているチューブにアレンジする。なお，16 Frシースに16 Frのイレウス管は挿入不能（数珠上の先端は実際のカテーテル径よりも太い）であり注意が必要で，14 Frですら多くのものは16 Frシースを通過しない（一部の14 Frイレウス管は16 Frシース内を通過可能である）。

善が図れる場合があるほか，ドレナージ目的の留置であった場合には留置用カテーテルの交換によりドレナージの改善を図ることで感染が消退することもある。また，いったんチューブ径を細いものに交換して瘻孔を狭細化させた後，再び太いものと交換するとよいとの報告もある。

●**誤嚥性肺炎**　適正に留置された PTEG は通常誤嚥の原因とはなりにくく，上述した気道損傷などによる気管食道瘻の存在などを疑う必要がある。

●**縦隔炎**　穿刺時あるいはシース挿入時に食道壁を損傷して生じる。いったん生じると重篤化しやすく，注意が必要である。

●**事故抜去**　PTEG 造設後，瘻孔が完成した後の事故抜去については速やかに対応すれば瘻孔から再びチューブを挿入することが可能である。担当医が不在など，速やかな対応が不可能な際には，何でもよいので細径チューブを挿入して，とりあえずのルートの確保に努める。瘻孔は 24 時間後には閉鎖するともいわれており，在宅などの場合には速やかに医療機関を受診してもらう。造設直後で瘻孔が完成していない場合には，通常手技による再挿入が必要となる場合もある。

〔新槇　剛〕

## Point

1. 術直前の準備
   - RFB は事前に 3 倍以上に希釈した造影剤を用いてバルーン内の空気を抜いておく。
   - RFB は堅いため，あらかじめ鼻腔内に十分な量のリドカインゼリーを注入しておく。

2. 術中管理
   RFB 拡張時には唾液の貯留などにより誤嚥を引き起こしやすい。このため，あらかじめ吸引の準備をしておく。

3. 術後管理
   特殊な管理は必要としない。使用開始は，ドレナージ使用であれば当然，経管栄養目的であってもカテーテル留置当日より可能である。

# 看護の実際 PTEG

## 1. 術前

| | 術前準備 | 内容 |
|---|---|---|
| 入院〜前日まで | オリエンテーション | 術中・術後の流れをイメージでき安全・安楽に治療が受けられるようにする |
| | 治療の理解度の把握 | 適宜補足説明 |
| | 治療に対する不安・緊張の緩和 | 傾聴し，緩和に努める |
| | 同意書(IC)の確認 | 患者自筆の署名・日付を確認。自筆が無理であれば代筆も可 |
| | 既往歴・現病歴・検査データの把握 | 高血圧，糖尿病，心疾患，肝疾患，腎疾患，アレルギーなど<br>腎機能・止血機能・感染症 |
| | バイタルサイン(血圧・脈拍・$SpO_2$・体温) | 平常時の状態を把握 |
| | 手技中ならびに術後安静程度の把握と術前訓練 | 術中・術後にかけて必要な体位を保持できるか判断し，必要に応じて訓練・試行 |
| | 内服の確認 | 心臓・血圧・ステロイド薬は原則中止しない<br>中止薬・麻薬の確認<br>糖尿病薬使用時の調整<br>ワーファリン®などの抗凝固薬の内服状況の確認 |
| | 指示の確認 | 当日の指示や持参する注射などを確認し準備 |
| 当日 | 食事 | 術前2時間前から絶飲食 |
| | 手術着の着用 | 患者は手術着を着用<br>患者の羞恥心を配慮し，不必要な露出回避 |
| | 自覚症状の有無 | 嘔気，疼痛，刺入部周囲の皮膚状況など |
| | 排尿 | 検査前にすませる。仰臥位での床上排泄訓練実施 |
| | 血管確保 | 血管確保は術者の手技時の立ち位置の反対側が基本。ルートの長さ，三方活栓数を工夫・考慮 |
| | 前投薬 | 前投薬の指示を確認し，指示された時間に行う |
| | バイタルサイン(平常時血圧・脈拍・$SpO_2$・体温) | 出室前に計測し平常時と比較して異常の度合いを把握<br>同時に前投薬の副作用の有無もチェック |
| | 持参物品の確認 | 持参薬などをチェック |

## 2. 申し送り：病棟→IVR室

| | 情報 | | 対策・看護 |
|---|---|---|---|
| 患者情報 | 患者確認 | | リスクマネジメント |
| | 同意書(患者署名・同意日・治療名) | | リスクマネジメント，手技料算定 |
| | 現病歴・既往歴(高血圧，糖尿病，心疾患，アレルギーなど) | | 合併症の予測，禁忌薬剤などのチェック |
| | バイタルサイン(平常時血圧・脈拍・$SpO_2$・体温) | | 異常の早期発見のため，平常時の状態を把握 |
| | 血液データ(止血機能・感染症) | | 合併症(出血など)の予測と早期対処 |
| | 身体症状(発熱，腹痛，悪心・嘔吐など) | | 膿盆の準備，誤嚥への注意など |
| | 身体的能力・障害 | 術中の体位保持 | 手技時間(1〜1.5時間)内で耐えうるかを判断し，適宜クッションなどを準備 |
| | | 難聴，言語障害，意識状態 | そばでゆっくり声かけ。必要に応じて安全帯の準備 |
| | 知的能力・障害(理解度，認知症) | | ゆっくり声かけする。手技の流れや手技による疼痛の程度を伝える |
| | 精神状態(緊張，不安，恐怖心など) | | 声かけや付き添い，手を握るなどの看護，抗不安薬の考慮 |
| | 性格(痛がり，怖がり，多弁など) | | 声かけや付き添い，手を握るなどの看護，鎮痛薬の考慮 |
| | 鎮痛薬使用の有無 | | 術中に使用する鎮痛薬の選択の参考にする |
| | 今回受ける治療の理解度<br>インフォームド・コンセント | | 理解の程度を知り，術中看護に役立てる<br>理解度が低ければ適宜補足説明を行う<br>必要があれば医師に再度説明を依頼する |

| | 情報 | 対策・看護 |
|---|---|---|
| 処置・準備品 | 血管確保（中心静脈と末梢血管） | 刺入部位・針サイズ |
| | 尿道バルーンカテーテル留置 | 尿の流出状態 |
| | 前投薬（薬品名と投与量・使用時刻） | 副作用のチェックと術中の投薬を判断する材料にする |
| | 義歯・補聴器などの確認 | 義歯は外しておく |
| | 持参物品 | 確認・保管 |

## 3. 術中

### 1) 準備

| | 必要物品 | 内容 |
|---|---|---|
| 医療器具 | 非血管 IVR 用セット | シリンジ，カテーテルチップ（50 mL），ディスポーザブルメス，滅菌ドレープ，穴あき滅菌ドレープ，注射針（18 G，23 G），持針器，金属ビーカー，モスキートペアン，ペアン，トレイ，金属ボール，鑷子，縫合糸（2-0 絹糸），縫合針（角針） |
| | 経皮経食道胃管挿入キット | 非破裂型穿刺用バルーンカテーテル（14 Fr×70 cm）<br>穿刺針（18 G×20 cm）<br>ガイドワイヤー（ストレート型，0.035 インチ×200 cm）<br>ガイドワイヤー（アングル型，0.035 インチ×100 cm）<br>ダイレーター（10 Fr×20 cm）<br>ピールアウェイシースダイレーター（16 Fr×20 cm）<br>留置カテーテル（12 Fr×115 cm） |
| | 排液セット | ウロガード，ED 活栓 |
| 薬剤 | 生理的食塩水 | 洗浄ならびに造影剤希釈用 |
| | 1％キシロカイン® 10 mL | 局所麻酔用 |
| | 造影剤 | ウログラフィン注®60％：生理的食塩水＝1：3（バルーン拡張用）<br>ガストログラフィン®（消化管内造影用） |
| | ミタゾラム注射液（ドルミカム®） | 10 mg＋生理的食塩水 18 mL |
| | ペンタゾシン注射液（ペンタジン®） | 15 mg |
| | 塩酸リドカインゼリー（キシロカインゼリー®） | |
| | 吸引セット | |
| | ガーグルベースン | |

### 2) 患者入室時処置

| 内容 | 注意点 |
|---|---|
| 患者確認と自己紹介 | 患者誤認の予防（ネームバンドの利用や患者自身に自分の名前を名乗らせる）<br>担当看護師の自己紹介と挨拶により患者とのコミュニケーションを図る |
| 検査台に移動 | 入室後検査台に臥床，術中体位（特に頭部）は動かせないことを説明し，安楽な体位を工夫．必要により四肢固定 |
| 挿入（頸）部位付近の確認 | 貼用薬の有無，カテーテル類の有無など |
| バイタルサイン測定用器具装着 | 血圧計，心電図，SpO₂ |
| 留置ルート類整理 | 尿道バルーン・点滴ルート類の整理 |
| 術野消毒（イソジン 2 回） | |
| 覆布掛け | 顔の上にも掛けられるので呼吸の妨げとならない，また圧迫感を少しでも緩和するように工夫 |

### 3) ケア

| 手技 | 合併症 | 症状 | 処置 |
|---|---|---|---|
| ①非破裂型穿刺用バルーンカテーテル挿入 | 誤嚥 | 咳嗽<br>悪心・嘔吐 | ガーグルベースン準備<br>口腔・気道内吸引準備 |

| 手技 | 合併症 | 症状 | 処置 |
|---|---|---|---|
| ②局所麻酔 | キシロカインによるけいれん・ショック | けいれん | ジアゼパム（セルシン®，ホリゾン®）投与 |
| | | 血圧低下，冷汗 | 点滴全開滴下，アドレナリン®皮下（筋）注もしくは静注 |
| ③穿刺 | 迷走神経反射 | 血圧低下，冷汗，徐脈，気分不快，顔面蒼白，悪心・嘔吐 | 硫酸アトロピン®静（筋）注 |
| | 出血 | | 用手圧迫止血 |
| | 気胸 | 胸痛，呼吸苦，$SpO_2$ 低下 | $O_2$ 吸入，必要時胸腔ドレナージ |
| | 反回神経損傷 | 嗄声，嚥下障害，呼吸困難 | 必要時呼吸管理 |
| | 食道損傷 | 出血 | 出血が持続する場合は内視鏡的止血 |
| | | 誤嚥 | 食道内の減圧，抗菌薬投与 |
| ④ピールアウェイシース挿入 | 迷走神経反射 | 血圧低下，冷汗，徐脈，気分不快，顔面蒼白，悪心・嘔吐 | 硫酸アトロピン®静（筋）注 |
| ⑤留置カテーテル挿入 | | | |
| ⑥留置カテーテル固定 | | | 1針縫合し絆創膏で固定 |

## 4. 申し送り：IVR室→病棟

| 内容 | 対策・看護 |
|---|---|
| 治療成功の有無 | |
| 留置カテーテル | 留置カテーテルの長さを病棟看護師とともに確認し印をつける。カテーテルの固定方法を申し送る |
| バイタルサイン | 血圧，脈拍，$SpO_2$ |
| 投薬 | 薬剤名・投与量・投与時刻 |
| 術中合併症の有無 | 対処内容（投薬・処置など） |
| 安静 | 使用薬剤より覚醒し自動運動が可能となった場合は安静はなし |

## 5. 術後

| 内容 | 対策・看護 |
|---|---|
| バイタルサイン（血圧・脈拍・$SpO_2$） | 帰室時・1時間・3時間後（異常時は適宜測定で医師に報告） |
| 自覚症状 | 嘔気，刺入部痛，呼吸困難などの有無を観察 |
| カテーテル管理 | 刺入部からの出血の有無，排液漏れの有無，固定糸を観察する<br>カテーテルの屈曲・接続不良・逸脱・三方活栓の閉鎖をチェックする |
| ドレナージ | 低圧持続吸引 |
| 刺入部付近の皮膚障害 | 排液漏れによる皮膚障害。WOC（皮膚・排泄ケア認定看護師），あるいは必要時皮膚科受診<br>ドレッシング剤の貼用<br>不良肉芽の場合は形成外科や皮膚科を受診 |
| カテーテルの閉塞 | 微温湯で通水し閉塞防止，適宜ミルキングによる消化液のドレナージ |
| 経腸栄養の管理 | 指示された栄養剤の投与 |

〔二ノ宮　歩〕

## 看護のポイント

**在宅療養について**

PTEGでは在宅療養となることが多く，主に患者・家族がPTEG管理を行うことになると思われるが，インフォームド・コンセント後には患者・家族の理解度を明確にし，不安を解決することが重要である。入院中にPTEGの使用方法や管理方法を指導し，退院時には患者・家族でPTEG管理が行えるのを目標にする。しかし，患者・家族のみでは在宅療養が困難である場合は社会資源（訪問看護・訪問診療など）を活用し，可能な限り管理を徹底することが大切である。

## Tea Time

**術野消毒**

消毒にはグルコン酸クロルヘキシジン（代表：ヒビテン®）やポビドンヨード（代表：イソジン®）が汎用されている。グルコン酸クロルヘキシジンは粘膜への使用が禁忌であるため術者の手指の消毒には汎用されるものの，術野消毒に用いられることは少ない。一方，術野消毒に汎用されているポビドンヨードは，血液や血清蛋白で不活性化されるのが欠点であるが，乾燥させて膜面を形成すると抗菌ならびに抗ウイルス効果が持続される。ハイポアルコールで脱色したり，乾燥前にガーゼで拭き取ったりすると効果は低くなるが，塗布後2分以上経過させると高い消毒効果を発揮する。穿刺部位よりも末梢側に発生する直接的皮膚障害は要注意で，術後ハイポアルコールや生理的食塩水で拭き取ったりするとよい。

# 肝臓

　肝臓のIVRには，肝腫瘍に対する生検にはじまり，肝細胞がんに対する肝動脈塞栓術（TACE），肝動注化学療法，PEIやRFAなどのアブレーション療法，さらに肝嚢胞，肝膿瘍などのドレナージなど種々のものがある。疾患の頻度からみても肝細胞がんに対するIVRがその大多数を占め，中でも原発性肝がんに対するTACEは最も適応が広く，切除不能例，再発例，多発例では治療の中心的役割を担っている。IVRは原発性肝がんに対するTACEを中心に発達してきたという歴史的背景があり，原発性肝がんに対するTACEを理解することは，IVRを理解するうえで重要であり，すべてのIVRの基礎といっても言いすぎではない。また，アブレーション療法は，大きさ・個数の制限があるが，TACEと併用することで両者の欠点を補う治療が可能となる。

　肝臓は直径1mmほどの無数の小葉から形成され，横隔膜に接した人体中最大の実質臓器である。また，肝臓は特有の生理的・解剖学的特異性を有し，基礎疾患が存在することが多い。

1. 肝炎，肝硬変，代謝性肝疾患や黄疸などの基礎疾患のため，非肝病変部の肝組織の機能も低下した症例が高頻度にみられる。これらの症例では，IVRによって非がん部肝実質に生じる肝障害も考慮しながら，IVRを進めていかなければならない。

2. 肝内へは，動脈血と門脈血が流入しており，肝臓は毛細血管の塊で血流豊富な臓器である（図1）。肝動脈から全肝血流量の25～30％が，残りは門脈から流入し，その運搬する酸素量比は1：1である。動脈血，門脈血は類洞で合流し，肝静脈へと流れていく。すなわち，肝動脈の血流が途絶えても，肝臓はその機能を門脈血のみで保持していくことができる。

3. 病変の肝臓内での存在位置は，肝区域で表すことが一般的である（図2，存在する病変の肝臓での番地）。8区域のCouinaud分類が通常用いられる。Couinaudは，肝をパリの街区の名称になぞらえ，らせん状に1区（尾状葉）から8区まで名づけた。ルーブル宮のある1区が尾状葉にあたる。

　以上のような特異性を，IVRの看護をするにあたってもよく理解しておく必要がある。

〔齋藤博哉〕

## 解剖

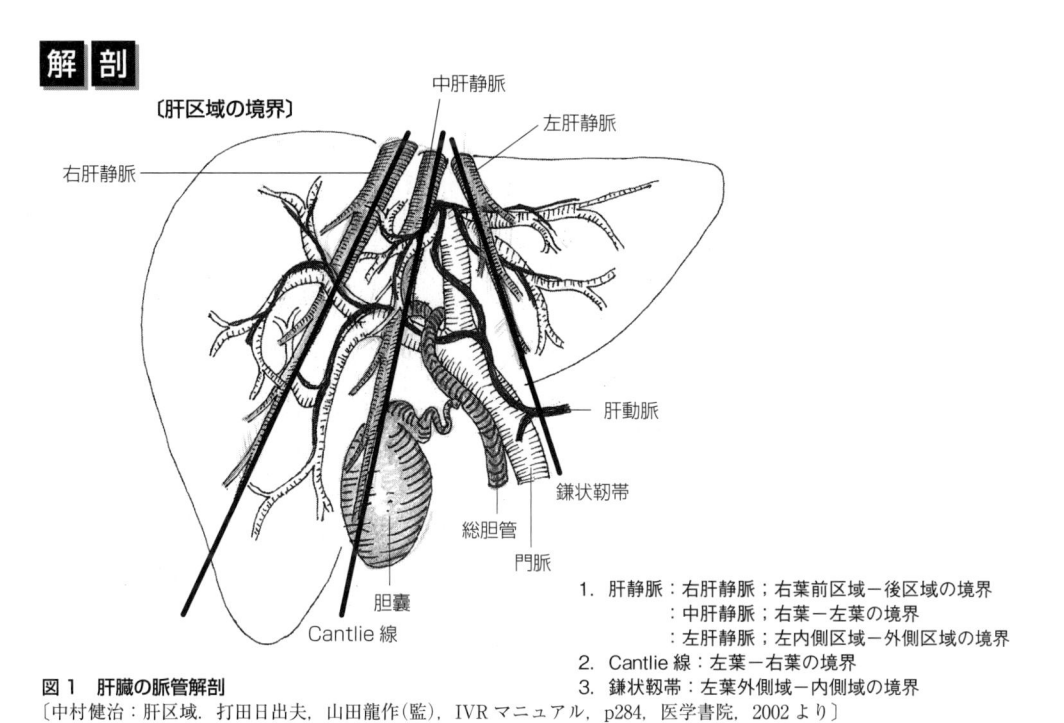

〔肝区域の境界〕

**図1　肝臓の脈管解剖**

1. 肝静脈：右肝静脈；右葉前区域－後区域の境界
   　　　　：中肝静脈；右葉－左葉の境界
   　　　　：左肝静脈；左内側区域－外側区域の境界
2. Cantlie線：左葉－右葉の境界
3. 鎌状靭帯：左葉外側域－内側域の境界

〔中村健治：肝区域．打田日出夫，山田龍作(監)，IVRマニュアル，p284，医学書院，2002より〕

尾状葉　S1
肝左葉　S2：外側背側区域
　　　　S3：外側腹側区域
　　　　S4：内側区域
肝右葉　S5：前下区域
　　　　S6：後下区域
　　　　S7：後上区域
　　　　S8：前上区域

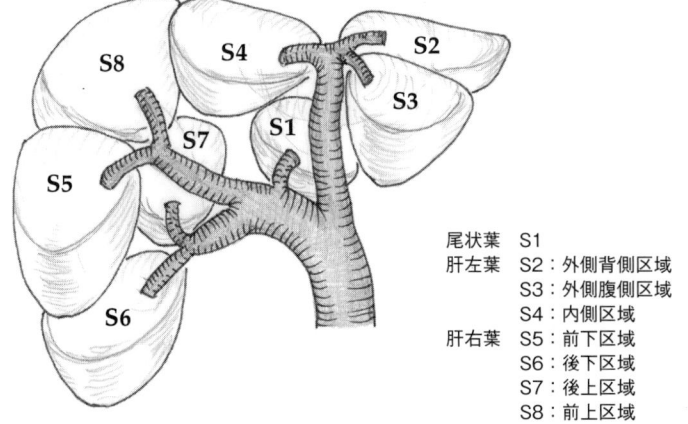

**図2　Couinaudの肝区域**

〔中村健治：肝区域．打田日出夫，山田龍作(監)，IVRマニュアル，p284，医学書院，2002より〕

# 22 原発性肝がんに対する動脈化学塞栓術(TACE)

K615 血管塞栓術(頭部,胸腔,腹腔内血管等)
2 選択的動脈化学塞栓術 20,040点

## 目的

腫瘍の栄養血管を塞栓し,腫瘍を阻血性壊死に陥らせることで,肝がんを治療する。TACEは,肝細胞がんの大部分は動脈血から栄養されているhypervascular tumorという事実から考案され(図1),栄養動脈内に抗がん剤を注入するという選択的化学療法と,塞栓物質注入により腫瘍への酸素や栄養を断つ,いわゆる「兵糧攻め」の治療法である。

## 適応

### 1. 腫瘍側因子

#### 1) 腫瘍血管が豊富な腫瘍

高分化型肝細胞がんなど,腫瘍血管に乏しい腫瘍の場合には,切除,PEIT,RFAなどが第1選択となる。

#### 2) 門脈本幹あるいは一次分枝に腫瘍栓がない症例

TACEを行うと正常肝実質に広範な壊死をきたすため,原則として禁忌とされている。しかし,側副血行路の発達により肝内門脈血流が保たれている場合には適応となる。また,弱い塞栓物質であるDSMを用いてTACEを行うこともある。

### 2. 宿主側因子

#### 1) 肝予備能が保たれていること(表1)

肝細胞がんの約90%は慢性肝炎や肝硬変を合併しており,TACEによって非がん部肝実質に生じる肝障害により予後の短縮をきたす可能性がある。このため,肝予備能の評価はTACEの適応の可否,塞栓範囲の決定に重要となってくる。Child-Pugh分類を用いて予備能が評価されるが,特に血清ビリルビン値が重要である。肝機能がAまたはBがTACEの適応となるが,血清ビリルビン値が2.0〜3.0 mg/dLでは,マイクロカテーテルを担がん区域,亜区域や亜々区域へ挿入し,超選択的にTACEを行うようにする。

#### 2) 食道・胃静脈瘤(RCサイン陽性)の非合併例

RCサイン陽性の場合は,静脈瘤の治療を優先させる。

## 禁忌

### 1. 絶対禁忌

Child-Pugh Cの肝機能あるいは血清ビリルビン値が3.0 mg/dL以上は,一般的にTACEをはじめ

### SIDE MEMO

#### 肝臓の血行動態(図1)

肝臓は肝動脈と門脈の二重の血行支配を受けている。肝動脈から全肝血流量の25〜30%が,残りは門脈から流入し,その運搬する酸素量比は1:1とされている。動脈,門脈は類洞で合流し,肝静脈へと流れていく。すなわち,たとえ肝動脈の血流が途絶えても,肝臓はその機能を門脈血のみで十分に保持していくことができる。これに対して肝細胞がんは腫瘍血管に富み,ほぼ100%肝動脈より栄養されている。このため腫瘍を栄養する肝動脈を塞栓しても,周囲の正常組織は門脈血により栄養されるためほとんど障害されず,腫瘍のみがほぼ選択的に壊死に陥ることになる。

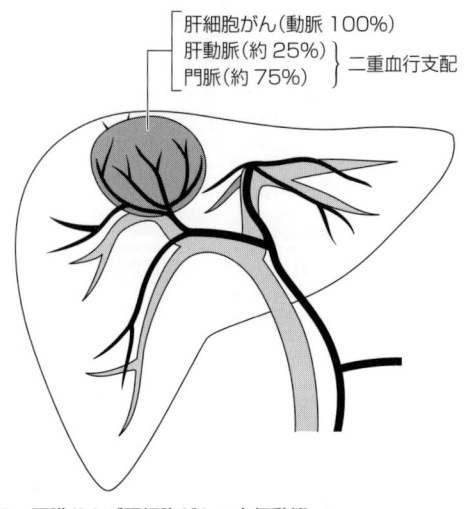

図1 肝臓および肝細胞がんの血行動態

肝細胞がん(動脈100%)
肝動脈(約25%) ┐ 二重血行支配
門脈(約75%)  ┘

表1　Child-Pugh分類

| 項目 | A | B | C |
|---|---|---|---|
| 腹水 | ない | 治療効果あり | 治療効果少ない |
| 血清ビリルビン値(mg/dL) | 2.0> | 2.0〜3.0 | 3.0< |
| 血清アルブミン値(g/dL) | 3.5< | 3.0〜3.5 | <3.0 |
| ICG-$R_{15}$(%) | <15 | 15〜40 | 40< |
| プロトロンビン活性(%) | 80< | 50〜80 | <50 |

各項目に重症度を求め，そのうち2項目以上が該当した肝障害度をとる．2項目以上の項目に該当した肝障害度が2か所に生じる場合には，高いほうの肝障害度をとる．

治療の適応はなく，肝庇護療法が行われる．

## 2. その他
- 重篤な出血性素因，ヨード過敏症など
- 全身状態や腎機能の高度障害例

## 術前準備

### 1. 術前検査
- 術前検査：画像診断により，腫瘍の局在と個数，腫瘍の形態や濃染の程度．
- 肝機能障害の程度の把握ならびに是正．
- 食道・胃静脈瘤の検索と破裂が危惧される場合は内視鏡的治療．
- 耐糖能異常の把握と血糖コントロール．
- 閉塞性黄疸合併例は減黄（総ビリルビン2mg/dLが目安）．
- 腹水コントロール：アルブミンの補給や利尿薬の投与などを行い，腹水をコントロールしておく．

### 2. 前投薬
「前投薬」の項（38ページ）を参照．

### 3. 使用器具
- 腹部血管造影用カテーテルなど
- 抗がん剤
- 塞栓物質：リピオドール®，ゼラチンスポンジ（ジェルパート®）
- ディスポーザブル注射器，三方活栓など

## 手技手順

①セルジンガー法により大腿動脈（あるいは症例により上腕動脈）からカテーテルを挿入し，腹腔動脈・上腸間膜動脈造影を行い，肝動脈解剖，門脈血流および腫瘍濃染を評価する．必要に応じて経動脈性門脈造影下CT（CTAP），肝動脈造影下CT（CTA）を併用し，腫瘍進展や門脈浸潤，肝内転移巣を評価する．

②塞栓すべき担がん区域動脈へマイクロカテーテルを挿入する．

③リピオドールと抗がん剤の混合（エマルジョンの作成）：一般的には，多くの施設でアントラサイクリン系抗がん剤（塩酸エピルビシン）を用いている．まず，エピルビシンを水溶性造影剤3〜5mLで溶解し，10mLの注射器に吸引する．一方，3〜5mLのリピオドールを10mLの注射器に吸引する．両注射器を三方活栓で連結し，用手的に約20回パンピングを行いリピオドールエマルジョンを作成する．使用するリピオドールの量は多すぎると肝障害が強くなることから，3〜5mLにとどめるが，腫瘍径を目安にしたり（直径XcmであればX+1〜2mLなど），門脈枝描出の程度や肝機能により加減する．

最近では，アイエーコール®が用いられる機会が増加してきた．

④X線透視下にマイクロカテーテルよりリピオドールエマルジョンを注入した後，ゼラチンスポンジ細片を用いて塞栓術を行う．

目的の動脈以外に流入させないように，リピオドールエマルジョンやゼラチンスポンジ細片は1〜2mLの注射器を用いてX線透視下にゆっくりと注入していく．

⑤塞栓術後の造影で，腫瘍濃染が消失していることを確認し，不十分な場合にはゼラチンスポンジ細片を追加する．

## 合併症

発熱，腹痛，悪心・嘔吐など，いわゆる塞栓術後症候群を呈することが多い．

### 1. 発熱
ほぼ全例に認められる．TACE直後〜2日後に出

現し，5～10日ほど持続することが多い．悪寒・戦慄をともなう場合がある．腫瘍壊死による吸収熱と考えられている．

## 2．腹痛

軽度のものを含めるとほとんどの症例で認められるが，硬変肝よりも正常肝の末梢を強固に塞栓した症例で強い傾向がある．一般に2～3日で軽減するが，稀に強い腹痛が遷延することがある．このような場合，胃十二指腸潰瘍，急性胆囊炎，急性膵炎をきたしていることがある．

## 3．その他

肝膿瘍，胆汁性囊胞（biloma），肝梗塞，胆囊梗塞，食道・胃静脈瘤の悪化などをきたす場合がある．また，稀な合併症であるが，下横隔膜動脈を塞栓した場合にシャントを介した肺塞栓や脳梗塞の合併が報告されている．胆囊動脈を塞栓した場合，壊死性胆囊炎が発生する．また，左肝動脈から分岐する肝鎌状靱帯動脈を塞栓した場合，腹壁に発赤やびらんを生じる．

# 特殊な病態を呈した肝細胞がんに対する動脈塞栓術

## 1．動脈-門脈短絡（A-P シャント）合併例に対する TACE

肝細胞がんが進行すると脈管浸潤により A-P シャントを形成することがあり，重篤な門脈圧亢進症の原因ともなる．しかも，薬剤は動脈から A-P シャントを介して正常門脈へすりぬけるだけで，肝細胞がん病巣に分布しないばかりでなく，正常肝実質へ流入することになる．そこで，金属コイルやゼラチンスポンジ細片などを用いて，まずシャントの消失を目的とした塞栓術を施行した後，抗腫瘍効果を目的とした TACE を行うようにする．しかし，シャントが広範で複雑な場合には，シャントの消失は得られにくく，抗腫瘍効果はあまり期待できない．

## 2．肝内病変に対する肝外供血路からの TACE
（図2）

肝動脈からのくり返す TACE や，肝動注リザーバーからのくり返す動注化学療法により肝動脈の閉塞が生じると，さまざまな肝外供血路が発達する．このような場合の再発病巣は PEIT や RFA の適応とならない肝辺縁の領域にも多く，collateral-TACE として積極的に治療していく．肝外供血路

---

### SIDE MEMO

**リピオドール®（リピオドールウルトラフルイド，油性造影剤）**

もともとリンパ管造影や子宮卵管造影に用いられた油性造影剤で，X線透視でよく見える．TACE では塩酸エピルビシンなどの抗がん剤と混和して，カテーテルから注入される．細かな粒となり「腫瘍内（腫瘍血管や腫瘍血洞内）」に停滞する．塞栓効果もあるが弱く，ゼラチンスポンジ細片を追加注入することにより肝動脈血流遮断を完成させる．

CT ではリピオドールの停滞した部分は白く見える．血管に富んだ肝細胞がんには，強く停滞し，白い結節として描出される．塞栓術後7日ごろまではリピオドールは注入された肝領域に停滞している．梗塞を起こすと腫瘍，非腫瘍部でも長く貯留するが，非梗塞部では消失する．効果判定や再発の診断に利用され，腫瘍が再発してくると結節に欠損が出現する．

**DSM（degradable starch microspheres，微小でんぷん球含有懸濁注入液：スフェレックス）**

DSM は $45\,\mu m$ のでんぷん粒子で，抗がん剤と併用して動注することで抗がん剤を病巣血管内へとどめ，腫瘍と抗がん剤の接触時間を延長することで抗腫瘍効果を増強させる一過性の動脈塞栓物質である．DSM は血中アミラーゼで分解され，ヒト血清中での半減期は約30分で，人体内での血流低下維持時間は約1～2時間とされている．塞栓効果は一過性であるが，それゆえに門脈腫栓合併例でも肝梗塞のリスクを回避できるといわれている．最近，使用頻度は減少している．

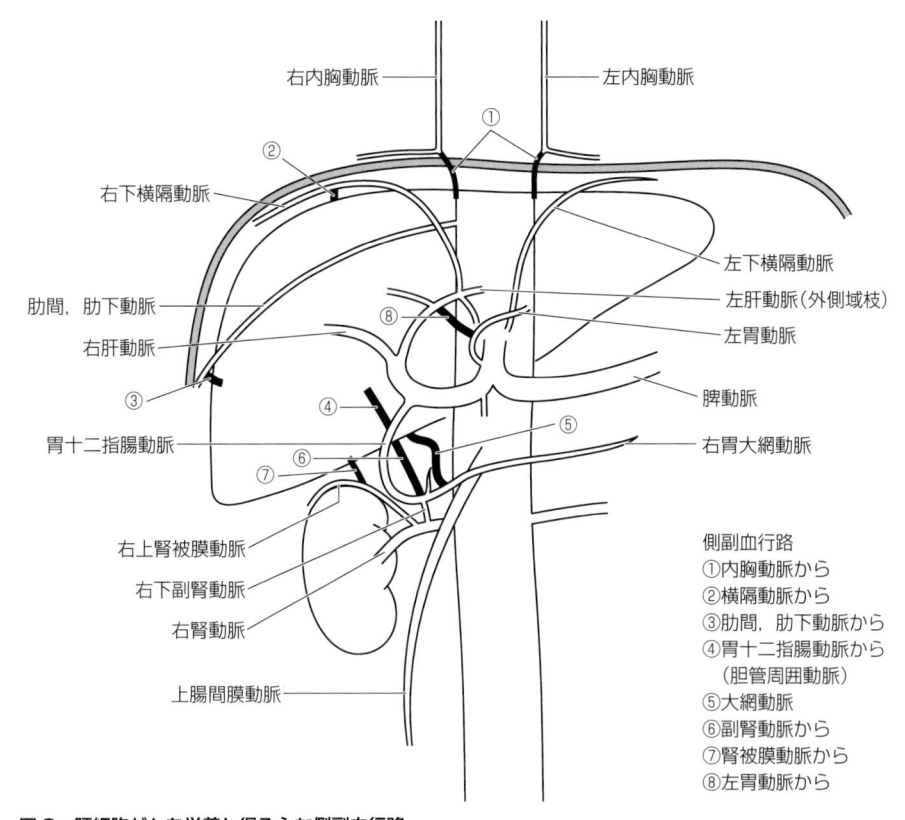

**図2 肝細胞がんを栄養し得る主な側副血行路**
〔高島澄夫：肝悪性腫瘍．打田日出夫，山田龍作（監），IVRマニュアル，p119，医学書院，2002 より〕

側副血行路
① 内胸動脈から
② 横隔動脈から
③ 肋間，肋下動脈から
④ 胃十二指腸動脈から（胆管周囲動脈）
⑤ 大網動脈
⑥ 副腎動脈から
⑦ 腎被膜動脈から
⑧ 左胃動脈から

の頻度としては，右下横隔動脈，胃十二指腸動脈大網枝，副腎動脈，肋間動脈，腎被膜動脈，内胸動脈などの順に多い。なお，注意すべき合併症として下横隔動脈からのTACEでは，肺血管とのシャントへの流入による肺梗塞，胃・大網動脈からは胃潰瘍，肋間動脈からは脊髄梗塞や皮膚壊死，内胸動脈からは皮膚壊死などが知られている。肝動脈からのTACEと比べて重篤な合併症となりうるので，肝外供血路の血管解剖に対する十分な理解が必要である。

### 3．肝外病変に対するTAE・TACE

肝細胞がんの局所治療効果の発達にともない，骨・肺・副腎などの転移病変への治療の機会が増えている。原発巣と同様に動脈血流が豊富で骨転移に対するTAEが疼痛緩和に奏効する症例も存在する。ただ，原発巣と同様にTAE・TACE単独では完全制御が困難な場合もあり，放射線治療やRFA，経皮的骨セメント注入療法などとの組み合わせで治療していく。

### 4．破裂・出血例に対するTACE

肝細胞がんは動脈血流に富むため，原発巣に限らず転移巣からでも動脈性の出血を契機に発見される例も少なくない。また，治療後の経過観察中に原発・転移巣からの動脈性の出血が生じる例も存在する。出血性ショックをともなう症例では，しばしば緊急で動脈塞栓術を施行することとなる。転移巣においても，肺転移からの喀血，鼻腔からの鼻出血，副腎転移からの後腹膜出血などが報告されており，おのおの関与する栄養血管からTAE・TACEを施行する場合もある。

### 5．エタノールTAE

巨大な肝細胞がんに対して，強力な細胞壊死効果および塞栓効果を有するabsolute ethanolを利用した動脈塞栓療法も応用されている。エタノールは透視下での視認性を向上させるために，一般的にはリピオドールと混合して使用する。

〔齋藤博哉〕

# 看護の実際 TACE

## 1. 術前

| | 術前準備 | 内容 |
|---|---|---|
| 入院〜前日まで | オリエンテーション | 術中・術後の流れをイメージでき安全・安楽に治療が受けられるようにする |
| | 治療の理解度の把握 | 医師からの説明に対する理解度を把握し,適宜補足説明。内容によっては医師に報告し再度説明の機会を設ける |
| | 治療に対する不安緩和 | 不安の軽減に努める<br>TACEでは何度も治療がくり返されることで,疾患に対する不安の増強が考えられるため,表情や言動に注意し,ゆっくりと不安や思いを聞く時間をもつ |
| | 同意書の確認 | 患者自筆の署名・日付を確認。自筆が無理であれば代筆も可 |
| | 既往歴・現病歴・検査データの把握 | 高血圧,糖尿病,心疾患,肝疾患,腎疾患,アレルギー,緑内障,前立腺肥大などの有無<br>腎機能・止血機能・感染症 |
| | バイタルサイン(血圧・脈拍・呼吸数・$SpO_2$・体温) | 平常時の状態を把握 |
| | 手技中ならびに術後安静程度の把握と術前訓練 | 術中・術後にかけての8時間程度の仰臥位に耐えられるか判断し,必要に応じて訓練・試行 |
| | 内服の確認 | 心臓・血圧・ステロイド薬は原則中止しない。中止薬・麻薬の確認。糖尿病薬使用時の調整。服用薬(抗凝固薬など)・禁忌薬剤などのチェック |
| | 穿刺部除毛 | 基本的に不要。施行する場合は両側 |
| | 弾性ストッキング | 必要があれば深部静脈血栓症,肺塞栓症予防のため患者採寸を行い着用準備 |
| | 指示の確認 | 当日の指示や持参する注射薬などを確認し準備 |
| 当日 | 食事 | 通常検査前1食絶食。水分は積極的に摂取させる(許可の確認) |
| | 検査着の着用 | 患者は検査着を着用。大腿動静脈穿刺では患者の羞恥心に配慮し,不必要な露出回避 |
| | 動脈触知の確認 | 穿刺動脈の末梢(足背,内果,膝窩,橈骨)動脈を確認しマーキング。左右差,強弱を比較 |
| | 皮膚の確認 | 術後変化の比較のために手技が行われる部位および全身の皮膚を観察<br>肋間動脈,内胸動脈,臍動脈などの肝動脈塞栓術による皮膚壊死の発見 |
| | 排尿・排便 | 検査前にすませ,適宜浣腸。便秘時の下剤投与や浣腸はIVR時や安静時に便意を催すことがある |
| | 尿道バルーンカテーテル | 患者拒否時は,仰臥位での床上排泄訓練実施 |
| | 血管確保 | 血管確保は,術者の手技時の立ち位置の反対側が基本<br>ルートの長さ,三方活栓数を工夫・考慮 |
| | 前投薬 | 前投薬の指示を確認し,指示された時間に行う |
| | バイタルサイン(平常時血圧・脈拍・呼吸数・$SpO_2$・体温) | 出室前に計測し平常時と比較して異常の度合いを把握<br>同時に前投薬の副作用もチェック |
| | 義歯・補聴器・貴金属・エレキバンなどの確認 | 撮影範囲内の金属類の除去 |
| | 持参物品の確認 | 持参薬などをチェック,保管 |

## 2. 申し送り:病棟→IVR室

| | 情報 | 対策・看護 |
|---|---|---|
| 患者情報 | 患者確認 | リスクマネジメント |
| | 同意書(患者署名・同意日・治療名) | リスクマネジメント,手技料算定 |
| | 現病歴・既往歴(高血圧,糖尿病,心疾患,呼吸器疾患,肝疾患,腎疾患,アレルギーなど) | 合併症の予測,禁忌薬剤などのチェック |
| | TACEの理解度と治療歴 | 理解の程度を知り術中看護に役立てる |
| | 体重 | 投与薬剤量などの決定 |
| | バイタルサイン(平常時血圧・脈拍・呼吸数・$SpO_2$・体温) | 異常の早期発見のため,平常時の状態を把握 |

| 情報 | | | 対策・看護 |
|---|---|---|---|
| 患者情報 | 血液データ(腎機能・止血機能・感染症) | | 合併症(出血など)の予測と早期発見 |
| | 末梢動脈触知状況 | | 触知部位，左右差などの確認 |
| | 意識レベル | | 膿盆の準備，誤嚥への注意など |
| | 身体的能力・障害 | 術中の体位保持 | 手技時間(1〜1.5時間)に耐えうるか否か<br>適宜クッションなどを準備<br>状況によっては鎮静薬追加投与 |
| | | 難聴，言語障害，意識状態 | そばでゆっくり声かけする。必要に応じて安全帯の準備 |
| | 知的能力・障害(理解度，認知症) | | ゆっくり声かけする。手技の流れや手技による疼痛の程度を伝える |
| | 精神状態 | 緊張，不安，恐怖心など | 声かけや付き添い，手を握るなどの看護，抗不安薬の考慮 |
| | | 不穏 | 必要に応じて四肢固定，鎮静薬投与・麻酔の考慮 |
| | 性格(痛がり，怖がり，多弁など) | | 声かけや付き添い，手を握るなどの看護，鎮痛薬の考慮 |
| | 今回受ける治療の理解度<br>インフォームド・コンセント | | 理解の程度を知り，術中看護に役立てる<br>理解度が低ければ適宜補足説明を行う<br>必要があれば医師に再度説明を依頼する |
| | 抗がん剤副作用予防 | | ステロイド投与 |
| 処置・準備品 | 血管確保(中心静脈あるいは末梢血管) | | 刺入部位・針サイズ |
| | 尿道バルーンカテーテル留置 | | 尿の流出状態 |
| | 内服状況 | | 抗血小板薬・降圧薬などの使用状況を確認 |
| | 前投薬(薬品名と投与量・投与時刻) | | 副作用のチェックと術中投薬の判断材料にする |
| | 義歯・補聴器・貴金属・エレキバンなどの確認 | | 撮影範囲内の金属類の除去<br>手技や緊急時に対応するため義歯は外しておく |
| | 持参物品 | | 確認・保管 |

## 3. 術中

### 1) 準備

| 必要物品 | | 内容 |
|---|---|---|
| 医療器具 | 血管造影用(AG)キット | バット，ピッチャー，ガーゼ，シリンジ，注射針，覆布，耐圧三方活栓など |
| | シース | メディキット4 Frシース |
| | ガイドワイヤー | ラジフォーカスガイドワイヤー，アングル0.035インチ<br>マイクロカテーテル0.016，0.018インチ |
| | カテーテル | カテーテル4 Fr，マイクロカテーテル2 Fr |
| 薬剤 | 1%キシロカイン®10 mL | 局所麻酔用 |
| | 抗がん剤 | 塩酸エピルビシン(ファルモルビシン®)，シスプラチン(アイエーコール®)，ミリプラチン(ミリプラ®)など |
| | 塞栓物質 | ジェルパート®，スポンゼル®など |
| | 造影剤 | 非イオン性ヨード造影剤 |
| | 油性造影剤 | リピオドール® |
| | ヘパリン加生理的食塩水 | 10,000単位/1,000 mL，物品の通水用 |

### 2) 患者入室時処置

| 内容 | 注意点 |
|---|---|
| 患者確認と自己紹介 | 患者誤認の予防(ネームバンドの利用や患者自身に自分の名前を名乗らせる)。担当看護師の自己紹介と挨拶により患者とのコミュニケーションを図る |
| 検査台に移動 | 入室後検査台に臥床，術中体位は動かせないことを説明し，安楽な体位を工夫。必要により四肢固定 |
| バイタルサイン測定用器具装着 | 血圧計，心電図，SpO₂ |
| 足背動脈チェック | 病棟でマーキングされた位置に触れ，両側を比較する |
| 留置ルート類整理 | 尿道バルーン・点滴ルート・生体モニター類の整理 |
| 吸引・酸素 | すぐに使用できるように |
| アンダーパット | 舌根沈下時には肩枕からすぐに変更 |

| 内容 | 注意点 |
|---|---|
| バスタオル | 羞恥心回避。腰のあたりなどに使用 |
| ティッシュ・不潔ガーゼ | |
| ディスポーザブル穴あきパンツ | 羞恥心対策に有効 |
| アイマスク | 恐怖心の軽減や目の保護 |
| 術野消毒（イソジン2回） | 通常両鼠径部：臍から大腿中央部まで（多少覆布がずれても穿刺部周囲が不潔にならないような範囲） |
| 覆布掛け | カテーテルやガイドワイヤーが不潔にならないような範囲に。支柱台を使用する場合にはその一部も覆う<br>I.I., 防護板，血管造影台の操作パネルも覆う |

### 3）ケア

| 手技 | 合併症 | 症状 | 処置 |
|---|---|---|---|
| ①局所麻酔 | キシロカインによるけいれん・ショック | けいれん | ジアゼパム（セルシン®，ホリゾン®）投与 |
| | | 血圧低下，冷汗 | 点滴全開滴下，アドレナリン®皮下（筋）注もしくは静注 |
| ②穿刺 | 迷走神経反射 | 血圧低下，冷汗，徐脈，気分不快，顔面蒼白，悪心・嘔吐 | 硫酸アトロピン®静（筋）注 |
| ③造影 | アナフィラキシーショック | アナフィラキシー様症状（呼吸困難，血圧低下，冷汗，頻脈，SpO₂低下，顔面浮腫，悪心・嘔吐，咳，腹痛，蕁麻疹，発赤など） | アドレナリン®皮下（筋）注もしくは静注<br>挿管などの救命処置 |
| ④抗がん剤・塞栓物質注入 | 塞栓にともなう症候 | 血圧低下，悪心・嘔吐，心窩部・右季肋部への放散痛 | 制吐薬<br>必要に応じてペンタジン使用 |
| ⑤カテーテル抜去・止血の確認 | 穿刺部血腫<br>静脈圧迫 | 出血，腫脹<br>局所疼痛，冷感，皮膚色悪化 | 圧迫止血<br>末梢動脈触知低下では圧迫を調整 |

## 4．申し送り：IVR室→病棟

| 情報 | 内容 |
|---|---|
| 治療内容・治療部位・成功の有無 | 治療内容，治療部位，必要に応じてデバイスのサイズや数など |
| バイタルサイン・一般状態 | 血圧，脈拍，SpO₂<br>腹痛・腰痛の有無，尿量・尿の性状など |
| 下肢末梢動脈の触知状態 | 治療後の触知状態，色調，冷感・しびれの有無 |
| 止血状態 | 止血時間，止血困難であったかどうか，皮下血腫の有無 |
| 造影剤 | 使用造影剤名と量 |
| 輸液量と尿量 | IN/OUTバランス |
| 投薬 | 薬剤名・投与量・投与時刻 |
| 術中合併症の有無 | 症状および対処内容（投薬・処置など） |
| 水分・食事摂取 | 体調が許せば常時可能<br>飲水から開始。嘔気がなければ食事開始 |
| 術後安静度など | ベッド上安静時間（5時間），体位変換不可，穿刺側下肢屈曲不可 |

## 5．術後

| 内容 | 対策・看護 |
|---|---|
| 一般状態・バイタルサイン測定 | バイタルサインのチェック（血圧，脈拍，体温，SpO₂）<br>帰室時・30分・1時間・2時間後，あとは適宜測定<br>自覚症状の有無（腹痛，体熱感，悪心・嘔吐，腰痛など） |
| 下肢の観察<br>末梢塞栓症（再閉塞） | 術直後と比較<br>末梢動脈触知，緊張の強弱，色調変化，下肢冷感・触知冷感，疼痛，しびれの確認 |
| 合併症の有無 | 腹痛。出現時，鎮痛薬投与 |

| 内容 | 対策・看護 |
|---|---|
| 輸液管理 | IN/OUT バランス |
| 止血状態 | 穿刺部位からの出血，皮下血腫の有無のチェック<br>後腹膜出血による腹痛，腰・背部痛の確認<br>必要であればすぐに医師に報告し，圧迫止血，バイタルサインのチェックを行う |
| 穿刺部チェック | 穿刺部出血・血腫，足背動脈触知状況，下肢腫脹の有無・疼痛・色調変化 |
| 尿量・性状の観察 | 帰室時・30分・1時間・2時間後，あとは適宜測定<br>性状と血尿のチェック |
| 安静時間内の安楽への介助<br>疼痛コントロール | 腰痛など，安静保持内での体位の工夫（レストンや枕などを使用） |
| 飲食介助 | 臥床したままの飲食になるため，誤嚥に注意する<br>食事は食べやすいよう工夫した食事に変更し，水分補給もできるよう援助 |
| 安静解除（肺梗塞の発生に注意） | 安静解除後の最初の歩行時は看護師が付き添い，特に肺梗塞症状（呼吸困難）に注意する<br>急激な $SpO_2$ の低下，呼吸困難，意識障害，胸痛，チアノーゼ，ショックを起こした場合は，ただちに安静臥床させ，医師に報告すると同時に，バイタルサインのチェック，酸素投与を行う |
| 造影剤腎症（IN/OUT バランス・腎機能のチェック） | 術前腎機能により異なるが，造影剤使用量は 3〜4 mL/kg を目安にし，超過している場合は特に注意 |
| 造影剤遅発性副作用 | 薬疹，悪心・嘔吐，腹痛，頭痛など，通常の副作用と同様の症状出現に注意 |
| 治療の副作用 | 肝・腎障害，食欲不振，悪心・嘔吐，倦怠感，発熱など |

〔豊島順子〕

## 看護のポイント

TACE は何度もくり返して行われることが多く，患者の疾病に対する不安や QOL にも影響を及ぼすため，患者の治療に対する意欲を保っていけるように精神的サポートを行っていく。

# 23 肝悪性腫瘍に対する動注化学療法：経皮的リザーバー留置

K611 抗悪性腫瘍剤動脈，静脈又は腹腔内持続注入用植込型カテーテル設置
  2 四肢に設置した場合 16,250 点
  3 頭頸部その他に設置した場合 16,640 点
K615 血管塞栓術（頭部，胸腔，腹腔内血管等）
  3 その他のもの 18,620 点
    ▼
  ※ K611×1/2＋K615

## 目的

動注化学療法を長期にわたって定期的にくり返し行う目的で，動注リザーバーシステムを留置する。

## 適応

- 原発性肝がん：切除，TACE，RFA などのアブレーション療法が適応とならない症例。肝・腎・骨髄機能が化学療法に耐えうる症例。
- 胆管細胞がん，肝門部胆管がん，胆嚢がん。
- 切除不能で肝外病変を有さない転移性肝がん。治療目的の設定によって適応は変わる。肺転移などの肝外病変を有するにもかかわらず，肝病変が重大な予後決定因子（critical organ）である場合には，施行されることがある。

## 禁忌

### 1．絶対的禁忌
化学療法が施行できない症例。

### 2．相対的禁忌
肝内病変が生命予後を規定しない症例。

## 術前準備

### 1．前投薬
「前投薬」の項（38 ページ）を参照。

### 2．使用器具
- リザーバー（ポート）
- 留置カテーテル（抗血栓性カテーテル）
- 金属コイルなどの塞栓物質
- その他，血管造影に用いる器具

## 手技手順

リザーバーを用いた肝動注化学療法を行うにあたり，最大のポイントは動注化学療法による副作用を防止し，長期にわたって効果的な治療が継続できるカテーテルシステムを留置することにある。すなわち，①薬剤が肝内に均一に分布し，肝外へは流出しないようにするための血流改変術，②肝動脈の閉塞が起こりにくく，カテーテルの逸脱が起こりにくいカテーテル留置術が基本となる。

### 1．血流改変術（図 1）

肝動脈が複数本存在する例は 40％に認められる。その代表的なものとしては，上腸間膜動脈から分岐する転位右肝動脈，左胃動脈より分岐する転位左肝動脈があげられる。カテーテルの留置血管は原則として 1 本であり，その他の肝動脈を塞栓する。肝動脈の血流を 1 本化するために使用する塞栓物質としては金属コイルが基本である。通常，肝動脈の 1 本化を行った場合，塞栓術直後より吻合枝を介して肝全体の血管が造影されることが多い。

肝動注化学療法による消化管合併症を防止するためには，胃十二指腸動脈，右胃動脈の塞栓術が必要である。右胃動脈は細く急峻に分岐することも多く，マイクロカテーテルの先端に形状をつけたり，場合によっては左胃動脈から胃小彎の吻合を介して右胃動脈にマイクロカテーテルを進めるといった工夫も必要になってくる。

### 2．リザーバー留置（図 2）

経皮的な肝動脈へのアプローチは，大腿動脈のほか，下腹壁動脈，左鎖骨下動脈などが用いられる。基本的には肝動脈の走行に対してカテーテルが追従

a   b

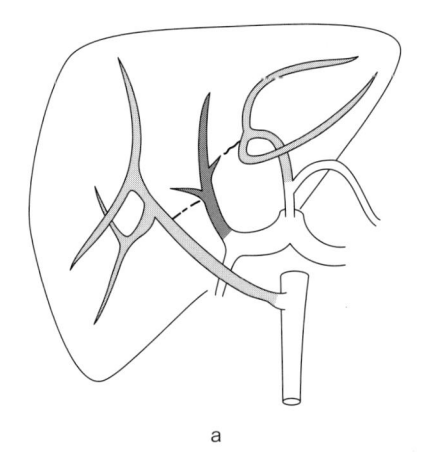

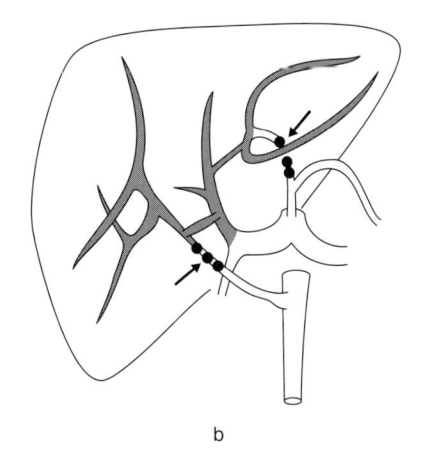

**図1 血流改変（複数の肝動脈の1本化）**
複数の肝動脈を有する症例（a）でも，各動脈間には吻合枝が存在するため，血流改変（塞栓）により肝動脈を1本化することができる（b）。矢印：金属コイル

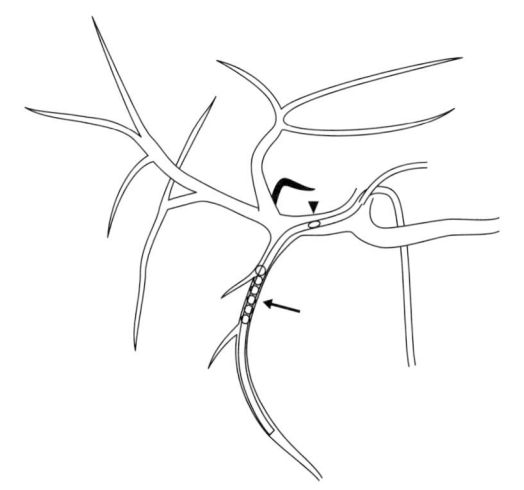

**図2 GDAコイル法によるカテーテル留置法**
標準的なカテーテル留置法
矢印：胃十二指腸動脈塞栓およびカテーテル固定のための金属コイル。矢尻：カテーテルに作成された薬液が流出する側孔

> **Point**
> 血流改変は満点を望まない。右胃動脈や胃十二指腸動脈の分枝などはできるだけ塞栓することが望ましいが，完璧を目指して肝動脈などを閉塞してしまっては元も子もない。フォローアップの過程で，臨床的に問題があれば適宜セルジンガー法にて追加する姿勢でよい。

しやすく，留置後カテーテルが安定しやすいアプローチを選択すべきであるが，近年，鎖骨下動脈では脳梗塞が問題となっており，大腿動脈が選択されることが多くなっている。

留置した肝動脈の閉塞およびカテーテル逸脱の防止のために，側孔式カテーテル留置法が標準的な術式となっている。カテーテル先端を胃十二指腸動脈に固定する「GDAコイル法」が一般的である。カテーテル先端による血管壁の物理的刺激を避けることができる。

一般的と思われる大腿動脈直接穿刺によるGDAコイル法について述べる。

①鼠径部に約1cmの皮膚切開を加え，18G針にて穿刺を行う。

②ガイドワイヤーを挿入し，4Fr血管造影カテーテルをover the wireにて進める。イントロデューサーは原則として使用しない。

③造影により血管解剖を十分把握したのち，必要に応じて血流改変術を行う。

④ガイドワイヤーを用い，5Fr留置用カテーテルと交換する。留置カテーテルには留置時に総肝動脈に側孔が位置するように，側孔を作成しておく。

⑤留置カテーテルの胃十二指腸動脈への固定は，留置用カテーテルの側孔からマイクロカテーテルを出し胃十二指腸動脈に進め，マイクロコイルにて行う。

⑥留置カテーテル先端の内腔をマイクロコイルにて塞栓する。

⑦リザーバーを埋植するための皮下ポケットおよび穿刺部から皮下ポケットまでの皮下トンネルを作成し，カテーテルとポートを接続し，皮下に埋没する。

## フローチェックとメンテナンス

カテーテルからのフラッシュは1～2週に1回，5 mLの生理的食塩水でフラッシュ後，ヘパリン原液3,000単位でロックする。留置カテーテルからの薬剤分布は，リザーバーからのCTAによる定期的な確認が必要である。薬剤注入時に疼痛や消化器症状が出現した場合や，肝内病巣の治療効果に差が認められる場合には，必ずCTAによるフローチェックを行い，異常所見が認められた場合リザーバーよりDSAを行う。

## 合併症

リザーバー留置にともなうものをはじめ，リザーバーおよび留置カテーテルに由来するもの，さらに投与薬剤(抗がん剤)に起因するものに大別される。

### 1．がん化学療法による有害事象

全身化学療法よりも少ないが，肝などの局所毒性は逆に強い。また，リザーバーからの動注化学療法は外来通院で行われることが多いため，安全域を広く設定する。定期的な血液検査を行い，骨髄機能を常に把握し，必要に応じて休薬したり投与量を減量する。

### 2．リザーバー留置過程の操作に起因する有害事象

①血管造影に伴うもの：カテーテルによる内膜損傷や穿刺部出血など。
②血流改変術にともなうもの。
③カテーテル，リザーバーシステム留置にともなうもの。
④コイルやNBCAなどの塞栓物質の逸脱やoverflowによる血管閉塞の結果，十二指腸潰瘍や膵炎を生じることがある。

### 3．留置リザーバーシステムが原因となって発生するもの

●**肝動脈閉塞** 最も多い合併症。
●**カテーテルの逸脱** 留置後1週間以内に認められることが多い。定期的なカテーテル位置などのチェックが必要である。
●**カテーテル，リザーバーの感染** 糖尿病合併例に多いが，埋植時に死腔を作らないなどの注意が必要である。また，感染が穿刺部に波及すると仮性動脈瘤を生じる可能性があり，システムの抜去をはじめ早急な対応が必要である。
●**血栓塞栓症** 大腿動脈経由ではまず問題にならないが，左鎖骨下動脈アプローチでは，椎骨動脈領域の脳梗塞の危険性がある。

〔齋藤博哉〕

# 看護の実際 肝動注リザーバー

## 1. 術中

| 手技 | 合併症 | 症状 | 処置 |
|---|---|---|---|
| ①局所麻酔 | キシロカインによるけいれん・ショック | けいれん | ジアゼパム(セルシン®, ホリゾン®)投与 |
|  |  | 血圧低下, 冷汗 | 点滴全開滴下, アドレナリン®皮下(筋)注もしくは静注 |
| ②穿刺・シース挿入 | 迷走神経反射 | 血圧低下, 冷汗, 徐脈, 気分不快, 顔面蒼白, 悪心・嘔吐 | 硫酸アトロピン®静(筋)注 |
| ③造影 | アナフィラキシーショック | アナフィラキシー様症状(呼吸困難, 血圧低下, 冷汗, 頻脈, SpO₂低下, 顔面浮腫, 悪心・嘔吐, 腹痛, 咳, 蕁麻疹・発赤など) | アドレナリン®皮下(筋)注もしくは静注<br>挿管などの救命処置 |
| ④血流改変 | 血管穿孔, 出血, 攣縮閉塞, 血管閉塞, 臓器虚血, 臓器壊死 | 血圧低下, 冷汗, 頻脈, 疼痛など | 出血時点滴全開滴下, 昇圧薬投与<br>血管攣縮時は血管拡張薬動注など |
| ⑤カテーテル留置 | 出血, 血腫, 肝動脈閉塞, 動脈瘤, 動静脈瘻, 神経障害 |  | 出血・血腫時は圧迫 |
| ⑥ポート接続, 皮下に埋没 | 電気メス使用による熱傷 | 対極板使用と使用中の熱感終了後の皮膚の状態の観察 | 熱傷の処置 |

## 2. 申し送り：IVR室→病棟

| 情報 | 内容 |
|---|---|
| 治療内容・治療部位 | 腹痛・腰痛, 挿入部痛の有無, 尿量・尿の性状 |
|  | アプローチした動脈, 血流改変を行った動脈, ポート留置部位 |
| 上肢・下肢末梢動脈の触知状態 | 治療後の触知状態, 色調, 冷感・しびれの有無 |
| 止血状態 | 止血時間, 止血困難であったかどうか, 皮下血腫の有無 |
| 造影剤 | 使用造影剤名と量 |
| 輸液量と尿量 | 輸液量と尿量(IN/OUTバランス) |
| 投薬 | 鎮痛薬などの投与量・投与時刻とその効果 |
| 術中合併症の有無 | 症状および対処内容(投薬・処置など) |
| 水分・食事摂取 | 体調が許せば常時可能 |
| 術後安静度 | ベッド上安静時間(5時間), 体位変換不可, 穿刺側下肢屈曲不可 |

## 3. 術後

| 内容 | 対策・看護 |
|---|---|
| 一般状態・バイタルサイン測定 | バイタルサインのチェック(血圧, 脈拍, 体温, SpO₂)<br>帰室時・30分・1時間・2時間後, あとは適宜測定<br>自覚症状の有無(腹痛, 体熱感, 悪心・嘔吐, 腰痛など)<br>必要に応じて医師の指示を求める |
| 上肢・下肢の観察 | 術直後と比較<br>末梢動脈触知, 緊張の強弱, 色調変化, 上肢・下肢冷感, 触知冷感, 疼痛, しびれの確認 |
| 合併症の有無<br>　血栓性肝動脈閉塞, システム感染・閉塞, カテーテル移動, カテーテルによる神経障害, 血腫, 脂肪融解によるリザーバー周囲の腫脹, 疼痛, 皮膚掻痒感, 違和感 | 感染には抗生物質投与<br>カテーテル移動時は再留置<br>疼痛, 違和感には鎮痛薬投与 |

| 内容 | 対策・看護 |
|---|---|
| 止血状態 | 穿刺部位からの出血，皮下血腫の有無のチェック<br>後腹膜出血による腹痛，腰・背部痛の確認<br>必要であればすぐに医師に報告し，圧迫止血，バイタルサインのチェックを行う |
| 穿刺部およびポート留置部位チェック | 穿刺部出血・血腫，足背動脈触知状況，下肢腫脹の有無・疼痛・色調変化 |
| 尿量・性状の観察 | 帰室時・30分・1時間・2時間後，あとは適宜測定<br>性状と血尿の有無の観察 |
| 安静時間内の安楽への介助<br>疼痛コントロール | 腰痛など，安静保持内での体位の工夫（レストンや枕などを使用） |
| 飲食介助 | 臥床したままの飲食になるため，誤嚥に注意する<br>食事は食べやすいよう工夫した食事に変更し，水分補給もできるよう援助 |
| 安静解除（肺梗塞の発生に注意）・下肢からの留置の場合 | 安静解除後の最初の歩行時は看護師が付き添い，特に肺梗塞症状（呼吸困難）に注意する<br>急激な $SpO_2$ の低下，呼吸困難，意識障害，胸痛，チアノーゼ，ショックを起こした場合は，ただちに安静臥床させ，医師に報告すると同時に，バイタルサインのチェック，酸素投与を行う |
| 造影剤腎症（IN/OUT バランス・腎機能のチェック） | 術前腎機能により異なるが，造影剤使用量は 3〜4 mL/kg を目安にし，超過している場合は特に注意 |
| 造影剤遅発性副作用 | 薬疹，悪心・嘔吐，腹痛，頭痛など，通常の副作用と同様の症状出現に注意 |

〔豊島順子〕

# 24 経皮的生検：肝・腎・その他，実質臓器

D412　経皮的針生検法　1,600 点

## 目的

肝・腎などの実質臓器，あるいは腫瘍組織の病理学的検討のため組織採取を行う。

## 適応

組織診断が必要な疾患が対象となる。適応はリスク利益関係のバランスで決定される。

## 禁忌

### 1. 絶対的禁忌

安全な刺入経路がとれない症例。

### 2. 相対的禁忌

血液凝固障害，中等量以上の腹水の存在。腹水症例では Colapinto 針や Rosch 針などによる経頸静脈経肝静脈的生検が行われることもある。

## 術前準備

### 1. 前投薬

「前投薬」の項(38 ページ)を参照。

### 2. 主な使用器具

1) 各種生検針

組織診が必要なため，18〜20 G のカッティングタイプの生検針(図 1)を用いる。

2) ホルマリン容器

検体保存のため。

### SIDE MEMO

**生検に際しての注意点**

病変の内部だけでなく，境界部を含めて組織を採取するように努めること(場合によっては周辺の正常実質を別に生検する)。超音波上エコーレベルの異なる領域が混在して認められる場合には，できるだけ別々に生検を行う。また，内部に変性や壊死をともなっている場合には，画像上 viable な腫瘍部と思われる部位を狙って生検を行う。

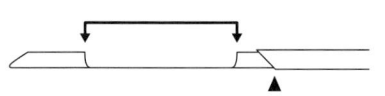

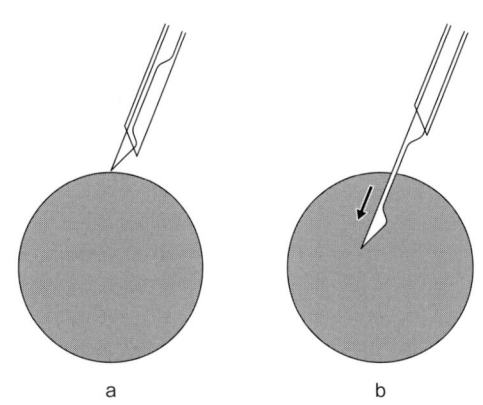

**図 1　生検針(Tru-cut needle)**
切れ込みのある内針(矢印)と cutting edge のある外針(矢頭)で構成されている。切れ込みに入り込んだ組織を外針で切除する。組織は切れ込み内に収納される

**図 2　生検**
a. 生検針を腫瘍近傍まで進める
b. 内針を腫瘍内に進める
c. 内針に外針をかぶせる
d. 組織は切れ込み部に収納される

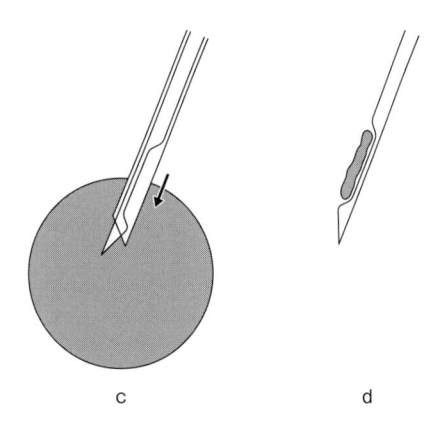

## 手技手順(図1, 2)

①生検前の画像診断で生検部および生検ルートを確認しておく。
②画像ガイドは,病変や臓器に適したモダリティを選択する。一般的にはUSが使用される頻度が高い。
③腫瘍生検では,出血,がん細胞の播種防止のため,生検ルートには正常実質を介するようにする。
④肝硬変や代謝性疾患などのびまん性肝疾患の生検には,14~16 Gの大径針のTru-cut needleが必要である。

## 合併症

①出血
- 臓器内出血(血性胆汁,血尿)
- 被膜下出血
- 臓器周囲出血(腹腔内出血,後腹膜出血)
- 動静脈瘻,動門脈瘻
- 動脈損傷(仮性動脈瘤)

②気胸
③腸管損傷
④感染症
⑤穿刺ルートへの播種

〔齋藤博哉〕

### Point

血流が豊富な臓器である肝臓,腎臓などの実質生検や,血流豊富な腫瘍では出血に注意を要する。最近はオートマチック生検針で内針が抜去できるタイプがあり,抜去時にゼルフォームや止血薬の注入を行うことができる。

# 25. 肝腫瘍アブレーション(PEIT, RFA)

K697-3　肝悪性腫瘍ラジオ波焼灼療法(一連として)
1　2センチメートル以内のもの
　　ロ．その他のもの　15,000 点
2　2センチメートルを超えるもの
　　ロ．その他のもの　21,960 点

## 肝細胞がんに対するエタノール局注療法(PEIT)

### 目的
肝細胞がんの治療。エタノールを肝細胞がん内に注入することにより，細胞壊死を引き起こす。

### 適応
- 腫瘍の大きさ：3 cm 以下が望ましい。
- 腫瘍個数：3 個以内が望ましい。
- 画像(超音波またはCT)で腫瘍が確認できる。

### 禁忌
出血傾向(＜血小板 3～5 万/μL，PT-INR＞1.5)。

### 術前準備
1. **前投薬**
「前投薬」の項(38ページ)を参照。

2. **主な使用器具**
- PEIT 針
- 無水エタノール

#### SIDE MEMO
PEIT は，RFA が熱治療と呼ばれるのに対して，化学治療と呼ばれている。1990 年代には肝腫瘍局所療法の中心であったが，2000 年代に入るとその地位を RFA に明け渡した。これは，RFA のほうが少ない治療回数で腫瘍の壊死を得られるという報告に基づく。しかし，PEIT は合併症が RFA よりも少なく，安価な手技である。使用される頻度は確実に減ってきているが，肝腫瘍が腸管から離れない場合など，依然その価値は色あせていない。

### 手技手順
1. **穿刺**

1) 超音波(US)法
US で腫瘍が確認できる場合に用いる。最も一般的。

2) CT 法
横隔膜下に腫瘍が存在する場合など，US で確認が困難な場合は CT 法を用いる。

通常の CT 撮影を用いる方法と，CT 透視を用いる方法がある。後者はリアルタイムで穿刺が可能であるため，手技時間が短く正確に穿刺できる。

2. **基本手順**(図1)
① 局所麻酔
② PEIT 針の穿刺
③ エタノール注入
④ PEIT 針の抜去

### 合併症
合併症はラジオ波治療に比べて軽微である。腹痛，発熱が時にみられるがおおむね軽微である。稀に腹腔内出血や，門脈血栓症，肝梗塞など重篤な合併症が生じうる。

#### Point
肝細胞がんは腫瘍内部に隔壁構造をもつため，エタノールが灌流しにくい。このため1回の治療では腫瘍が残存することが多い。

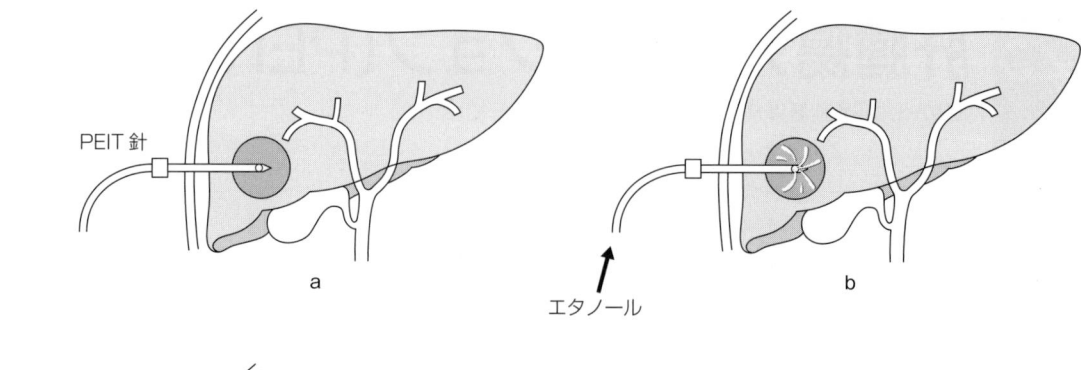

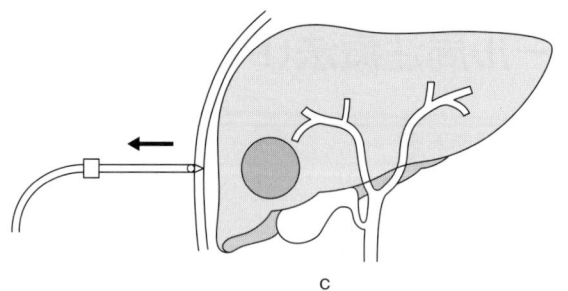

**図1 エタノール局注療法**
a. PEIT針を腫瘍内に刺入する
b. エタノールを腫瘍内に注入する。エタノール注入領域はエコー輝度が上昇する。門脈にエタノールが流入し出したら注入をやめるようにする
c. エタノール注入後，吸引をかけながらPEIT針を抜去する

# 肝腫瘍に対するラジオ波治療（RFA）

## 目的

肝腫瘍の治療。ラジオ波は約500kHzの周波数をもつ電磁波である。ラジオ波電極を腫瘍に穿刺し，ラジオ波を発生して腫瘍温度を誘電加温により上昇させることにより腫瘍の凝固壊死が起きる。

## 適応

- 腫瘍の大きさ：3cm以下が望ましい。
- 腫瘍個数：3個以内が望ましい。
- 画像（超音波またはCT）で腫瘍が確認できる。

## 禁忌

- 出血傾向（＜血小板5万/μL，PT-INR＞1.5）。
- 胆管手術後。

## 術前準備

### 1．前投薬

「前投薬」の項（38ページ）を参照。

### 2．主な使用器具

- RF電極
- RFジェネレーター
- 対極板

## 手技手順

### 1．穿刺

#### 1）超音波（US）法

USで腫瘍が確認できる場合に用いる。最も一般的。

#### 2）CT法

横隔膜下に腫瘍が存在する場合など，USで確認が困難な場合はCT法を用いる。

通常のCT撮影を用いる方法と，CT透視を用いる方法がある。後者はリアルタイムで穿刺が可能であるため，手技時間が短く正確に穿刺できる。

#### 3）開腹法

開腹下にUSを用いて穿刺する方法。肝切除と組み合わせる場合や腸管が腫瘍に接していて，経皮的な治療が困難な場合に用いる。

### 2．基本手順（図2）

① 局所麻酔
② RF電極の穿刺
③ 電極とジェネレーターを接続し，ラジオ波を電極先端から発生させる。
④ RF電極の抜去

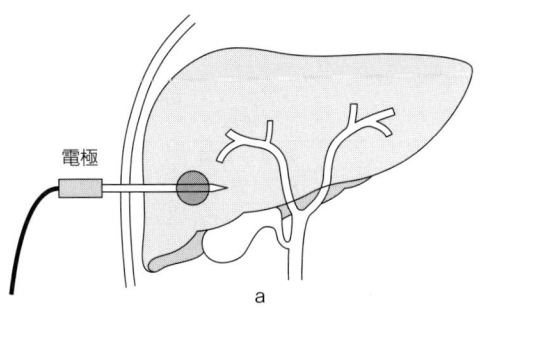

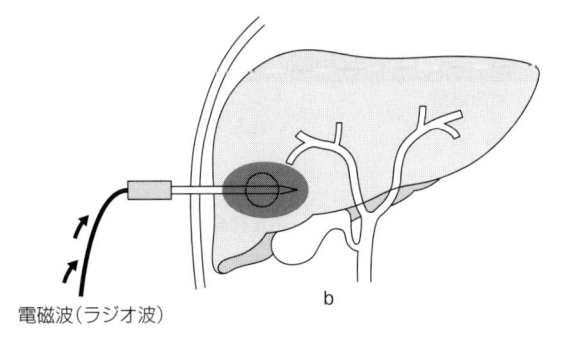

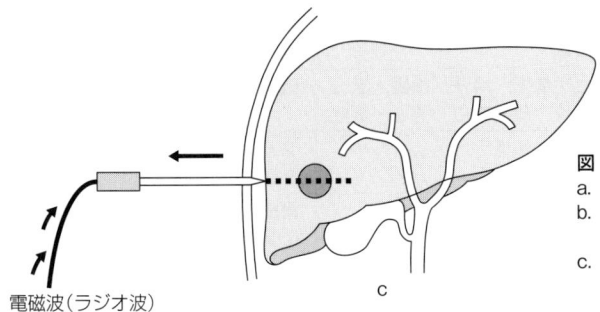

**図2 肝腫瘍に対するラジオ波治療**
a. ラジオ波電極を腫瘍の大きさ，形状に応じて穿刺する
b. 電磁波発生装置(ジェネレーター)とラジオ波電極を接続し，ラジオ波電極から電磁波(ラジオ波)を発生させる
c. ラジオ波電極を抜去する．この時，電磁波を発生しながら抜去穿刺経路も凝固することがすすめられる

## 合併症

合併症の頻度は10%以下，死亡率は0.5%程度である．死亡の原因となりうる合併症の中で，最も多いのは出血である(<2%)．血小板値が低めであったり，PT-INRが延長している症例では，血小板輸血や新鮮凍結血漿を前もって輸血しておく必要がある．ほかには腹部感染症(<2%)，胆管損傷(1%)，肝不全(<1%)，腹部臓器損傷(<0.5%)などがある．

〔山門亨一郎〕

### SIDE MEMO

#### 1. RF電極の種類

現在，わが国で市販されているRFシステムは3種類の製品がある．2つは針先端から釣り針のように，より細い針が展開する展開型であり，他の1つはいわゆる1本針型である．現在のところ，3者の間で治療効果や合併症に差があるという報告はない．

#### 2. 腫瘍壊死

ラジオ波治療では腫瘍温度を上昇させることで腫瘍壊死を引き起こす．腫瘍温度が60℃を超えるか，50℃以上が数分つづけば腫瘍壊死が起こる．

### Point

1. 周囲臓器の損傷防止がラジオ波治療の効果を上げ，合併症を防止するうえで重要である．肝の周囲には胃や大腸が接する．腫瘍が肝表面にあって腸管との距離が近い，または接しているときには，体位変換を行って腸管と腫瘍の位置を変える．人工腹水を腹腔内に注入することで，腫瘍と腸管の間に水を入れるなどの工夫がなされている．
2. 出血を防止するためにラジオ波電極を抜去する際，電磁波を発生しながら穿刺経路も凝固してくる(tracking ablation)ことがすすめられる(図2c)．

# 看護の実際 肝 PEIT, RFA

## 1. 術中

| 手技 | 合併症 | 症状 | 処置 |
|---|---|---|---|
| ①局所麻酔 | キシロカインによるけいれん・ショック | けいれん | ジアゼパム（セルシン®, ホリゾン®）投与 |
| | | 血圧低下, 冷汗 | 点滴全開滴下, アドレナリン®皮下（筋）注もしくは静注 |
| ②RF電極の穿刺 | 迷走神経反射 | 血圧低下, 冷汗, 徐脈, 気分不快, 顔面蒼白, 悪心・嘔吐 | 硫酸アトロピン® 静（筋）注 |
| | 肝血管損傷 | 出血 | 止血（動脈では塞栓術） |
| | 胆管損傷 | 腹痛 | ドレナージ |
| | 腸管損傷 | 腹痛 | 多くは開腹術 |
| | 胆嚢損傷 | 腹痛 | 多くは外科的処置 |
| | 気胸 | 胸痛 | 適宜脱気 |
| ③ラジオ波焼灼 | 迷走神経反射 | 血圧低下, 冷汗, 徐脈, 気分不快, 顔面蒼白, 悪心・嘔吐 | 硫酸アトロピン® 静（筋）注 |
| | 疼痛, 熱感 | 疼痛, 熱感 | フェンタニル® 静注：呼吸状態を観察 |
| | 電極板部の皮膚熱傷 | 疼痛 | 電極板の接着不良, 冷罨, 程度により皮膚科受診 |
| ④RF電極の抜去 | 出血 | 出血, 腹痛 | 止血, ドレナージ |

## 2. 申し送り（IVR室→病棟）

| 内容 | 対策・看護 |
|---|---|
| 治療内容と成功の有無 | 穿刺部位と焼灼個数 |
| 投薬 | 薬剤名（主にフェンタニル®）投与量・投与時刻 |
| 術中合併症の有無 | 合併症の対処内容（投薬・処置など） |
| バイタルサイン | 血圧, 脈拍, SpO$_2$ |
| 安静度 | 当日はベッド上安静, ポータブルトイレの使用可 |
| 水分・食事摂取 | 誤嚥に注意し, 直後より飲水・食事可 |

## 3. 術後

| 観察点・合併症 | 症状・対処・ケア |
|---|---|
| バイタルサイン（血圧・脈拍・体温・SpO$_2$） | 帰室時・30分・1時間・3時間後 |
| 出血 | 腹痛, 血圧低下 |
| エンドトキシンショック（帰宅後1〜2時間） | 悪寒・戦慄, 血圧低下, 頻脈, 冷汗, 発熱 |
| 気胸 | 胸痛, 呼吸苦, SpO$_2$低下 |
| 腹膜炎 | 限局性あるいは汎性腹痛, 反跳痛 |

〔田所孝子・小瀬古　隆・市川裕美〕

## 看護のポイント

### 術前
併存疾患の有無を確認する。心臓ペースメーカーを使用している患者は原則禁忌である。肝硬変で血小板減少や凝固機能低下の著しい患者も出血の危険が高く注意が必要である。

### 術中
電極板の接着不良は, 皮膚熱傷につながるので注意する。疼痛緩和にフェンタニル®を使用するので呼吸状態の観察も重要である。

### 術後
バイタルサインの測定と疼痛の有無を確認する。術後数時間以内の血圧低下は出血を, 術直後から数日かけての腹痛は胆嚢穿孔, 腹膜炎を, 術後持続する発熱は肝膿瘍を示唆する場合があるので注意する。

# 26 経皮的肝膿瘍ドレナージ

K691-2　経皮的肝膿瘍ドレナージ術　10,800 点

## 目的
膿汁の排泄および起因菌の同定。

## 適応
- 抗生物質投与による効果がない，あるいは効果が少ない膿瘍で，重篤な症状をきたす症例。
- 画像にて描出が可能で，内容が液体成分主体のもの。

## 禁忌
### 1. 絶対的禁忌
- 安全な刺入経路がとれない症例。

### 2. 相対的禁忌
- 血液凝固障害
- 大量の腹水貯留：膿汁が漏れると続発性の腹膜炎を引き起こす。

## 術前準備
### 1. 前投薬
「前投薬」の項(38 ページ)を参照。

### 2. 主な使用器具
- 穿刺針：18・19 G 針
- ガイドワイヤー：0.035 インチ 7.5 mm J 型
- ドレナージチューブ：8.5・10・12 Fr チューブ

## 手技手順(図1)

- ●セルジンガー法　穿刺後ガイドワイヤーを用いてドレナージチューブを留置する方法。
  穿刺(18・19 G 針)→0.035 インチガイドワイヤー挿入→ドレナージチューブ挿入
- ●トロッカー法　膿瘍が比較的表在性の場合，一期的にドレナージチューブを留置することができる方法だが，あまり一般的ではない。

① 穿刺：超音波下あるいは CT 下に穿刺針で膿瘍を穿刺し，膿汁を吸引する。
　基本的には超音波ガイドで行うが，肝膿瘍は実質内膿瘍であるので，膿瘍腔がエコーをもち，時に超音波で同定できないことがある。超音波ガイドでは，穿刺後 X 線透視に切り替えてドレナージチューブ留置まで行う。
② ガイドワイヤーの挿入：大きなカーブが膿瘍腔でループを描くように十分挿入する。
③ ドレナージチューブの留置：穿刺針を抜去し，ダイレーターで穿刺経路を拡張し，ドレナージチューブを留置する。
④ 膿汁の吸引：留置したドレナージチューブで十分吸引できることを確認する。吸引が不十分な場合，位置の変更，追加留置，太いドレナージチューブへの交換を考慮する。

## 術後処置
膿汁は固形成分や泥状成分を含みチューブがつまりやすいので，チューブの洗浄は 1 日数回行う。そ

### SIDE MEMO
**胆管との交通がある膿瘍の場合**
　通常は胆管との交通はドレナージ前に画像でとらえられるが，ドレナージ後にはっきりしてくることがある。胆管が造影された際には，胆道の狭窄性病変があるかどうかを確認し，あればこれに対する治療も必要となってくる。また，結石の合併にも注意する。

### Point
**膿汁の漏れ**
　穿刺後，ダイレーター，ドレナージチューブなどを挿入する際に，膿汁の腹腔内や血管内への漏出が生じることがある。腹膜刺激症状による強い痛みや，菌血症による悪寒・戦慄，ショックなどの症状の出現に注意する。

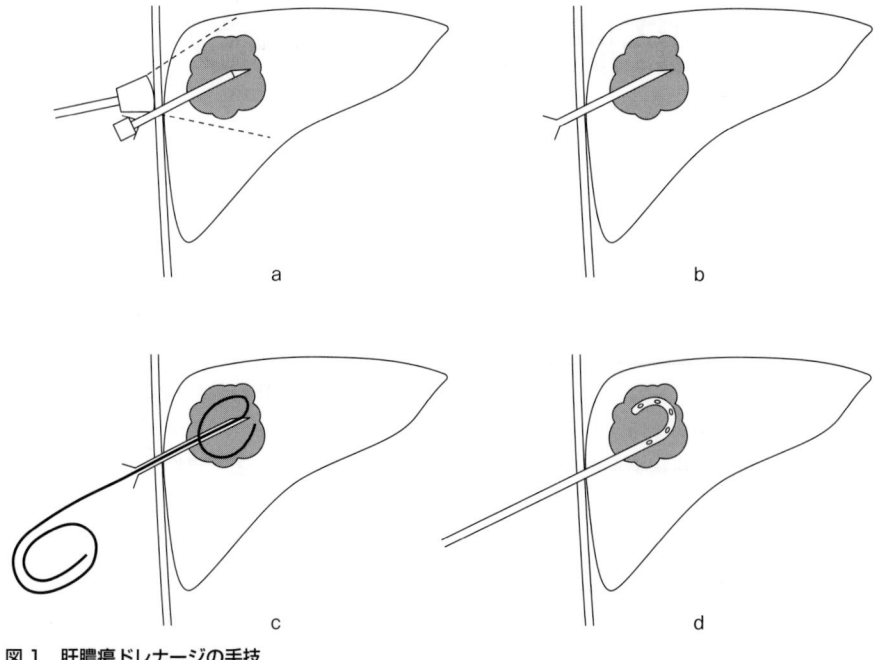

**図1 肝膿瘍ドレナージの手技**
a. 穿刺
b. 膿汁の吸引による確認
c. ガイドワイヤー挿入
d. ドレナージチューブの留置

の際も決して強い圧力は加えないように注意する．全身状態および検査所見が改善し，膿汁排泄がなくなりCT検査にて膿瘍腔の縮小と壁の明瞭化が得られれば抜去可能である．

　術後4日以上経過しても1日のドレナージ量が50 mLを超える場合には，胆管や消化管などとの瘻孔形成の可能性が高い．

　また，膿瘍の縮小によってチューブの位置の修正が必要となることがある．排液の急激な減少や発熱の再発が生じた場合はチューブの位置を確認するため，腹部単純写真撮影や造影が必要となることがある．

## 合併症

- 近接する重要臓器の誤穿刺．血管損傷，消化管穿孔など．
- 膿汁の腹腔内への漏出による腹膜刺激症状，腹膜炎
- 菌血症
- 経胸腔的アプローチにともなう気胸・胸腔内膿瘍
- 膿瘍内への出血

〔齋藤博哉〕

# 看護の実際 肝膿瘍ドレナージ

## 1. 術中

| 手技 | 合併症 | 症状 | 処置 |
|---|---|---|---|
| ①局所麻酔 | キシロカインによるけいれん・ショック | けいれん | ジアゼパム(セルシン®, ホリゾン®)投与 |
| | | 血圧低下, 冷汗 | 点滴全開滴下, アドレナリン®皮下(筋)注もしくは静注 |
| ②穿刺 | 迷走神経反射 | 血圧低下, 冷汗, 徐脈, 気分不快, 顔面蒼白, 悪心・嘔吐 | 硫酸アトロピン®静(筋)注 |
| | 気胸 | 胸痛, 呼吸苦, SpO₂低下 | 必要時トロッカー挿入 |
| ③ドレナージチューブ挿入 | 迷走神経反射 | 血圧低下, 冷汗, 徐脈, 気分不快, 顔面蒼白, 悪心・嘔吐 | 硫酸アトロピン®静(筋)注 |
| | 出血 | 腹痛, 出血 | 動脈出血では塞栓術 |
| ④造影 | エンドトキシンショック | 悪寒・戦慄, 血圧低下, 頻脈, 冷汗, 発熱 | アドレナリン®皮下(筋)注もしくは静注, ソル・メドロール®静注 |
| ⑤ドレナージチューブ固定 | | | 前胸壁部に布絆創膏で固定 |

## 2. 申し送り：IVR室→病棟

| 情報 | 内容 |
|---|---|
| ①治療内容と成功の有無 | ドレナージチューブの種類とサイズ, 留置部位 |
| ②膿汁排液 | 量, 性状(血性, 膿性) |
| ③バイタルサイン | 血圧, 脈拍, SpO₂ |
| ④投薬 | 薬剤名(鎮痛薬など)・投与量・投与時刻 |
| ⑤術中合併症の有無 | 対処内容(投薬・処置など) |
| ⑥安静：ベッド上3時間 | 体位変換, 座位可能 |
| ⑦水分・食事摂取 | 体調が許せば常時可能 |

## 3. 術後

| 観察点・合併症 | | 症状・対処・ケア |
|---|---|---|
| バイタルサインのチェック(血圧・脈拍・体温・SpO₂) | | 帰室時・30分・1時間・3時間後 |
| 自覚症状 | | 悪寒・戦慄, 腹痛, 胸痛, 体熱感, 悪心・嘔吐 |
| 排液量 | 急激な減少 | 体位変換, 座位可能 |
| | 急激な増加 | 消化管や胆管との瘻孔形成 |
| 排液の性状(血性, 漿液性) | | 血性膿汁, 消化管との交通<br>鮮血は動脈血・門脈血の可能性あり |
| エンドトキシンショック(悪寒・戦慄, 血圧低下, 頻脈, 冷汗, 発熱) | | 帰室後1～2時間, アドレナリン®皮下(筋)注もしくは静注, ソル・メドロール®静注 |
| 気胸 | | 胸痛, 呼吸苦, SpO₂低下 |
| 腹膜炎 | | 限局性あるいは汎性腹痛, 反跳痛 |

〔豊島順子〕

## 看護のポイント

### チューブ管理

普段は特に問題がない患者でも，高熱や環境の変化によってせん妄状態になることがあるので，自己抜去などに注意する。

ドレナージ期間中は排液の量・性状を正確に記録する。血性への変化や急激な流出量の変化は合併症やチューブトラブルが生じている可能性がある。医師への報告が必要である。

# 27 肝・腎囊胞アブレーション

K771　経皮的腎囊胞穿刺術　1,490点

## 目的

通常，肝および腎囊胞は良性で無症状であり治療の対象にならないが，囊胞が大きく圧迫症状がある症例では囊胞の縮小を目的として治療を行う。

## 適応

- 囊胞が原因と考えられる圧迫症状の存在
- 腎囊胞による高血圧
- 感染をともなう症例

## 禁忌

### 1．絶対的禁忌
安全な刺入経路がとれない症例。

### 2．相対的禁忌
血液凝固障害，中等量以上の腹水の存在。

## 術前準備

### 1．前投薬
「前投薬」の項(38ページ)を参照。

### 2．主な使用器具
- 穿刺針：18・19 G 針。
- ガイドワイヤー：0.035 インチ 7.5 mmJ 型
- ドレナージチューブ：通常，6 Fr 前後のピッグテール型を用いる。
- 硬化剤：無水エタノールが通常使用されるが，他にテトラサイクリン，$CO_2$，酢酸などが使われることもある。

## 手技手順（図1）

① 穿刺：超音波下あるいは CT 下に穿刺針で囊胞を穿刺し，囊胞液を吸引する。腹腔内・後腹膜腔への硬化剤の漏出を防止する目的で，できる限り肝・腎実質を通すように穿刺する。
② ガイドワイヤーの挿入：大きなカーブが囊胞腔でループを描くように十分挿入する。
③ ドレナージチューブの留置：穿刺針を抜去し，ダイレーターで穿刺経路を拡張し，ドレナージチューブを留置する。
④ 囊胞液の吸引：囊胞液が引けなくなるまで吸引する。
⑤ 造影：造影剤で造影し，血管や胆管・胆囊が描出されないことを確認する。
⑥ 無水エタノールの注入：吸引量の25％量のエタノール（100 mL を上限）を注入する。
⑦ 体位変換：5分間ごとに仰臥位，背臥位，両側臥位と体位変換を行う。
⑧ 無水エタノールを回収。
⑨ ドレナージチューブ抜去。

## 合併症

- エタノールにより，時に顔面紅潮，悪心，動悸などがみられることがある。
- エタノールが腹腔内に漏出したとき，腹膜刺激症状による腹痛。
- 血腫
- 疼痛，発熱

〔齋藤博哉〕

### SIDE MEMO

**エタノールの薬理作用**

エタノールは1～3分で囊胞の上皮細胞を不活化する半面，囊胞壁に完全に浸透するには4～12時間を要する。このためエタノールは実質障害を生じることが少なく，安全で効果的な硬化剤として使用できる。

**囊胞が巨大な場合**

一期的に囊胞液が吸引できないため，数日間ドレナージチューブを留置し，囊胞液をドレナージする。その後，エタノールで囊胞壁をアブレーションするが，アブレーション後も数日間ドレナージチューブを留置し，可能な限りエタノールをドレナージする。

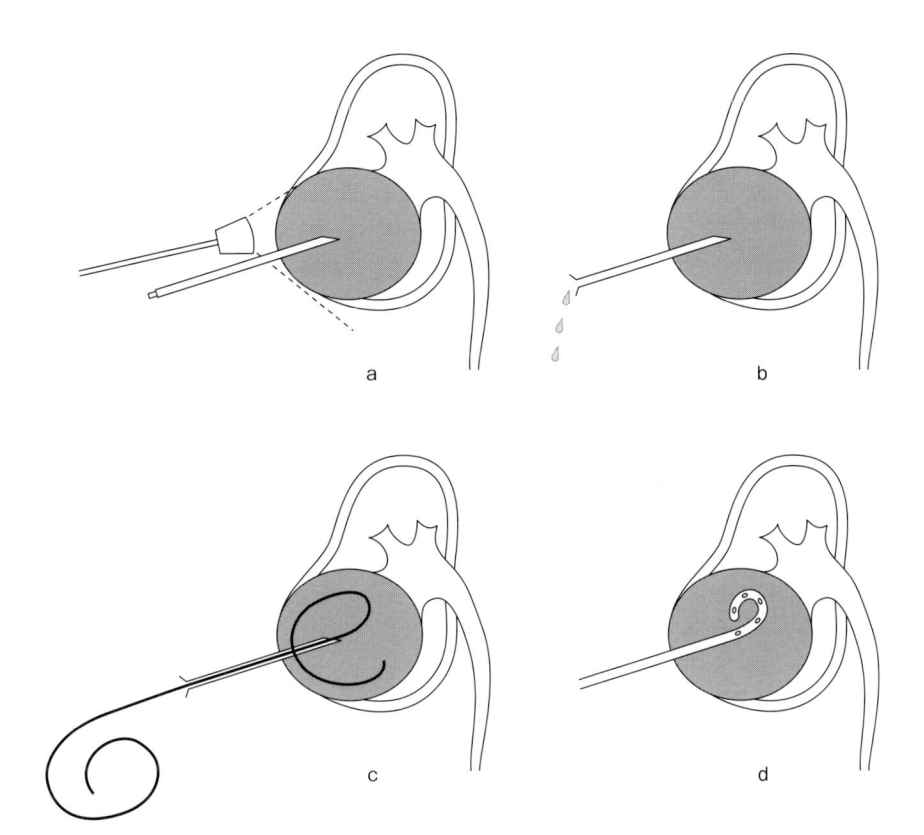

**図1　腎囊胞ドレナージ**
a. 穿刺
b. 吸引
c. ガイドワイヤー挿入
d. ドレナージチューブ挿入。吸引後，無水エタノールを注入し，体位変換を行う

# 胆道

　胆道疾患には炎症，腫瘍，結石，術後合併症などがある。これらの疾患の多くは胆管閉塞による閉塞性黄疸や胆管・胆囊の炎症で発症する。治療の第1歩は，この閉塞性黄疸や胆管・胆囊の炎症を軽減させて病態・病状の改善を図ることにある。その目的を達成するために，抗生物質投与とともに，うっ滞した胆汁を胆管あるいは胆囊内にチューブを挿入して排出させるためのドレナージが行われる。ドレナージには，内視鏡的経鼻胆道ドレナージ（ENBD；endoscopic naso-biliary drainage），経皮経肝的胆道ドレナージ（PTBD；percutaneous transhepatic biliary drainage），経皮経肝的胆囊ドレナージ（PTGBD；percutaneous transhepatic gallbladder drainage）がある。胆管病変の第1選択治療は ENBD であるが，主に肝外胆管に主病変があるものが対象となる。ENBD が不成功の場合，あるいは胃切除後や肝門部閉塞などでは PTBD が行われる。PTGBD は胆囊炎のように病変が胆囊に限局しているものや，稀に胆囊管分岐以下の総胆管（CBD）閉塞に対して施行される。

〔吉岡哲也〕

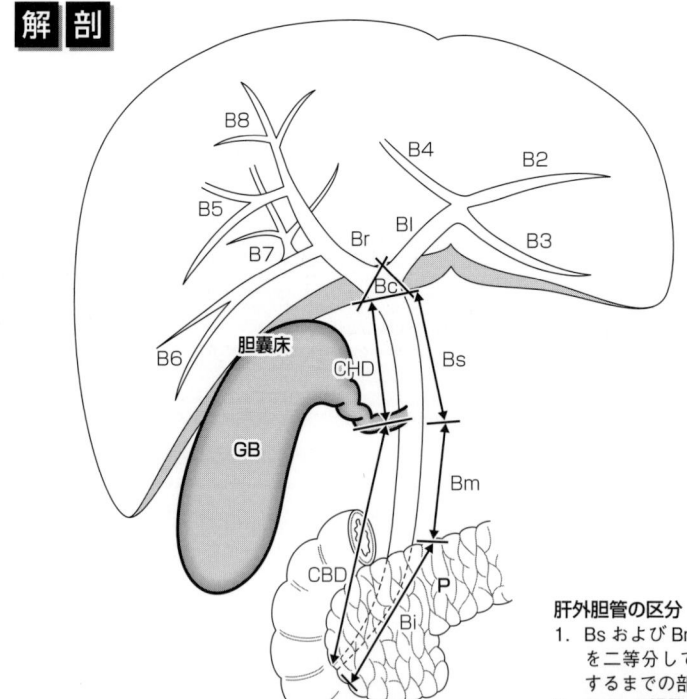

## 解剖

**肝内胆管**
右葉枝
B8：右葉前区域上行枝
B5：右葉前区域下行枝
B7：右葉後区域上行枝
B6：右葉後区域下行枝
左葉枝
B2：左葉外側背側枝
B3：左葉外側腹側枝
B4：左葉内側枝
Bc：肝門部胆管
Br：右肝管
Bl：左肝管

**肝外胆管**
Bs：上部胆管
Bm：中部胆管
Bi：下部胆管（膵内胆管）
CHD：総肝管
CBD：総胆管
GB：胆囊
P：膵臓
D：十二指腸
胆囊床：胆囊が肝臓と固着している部位

**肝外胆管の区分**
1. Bs および Bm は肝門部胆管の下縁から膵上縁までの部分を二等分して区別し，Bi は膵上縁から十二指腸壁を貫通するまでの部分とする。
2. CHD は肝門部から胆囊管合流部までを指し，CBD は胆囊管合流部から十二指腸壁を貫通するまでの部分をいう。

**図1　胆道系の区分**

# 28 経皮経肝的胆道ドレナージ(PTBD)

K682-2　経皮的胆管ドレナージ術　10,800点

## 目的

胆管閉塞による閉塞性黄疸や胆管炎の病態・病状の改善，無黄疸胆道疾患の診断，胆道IVR施行のためのルート確保。

## 適応

- 良・悪性を問わず胆道閉塞
- 黄疸をともなわない胆道疾患
- 外傷などによる胆管損傷

## 相対的禁忌

### 1. 出血傾向

- 穿刺時に血管を損傷した場合，出血が止まらなくなる。
- 補正されれば禁忌とならない。

### 2. 大量の腹水貯留

- 手技的に困難である。
- 感染胆汁が漏れると続発性の腹膜炎を引き起こす。

### 3. その他

急性化膿性胆管炎に対して抗生物質が投与されていない場合。

## 術前準備

### 1. 前投薬

「前投薬」の項(38ページ)を参照。

### 2. 主な使用器具

- 穿刺針：18～19G針(二重あるいは三重針)，21Gチバ針
- ガイドワイヤー 0.035インチ
  　　　　　　　Copeワイヤー(0.018インチ)
- ドレナージチューブ：7～8Frピッグテール型，糸付きρ型など

## 手技手順

### 1. 穿刺法

- **超音波(US)法**　USで胆管が描出できる場合に用いる。至適な胆管を比較的安全に穿刺できる。主に初回PTBDに用いられる。
- **影像下直達法**　胆管内に挿入された穿刺針やドレナージチューブから胆管造影を行いながら至適な胆管を穿刺する。胆管拡張がない場合や至適胆管を穿刺する場合に用いられる。

---

### SIDE MEMO

**穿刺針とガイドワイヤー**

穿刺針の外針が金属の場合，挿入するガイドワイヤーにラジフォーカスのような親水性ワイヤーを用いると，針先でコーティングが剝げてワイヤーの破片が胆管に遺残するので用いない。

**ドレナージチューブの材質と損傷**

通常のピッグテール型はポリエチレン系，糸付きρ型はポリウレタン系である。一般的にポリエチレン系は比較的挿入しやすいが，屈曲すると破損しやすい。ポリウレタン系は柔らかく屈曲しても破損することが少ないが，挿入時にたわみやすく挿入困難となることが多い。このため硬い内針がセットされている。

### SIDE MEMO

**ドレナージチューブ固定の工夫**

- 固定板はチューブの逸脱防止に効果があるが，チューブ挿入部の消毒を妨げるため感染が生じやすい。
- チューブ固定糸の結び目を瞬間接着剤で接着すると，チューブと固定糸が一体となり，逸脱の危険性が低くなる。
- ポリエチレン製のチューブは，前胸壁部に布絆創膏で固定すると，チューブはハブ部で破損しなくなる。

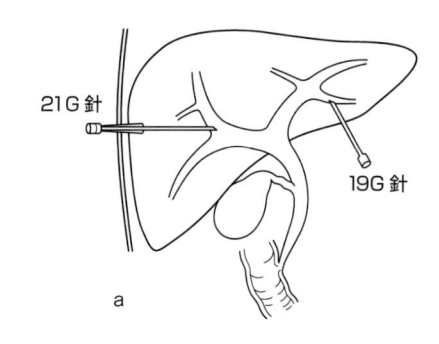

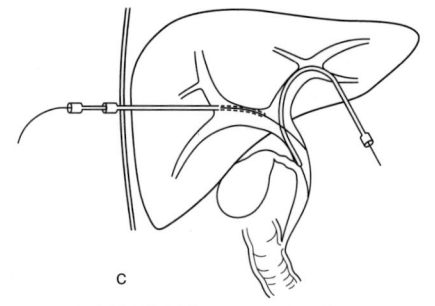

**図1 経皮経肝的胆道ドレナージの手技**

1. ワンステップ法
   a. 穿刺（19 G 針）
   b. 穿刺針の内筒を抜去して外筒のみにする
   c. ガイドワイヤー（0.035 インチ）挿入後，これに沿わせてドレナージチューブ挿入

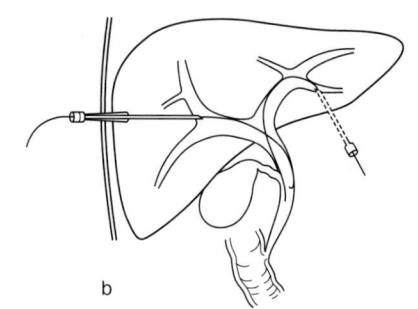

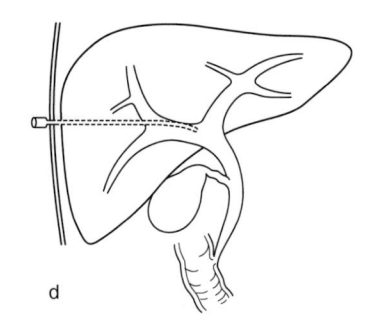

2. ツーステップ法
   a. 穿刺（21 G チバ針）
   b. Cope ワイヤー（0.018 インチ）挿入
   c. セット内の専用シースあるいは 19 G エラスター針挿入
   d. 外筒のみにする
   これにガイドワイヤー（0.035 インチ）挿入後，ドレナージチューブと交換

## 2．基本的手順（図1）

穿刺→ガイドワイヤー挿入→ドレナージチューブ挿入の順に行われる。

●**ワンステップ法** 十分拡張した胆管を US 下で描出できた場合に用いられる。

① 穿刺（19 G 針）
② ガイドワイヤー（0.035 インチ）挿入
③ ドレナージチューブ挿入

●**ツーステップ法** 胆管拡張が軽度の場合や影像下直達法に用いられる。

① 穿刺（21 G チバ針）
② Cope ワイヤー（0.018 インチ）挿入
③ セット内の専用シースあるいは 19 G エラスター針挿入
④ ガイドワイヤー（0.035 インチ）挿入
⑤ ドレナージチューブ挿入

## 合併症

次項の「29．経皮経肝的胆嚢ドレナージ」の「合併症」の項を参照。

〔吉岡哲也〕

### Point 左肝アプローチ vs 右肝アプローチ

|  | 右肝 | 左肝 |
|---|---|---|
| 腹水量による適応 | 少量まで | 中等量まで |
| 穿刺回数（体表から胆管までの距離） | 多い（長距離） | 少ない（短距離） |
| 気胸の頻度 | 高い | 低い |
| 術後の体位変動 | 右臥位不可 | 腹臥位不可 |
| ドレナージチューブの逸脱 | しやすい | しにくい |
| 術者被ばく | 少ない | 多い |
| CBD 内の IVR | 容易 | 時に困難 |

# 29 経皮経肝的胆嚢ドレナージ(PTGBD)

K681　胆嚢外瘻造設術　9,420点

## 目的

胆管閉塞による閉塞性黄疸や胆嚢炎による病態・病状の改善，胆嚢病変の診断ならびに胆道IVR施行のためのルート確保。

## 適応

- 急性胆嚢炎
- 胆嚢管分岐部以下の総胆管閉塞

## 相対的禁忌

### 1. 出血傾向

- 穿刺時に血管を損傷した場合，出血が止まらなくなる。
- 補正されれば禁忌とならない。

### 2. 中等量の腹水貯留

- 手技的に困難である。
- 感染胆汁が漏れると続発性の腹膜炎を引き起こす。

### 3. その他

- 局所合併症(胆汁性腹膜炎，胆嚢周囲膿瘍，肝膿瘍をともなった症例)
- 胆嚢捻転症
- 気腫性胆嚢炎
- 壊疽性胆嚢炎
- 化膿性胆嚢炎

## 術前準備

### 1. 前投薬

「前投薬」の項(38ページ)を参照。

### 2. 主な使用器具

- 穿刺針：18～19G針(二重あるいは三重針)
- ガイドワイヤー(0.035インチ)
- ドレナージチューブ：ピッグテール型，糸付き $\rho$ 型

## 手技手順

### 1. 穿刺法

超音波(US)法。

### 2. 基本的手順(図1)

●ワンステップ法　穿刺(19G針)→0.035インチガイドワイヤー挿入→ドレナージチューブ挿入。

## 合併症

PTBDならびにPTGBDではほとんどの合併症が共通しているのでまとめて述べる。

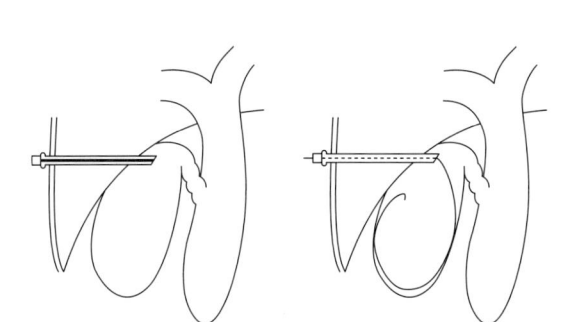

図1　経皮経肝的胆嚢ドレナージの手技
a. 穿刺
b. ガイドワイヤー挿入
c. ドレナージチューブ挿入
d. ガイドワイヤー抜去

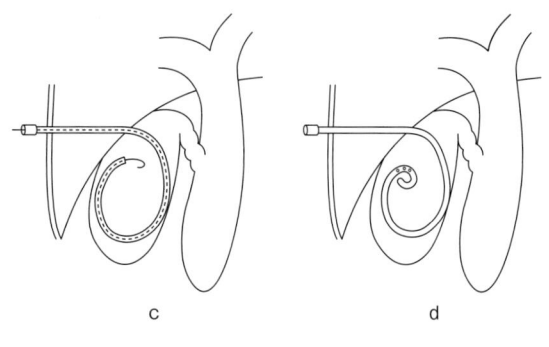

## 1. 術中

### 1) 穿刺にともなう合併症

- 胆道内出血：穿刺により動脈または門脈が損傷され，血液が胆管内に流入し血性胆汁となる。動脈性では動脈塞栓術が行われる。
- 迷走神経反射：穿刺時強い疼痛を訴え，徐脈，血圧低下を起こす。
- 気胸：右肝穿刺時，誤って肺の一部を通して穿刺した場合に起こる。呼吸困難，胸痛を訴える。稀にトロッカーによる脱気術が必要となる。

### 2) 造影にともなう合併症

- エンドトキシンショック：造影剤注入時の胆管内圧上昇により感染胆汁が血液内に逆流し菌血症を起こす。腹痛や悪寒・戦慄，血圧低下を呈する。

## 2. 術後

### 1) ドレナージチューブにともなう合併症

- 血性胆汁：チューブのわずかな逸脱によりチューブの側孔が動脈または門脈損傷部に位置し，血液がチューブ内に流入する。鮮血で流量が多い場合は動脈性，暗赤色で緩徐な場合は門脈性である。
- 胆汁性腹膜炎：チューブの逸脱により瘻孔から感染胆汁が腹腔内に漏出して生じるため，チューブの排液はほとんど見られない。発熱，反跳性腹痛を呈し，限局性では保存的に，汎発性では緊急手術となる。

### 2) その他

- エンドトキシンショック：特に造影された症例では帰室後(1～2時間以内)に生じることもある。
- 気胸：徐々に進行する気胸では帰室後に症状(呼吸困難，胸痛)を訴える場合がある。
- 胆汁排泄量過多：稀であるがドレナージ直後，胆汁排泄量が 1,000 mL/1 日以上排泄される場合がある。この場合，体液の過剰排泄による血液量減退性(hypovolemic)ショックを起こし，乏(無)尿から急性腎不全となる。

〔吉岡哲也〕

---

### SIDE MEMO

#### 穿刺経路と胆嚢床

PTGBD では通常，胆嚢床(胆嚢壁と肝表面との固着部)を経由して穿刺する。この場合，胆嚢内の胆汁は腹腔内に漏出することはほとんどないが，胆嚢床を経由しないで穿刺すると，穿刺針とドレナージチューブの交換時に胆嚢穿刺孔から胆汁が腹腔内に漏出し，腹膜炎の原因となる。しかし，急性胆嚢炎では胆嚢が緊満しているため，US 上，胆嚢床の同定は困難である。また，経皮経肝的に穿刺ができないときは，スーチャーアンカーという器具を用いて行う。

# 看護の実際 PTGBD

## 1. 術前

| | 術前準備 | 内容 |
|---|---|---|
| 入院〜前日まで | オリエンテーション | 術中・術後の流れをイメージでき安全・安楽に治療が受けられるようにする |
| | 治療の理解度の把握 | 適宜補足説明 |
| | 治療に対する不安・緊張の緩和 | 傾聴し，緩和に努める |
| | 同意書（IC）の確認 | 患者自筆の署名・日付を確認。自筆が無理であれば代筆も可 |
| | 既往歴・現病歴・検査データの把握 | 高血圧，糖尿病，心疾患，肝疾患，腎疾患，アレルギーなど<br>腎機能・止血機能・感染症 |
| | バイタルサイン（血圧・脈拍・SpO₂・体温） | 平常時の状態を把握 |
| | 手技中ならびに術後安静程度の把握と術前訓練 | 術中・術後にかけて必要な体位を保持できるか判断し，必要に応じて訓練・試行 |
| | 内服の確認 | 心臓・血圧・ステロイド薬は原則中止しない<br>中止薬・麻薬の確認<br>糖尿病薬使用時の調整<br>ワーファリン®などの抗凝固薬の内服状況の確認 |
| | 指示の確認 | 当日の指示や持参する注射などを確認し準備 |
| 当日 | 食事 | 通常検査前1食絶食。水分は積極的に摂取させる |
| | 検査着の着用 | 患者は検査着を着用<br>患者の羞恥心を配慮し，不必要な露出回避 |
| | 自覚症状の有無 | 発熱，腹痛，悪心・嘔吐 |
| | 皮膚の観察 | 術後変化の比較のために手技が行われる部位および全身の皮膚を観察 |
| | 排尿・排便 | 検査前にすませ，必要時浣腸。便秘時の下剤投与や浣腸はIVR時や安静時に便意を催すことがあり |
| | 膀胱留置カテーテル | 患者拒否時は，仰臥位での床上排泄訓練実施 |
| | 血管確保 | 血管確保は術者の手技時の立ち位置の反対側が基本。ルートの長さ，三方活栓数を工夫・考慮 |
| | 前投薬 | 前投薬の指示を確認し，指示された時間に行う |
| | バイタルサイン（平常時血圧・脈拍・SpO₂・体温） | 出室前に計測し平常時と比較して異常の度合いを把握。同時に前投薬の副作用の有無もチェック |
| | 持参物品の確認 | 持参薬などをチェック |

## 2. 申し送り：病棟→IVR室

| | 内容 | | 対策・看護 |
|---|---|---|---|
| 患者情報 | 患者確認 | | リスクマネジメント |
| | 同意書（患者署名・同意日・治療名） | | リスクマネジメント，手技料算定 |
| | 現病歴・既往歴（高血圧，糖尿病，心疾患，アレルギーなど） | | 合併症の予測，禁忌薬剤などのチェック |
| | バイタルサイン（平常時血圧・脈拍・SpO₂・体温） | | 異常の早期発見のため，平常時の状態を把握 |
| | 血液データ（止血機能・感染症） | | 合併症（出血など）の予測と早期発見 |
| | 身体症状（発熱，腹痛，悪心・嘔吐など） | | 膿盆の準備，誤嚥への注意など |
| | 身体的所見（皮膚状態） | | 薬疹発現時早期発見，テープかぶれの防止（テープの種類や貼用位置考慮） |
| | 身体的能力・障害 | 術中の体位保持 | 手技時間（0.5〜1時間）内で耐えうるかを判断し，適宜クッションなどを準備 |
| | | 難聴，言語障害，意識状態 | そばでゆっくり声かけする。必要に応じて安全帯の準備 |
| | 知的能力・障害（理解度，認知症） | | ゆっくり声かけする。手技の流れや手技による疼痛の程度を伝える |
| | 精神状態 | 緊張，不安 | 声かけや付き添い，手を握るなどの看護，抗不安薬の考慮 |
| | | 不穏 | 必要に応じて四肢固定，鎮静薬の考慮 |
| | 性格（痛がり，怖がり，多弁など） | | 鎮痛薬の考慮。声かけや付き添い，手を握るなどの看護 |

| | 内容 | 対策・看護 |
|---|---|---|
| | 今回受ける治療の理解度<br>インフォームド・コンセント | 理解の程度を知り，術中看護に役立てる<br>理解度が低ければ適宜補足説明を行う<br>必要があれば医師に再度説明を依頼する |
| 処置・準備品 | 血管確保（中心静脈と末梢血管） | 刺入部位・針サイズ |
| | 尿道バルーンカテーテル留置 | 尿の流出状態 |
| | 前投薬（薬品名と投与量・使用時刻） | 副作用のチェックと術中の投薬を判断する材料にする |
| | 義歯・補聴器などの確認 | 緊急時に対応するため義歯は外しておく |
| | 持参物品 | 確認・保管 |

## 3. 術中

### 1) 準備

| | 必要物品 | 内容 |
|---|---|---|
| 医療器具 | 非血管 IVR 用セット | バット，ピッチャー，ガーゼ，シリンジ，注射針，覆布，モスキートペアン，クーパー，メス，縫合糸（2-0絹糸）など |
| | 穿刺針[*1] | ワンステップ法：エラスターまたは金属針（18～19 G 針，20 cm），ツーステップ法：チバ針（21 G） |
| | ガイドワイヤー[*2] | ワンステップ法：ラジフォーカスワイヤー，Amplatz Extra-Stiff ワイヤー（0.035インチ，145 cm）<br>ツーステップ法：Cope ワイヤー（0.018 インチ）と上記のワイヤー |
| | ドレナージチューブ[*3] | ピッグテール型，糸つき $\rho$ 型（7～8 Fr） |
| | 排液セット | 排液バッグ，延長チューブ，三方活栓 |
| 薬剤 | 生理的食塩水 | 洗浄ならびに造影剤希釈用 |
| | 1％キシロカイン® 10 mL | 局所麻酔用 |
| | 造影剤 | ウログラフィン® |

（*1～3がセット化されたものもある）

### 2) 患者入室時処置

| 内容 | 注意点 |
|---|---|
| 患者確認と自己紹介 | 患者誤認の予防（ネームバンドの利用や患者自身に自分の名前を名乗らせる）<br>担当看護師の自己紹介と挨拶により患者とのコミュニケーションを図る |
| 検査台に移動 | 入室後検査台に臥床，術中体位は動かせないことを説明し，安楽な体位を工夫。必要により四肢固定 |
| バイタルサイン測定用器具装着 | 血圧計，心電図，$SpO_2$ |
| 留置ルート類整理 | 尿道バルーン・点滴ルート類の整理 |
| 術野消毒（イソジン 2 回） | 乳輪～臍部，右側は腋窩線，左側は乳輪よりやや外側まで |
| 覆布掛け | カテーテルやガイドワイヤーが不潔にならないような範囲に<br>支柱台を使用する場合にはその一部も覆う<br>I.I.，防護板，検査台の操作パネルも覆う |

### 3) ケア

| 手技 | 合併症 | 症状 | 処置 |
|---|---|---|---|
| ①局所麻酔 | キシロカインによるけいれん・ショック | けいれん | ジアゼパム（セルシン®，ホリゾン®）投与 |
| | | 血圧低下，冷汗 | 点滴全開滴下，アドレナリン®皮下（筋）注もしくは静注 |
| ②穿刺 | 迷走神経反射 | 血圧低下，冷汗，徐脈，気分不快，顔面蒼白，悪心・嘔吐 | 硫酸アトロピン®静（筋）注 |
| | 気胸 | 胸痛，呼吸苦，$SpO_2$低下 | トロッカー挿入 |
| ③ドレナージチューブ挿入 | 迷走神経反射 | 血圧低下，冷汗，徐脈，気分不快，顔面蒼白，悪心・嘔吐 | 硫酸アトロピン®静（筋）注 |
| | 出血 | 腹痛，出血 | 動脈性では塞栓術 |
| | | 腹痛 | 腹腔内でのチューブのたわみが原因 |
| | | 肩への放散痛 | 必要に応じて，ペンタジン®筋注 |

| 手技 | 合併症 | 症状 | 処置 |
|---|---|---|---|
| ④造影 | エンドトキシンショック | 悪寒・戦慄，血圧低下，頻脈，冷汗，発熱 | アドレナリン®皮下(筋)注もしくは静注，ソル・メドロール®静注 |
| ⑤ドレナージチューブ固定 | | | 前胸壁部に布絆創膏で固定 |

## 4. 申し送り：IVR室→病棟

| 内容 | 対策・看護 |
|---|---|
| 治療内容と成功の有無 | ドレナージチューブのサイズと挿入部位 |
| 排泄胆汁 | 量と性状(血性，膿性) |
| バイタルサイン | 血圧，脈拍，SpO$_2$ |
| 投薬 | 薬剤名・投与量・投与時刻 |
| 術中合併症の有無 | 対処内容(投薬・処置など) |
| 安静：ベッド上3時間 | 体位変換・座位可能 |
| 水分・食事摂取 | 体調が許せば常時可能 |

## 5. 術後

| 内容 | | 対策・看護 |
|---|---|---|
| バイタルサイン(血圧・脈拍・体温・SpO$_2$) | | 帰室時・30分・1時間・3時間後 |
| 胆汁量 | <100 mL | チューブの屈曲・接続不良・逸脱，三方活栓の閉鎖などをチェック |
| | >1,000 mL | 脱水(血流減少性ショック)に注意。点滴速度を速める |
| 胆汁色 | | 血性胆汁：血塊は問題なし。鮮血で出血量が多い場合は動脈出血を疑う |
| エンドトキシンショック(帰室後1～2時間) | | 悪寒・戦慄，血圧低下，頻脈，冷汗，発熱 |
| 気胸 | | 胸痛，呼吸苦，SpO$_2$低下 |
| 腹膜炎：1日後以降 | | 排液減少，限局したあるいは腹部全体の反跳性の強い腹痛 |

〔髙木由美〕

# 30 胆管ステント留置術

K689　経皮経肝胆管ステント挿入術　12,270点

## 目的
悪性の胆管狭窄を開通させて黄疸を回避する。

## 適応
- 手術不能（腫瘍進展が広範囲，高齢，合併症により）の悪性胆管狭窄・閉塞。
- ステント留置により PS の改善が期待できる症例。

## 相対的非適応
1) 全身状態が著しく不良な症例（がん末期，敗血症）
   - 目安として PTBD 施行後も T-bil 値が 5 mg/dL 以下に下降しない症例。
2) ファーター乳頭部より肛門側の腸管に通過障害がある症例
   - 胆汁の十分な腸肝循環が期待できない。
   - ファーター乳頭部をまたいで十二指腸にステントを出す留置の場合は，さらに逆流性胆管炎や腸管内容物によるステント閉塞を起こしやすい。

## 術前準備
### 1. 前投薬
「前投薬」の項（38 ページ）を参照。

### 2. 使用器具
- 金属ステント
- ガイドワイヤー
- シーキングカテーテル
- バルーンカテーテル
- ドレナージチューブ

## 手技手順（図1）
### 1. 基本的手順
① 狭窄・閉塞部をシーキングカテーテルを用いて貫通：0.035 インチ親水性先端アングル型のワイヤーを用いる。
② 胆管造影でステント留置範囲を計測
③ stiff タイプのガイドワイヤーを挿入，カテーテルを抜去
④ ステントデリバリーシステムを挿入
⑤ ステントを留置
⑥ ドレナージチューブ挿入
⑦ 造影を行い，胆管の通過性を確認

### 2. 総胆管狭窄・閉塞における手順（図2）
1) ステントの選択
   - 径は 10〜8mm を選択。
   - カバードステントが有用（tumor ingrowth を予防）。

### 3. 肝門部，肝内胆管狭窄・閉塞における手順
ステントを複数留置（multi-stenting）する。
● ステントの留置形態（図2）　先に留置したステントに，そのメッシュからステント端を一部入れてステントを継ぎ足す partial stent in stent（図3）と，先に留置したステントの端と次に入れるステントの

---

### SIDE MEMO
#### tumor ingrowth と tumor overgrowth ならびにカバードステントとベアーステント

ベアーステントはメッシュ構造であるため，腫瘍がメッシュを介してステント内腔へ進展することがあり，tumor ingrowth と呼ばれる。これによるステント再閉塞を防止する目的で，PTFE（polytetrafluoloethylene）などの薄膜を被覆した金属ステントが開発され，カバードステントと呼ばれる。

また，ステントの留置範囲を越えて胆管壁に沿って腫瘍が進展することを tumor overgrowth という。これはカバードステントを使用しても，胆管再閉塞の原因となりうる。

ベアーステントは胆管側枝や胆嚢管，膵管をふさがないので，肝内胆管を含めどの部位にも留置が可能である。

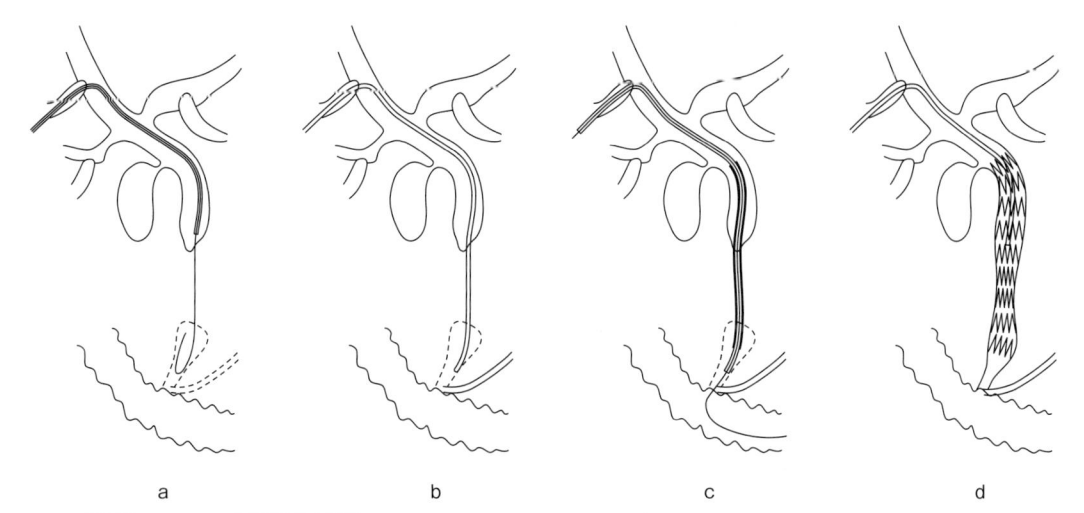

**図1　総胆管へのステント留置手技手順**
a. 閉塞部をガイドワイヤーで貫通
b. カテーテルを挿入，造影．閉塞長の計測やステント留置範囲を決定
c. ガイドワイヤーを stiff タイプに交換し十二指腸まで挿入．ステントデリバリーシステムを挿入
d. ステントを留置

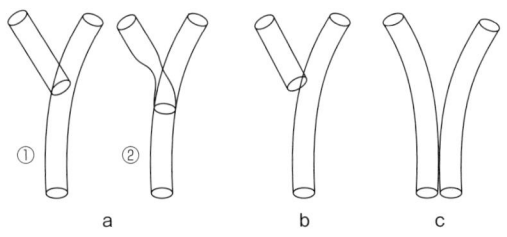

**図2　胆管合流部でのステントの留置形態**
a. partial stent in stent，b. end to side，c. side by side
a-①は胆汁の流れを妨げるステントメッシュが最も少なく，再IVRも容易
cは胆管過拡張による合併症や肝門部においては門脈，十二指腸への圧排・悪影響が危惧される

サイドが合うようにステントを留置するend to side（図4）を基本とする．

3本以上留置の場合は，適宜これらを組み合わせる．

## 合併症

### 1. 術中

●**腹痛**　ステントデリバリーシステムを挿入するときなど，胆管屈曲部で器具がたわみ，胆管が強く押されるときに強い痛みが生じる．

胆道をバルーン拡張するときに生じやすい．

●**迷走神経反射**　強い疼痛時，徐脈，血圧低下を起こす．

●**胆道出血**　胆道バルーン拡張時．

### 2. 術後

●**腹痛**　軽度．数日持続することがある．ステントが胆管や胆管周囲を圧排するため．

> **Point**
> ファーター乳頭部をまたいでステントを留置するときは十二指腸内でステントを1cm程度リリースしてシステム全体を引き戻し，開いたステントが乳頭部に引っかかるところから，残りをリリースすると，十二指腸に出すぎない．

●**エンドトキシンショック**（PTBDずみであるので起こることは少ない）　術後2時間以内に発生する．肝門部閉塞例はドレナージ不十分な胆管内に感染胆汁が残存していることがあり，要注意．

●**急性膵炎**　膵管がステントで圧排され狭小化したり，カバードステントが膵管を閉塞して生じる．保存的療法で軽快する場合が多いが，時に重症化，致死的であるので早期発見と対処が重要である．

●**超早期再閉塞**（rapid obstruction）
- reactive obstruction：ステントの圧排に対する胆管壁の反応性浮腫が原因．PTBDチューブの開放や胆管内洗浄で対処．
- rebound obstruction：ステントメッシュが腫瘍に埋もれてしまうだけで胆管内腔を押し広げられないことが原因．

ステント内腔に新たなステントを追加留置（stent in stent）して対処．留置可能な部位なら，カバードステントがよい．

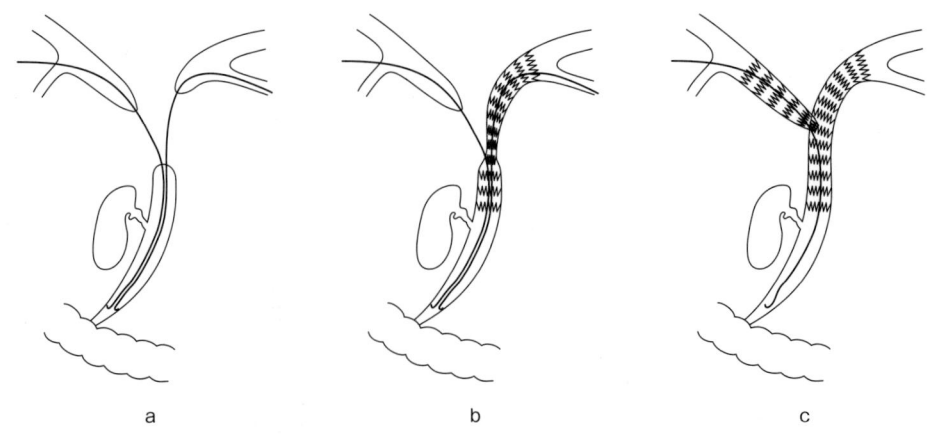

図3 肝門部胆管閉塞に対する partial stent in stent 法の一例
a. 左右の PTBD からそれぞれ閉塞部を貫通して総胆管へ stiff タイプガイドワイヤーを挿入
b. 左胆管から総胆管にかけてステントを留置
c. 右胆管から，先に留置したステントのメッシュを通して総胆管へ stiff タイプガイドワイヤーを挿入。ステント遠位端の一部が先に留置したステント内に入るように，右胆管から肝門部にステントを留置

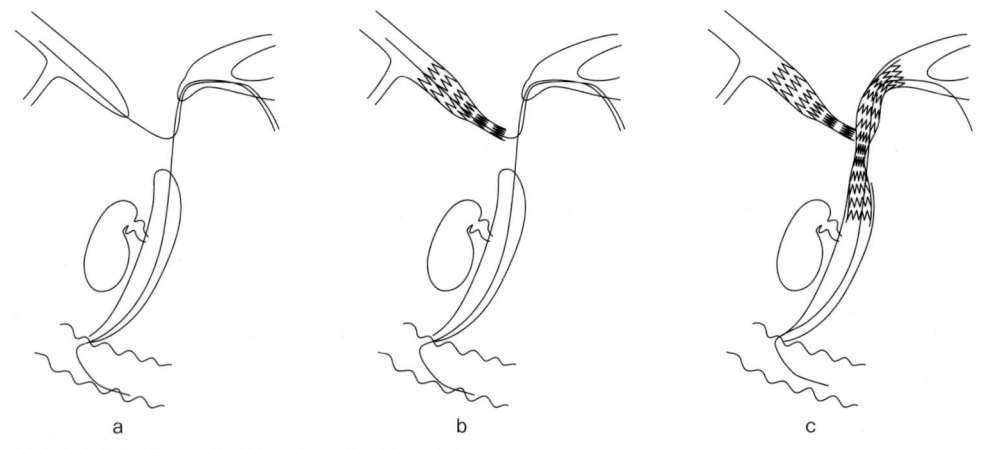

図4 肝門部胆管閉塞に対する end to side 法の一例
a. 閉塞部をガイドワイヤーで貫通後，右胆管と総胆管・十二指腸へ2本の stiff タイプガイドワイヤーを挿入
b. 右胆管にステントを留置。この際，手元のステント端が次に留置するステントと重ならないよう，離れすぎないよう留置する
c. 左胆管から総胆管にステントを留置

## 3. 術後後期（退院後）

●再閉塞　腫瘍増殖が原因のほとんど。その他，胆石形成，ステントのずれ，ステント前後での胆管キンキング（kinking）でも起こりうる。ファーター乳頭をまたいで十二指腸までステントを留置したときは，食物残渣や逆流性胆管炎でも起こりうる。再PTBD，追加ステント留置など，再 IVR で対処。

●胆嚢炎（稀に早期にも起こりうる）　カバードステントが胆嚢管を閉塞したり，胆嚢管がステント端で圧排され狭小化して生じる。保存的療法に反応しない場合は経皮的ドレナージを行う。時に重症化するので，早期の発見と対処が重要。

●胆管炎，肝膿瘍　胆管再狭窄（腫瘍増殖が原因のことが多い）で胆汁がうっ滞し生じる。ファーター乳頭を越えて十二指腸までステント留置したときには腸液が逆流しやすく，やや多い傾向にある。保存的療法に反応しない場合は経皮的ドレナージを行う。時に重症化するので，早期の発見と対処が重要。

〔古市欣也〕

# 看護の実際 胆管ステント

## 1. 術中

| 手技 | 合併症 | 症状 | 処置 |
|---|---|---|---|
| ①局所麻酔 | キシロカインによるけいれん・ショック | けいれん | ジアゼパム(セルシン®, ホリゾン®)投与 |
|  |  | 血圧低下, 冷汗 | 点滴全開滴下, アドレナリン®皮下(筋)注もしくは静注 |
| ②造影 | エンドトキシンショック | 悪寒・戦慄, 血圧低下, 頻脈, 冷汗, 発熱 | アドレナリン注®皮下(筋)注もしくは静注, ソル・メドロール®静注 |
| ③ガイドワイヤー挿入 |  |  |  |
| ④ステント挿入 | 腹痛 | 心窩部の鈍痛 | 様子観察(ステント拡張にともなう痛み, 1~2日継続) 適宜ペンタジン®静注 |
|  | 迷走神経反射 | 血圧低下, 冷汗, 徐脈, 気分不快, 顔面蒼白, 悪心・嘔吐 | 硫酸アトロピン®静(筋)注 |
| ⑤バルーン拡張(必要時) | 腹痛 |  | ペンタジン®静注, ドルミカム®静注, O₂吸入 |
|  | 迷走神経反射 | 血圧低下, 冷汗, 徐脈, 気分不快, 顔面蒼白, 悪心・嘔吐 | 硫酸アトロピン®静(筋)注 |
|  | 胆道出血 | 腫瘍出血 | 胆管洗浄, 経過観察 |
| ⑥ドレナージチューブ挿入 |  |  |  |
| ⑦造影 |  |  |  |

## 2. 申し送り:IVR室→病棟

| 内容 | 対策・看護 |
|---|---|
| 治療内容と成功の有無 | ステントの種類とサイズ, 留置部位 |
| バイタルサイン | 血圧, 脈拍, SpO$_2$ |
| 一般状態 | 悪寒・戦慄, 腹痛, 悪心・嘔吐 |
| 投薬 | 薬剤名・投与量・投与時刻 |
| 術中合併症の有無 | 対処内容(投薬・処置など) |
| 安静:ベッド上1~2時間 | 体位変換可能, 鎮痛薬や鎮静薬使用時は安静時間を延長 |
| 水分・食事摂取 | 体調が許せば常時可能 |

## 3. 術後観察

| 内容 | | | 対策・看護 |
|---|---|---|---|
| バイタルサイン(血圧・脈拍・体温・SpO$_2$) | | | 帰室時・30分・1時間・3時間後 |
| 一般状態 | | | 特に腹痛:ステント拡張にともなう心窩部の鈍痛は1~2日程度で改善 |
| エンドトキシンショック(悪寒・戦慄, 血圧低下, 頻脈, 冷汗, 発熱) | | | 帰室後1~2時間, 術中に発生すれば術後は起こらない |
| 急性膵炎(激しい腹痛・背部痛・嘔吐・発熱) | | | 24時間以内, 早期発見・処置必要。致死の場合も |
| 排液胆汁 | 性状 | 血性 混濁 | 胆管壁損傷, 腫瘍出血, ステント端での十二指腸損傷 腸液の逆流 |
|  | 排液量 | 軽度減少 無変化 無量 | 正常 十二指腸への排液不良 PTBDチューブ閉塞, 逸脱。三方活栓閉鎖・屈曲をチェック |

## 4. クランプ(チューブ閉鎖)テスト後

| 内容 | | 対策・看護 |
|---|---|---|
| 超早期胆管閉塞・胆管通過障害 | | 発熱・腹痛・黄疸，チューブクランプ解除 |
| 白色便 | | 十二指腸への排液不良。胆管狭窄，閉塞，乳頭機能低下 |
| ガーゼ汚染 | 胆汁 | ステント再閉塞，チューブクランプ解除 |
| | 膿性 | 胆汁性腹膜炎(腹痛をともなう) |
| | 腸液性 | 腸管通過障害，チューブクランプ解除 |
| | 血性 | 胆管壁損傷，腫瘍出血，ステント端での十二指腸損傷，通常軽度であり，経過観察するが，高度であれば医師に連絡 |

〔髙木由美〕

### 看護のポイント

胆管ステント留置術で最も致死的な合併症が急性膵炎であり，早期発見が重要で帰室後しばらくは要注意。マルチステントの場合はドレナージ不良の胆管が残っていることがあり，エンドトキシンショックが起こることがあるので要注意。

# 31 経皮経肝的胆管結石除去術

K685　内視鏡的胆道結石除去術
　　1　胆道砕石術を伴うもの　14,300点
　　2　その他のもの　9,980点

## 目的
胆管内の結石を十二指腸に排泄させる。

## 適応
### 1．相対的適応
手術が不能，困難（高齢，合併症，手術歴などにより）な症例。

### 2．絶対的適応
相対的適応を満たす症例で，内視鏡的な胆石除去術が困難な例〔胆管空腸術後など解剖学的に内視鏡到達が困難，肝後区域枝（B6, 7）や外側下区域枝（B3）の肝内結石など〕。

## 禁忌
PTBDが禁忌である症例。

## 術前準備
### 1．前投薬
「前投薬」の項（38ページ）を参照。
- 抗生物質

### 2．使用器具
- 砕石用バスケットカテーテル
- 電気水圧衝撃波装置（EHL；electrohydraulic lithotripsy）
- バルーンカテーテル
  - 乳頭拡張用：PTAバルーン8〜12 mm径
  - 排石用：排石用バルーン，もしくは血管閉塞用バルーン10〜20 mm径
- ガイドワイヤー
- 血管造影用シース（8〜10 Fr，先曲がり，先端マーカー付きが便利）
- シーキングカテーテル

## 手技手順（図1）
### 1．基本的手順
① PTBD：胆管炎合併例は炎症が鎮まるのを待ってから，それ以降の手技を施行。
② シース挿入：EHL，バスケットでの砕石には10 Fr，排石のみは8〜10 Fr（バルーンカテーテル径による）。
③ 砕石：12 mm未満の結石は砕石不要。
　（a）12〜20 mmの結石
　　バスケットカテーテルで砕石。造影下に結石を確認し，バスケット鉗子を挿入して結石を把持，砕石。
　（b）20 mm以上の結石
　　EHLで砕石。
④ ガイドワイヤー挿入：stiffタイプワイヤーを乳頭部を越えて十二指腸まで出す。
⑤ 乳頭部（胆管空腸吻合術後などは吻合部）のバルーン拡張（3分間拡張）
⑥ 排石用バルーンを挿入。シースを肝門部に位置させ，その先端から出したバルーンをやや変形するまで膨らませて引き戻し，シースの先端で引っかかった状態にする。
⑦ 排石：バルーンが乳頭部から出るまで，ガイドワイヤーに沿わせてシースを押し進める。この際，乳頭近傍ではバルーンを徐々に小さくする。

## 合併症
### 1．術中
- **腹痛**　ファーター乳頭部拡張時やバルーンでの排石時には必発である。
- **迷走神経反射**　強い疼痛時，徐脈，血圧低下を起こす。
- **胆道出血**　EHLの胆管壁誤照射，砕石バスケットによる胆管壁損傷，乳頭拡張にともなう胆管壁損傷による。ほとんどが輸血を必要としない軽度なもの。
- **穿孔**　稀ではあるが起こる可能性はある。
- **エンドトキシンショック**　感染胆汁の残存，腸液の胆管内混入により生じる可能性がある。悪寒・戦慄，血圧低下を呈する。

### 2．術後
- **急性膵炎**　ファーター乳頭部拡張や砕石，排石操作による乳頭浮腫が原因。多くは保存的治療で軽

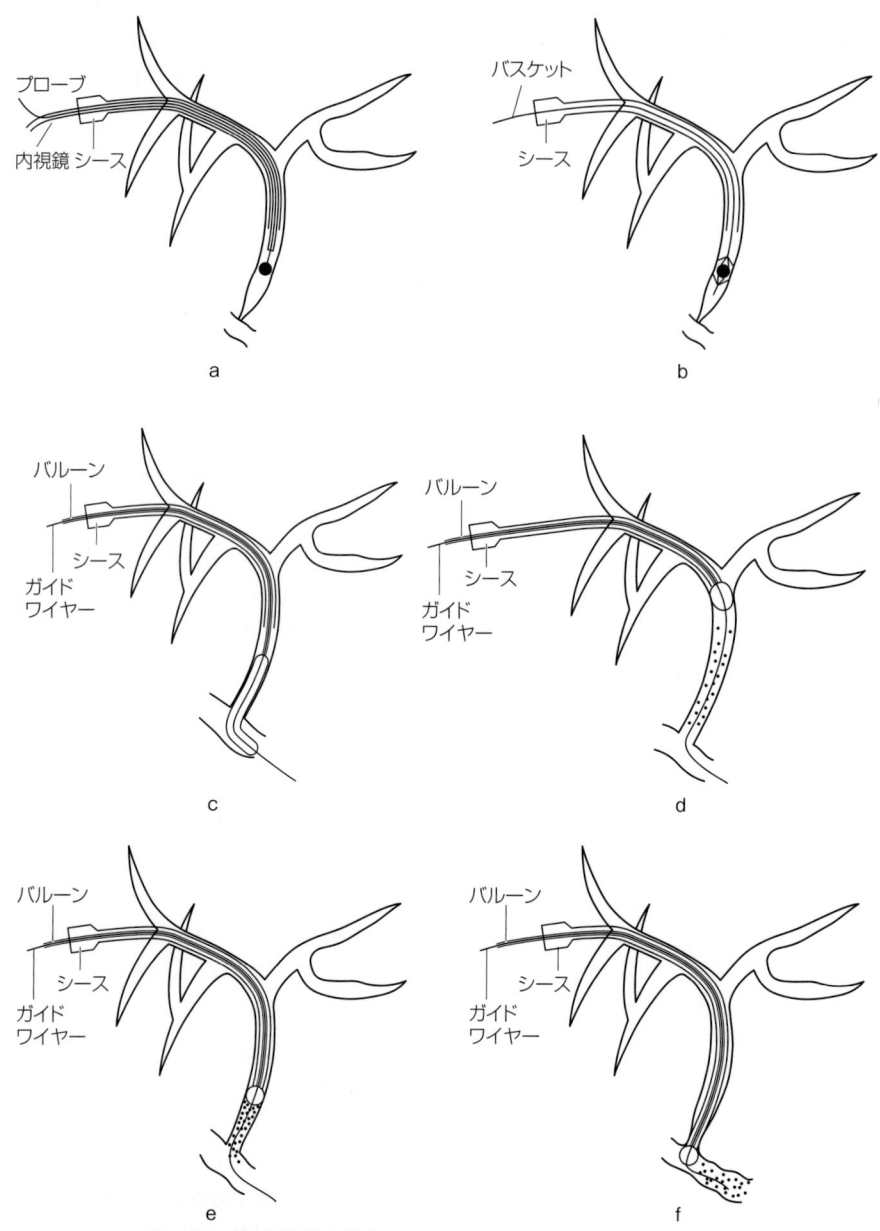

**図1　経皮経肝的胆管結石除去術の手技手順**
a. EHLによる砕石, b. バスケットカテーテルによる砕石, c. 乳頭部バルーン拡張, d. 排石用バルーンの拡張, e. バルーンによる排石：胆管径に合わせて徐々にバルーンを縮小させながら下部胆管へ押し進める, f. バルーンを十二指腸へ押し出す
〔山本孝信, 吉岡哲也：経皮的胆管結石除去術. 打田日出夫, 山田龍作（監）, IVRマニュアル, p221, 医学書院, 2002より一部改変〕

快する.
●エンドトキシンショック　原因は上述. 帰室後1〜2時間以内までに起こる可能性がある.

〔古市欣也〕

# 膵 臓

　重症急性膵炎は，炎症性変化が膵周囲局所にとどまらず，胸腔から骨盤腔などの遠隔部位まで及び，多臓器不全をきたすため，いまだその死亡率は20％以上と予後不良な疾患である。そのため，発症早期の重症度診断に引きつづき，高度な集中的治療を速やかに行う必要がある。重症急性膵炎の治療は，絶食をはじめとした膵の安静，適切な輸液管理，厳密な循環・呼吸管理，臓器不全対策，感染予防，十分な除痛などの集中治療が基本であり，今回概説する蛋白分解酵素阻害薬，抗生物質の持続動注療法は，CHDF(continuous hemodiafiltration)，選択的腸管内除菌などとともにオプションの1つとして行われている。

　重症急性膵炎に対する蛋白分解酵素阻害薬の静脈内投与の有効性は認められていない。その原因として静注療法は，希釈により薬剤濃度が低くなるだけでなく，血中のesteraseなどの分解酵素や肝臓への取り込みにより血中の半減期は短く，膵局所に到達する薬剤の濃度が炎症を抑えるのに十分でないためと推測されているからである。一方，動注療法はより高い局所薬剤濃度を維持でき，治療効果が期待できる治療法として行われている。

〔穴井　洋〕

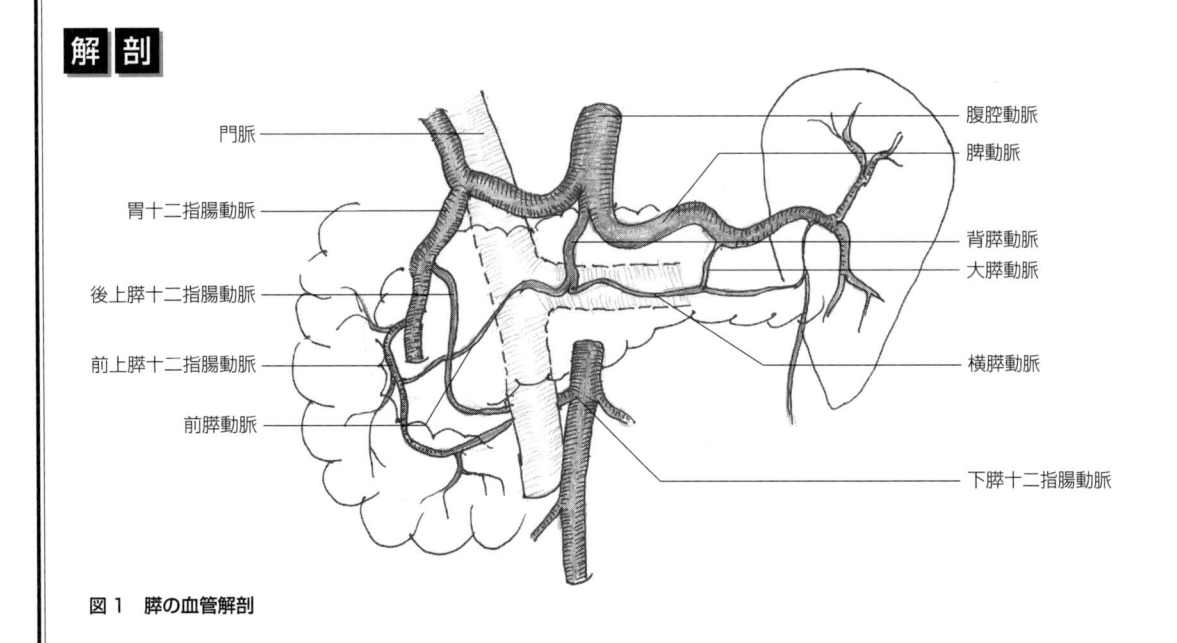

## 解 剖

図1　膵の血管解剖

# 32 膵炎に対する動注療法

E003　造影剤注入手技
　　　3　動脈造影カテーテル法
　　　　イ　主要血管の分枝血管を選択的に造影撮影した場合　3,600点

## 目的

急性膵炎による症状緩和と重症化の回避。

## 適応

- 重症急性膵炎：特に発症後72時間以内に動注療法が開始できると，より高い治療効果が期待できる。
- 中等症膵炎でも疼痛が強い場合には，速やかに鎮痛効果が得られ重症化しにくい。

## 禁忌

DIC（播種性血管内凝固症候群）症例では注意を要する（システム挿入部からの出血）。

## 術前準備

### 1. 前投薬

すでに鎮痛・鎮静薬が投与されていることが多い。疼痛や不穏による体動は手技中の妨げとなるので十分に鎮静する。

### 2. 主な使用器具

- 血管造影セット
- アンスロン®PUカテーテル
- 眼科用クーパー

## 手技手順（図1）

①5.5 Frイントロデューサーシースを大腿動脈より挿入し，腹腔動脈・上腸間膜動脈造影を行う。膵への薬剤分布が治療効果を左右することから，背膵動脈の分岐位置，膵頭部アーケードの血流方向などの膵の血管解剖と血行動態を把握する。

②多くの場合は両側大腿動脈からアプローチし，それぞれ腹腔動脈と上腸間膜動脈の両方にカテーテルの挿入留置が必要となる。アンスロン®PUカテーテルに側孔を2か所作成し，その側孔が薬剤を注入する血管部位に一致するよう位置させる。留置した際に各カテーテルからのCTAで膵への造影剤の分布が適切であることを確認し，またその割合を確認する。割合によっては薬剤投与量の割合を決定する。

③留置位置が決定したら，イントロデューサーシステムを皮膚と1～2針で固定し，さらに留置カテーテルとイントロデューサーシステムを同様に縫合糸で固定し，システムの逸脱予防を行う。

④大腿部をシステム全体を包括するように大きなドレープで固定する。システムを完全にリザーバー化して皮下に埋め込んでいる施設もある。

⑤薬剤投与は，5％ブドウ糖液48 mLに希釈したナファモスタットメシル酸塩（フサン®）を0.2 mg/kg体重/時間で2 mL/時間の速度で24時間動注し，抗生物質は1日2～3回イミペネム（もしくは膵への組織移行性のよい他の第4世代セフェム系）0.5 gを生理的食塩水20 mLに溶解して60分間（20 mL/時間）で注入する。カテーテルを2本留置する場合には，原則として薬剤注入量は半量ずつとするが，先に述べたように薬剤分布確認のため施行した留置したカテーテルからのCTAで，造影剤分布の割合に偏りがある場合には薬剤投与量の比率を適宜変更する。

⑥動注継続期間は3～7日間行われることが多いが，臨床経過や臨床検査値，画像診断を総合的に判断し，炎症所見の改善が得られるまで動注をつづける。

　また動注継続中，臨床症状や臨床検査値の改善が得られない場合はカテーテルの逸脱を疑い，留置カテーテルからのDSAやCTAを行い，造影剤の分布状況を確認し，膵炎の進展範囲に造影剤の分布が良好であるかを確認する。造影剤分布が不良な場合は，薬剤も分布不良と考え，カテーテルの逸脱修正，追加留置などを行う。

## 合併症

動注療法にともなう危険性や合併症についてまとまった報告はないが，主として血管造影手技にとも

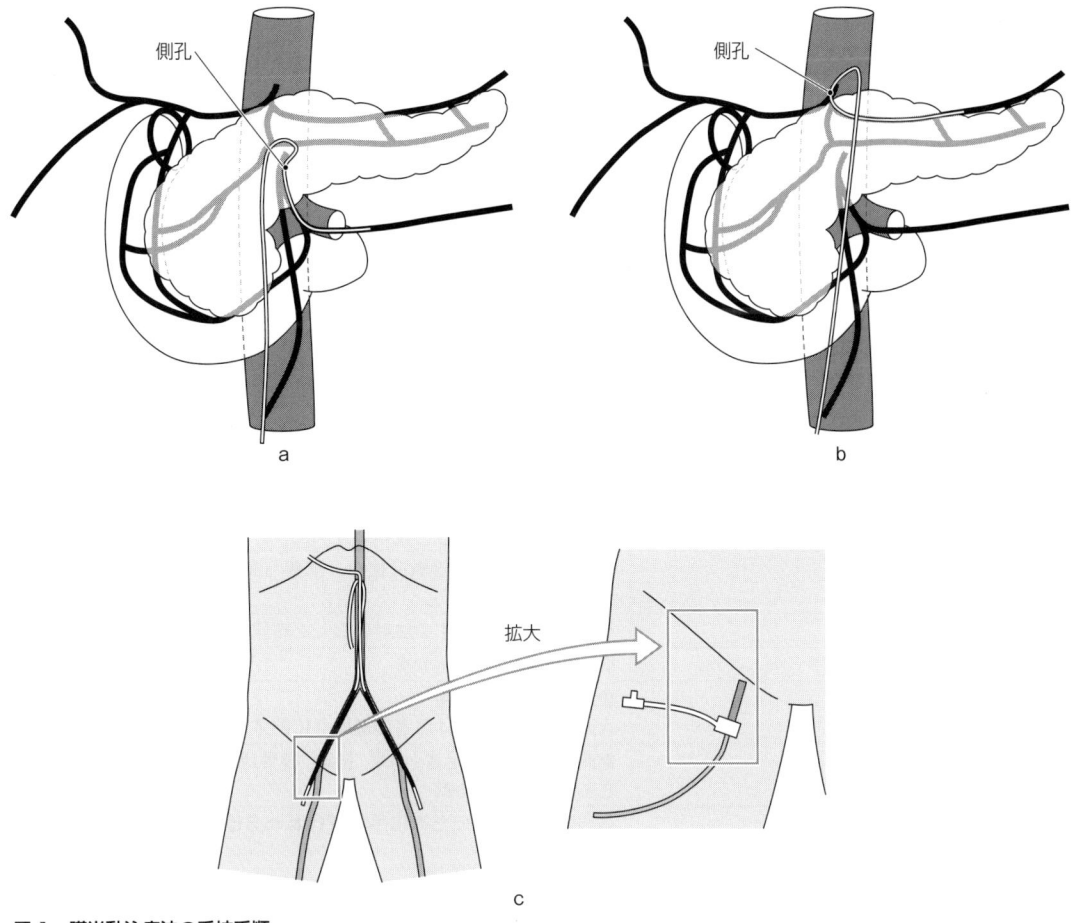

**図1 膵炎動注療法の手技手順**
a. 留置状態①
b. 留置状態②
c. カテーテル挿入部固定：透明なドレープで全体をカバーして貼付する。イントロデューサーシースのサイドポートは、外側を向くようにしておく。三方活栓やカテーテル接続部が直接皮膚に当たって障害や不快感を起こさないように、ガーゼでくるむなど工夫を行う

なう合併症、長期留置にともなう合併症（血栓形成による末梢塞栓など）、長期臥床による合併症（誤嚥性肺炎や肺塞栓など）、使用する薬剤による合併症（ナファモスタットメシル酸塩による低カリウム血症や抗生物質による薬剤肝障害など）が考えられる。

血管造影手技にともなう合併症として、膵炎では炎症の進展にともなう血管狭小化や血管障害を認めることもあり、血管損傷や血栓形成などの合併症が危惧される。

〔穴井　洋〕

### SIDE MEMO

カテーテル固定部をさらに大判のテガダーム®などの透明フィルムを用いて覆って固定する。透明フィルムを用いることで出血の確認のみならず、カテーテル固定部の状態が容易に把握できるためである。

### Point

シースとカテーテルの隙間に血栓形成をきたし、動注中やシステム抜去時に血栓による塞栓を引き起こす可能性があり、持続的にシースのサイドポートから生理的食塩水を注入することが必要となる。血栓形成予防のために、ヘパリン加生理的食塩水をおおよそ毎時間20 mLずつ流す。

# 看護の実際 膵炎動注

## 1. 術前（救急外来）

| | 術前準備 | 内容 |
|---|---|---|
| 術前 | オリエンテーション | 術中・術後の流れをイメージでき安全・安楽に治療が受けられるようにする |
| | 治療の理解度の把握 | 適宜補足説明（救急搬送されることが多く，時間的に余裕のないことが多い） |
| | 治療に対する不安の緩和 | 不安の軽減に努める |
| | 同意書の確認 | 患者自筆の署名・日付を確認。自筆が無理であれば代筆も可 |
| | 既往歴・現病歴・検査データの把握 | 高血圧，糖尿病，心疾患，肝疾患，腎疾患，アレルギーなど 腎機能・止血機能・感染症 |
| | バイタルサイン（血圧・脈拍・呼吸数・$SpO_2$・体温） | 平常時の状態を把握 |
| | 内服の確認 | 服用薬（抗凝固薬など）・禁忌薬剤などのチェック |
| | 意識レベル 神経症状の有無・程度（麻痺・しびれの有無・程度，瞳孔確認） | 術中の体動制限や安静が可能か，コミュニケーション方法など，術前の意識レベル・麻痺の有無を把握 |
| | 穿刺部除毛 | 基本的に不要。施行する場合は両側 |
| | 弾性ストッキング | 必要があれば深部静脈血栓症，肺塞栓症予防のため患者採寸を行い着用準備 |
| | 指示の確認 | 当日の指示や持参する注射薬などを確認し準備 |
| | 食事 | 膵臓の安静のため絶飲食 |
| | 検査着の着用 | 患者は検査着を着用 大腿動静脈穿刺では患者の羞恥心に配慮し，不必要な露出回避 |
| | 動脈触知の確認 | 穿刺動脈の末梢（足背，内果，膝窩，橈骨）動脈を確認しマーキング。左右差，強弱を比較 |
| | 皮膚の確認 | 術後変化の比較のために手技が行われる部位および全身の皮膚を観察 |
| | 尿道カテーテル | 患者拒否時は，仰臥位での床上排泄訓練実施 |
| | 血管確保 | 血管確保は，術者の手技時の立ち位置の反対側が基本 ルートの長さ，三方活栓数を工夫・考慮 |
| | 前投薬 | 前投薬の指示を確認し，指示された時間に行う |
| | 義歯・補聴器・貴金属・エレキバンなどの確認 | 撮影範囲内の金属類の除去 手技や緊急時に対応するため義歯は外しておく |
| | 持参物品の確認 | 持参薬などをチェック，保管 |

## 2. 申し送り：病棟→IVR室

| | 情報 | 対策・看護 |
|---|---|---|
| 患者情報 | 患者確認 | リスクマネジメント |
| | 同意書（患者署名・同意日・治療名） | リスクマネジメント，手技料算定 |
| | 現病歴・既往歴（高血圧，糖尿病，心疾患，呼吸器疾患，肝疾患，腎疾患，アレルギーなど） | 合併症の予測，禁忌薬剤などのチェック |
| | 体重 | 投与薬剤量などの決定 |
| | バイタルサイン（平常時血圧・脈拍・呼吸数・$SpO_2$・体温） | 異常の早期発見のため，平常時の状態を把握 |
| | 病態による身体症状 | 腹痛の程度・部位，悪心・嘔吐の有無，冷汗 |
| | 血液データ（膵酵素・電解質・脂質・腎機能・止血機能・感染症） | 膵炎の重症度の把握 圧迫止血時間の判断材料，穿刺部血腫予防のため把握 |
| | 末梢動脈触知状況 | 触知部位，左右差などの確認 |
| | 意識レベル | 膿盆の準備，誤嚥への注意など |

| 情報 | | | 対策・看護 |
|---|---|---|---|
| 患者情報 | 身体的能力・障害 | 術中の体位保持 | 手技時間(30分〜1時間)に耐えうるか否か<br>適宜クッションなどを準備<br>状況によっては鎮静薬追加投与 |
| | | 難聴,言語障害,意識状態 | そばでゆっくり声かけする。必要に応じて安全帯の準備 |
| | 知的能力・障害(理解度,認知症) | | ゆっくり声かけする。手技の流れや手技による疼痛の程度を伝える |
| | 精神状態 | 緊張,不安,恐怖心など | 声かけや付き添い,手を握るなどの看護,抗不安薬の考慮 |
| | | 不穏 | 必要に応じて四肢固定,鎮静薬投与・麻酔の考慮 |
| | 性格(痛がり,怖がり,多弁など) | | 声かけや付き添い,手を握るなどの看護,鎮痛薬の考慮 |
| | 今回受ける治療の理解度 | | 理解の程度を知り,術中看護に役立てる |
| | インフォームド・コンセント | | 理解度が低ければ適宜補足説明を行う<br>必要があれば医師に再度説明を依頼する |
| 処置・準備品 | 血管確保(中心静脈あるいは末梢血管) | | 刺入部位・針サイズ |
| | 尿道カテーテル留置 | | 尿の流出状態 |
| | 内服状況 | | 抗血小板薬・降圧薬などの使用状況を確認 |
| | 前投薬(薬品名と投与量・投与時刻) | | 副作用のチェックと術中投薬の判断材料にする |
| | 義歯・補聴器・貴金属・エレキバンなどの確認 | | 撮影範囲内の金属類の除去<br>手技や緊急時に対応するため義歯は外しておく |
| | 持参物品 | | 確認・保管 |

## 3. 術中

### 1) 準備

| 必要物品 | | 内容 |
|---|---|---|
| 血管造影用(AG)キット | | バット,ピッチャー,ガーゼ,シリンジ,注射針,覆布,耐圧三方活栓など |
| 医療器具 | シースイントロデューサー | ロングシース2本 |
| | ガイドワイヤー | 0.035インチラジフォーカス150 cm,0.035インチ145 cm,0.018インチワイヤー |
| | カテーテル | 腹部血管造影用カテーテル<br>リザーバー用カテーテル(PUアンスロンロングテーパーなど) |
| 薬剤 | 1%キシロカイン®10 mL | 局所麻酔用 |
| | 造影剤 | 非イオン性ヨード造影剤 |
| | ヘパリン加生理的食塩水 | 10,000単位/1,000 mL,物品の通水用 |

### 2) 患者入室時処置

| 内容 | 注意点 |
|---|---|
| 患者確認と自己紹介 | 患者誤認の予防(ネームバンドの利用や患者自身に自分の名前を名乗らせる)<br>担当看護師の自己紹介と挨拶により患者とのコミュニケーションを図る |
| 検査台に移動 | 入室後検査台に臥床,術中体位は動かせないことを説明し,安楽な体位を工夫。必要により四肢固定 |
| バイタルサイン測定用器具装着 | 血圧計,心電図,SpO$_2$ |

◆ 看護のポイント

### 疼痛コントロール

膵炎による腹痛は激痛であり,のたうちまわるような痛みに陥ることもある。腹痛の程度を観察し,手技中,カテーテル留置がスムーズにいくよう介入が必要である。鎮痛薬としてブスコパン®,ペンタゾシン(ペンタジン®),場合によってはモルヒネを使用。ペンタジン®,モルヒネを使用する場合は,膵管内圧の上昇を抑えるために,硫酸アトロピンを併用する。

### バイタルサイン

発症から72時間内はショック状態に陥ることもあり,バイタルサインの変動,意識レベルには十分注意する。

| 内容 | 注意点 |
|---|---|
| 足背動脈チェック | 病棟でマーキングされた位置に触れ，両側を比較する |
| 留置ルート類整理 | 尿道バルーン・点滴ルート・生体モニター類の整理 |
| 吸引・酸素 | すぐに使用できるように |
| アンダーパット | 舌根沈下時には肩枕からすぐに変更 |
| バスタオル | 羞恥心回避，腰のあたりなどに使用 |
| ティッシュ・不潔ガーゼ | |
| ディスポーザブル穴あきパンツ | 羞恥心対策に有効 |
| アイマスク | 恐怖心の軽減や目の保護 |
| 術野消毒（イソジン3回） | 通常両鼠径部：臍から大腿中央部まで（多少覆布がずれても穿刺部周囲が不潔にならないような範囲） |
| 覆布掛け | カテーテルやガイドワイヤーが不潔にならないような範囲に<br>支柱台を使用する場合にはその一部も覆う<br>I.I.，防護板，血管造影台の操作パネルも覆う |

3）ケア

| 手技 | 合併症 | 症状 | 処置 |
|---|---|---|---|
| ①局所麻酔 | キシロカインによるけいれん・ショック | けいれん | ジアゼパム（セルシン®，ホリゾン®）投与 |
| | | 血圧低下，冷汗 | 点滴全開滴下，アドレナリン®皮下(筋)注もしくは静注 |
| ②穿刺・シース挿入 | 迷走神経反射 | 血圧低下，冷汗，徐脈，気分不快，顔面蒼白，悪心・嘔吐 | 硫酸アトロピン®静(筋)注 |
| ③造影 | アナフィラキシーショック | アナフィラキシー様症状（呼吸困難，血圧低下，冷汗，頻脈，SpO₂低下，顔面浮腫，悪心・嘔吐，咳，腹痛，蕁麻疹，発赤など） | アドレナリン®皮下(筋)注もしくは静注<br>挿管などの救命処置 |
| | 血管解離・損傷<br>仮性動脈瘤 | 疼痛の増強 | 必要に応じて動脈塞栓術など |
| ④動注カテーテル留置<br>　留置後，確認造影 | | | |
| ⑤カテーテルの固定 | カテーテルの逸脱 | | 絹糸とテガダームで固定 |

## 4．申し送り：IVR室→病棟

| 情報 | 内容 |
|---|---|
| 治療内容・治療部位 | どの血管にカテーテルが留置されたか |
| バイタルサイン・一般状態 | 血圧，脈拍，SpO₂<br>腹痛・腰痛の有無，尿量・尿の性状など |
| 下肢末梢動脈の触知状態 | 両側穿刺か片側穿刺か<br>治療後の触知状態，色調，冷感・しびれの有無 |
| カテーテル，シース挿入部の状態 | 皮下血腫の有無，穿刺部位からの出血の有無，固定の状態 |
| 造影剤 | 使用造影剤名と量 |
| 輸液量と尿量 | IN/OUTバランス |
| 投薬 | 鎮痛薬などの投与量・投薬時刻 |
| 術中合併症の有無 | 症状および対処内容（投薬・処置など）<br>CHDFなどの併用の必要性の有無 |
| 水分・食事摂取 | 絶飲食 |
| 術後安静度など指示内容（具体的に） | カテーテル留置期間中はベッド上安静，褥瘡予防に体位変換を行う。穿刺側下肢屈曲不可など |

## 5. 術後

### 1) カテーテル留置から72時間まで

| 観察 | 看護 |
|---|---|
| 一般状態・バイタルサイン測定 | 状態に合わせて経時的なバイタルサインのチェック(血圧, 脈拍, 体温, $SpO_2$)<br>意識レベル・ショック症状の有無。多臓器障害の徴候の有無。感染徴候の有無。動注療法開始前後の自覚症状の有無と程度および変化(腹痛, 体熱感, 悪心・嘔吐, 腰痛)。水分・電解質のIN/OUTバランス(尿の性状を含む)。ラボデータの把握 |
| カテーテルの管理<br>(留置期間は通常3日〜1週間。ただし, 造影カテーテルの場合は3日までとする) | 固定は十分か。カテーテルが屈曲などしていないか。三方活栓の向きと薬剤投与量は正しいか。穿刺部からの出血・皮下血腫の有無。カテーテル逸脱の有無(動注部位が変わると治療効果に差異が生じる)。持続動注の注入量はカテーテル内が凝血しないよう1.0 mL/時を下まわらないよう注意する。CT・ラボデータを見ながら抜去を考慮していく |
| 水分・食事制限 | 絶飲食。高カロリー輸液の開始 |
| カテーテル, シース挿入部の状態 | 穿刺部位からの出血の有無, 皮下血腫の有無を観察<br>後腹膜出血による腹痛, 腰・背部痛の確認<br>必要であれば圧迫止血, バイタルサインのチェックを行い, すぐに医師に報告する<br>穿刺部出血・血腫, 足背動脈触知状況, 下肢腫脹の有無・疼痛・色調変化 |
| 安静 | 状況に応じて拡大 |
| 疼痛コントロール | 痛みにより, 不穏・夜間せん妄を起こしやすくなるので注意し, 環境整備を行う。鎮痛薬としてブスコパン®, ペンタゾシン(ペンタジン®), 場合によってはモルヒネを使用。ペンタジン®, モルヒネを使用する場合は, 膵管内圧の上昇を抑えるために, 硫酸アトロピン®を併用する |

### 2) 72時間後から7〜10日くらいまで(リフィリングステージ)

| 観察 | 看護 |
|---|---|
| 一般状態・バイタルサイン測定 | 状態に合わせて経時的なバイタルサインのチェック(血圧, 脈拍, 体温, $SpO_2$)<br>腹痛, 悪心・嘔吐などの自覚症状。水分・電解質のIN/OUTバランス(尿の性状を含む)。飲水量, 口渇の有無。排便回数・性状。体重の増加, 浮腫の有無。安静にともなう腰痛の程度。ラボデータの把握 |
| カテーテルの管理<br>(留置期間は通常3日〜1週間) | 固定は十分か, カテーテル屈曲などしていないか。三方活栓の向きと薬剤投与量は正しいか。穿刺部からの出血・皮下血腫の有無。カテーテル逸脱の有無(動注部位が変わると治療効果に差異が生じる)。持続動注の注入量はカテーテル内が凝血しないよう1.0 mL/時を下まわらないよう注意する。CT・ラボデータを見ながら抜去を考慮していく |
| カテーテルからのフローチェック | 動注カテーテルを留置してから3日後・7日後に必ず行い, 投与すべき薬剤の比率も薬剤分布に合わせて変更する |
| 水分・食事制限 | 絶飲食。高カロリー輸液の開始 |
| 安静 | 状況に応じて拡大 |
| 疼痛コントロール | 痛みにより, 不穏・夜間せん妄を起こしやすくなるので注意し, 環境整備を行う。鎮痛薬としてブスコパン®, ペンタゾシン(ペンタジン®), 場合によってはモルヒネを使用。ペンタジン®, モルヒネを使用する場合は, 膵管内圧の上昇を抑えるために, 硫酸アトロピン®を併用する |

### 3) 経口摂取開始〜退院に向けて(食事療法・内服による薬物療法が主)

| 観察 | 看護 |
|---|---|
| 一般状態の観察 | 勤務ごとのバイタルサインのチェック(血圧, 脈拍, 体温, $SpO_2$)<br>腹痛, 悪心・嘔吐などの自覚症状および倦怠感, 疲労感など<br>便の性状<br>内服の確認<br>安静にともなう腰痛の程度<br>ラボデータの把握(特にWBC, CRPなどの炎症反応) |
| 水分・食事制限 | 腹痛とラボデータを確認しながら低脂肪食からの経口摂取を開始 |
| 安静 | 状況に応じて拡大 |

| 観察 | 看護 |
|---|---|
| 退院に向けての指導内容 | 発作と食事摂取やアルコールの関連について<br>・禁酒の必要性について<br>・食事内容について<br>・再発再燃，合併症を示唆する症状の説明と，定期受診の必要性について |
| カテーテル抜去，止血の確認<br>（出血，腫脹，穿刺部血腫，静脈圧迫，局所疼痛，冷感，皮膚色悪化） | 圧迫止血<br>末梢動脈触知低下では圧迫を調整 |

| 合併症・観察点 | 症状・対処・ケア |
|---|---|
| 末梢塞栓症 | 下肢の疼痛，色調変化（チアノーゼ），冷感，しびれ<br>足背・内踝の動脈触知が治療後の状態より弱い，または消失した場合はドプラで聴取し，すぐに医師に報告する |
| 出血 | 穿刺部からの出血，後腹膜出血による腹痛，腰・背部痛<br>圧迫止血，バイタルサインチェックを行い，すぐに医師に報告する |
| 安静解除時の肺梗塞 | 長時間安静が必要となる可能性が高いので，歩行開始時に肺梗塞症状（呼吸困難）に注意。急激な $SpO_2$ の低下，呼吸困難，意識障害，胸痛，チアノーゼ，ショックを起こした場合は，ただちに安静臥床させ，バイタルサインチェック。医師に報告し，酸素投与を行う |

〔宮辻美希〕

# 33 膵貯留囊胞ドレナージ

K637　限局性腹腔膿瘍手術
　　　その他のもの　9,270 点

## 目的

経皮的に膵仮性囊胞をドレナージし，症状の軽減を図る。

## 適応

- **症状のあるもの**　腹痛（特に食後の腹痛），悪心・嘔吐，食欲不振，発熱，黄疸など。
- **増大傾向のあるもの**
- **合併症**　出血，穿破・穿通，感染，消化管・胆管閉塞などをきたしたもの。

## 禁忌

### 1．相対的禁忌

- **出血傾向**　輸血などで補正してから施行する。
- **経胃的に穿刺できない場合**　必ず胃を胃管などで十分にふくらませた状態でCTを施行して確認。どうしても無理な場合は経皮的に行う。

### 2．絶対的禁忌

- **穿刺経路に重要な臓器があり避けられない場合**
- **活動性の囊胞内出血**　原因血管を塞栓することを先行する。

## 術前準備

### 1．前投薬

「前投薬」の項（38ページ）を参照。

### 2．主な使用器具

- 内視鏡
- 胃壁固定具
- ガイドワイヤー
- ドレナージチューブ

## 手技手順（図1）

① CT台で内視鏡を挿入して送気し，胃がふくらんだ状態でマーキングを置き，CTで穿刺位置を決定。
② 胃壁固定具で，胃と腹壁を固定。
③ CTで随時確認しつつ，内視鏡で見ながら胃壁を固定した間から穿刺。
④ ガイドワイヤー挿入。
⑤ ドレナージカテーテル挿入。

## 合併症

- **腹腔内遊離ガス**　胃から漏れた空気によるものだが，胃壁固定をすることで多くの場合，避けられる。抗生物質投与による保存的治療のみ。
- **多臓器の貫通**　横行結腸を貫通することがあり得る。カテーテル留置後も確認のCTを必ず撮影すること。貫通してしまったら原則手術となる。
- **血管損傷**　胃体部の前後壁を貫けば，大きな血管損傷はない。胃粘膜も内視鏡で見ながらなので，血管を避けて穿刺可能。

〔熊野玲子・山内栄五郎〕

### Point

囊胞内には膵液を有しており，膵管と交通があることが多い。このため，ドレナージを経皮的に施行すると難治性膵管皮膚瘻を形成してしまうことがある。できるだけ，経皮経胃的にドレナージを行い，囊胞内容液のアミラーゼ値の測定は必ず行うようにする。

### Point

活動性でなくても囊胞内出血がある場合は囊胞付近に仮性動脈瘤がある可能性が高いため，血管造影にて確認し，仮性動脈瘤があれば，塞栓術を先行する。

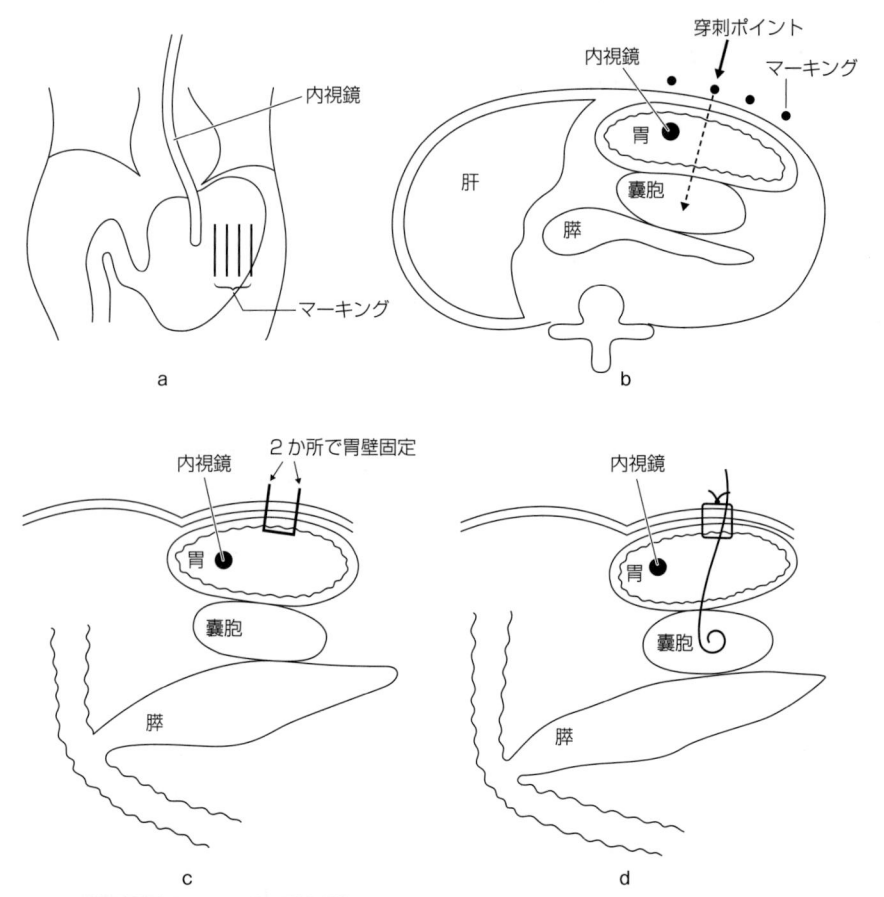

**図1 膵貯留囊胞ドレナージの手技手順**
a. 内視鏡をCT台で入れて胃に送気し，マーキングを置いてスカウトをとる
b. CTで穿刺ポイントを決定
c. 穿刺ポイントの周囲に胃壁固定具で2か所固定
d. 内視鏡およびCTで確認しながらドレナージカテーテルを留置

## SIDE MEMO

　膵管との交通が疑われる場合(内容液のアミラーゼ値測定)は，囊胞が縮小したからといって瘻孔が形成される前にカテーテルを抜去してしまうと，退院して生活が乱れると再度増大する。そのため，胃と囊胞の間にしっかりと瘻孔を形成しておくことが重要である。通常の留置カテーテルの先端を切った状態で，囊胞-胃の瘻孔部に半年から1年間留置し，最後に内視鏡的に抜去するのが望ましい。

# 看護の実際 膵嚢胞ドレナージ

## 1. 術中

| 手技 | 合併症 | 症状 | 処置 |
|---|---|---|---|
| ①咽頭麻酔 | キシロカインによるけいれん・ショック | けいれん | ジアゼパム(セルシン®,ホリゾン®)投与 |
| | | 血圧低下,冷汗 | 点滴全開滴下,アドレナリン®皮下(筋)注もしくは静注 |
| ②内視鏡挿入 | 誤嚥 | むせ | 唾液貯留時は適宜吸引 |
| | 迷走神経反射 | 血圧低下,冷汗,徐脈,気分不快,顔面蒼白,悪心・嘔吐 | 硫酸アトロピン®静(筋)注 |
| ③CT下マーキング | | | |
| ④胃壁固定具刺入 | 胃内容物漏出(遊離ガス) | 腹痛 | 抗生物質投与 |
| | 血管損傷 | 出血 | 必要に応じて止血術 |
| | 腸管損傷 | 腹痛 | 原則手術 |
| ⑤局所麻酔 | キシロカインによるけいれん・ショック | けいれん | ジアゼパム(セルシン®,ホリゾン®)投与 |
| | | 血圧低下,冷汗 | 点滴全開滴下,アドレナリン®皮下(筋)注もしくは静注 |
| ⑥穿刺 | 迷走神経反射 | 血圧低下,冷汗,徐脈,気分不快,顔面蒼白,悪心・嘔吐 | 硫酸アトロピン®静(筋)注 |
| ⑦ガイドワイヤー挿入 | | | |
| ⑧ドレナージチューブ挿入 | 迷走神経反射 | 血圧低下,冷汗,徐脈,気分不快,顔面蒼白,悪心・嘔吐 | 硫酸アトロピン®静(筋)注 |
| ⑨チューブ固定 | | | 刺入部を固定用テープで十分に固定 |

## 2. 申し送り:IVR室→病棟

| 内容 | 対策・看護 |
|---|---|
| 治療内容と成功の有無 | ドレナージチューブのサイズ |
| ドレナージの排液 | 色・量・性状 |
| バイタルサイン | 血圧,脈拍,SpO$_2$ |
| 一般状態 | 疼痛など |
| 投薬 | 薬剤名,投与量,投与時刻 |
| 術中合併症の有無 | 対処内容(投薬・処置など) |
| 安静:ベッド上24時間。翌日データをみてトイレ可 | 体位変換,座位可能 |
| 水分・食事摂取 | 翌日から飲水可。翌々日から膵炎・膵損傷がなければ流動食から開始 |

## 3. 術後

| 内容 | | 対策・看護 |
|---|---|---|
| バイタルサイン(血圧・脈拍・体温・SpO$_2$) | | 2時間後(採血を2時間後に実施。データ問題なければ経過観察へ) |
| 排液量 | 減少 | チューブの屈曲・接続不良・逸脱・閉塞 |
| | 増加 | 消化管や胆管,膵管との瘻孔形成 |
| 排尿色・性状 | | 血性:嚢胞内出血,消化管穿孔 |
| エンドトキシンショック(悪寒・戦慄,血圧低下,頻脈,冷汗,発熱) | | 帰室後1~2時間,アドレナリン®皮下(筋)注もしくは静注,ソル・メドロール®静注 |
| 腹膜炎 | | 発熱,腹痛,白血球・CRPの上昇 |
| ドレーンチューブの管理 | 逸脱 | 固定やマーキングのずれの観察。深呼吸や上肢の大きな挙上の回避 |
| | 屈曲 | 患者の体動の方向を考慮したドレーンの固定 |
| | 閉塞 | 定期的なミルキング |

| 内容 | 対策・看護 |
|---|---|
| 刺入部位の感染 | 皮膚の発赤・腫脹。必要時，生理的食塩水による洗浄や皮膚保護剤，ドレッシング剤による周囲皮膚の保護 |
| 逆行性感染予防 | 排液バッグは挿入部より高く上げない。排液処理時の清潔操作<br>週1回の回路交換と清潔操作 |

〔吉本清美・松下真弓・櫻井祥子〕

## 看護のポイント

**術後のドレーン管理**

排液量・性状の観察が異常の早期発見につながる。急激な排液量の変化はドレーンの閉塞，体位変換などによるドレーンの逸脱などトラブルが発生している可能性があるため，医師への報告と処置が必要である。

# 腎臓

腎疾患に対するIVRについては，血管系では腎がんをはじめとした腫瘍，動脈瘤や動静脈奇形・瘻などの血管性病変，外傷などの腎損傷に起因する出血，さらには腎機能を消失させること（腎機能廃絶術）を目的として血管塞栓術が，また腎性高血圧を引き起こす腎動脈狭窄に対して血管形成術などが幅広く行われている。一方，非血管系では内視鏡などの機器の改良やESWL（体外衝撃波結石破砕術）などの治療法の進歩により，IVRの適応が限定されてきている。現在主に行われているのは，尿路系の閉塞によって尿が滞留し，腎杯と腎盂が拡張する水腎症に対し尿を経皮的にドレナージする腎瘻造設術，腎実質や腫瘍などの生検，腎腫瘍に対するRFAやMCTなどによる経皮的凝固療法，腎膿瘍ドレナージ，腎囊胞に対するアブレーションなどである。

〔吉岡哲也〕

## 解剖

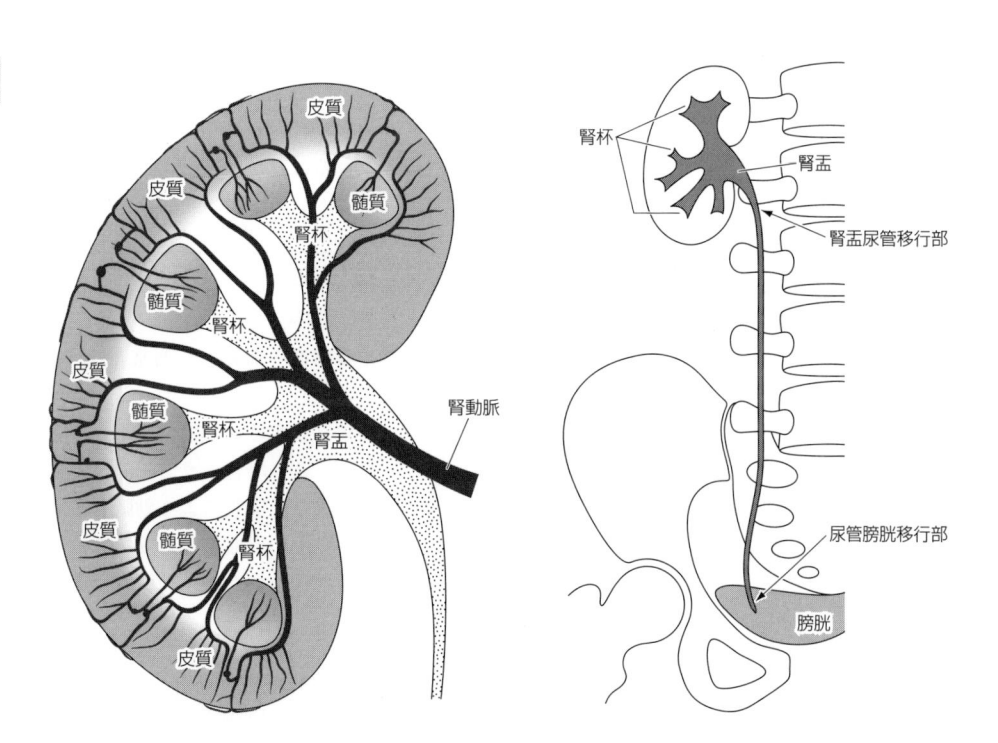

図1　腎臓の解剖　　　　　　　　　　　図2　尿路系の解剖

腎臓は主に腎実質と尿路系からなり，前者には皮質と髄質があり，後者は腎杯と腎盂に分けられる。血管は動脈と静脈があり併走する。動脈は末梢では，腎杯に沿って走行した後，髄質と皮質の間を通って髄質を取り囲むように走行する。ここから皮質への分枝が分岐し，最終的には髄質へと分布する（図1）。

尿路系は腎内には腎杯と腎盂があるが，腎外は腎と尿管の移行部（腎盂尿管移行部，UPJ；ureteropelvic junction）ならびに尿管が膀胱へ入る部分（尿管膀胱移行部，UVJ；ureterovesical junction）により腎臓と尿管と膀胱に分けられる（図2）。

# 34 経皮的腎瘻造設術

K775 経皮的腎(腎盂)瘻造設術 13,860点

## 目的

上部尿路(腎〜尿管〜膀胱)の通過障害や，尿路損傷にともなう腎機能障害や尿路感染の改善，上部尿路疾患の診断(主に造影検査)，上部尿路手術のためのルート確保．

## 適応

- 良・悪性を問わず，腎機能障害や尿路感染を認める上部尿路の通過障害
  - \*慢性閉塞症例や片側性で腎機能障害や症状をともなわないような症例では経過観察されることも多い．
- 水腎症をともなわない上部尿路疾患
- 外傷などによる上部尿路損傷

## 相対的禁忌

重篤な出血傾向．
- 穿刺時に血管を損傷した際の出血コントロールが困難であるため．
- 輸血などにより補正されれば禁忌とはならない．

## 術前準備

### 1. 前投薬

「前投薬」の項(38ページ)を参照．

> **Point** 腎盂・腎杯の拡張の少ない症例での穿刺方法
>
> セルジンガー法による2ステップ法での穿刺を行う．超音波での腎杯の描出が困難な場合は，まず超音波下に21G針(チバ針)で腎盂を穿刺し，造影剤もしくは二酸化炭素で造影を行う．造影像を見ながら透視下に中あるいは下極腎杯を21G針で穿刺し，Copeワイヤー(0.018インチ)を腎盂内に挿入した後，19Gエラスター針をガイドワイヤーに沿わせて挿入する．以下は，図1b〜dに準ずる．

### 2. 使用器具

- 穿刺針(18・19G，二重針)
- ガイドワイヤー(0.035インチ)
- ドレナージチューブ
  - ピッグテール型(5〜10Fr)
  - 腎盂バルーンチューブ(12Fr)，ピールアウェイシース

## 手技手順(図1)

① 腹臥位で，後腋窩線上の腰背部を局所麻酔し，超音波ガイド下に19G，二重針で中あるいは下極腎杯を穿刺する．
② 穿刺針からの尿の逆流を確認後，造影剤を注入し腎盂・腎杯を描出させる．
③ ガイドワイヤーを挿入し，穿刺針を抜去する．
④ ドレナージチューブをガイドワイヤーに沿わせて腎盂内に挿入する．腎盂バルーンを使用する場合，ピールアウェイシースを使用して挿入することが多い．
⑤ ドレナージチューブを固定する．

## 合併症

### 1. 術中

● 出血　血尿は，通常48時間以内に自然に消退する．しかし，ドレナージチューブの側孔が穿刺経路に存在する血管に位置し，出血が持続することがある．この場合，カテーテルの位置修正が必要となる．また，穿刺により動脈を損傷すると，穿刺部より拍動性の出血を認める．この場合は，自然止血を期待できないため，動脈塞栓術が行われる．

> **SIDE MEMO**
>
> 腎盂バルーンチューブ(12Fr)は，長期ドレナージを目的として用いられる．
> バルーンを膨らませるには，蒸留水を用いる．生理的食塩水や希釈造影剤は，塩の析出によってバルーンが縮まなくなることがあるので用いない．

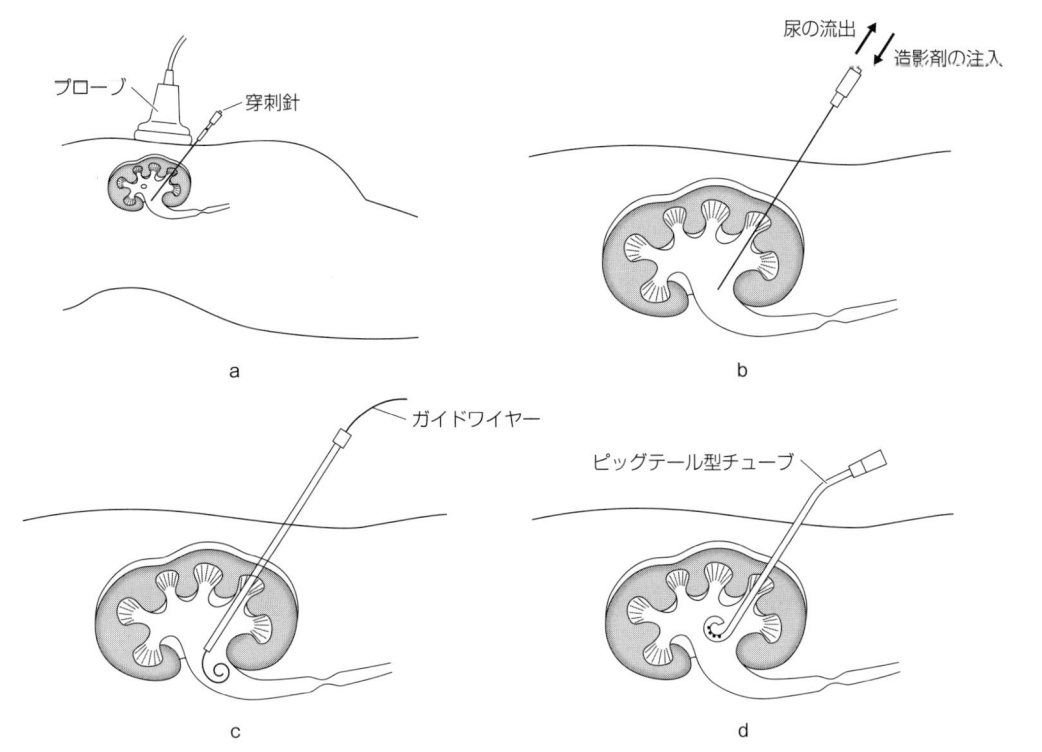

**図1 経皮的腎瘻造設術の手技手順**
a. 穿刺体位と穿刺
b. 造影
c. ガイドワイヤー挿入
d. ドレナージチューブ挿入とガイドワイヤー抜去

●**尿路損傷** ドレナージチューブやダイレーター挿入時に腎盂や尿管を損傷し、後腹膜腔へ尿が漏出することがあるが、腎盂での尿のドレナージが十分であれば、これらは自然消退し、臨床的に問題となることは少ない。

●**迷走神経反射** 穿刺時やドレナージチューブおよびダイレーターなどの挿入時に強い疼痛を与えた際に、冷汗、徐脈、血圧低下などの症状が見られることがある。

●**エンドトキシンショック** 造影や洗浄により尿路内圧が上昇すると感染尿が、静脈内、リンパ管内へ逆流し、その結果としてショック症状（冷汗、悪寒・戦慄、血圧低下、徐脈）を生じる場合がある。特に強い尿路感染（膿腎症）をともなっている場合には注意が必要である。

## 2. 術後

●**脱水** ごく稀にドレナージチューブ留置直後に大量の尿が排出され、急激な脱水状態となることがある。したがって、留置後は尿量に注意し、それに適合した飲水や輸液が必要とされる。一般的に、1,500〜2,000 mL の飲水か補液が必要といわれている。

●**尿路感染** ドレナージチューブの閉塞や折れ曲がりなどのドレナージ不良や、排液バッグを体より高い位置にさせると尿が逆流し、感染が起きる。くり返し生じると徐々に腎機能障害が進行するため、予防および早期発見が重要である。

●**後腹膜血腫** 腎周囲への出血。血尿がないにもかかわらず、貧血の進行を認めた場合や強い背部痛が出現した際に考慮する。

●**ドレナージチューブ逸脱** ドレナージチューブを引っ張ったり、皮下でたわんだりすることによりチューブの逸脱が起こる。急激な尿量の低下を認めた場合、ドレナージチューブの閉塞だけでなく、逸脱を考える必要がある。チューブ屈曲や閉塞が認められず、逸脱が疑われた場合、皮膚の穿刺孔から尿が流出していれば、ドレナージチューブの再挿入が可能であるため、すぐに透視下で確認する必要がある。

〔井上正義〕

# 看護の実際 PNS

## 1. 術中

| 手技 | 合併症 | 症状 | 処置 |
|---|---|---|---|
| ①局所麻酔 | キシロカインによるけいれん・ショック | けいれん | ジアゼパム（セルシン®，ホリゾン®）投与 |
| | | 血圧低下，冷汗 | 点滴全開滴下，アドレナリン®皮下（筋）注もしくは静注 |
| ②穿刺 | 迷走神経反射 | 血圧低下，冷汗，徐脈，気分不快，顔面蒼白，悪心・嘔吐 | 硫酸アトロピン®静（筋）注 |
| | 血管損傷，動静脈瘻 | 出血，血尿 | 動脈性出血：場合により塞栓術 |
| ③ドレナージチューブ挿入 | 迷走神経反射 | 血圧低下，冷汗，徐脈，気分不快，顔面蒼白，悪心・嘔吐 | 硫酸アトロピン®静（筋）注 |
| | 腎盂穿孔 | 尿漏出 | 処置せず，1〜2日で閉鎖する |
| ④造影 | エンドトキシンショック | 悪寒・戦慄，血圧低下，頻脈，冷汗，発熱 | アドレナリン®皮下（筋）注もしくは静注<br>ソル・メドロール®静注 |

## 2. 申し送り：IVR室→病棟

| 内容 | 対策・看護 |
|---|---|
| 治療内容と成功の有無 | ドレナージチューブの種類とサイズ |
| 排出尿 | 色・量・性状 |
| バイタルサイン | 血圧，脈拍，$SpO_2$ |
| 一般状態 | 悪心・嘔吐，腰背部痛，胸痛など |
| 投薬 | 薬剤名・投与量・投与時刻 |
| 術中合併症の有無 | 対処内容（投薬・処置など） |
| 安静：翌朝まで | 出血予防のため |
| 水分・食事摂取 | 体調が許せば常時可能，感染予防のため水分摂取をするよう促す |

## 3. 術後

| 観察点・合併症 | | 症状・対処・ケア |
|---|---|---|
| バイタルサイン（血圧・脈拍・体温・$SpO_2$） | | 帰室時・30分・1時間・3時間後 |
| 尿量 | 急激な減少 | チューブの屈曲・接続不良・逸脱・閉塞 |
| | 急激な増加 | 脱水に注意，水分摂取を促す，点滴速度を速める |
| 排尿色・性状 | 血尿 | 通常48時間は認められるが後に消失，鮮血は動脈血の可能性 |
| | 膿尿 | 感染を疑う |
| エンドトキシンショック（悪寒・戦慄，血圧低下，頻脈，冷汗，発熱） | | 帰室後1〜2時間，アドレナリン®皮下（筋）注もしくは静注<br>ソル・メドロール®静注 |
| 尿路感染防止 | | 排液バッグは腎・膀胱部より低い位置に設置する，接続部などを清潔に保つ<br>尿量を確保するため1日1,500〜2,000 mLの水分摂取を促す |
| ドレナージチューブ閉塞 | | 腎部の圧迫感（腰背部痛・張り感），尿によるガーゼ汚染，尿量減少。PNS増設直後はミルキングのみ，数日経過していれば腎盂洗浄可能 |

〔田尻香織〕

## 看護のポイント

### ドレナージチューブ逸脱

腎瘻は抜去してしまうと数十分〜数時間で瘻孔が閉塞してしまうため，ドレナージチューブ逸脱を早期に発見することが非常に重要となる。病棟では，固定時にドレナージチューブに付けた印の移動の有無により抜けているかどうかを評価することがある。この方法では，皮下および体内でのたわみによるチューブ抜去は評価できないため，急激に尿量が減少したときは医師に報告し，透視下で確認する必要がある。

# 35 腎機能廃絶術

K615 血管塞栓術(頭部,胸腔,腹腔内血管等)
3 その他のもの 18,620点

## 目的

腎摘除術が困難な場合や,IVRのほうがより安全で侵襲が少ないと考えられる場合,腎動脈塞栓術により完全に腎機能を消失させる目的で行われる。

## 適応

一般的に,腎機能回復の見込みがない良性腎疾患がもとで発症した症状が,保存的治療でコントロールできず,患者のQOLを低下させている場合。

- 腎血管性高血圧症
- ネフローゼ症候群
- 水腎症
- 透析導入(常染色体優性)多発性囊胞腎
- 尿囊腫:他疾患とは異なり,尿囊腫だけは部分的腎動脈塞栓術による部分的腎機能廃絶を目的とすることが多い。

## 相対的禁忌

- 出血傾向:補正を行えば問題なし。
- 塞栓予定腎に感染がある場合。

## 術前準備

1. **前投薬**
   「前投薬」の項(38ページ)を参照。

2. **主な使用器具**
   - 穿刺針(18・19G針,通常の血管造影時に使用するもの)
   - シース(4〜7Fr):バルーンカテーテル使用時は太いシースとなることが多い。
   - ガイドワイヤー(0.035・0.018インチ)
   - カテーテル
     ○ 造影用カテーテル:大動脈造影用(ピッグテール型),選択的腎動脈用(マイクロカテーテルも含む)
     ○ バルーンカテーテル:塞栓物質に無水エタノールを用いる場合
   - 塞栓物質
     ○ 無水エタノール
     ○ 金属コイル:塞栓血管の太さに適合するカテーテルにより0.035あるいは0.018インチコイル
     ○ スポンゼル®
     ○ NBCA

## 手技手順

通常,セルジンガー法を用いて大腿動脈からアプローチし,目的とする腎動脈を選択的に塞栓する。
① キシロカインによる穿刺部の局所麻酔
② 動脈穿刺
③ シース挿入
④ 大動脈造影
⑤ 腎動脈へのカテーテル挿入
⑥ 塞栓術
⑦ 塞栓状態確認のための動脈造影

## 合併症

1. **血管造影手技にともなう一般的合併症**
   - 穿刺部:キシロカインショック,血腫,仮性動脈瘤,動脈内膜剥離
   - カテーテル・ワイヤー操作:動脈内膜剥離
   - バルーンカテーテル:動脈瘤形成,動脈破裂

2. **塞栓物質注入時**
   - 塞栓物質の逆流による他臓器の梗塞:主に腸梗塞。数時間後に著明な腹痛を示す。
   - 腰背部痛:特に無水エタノール注入時は疼痛が強度である。

3. **術後**
   - 塞栓術後症候群:腰背部痛,発熱,嘔気。数日で軽快するので対症療法を行う。
   - 静脈血栓症〜肺梗塞:止血後の静脈圧迫と安静臥床が原因。離床時要注意。
   - 腎膿瘍:塞栓腎が術前から感染している場合に起こることがある。

〔吉岡哲也〕

# 骨盤内臓器

　骨盤領域 IVR の対象となる疾患としては，骨盤骨折などの外傷，子宮筋腫，骨盤内悪性腫瘍，液体貯留（膿瘍，囊胞）などがある。治療法としては塞栓術，動注化学療法，経皮的ドレナージ，穿刺があげられるが，やはり血管系 IVR が代表的なものであろう。

　骨盤部の主要動脈である内腸骨動脈は，前枝（臓側枝）と後枝（壁側枝）に分かれ，前枝は骨盤内臓器（閉鎖動脈，膀胱動脈，子宮動脈，中直腸動脈，内陰部動脈を出したのち下殿動脈となる）に，後枝は骨盤壁側から外側（腸腰動脈，外側仙骨動脈を出したのち上殿動脈となる）に分布する（図1）。

　骨盤領域の動脈は末梢で複雑な吻合を形成している（一部では外腸骨動脈の枝とも吻合する）ため，ゼルフォーム細片や金属コイルを用いた塞栓術を施行したとしても，通常では重篤な合併症は発生しにくいと考えられている。しかし，外側仙骨動脈は脊髄および坐骨神経根に，下殿動脈は坐骨神経に，腸腰動脈は脊髄および大腿神経に栄養動脈を分枝するとされており，これら骨盤部神経叢への栄養動脈に血行障害が起こった場合，しびれを主体とする知覚異常としての神経学的合併症が発現する可能性がある。神経学的合併症は，一度発症すれば難治性であるため，骨盤領域の IVR を行う際には常に念頭に置くべきである。

〔森田荘二郎〕

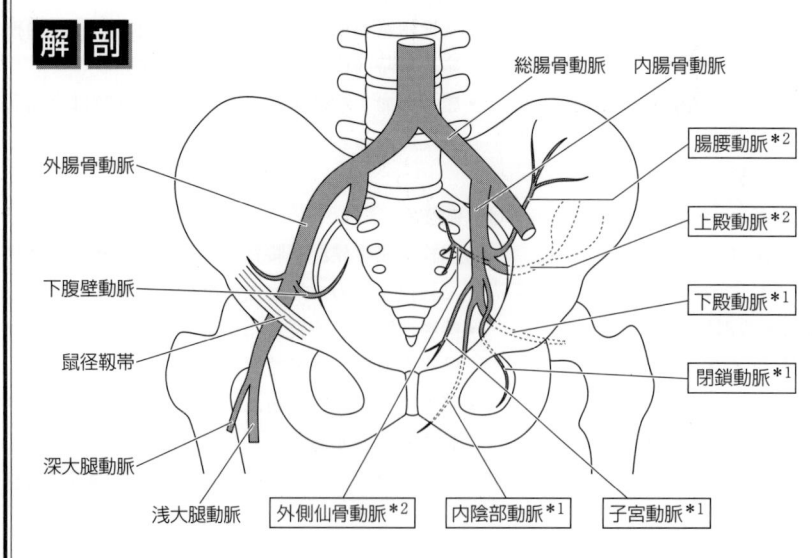

## 解剖

**図1　骨盤動脈**
[*1] 前枝（臓側枝）：閉鎖動脈，子宮動脈，内陰部動脈，下殿動脈，膀胱動脈，中直腸動脈
[*2] 後枝（壁側枝）：腸腰動脈，外側仙骨動脈，上殿動脈

# 36 骨盤内悪性腫瘍に対する動注化学療法：経皮的リザーバー留置

K611　抗悪性腫瘍剤動脈，静脈又は腹腔内持続注入用植込型カテーテル設置
　　　2　四肢に設置した場合　16,250 点
　　　3　頭頸部その他に設置した場合　16,640 点
K615　血管塞栓術（頭部，胸腔，腹腔内血管等）
　　　3　その他のもの　18,620 点
▼
※ K611×1/2＋K615

## 目的
　手術適応のない局所進行骨盤内腫瘍（特に子宮頸がん，膀胱がん，前立腺がん）に対する術前療法として行われる。

## 適応
- 手術適応のない局所進行骨盤内悪性腫瘍
- 腫瘍縮小により症状緩和が期待される骨盤内悪性腫瘍

## 禁忌
- 血管造影が困難な出血傾向
- 高度の肝・腎機能障害
- カテーテル留置が行えない閉塞性動脈硬化症：担がん患者は凝固機能が亢進しているため血栓を形成しやすい。
- 抗がん剤が使えない状態：感染症の合併，高度の骨髄障害

## 術前準備
### 1. 前投薬
「前投薬」の項（38 ページ）を参照。

### 2. 使用器具
- 血管造影セット（通常の腹部血管造影と同様）
- 血管塞栓用金属コイル
- 留置用の抗血栓性カテーテル
- ポート

## 手技手順（図1）
### 1. 留置手順
　大腿動脈の枝（深大腿動脈外側回旋枝が主に使用される）からカットダウン法にてカテーテル留置が行われることもあったが，最近は血管造影と同様にセルジンガー法を用いて大腿動脈直接穿刺により行われることが多い。腫瘍の左右への広がりにより，対側の内腸骨動脈をコイル塞栓し一側にのみカテーテルを留置する方法と，両側に2本カテーテル留置を行う方法がある。
　基本的な手技としては，以下のとおりである。
①大腿動脈より直接穿刺法で血管造影用シースを挿入する。
②まずピッグテール型カテーテルで骨盤内動脈造影（PAG）を行い，血管解剖を把握する。
③内腸骨動脈に選択的にカテーテルを挿入し，血流改変を行う。
④ワイヤー交換法で留置用カテーテルの先端を内腸骨動脈まで挿入する。
⑤皮下トンネルを介してポートに接続し，大腿内側部もしくは鼠径靱帯を越えて下腹部の皮下ポケットに埋没する。
⑥両側にカテーテルを留置する場合には，上記の手技を両側で行う。

### 2. 血流改変術
　血流改変術は，複数の血管を1本化したり，不必要な血管への薬剤流出を防止し，適切な薬剤分布が得られるようにする目的で，金属コイルなどを用いて行われる。
- 骨盤領域では，カテーテルを留置する側の対側内腸骨動脈を塞栓することで，留置カテーテルを1本にすることができる。
- カテーテルが留置される内腸骨動脈領域では，骨盤外動脈との吻合を遮断するようにする。上殿動脈，下殿動脈，可能であれば閉鎖動脈，内

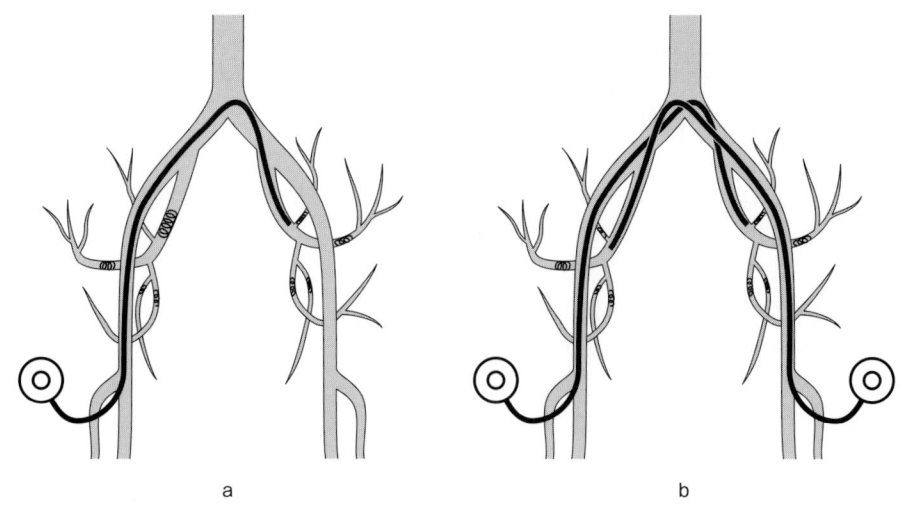

**図1 血流改変をともなうリザーバー留置**
a. 留置カテーテルが1本の場合：カテーテル先端が留置される側の内腸骨動脈の枝である上殿動脈，下殿動脈，可能であれば内陰部動脈，閉鎖動脈，腸腰動脈，および対側内腸骨動脈を金属コイルで塞栓する
b. 2本のカテーテルを留置する場合：腫瘍の広がりによっては両側からカテーテルを2本留置する場合がある。両側の上殿動脈，下殿動脈，可能であれば内陰部動脈，閉鎖動脈，腸腰動脈を金属コイルで塞栓する

陰部動脈，腸腰動脈を金属コイルで塞栓する。
　両側にカテーテルを留置する場合には，穿刺側と同側の内腸骨動脈に留置する方法もあるが，対側にcross over法で留置するほうが手技も容易で，カテーテルの屈曲や逸脱の危険性が少ない。

## 3. フローチェック

　動注を開始する前に，核医学検査やCTアンギオにて適切な薬剤分布が得られることを確認する。

## 合併症

- **皮膚色素沈着，皮膚潰瘍**　抗がん剤の骨盤外流出による。適切な血流改変を追加するとともに，薬剤分布の確認が重要。
- **殿筋壊死**　皮膚所見が乏しいのに反し，殿部痛が強いときはCTで殿筋の状態を精査する必要がある。適切な血流改変を追加するとともに，薬剤分布の確認が重要。
- **坐骨神経麻痺**　坐骨動脈や外側仙骨動脈に抗がん剤が流入されることが原因となる。シスプラチンの神経学的合併症にも注意が必要である。しびれが主症状となるが難治性のため，治療前にきちんと説明しておく必要がある。
- **動脈血栓症**　動脈硬化により血流障害がある症例では，間欠性跛行，下肢痛，血色不良などを認めた場合は，カラードップラ超音波，3D-CT，血管造影などで血流の評価を速やかに行う。カテーテル抜去が必要な場合もみられる。
- **ポート周囲の出血**　ポート周囲に血腫形成が見られた場合には，18G注射針付き注射器で血腫をできるだけ吸引する。
- **ポート感染**　穿刺時には清潔操作を厳重に行うことを心掛ける。感染をきたした場合は速やかな抜去を考慮する。感染が広がると大腿動脈偽動脈瘤などの重篤な合併症の原因になることがある。
- **チューブ閉塞**　十分な洗浄，陽圧フラッシュロックなど適切なリザーバー使用を心掛ける〔詳細は「13．中心静脈リザーバー」の項(110ページ)を参照〕。
- **チューブ先端の逸脱**　留置カテーテルは先端固定が行われていないことが多いので，体動などによりカテーテル先端が内腸骨動脈外に逸脱することがある。
- **システム破損**　体動などによりカテーテルに破損が生じたり，不適切な穿刺によりポートのセプタムに破損が生じることがあるが，破損部で抗がん剤が思わぬ部位に漏出し，重篤な合併症をきたす危険性がある。早期発見のため，疑わしいときはリザーバー造影を速やかに行う。
- **薬剤による全身性の有害事象(消化器症状，腎機能障害，骨髄抑制など)**　通常の抗がん剤治療時の対応マニュアルに沿って支持療法を積極的に行う。

〔秦　康博〕

# 看護の実際　骨盤動注リザーバー

## 1. 術中

| 手技 | 合併症 | 症状 | 処置 |
|---|---|---|---|
| ①局所麻酔 | キシロカインによるけいれん・ショック | けいれん | ジアゼパム（セルシン®、ホリゾン®）投与 |
| | | 血圧低下，冷汗 | 点滴全開滴下，アドレナリン®皮下（筋）注もしくは静注 |
| ②穿刺・シース挿入 | 迷走神経反射 | 血圧低下，冷汗，徐脈，気分不快，顔面蒼白，悪心・嘔吐 | 硫酸アトロピン®静（筋）注 |
| ③造影 | アナフィラキシーショック | アナフィラキシー様症状（呼吸困難，血圧低下，冷汗，頻脈，SpO$_2$低下，顔面浮腫，悪心・嘔吐，腹痛，咳，蕁麻疹，発赤など） | アドレナリン®皮下（筋）注もしくは静注，挿管などの救命処置 |
| ④血流改変 | 目的外血管塞栓，コイル逸脱，血管穿孔，出血 | 疼痛 | コイル回収 |
| ⑤カテーテル留置 | | | |
| ⑥ポート接続，皮下に埋没 | 電気メス使用による熱傷 | 対極板使用と使用中の熱感終了後の皮膚の状態の観察 | 熱傷の処置 |

## 2. 申し送り：IVR 室→病棟

| 情報 | 内容 |
|---|---|
| 治療内容・治療部位 | 腹痛・腰痛の有無，尿量・尿の性状 |
| | アプローチした動脈，血流改変を行った動脈，ポート留置部位 |
| バイタルサイン・一般状態 | 血圧，脈拍，SpO$_2$<br>腹痛・腰痛の有無，尿量・尿の性状 |
| 下肢末梢動脈の触知状態 | 治療後の触知状態，色調，冷感・しびれの有無 |
| 止血状態 | 止血時間，止血困難であったかどうか，皮下血腫の有無 |
| 造影剤 | 使用造影剤名と量 |
| 輸液量と尿量 | IN/OUT バランス |
| 投薬 | 鎮痛薬などの投与量・投与時刻 |
| 術中合併症の有無 | 症状および対処内容（投薬・処置など） |
| 水分・食事摂取 | 体調が許せば可能 |
| 術後安静度 | ベッド上安静時間（3時間），体位変換不可，創部の圧迫は翌朝まで，穿刺側下肢屈曲不可 |

### 看護のポイント

- 薬剤注入中に，痛み，張り感，しみる感じなどの症状を認めたらすぐに注入を中止し，血流分布の確認を行う。
- 薬剤漏出による皮下注入は感染の原因となるため，針の固定（針の浮き上がり）に注意する。

#### 穿刺針およびリザーバーシステムの管理

- 穿刺はヒューバー針を使用し，抜針時はヘパリンを充填する。長期間使用しない場合は，2週間に1回ヘパリンの充填を行う。

#### リザーバー管理上の注意事項

1. ヒューバー針穿刺時，および逆血確認，フラッシュは 10 mL 以下の注射器を使用する。
2. 注入時の注意点
   - 注入状態と量
   - 注入時の違和感・疼痛・抵抗
   - ポート埋め込み部の疼痛・発赤・腫脹
3. 穿刺部位は，皮膚とポート保護のため毎回少しずつ変える。

## 3. 術後

| 内容 | 対策・看護 |
|---|---|
| 一般状態・バイタルサイン測定 | バイタルサインのチェック（血圧，脈拍，体温，$SpO_2$）<br>帰室時・30分・1時間・2時間後，あとは適宜測定<br>自覚症状の有無（腹痛，体熱感，悪心・嘔吐，腰痛など）<br>必要に応じて医師の指示を求める |
| 下肢の観察 | 術直後と比較<br>末梢動脈触知，緊張の強弱，色調変化，下肢冷感・触知冷感，疼痛，しびれの確認 |
| 止血状態 | 穿刺部位からの出血，皮下血腫の有無のチェック<br>後腹膜出血による腹痛，腰・背部痛の確認<br>必要であればすぐに医師に報告し，圧迫止血，バイタルサインのチェックを行う |
| 穿刺部およびポート留置部位チェック | 穿刺部出血・血腫，足背動脈触知状況，下肢腫脹の有無・疼痛・色調変化 |
| 尿量・性状の観察 | 帰室時・30分・1時間・2時間後，あとは適宜測定<br>性状と血尿のチェック |
| 安静時間内の安楽への介助<br>疼痛コントロール | 腰痛など，安静保持内での体位の工夫（レストンや枕などを使用）<br>鎮痛薬，座薬などを使用 |
| 飲食介助 | 臥床したままの飲食になるため，誤嚥に注意する<br>食事は食べやすいよう工夫した食事に変更し，水分補給もできるよう援助 |
| 安静解除（肺梗塞の発生に注意）・下肢からの留置の場合 | 安静解除後の最初の歩行時は看護師が付き添い，特に肺梗塞症状（呼吸困難）に注意する<br>急激な$SpO_2$の低下，呼吸困難，意識障害，胸痛，チアノーゼ，ショックを起こした場合は，ただちに安静臥床させ，医師に報告すると同時に，バイタルサインのチェック，酸素投与を行う |
| 造影剤腎症（IN/OUTバランス，腎機能のチェック） | 術前腎機能により異なるが，造影剤使用量は3〜4mL/kgを目安にし，超過している場合は特に注意 |
| 造影剤遅発性副作用 | 薬疹，悪心・嘔吐，腹痛，頭痛など，通常の副作用と同様の症状出現に注意 |

〔小野文恵〕

# 37 子宮筋腫に対する子宮動脈塞栓術(UAE)

## 目的
筋腫による症状の軽減。

## 適応
- 子宮筋腫による症状：過多月経，疼痛，圧迫症状など。
- 閉経前
- 症状が薬剤治療で制御困難
- 子宮がんが並存していない。
- 骨盤内感染がない。
- 挙児を希望しない。
- 最後のホルモン療法から最低8週間以上経過している。

## 禁忌
前述の適応条件を満たさない項目以外では，次のとおり。
- 筋腫分娩
- 造影剤の重篤なアレルギー歴
- 不妊症が主な症状である場合

## 術前準備
### 1. 前投薬
「前投薬」の項(38ページ)を参照。

### 2. 主な使用器具
- 穿刺針(18・19G)
- シース
- ガイドワイヤー
  - 0.035インチ
  - マイクロワイヤー(0.018インチ)
- カテーテル
  - 造影用カテーテル：選択的子宮動脈用，必要に応じて大動脈造影用(ピッグテール型)
  - マイクロカテーテル
- 塞栓物質：ゼラチンスポンジ

## 手技手順(図1)
通常，セルジンガー法を用いて大腿動脈からアプローチし，両側子宮動脈を選択的に塞栓する。
① キシロカインによる鼠径部の局所麻酔
② 大腿動脈穿刺
③ シース挿入
④ 骨盤動脈造影
⑤ 子宮動脈へのカテーテル挿入
⑥ 塞栓術
⑦ 塞栓状態確認のための動脈造影

## 合併症
### 1. 術中
1) **血管造影手技にともなう合併症**
   - キシロカインショック
   - 造影剤ショック
   - 血管損傷：動脈内膜剝離，穿孔による出血
   - 穿刺部血腫：静脈血栓から肺梗塞に至る場合がある。神経圧迫による神経障害(下肢のしびれなど)

2) **塞栓にともなう合併症**
   下腹部痛：塞栓術終了直前後から強烈な下腹部痛が出現する。直後から2～3時間後をピークに6～12時間持続する。通常，麻薬とセデーション(鎮静)の併用，あるいは硬膜外麻酔で対処する。その後は非ステロイド系鎮痛薬で対応する。退院後も軽度から中等度の下腹部痛がつづく。

### 2. 術後
1) 入院中
   - 塞栓後症候群(postembolization syndrome)：下腹部痛，軽度の発熱，悪心・嘔吐，食欲不振，全身倦怠感が1週間程度つづく。
   - 帯下：術後1週間以上は，赤茶色の帯下が見られるが，特別な処置は不要。
   - 死亡：死亡率0.005％。肺塞栓症あるいは重篤な感染症が原因。ベッド上安静から離床時に起こりやすい。
   - 骨盤内他臓器塞栓：子宮動脈以外に塞栓物質が流れると，坐骨神経，膀胱，直腸などに障害が起こる。

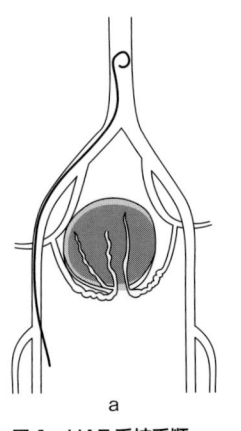

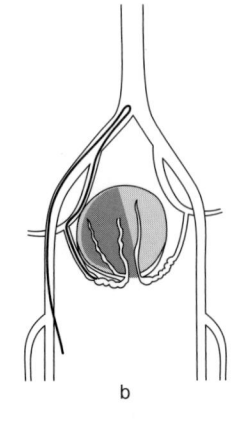

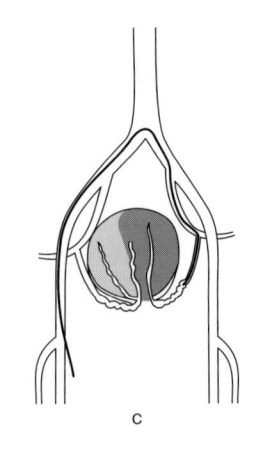

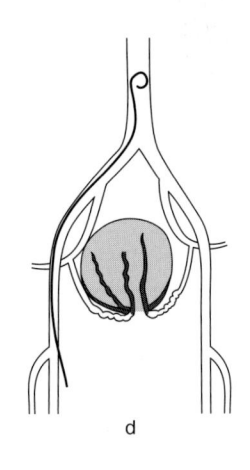

**図1 UAE 手技手順**
a. 骨盤動脈造影施行（省略することあり）
b, c. 選択的左・右子宮動脈造影ならびに塞栓術施行
d. 塞栓状態確認のための骨盤動脈造影（各子宮動脈造影の場合もある）

### 2）退院後

- 生理不順：術後数回の生理は不順。
- 感染症：子宮内膜症，筋腫感染，子宮筋層炎，付属器感染が術後数週間以内に生じる。骨盤（下腹部）痛，帯下排泄，発熱，白血球増多をともなう。
- 筋腫脱落・分娩：術後数日以降に塞栓により壊死した筋腫が，子宮内腔に脱落する場合がある。大きな筋腫では子宮腔内にとどまることがあり（sloughing fibroid），数週間以降に起こる遅発性上行性感染（周期的な強い下腹部痛，発熱，悪臭をともなう帯下）の原因となる。
- 子宮壊死：広範な子宮壊死をきたすと，重篤な感染症や敗血症へと移行することもある。

〔吉岡哲也〕

---

### SIDE MEMO

#### 子宮筋腫の分類

約95％が体部に発生し，約5％が頸部あるいは子宮腟部に発生する。存在する場所によって大きく3種類に分けられる（図2）。

① 粘膜下筋腫：子宮腔内に出ている筋腫で，時に有茎性に腔内に垂れ下がっている（有茎性粘膜下筋腫）こともある。不正性器出血や月経困難症，不妊症の原因となることがある。

② 壁内筋腫：完全に子宮筋層に包まれ，内方へも外方へも筋層を圧排している筋腫で，出血による貧血があったり不妊や流産の原因になったりする。

③ 漿膜下筋腫：子宮の外側（漿膜面の方向）に発育隆起する筋腫で，時に茎をもって腹腔内などへ進展する（有茎性漿膜下筋腫）。無症状のことが多いが，尿管，膀胱，直腸，腰仙骨神経叢を圧迫することで，水腎症，排尿障害，便秘，腰痛を起こすこともある。妊娠・出産の妨げになることは少ない。

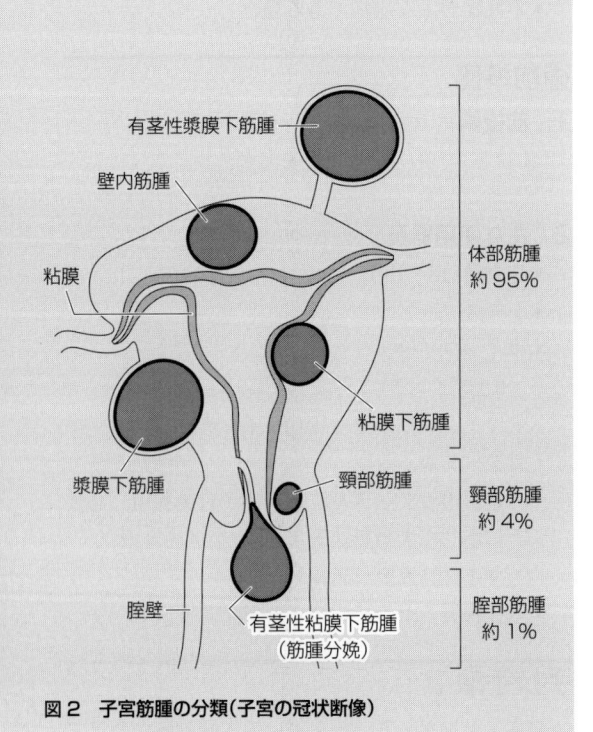

**図2 子宮筋腫の分類（子宮の冠状断像）**

# 看護の実際 UAE

## 1. 術中

| 手技 | 合併症 | 症状 | 処置 |
|---|---|---|---|
| ①局所麻酔 | キシロカインによるけいれん・ショック | けいれん | ジアゼパム(セルシン®, ホリゾン®)投与 |
| | | 血圧低下, 冷汗 | 点滴全開滴下, アドレナリン®皮下(筋)注もしくは静注 |
| ②穿刺・シース挿入 | 迷走神経反射 | 血圧低下, 冷汗, 徐脈, 気分不快, 顔面蒼白, 悪心・嘔吐 | 硫酸アトロピン®静(筋)注 |
| ③ガイドワイヤー・カテーテル挿入 | | | |
| ④造影 | アナフィラキシーショック | アナフィラキシー様症状(呼吸困難, 血圧低下, 冷汗, 頻脈, SpO₂低下, 顔面浮腫, 悪心・嘔吐, 腹痛, 咳, 蕁麻疹, 発赤など) | アドレナリン®皮下(筋)注もしくは静注<br>挿管などの救命処置 |
| ⑤塞栓 | 塞栓術後症候群 | 腹痛(激痛), 嘔吐 | 塩酸モルヒネ皮下注または筋注(術前処置の場合あり) |
| ⑥造影 | | | |
| ⑦カテーテル抜去, 止血の確認 | 穿刺部血腫<br>静脈圧迫 | 出血, 腫脹<br>局所疼痛, 冷感, 皮膚色悪化 | 圧迫止血<br>末梢動脈触知低下では圧迫を調整 |

## 2. 申し送り：IVR室→病棟

| 情報 | 内容 |
|---|---|
| 治療内容・治療部位・成功の有無 | 治療内容, 治療部位, 必要に応じてデバイスのサイズや数 |
| バイタルサイン・一般状態 | 血圧, 脈拍, SpO₂<br>腹痛・腰痛の有無, 尿量・尿の性状 |
| 下肢末梢動脈の触知状態 | 治療後の触知状態, 色調, 冷感・しびれの有無 |
| 止血状態 | 皮下血腫, 止血時間, 止血状況, 足背動脈の触知状況 |
| 造影剤使用量 | 使用造影剤名と量 |
| 輸液量と尿量 | IN/OUTバランス |
| 投薬 | 鎮痛薬などの投与量・投与時刻 |
| 術中合併症の有無 | 症状および対処内容(投薬・処置など) |
| 術後安静度 | ベッド上安静(6時間), 穿刺側下肢屈曲不可 |

## 3. 術後

| 内容 | 対策・看護 |
|---|---|
| 一般状態・バイタルサイン測定 | バイタルサインのチェック(血圧, 脈拍, 体温, SpO₂)<br>帰室時・30分・1時間・2時間後, あとは適宜測定<br>自覚症状の有無(腹痛, 体熱感, 悪心・嘔吐, 腰痛など) |
| 塞栓後症候群 | 下腹部痛, 軽度の発熱, 悪心・嘔吐, 食欲不振, 全身倦怠感が1週間程度つづく |
| 下肢の観察<br>末梢塞栓症(再閉塞) | 術直後と比較<br>末梢動脈触知, 緊張の強弱, 色調変化, 下肢冷感・触知冷感, 疼痛, しびれの確認 |
| 止血状態 | 穿刺部位からの出血, 皮下血腫の有無のチェック<br>後腹膜出血による腹痛, 腰・背部痛の確認<br>必要であればすぐに医師に報告し, 圧迫止血, バイタルサインのチェックを行う |
| 穿刺部チェック | 穿刺部出血・血腫, 足背動脈触知状況, 下肢腫脹の有無・疼痛・色調変化 |
| 尿量・性状の観察 | 帰室時・30分・1時間・2時間後, あとは適宜測定<br>性状と血尿の有無の観察, 筋腫の壊死産物が尿へ排泄される<br>性状と血尿の有無の観察チェック |

| 内容 | 対策・看護 |
|---|---|
| 脱水・膀胱炎の観察 | 輸液補給 |
| 下肢静脈塞栓症 | 下肢痛・痺れ・下肢色・胸痛の観察<br>輸液と水分補給。足関節の屈伸運動。下肢弾性ストッキング着用 |
| 不正出血・帯下 | 翌日より出血があるが，通常の変化である |
| 安静時間内の安楽への介助<br>疼痛コントロール | 腰痛など，安静保持内での体位の工夫（レストンや枕などを使用）<br>鎮痛薬，座薬などを使用 |
| 飲食介助 | 臥床したままの飲食になるため，誤嚥に注意する<br>食事は食べやすいよう工夫した食事に変更し，水分補給もできるよう援助 |
| 安静解除（肺梗塞の発生に注意） | 安静解除後の最初の歩行時は看護師が付き添い，特に肺梗塞症状（呼吸困難）に注意する<br>急激な $SpO_2$ の低下，呼吸困難，意識障害，胸痛，チアノーゼ，ショックを起こした場合は，ただちに安静臥床させ，医師に報告すると同時に，バイタルサインのチェック，酸素投与を行う |
| 造影剤腎症（IN/OUT バランス・腎機能のチェック） | 術前腎機能により異なるが，造影剤使用量は 3～4 mL/kg を目安にし，超過している場合は特に注意 |
| 造影剤遅発性副作用 | 薬疹，悪心・嘔吐，腹痛，頭痛など，通常の副作用と同様の症状出現に注意 |

〔髙木由美〕

# 腹腔・後腹膜腔

　腹膜腔は腹腔にあり，骨盤腔に連続する。腹膜腔は壁側腹膜と臓側腹膜との間のきわめて狭い空隙であり，いかなる臓器も含まず，水，電解質，近くの組織の間質液の組成からなる薄い腹膜液を含んでいる。腹膜腔は男性では完全に閉じているが，女性では卵管，子宮，腟を通じ外界と交通している。この交通は外部からの感染経路となりうる。

　後腹膜腔は前方は後壁側腹膜で，後方は腹横筋膜で囲まれ，腎筋膜により3つの領域，前腎傍腔，腎周囲腔ならびに後腎傍腔に区分され，上方は正中側で横隔膜の高さまで，下方は骨盤上縁まで広がっている。正中で前方にゆるやかに突出しているため，後腹膜腔に存在する膵や十二指腸は腹腔臓器である肝や脾の後部よりも前方に位置していることになる。臓器や脈管を除くと脂肪組織である。

　腹腔，後腹膜腔のIVRは腔内に貯留した液体，膿瘍のドレナージが主体となる。腹腔，後腹膜腔は正常では狭い空隙であり，その解剖は各種脈管や消化管が隣接し入り組んでいる。さらに液体が貯留したり，膿瘍が形成されると腔は拡大し，隣接する臓器，各種脈管との位置関係も変貌する。解剖を熟知し，術前CTなどの画像をよく検討したうえで，アプローチルートを決定し，安全に施行しなければならない。

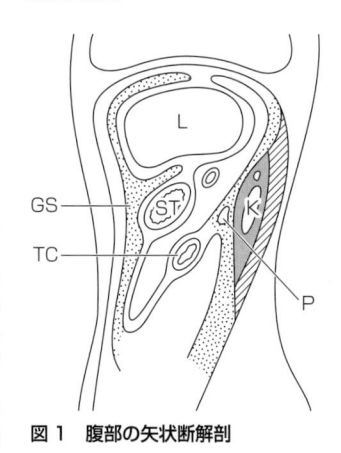

〔齋藤博哉〕

## 解 剖

**図1　腹部の矢状断解剖**

**図2　後腹膜腔の横断解剖**

AC：上行結腸
D：十二指腸
DC：下行結腸
DJ：十二指腸空腸彎曲部
GS：大網
K：腎臓
L：肝臓
P：膵臓
ST：胃
TC：横行結腸

# 38 腹腔・後腹膜腔膿瘍ドレナージ

K637-2　経皮的腹腔膿瘍ドレナージ術　10,800点

## 目的

膿汁の排泄および起因菌の同定。

## 適応

- 抗生物質投与による効果がない，あるいは効果が少ない膿瘍で，重篤な症状をきたす症例。
- 超音波，CTガイド下に穿刺可能で，内容が液体成分主体のもの。

## 禁忌

### 1. 絶対的禁忌

安全な刺入経路がとれない症例（穿刺経路に小腸や大腸の存在），術後のガーゼ遺残によるガーゼオーマ。

### 2. 相対的禁忌

血液凝固障害。

## 術前準備

### 1. 前投薬

「前投薬」の項（38ページ）を参照。

### 2. 主な使用器具

- 穿刺針：18〜19 G針
- ガイドワイヤー：0.035インチ7.5 mmJ型
- ドレナージチューブ：通常，8 Fr前後のピッグテール型ドレナージチューブを用いる。膿汁が粘稠であれば10 Fr以上のドレナージチューブを留置する。

## 手技手順（図1）

① 穿刺：超音波下あるいはCT下に穿刺針で膿瘍腔を穿刺し，膿汁を吸引する。
② 吸引：内容を吸引し膿性であれば，ガイドワイヤーを挿入する。ガイドワイヤーが膿瘍腔でループを形成するまで十分挿入する。
③ ドレナージチューブの留置：穿刺針を抜去し，ダイレーターで穿刺経路を拡張し，ドレナージチューブを留置する。
④ 膿汁の吸引：留置したドレナージチューブで十分に吸引できることを確認し，できるだけ膿汁を吸引する。吸引が不十分な場合，位置の変更，太いドレナージチューブへの交換を行う。

## 術後処置

膿汁は固形成分や泥状成分を含みチューブがつまりやすいので，チューブの洗浄は1日数回，洗浄液の混濁が消えるまで行う。その際も決して強い圧力は加えないように注意する。1日の排液量が10 mL以下になれば洗浄を1日1回とする。全身状態および検査所見が改善し，膿汁排泄がなくなりCT検査にて膿瘍腔の縮小と壁の明瞭化が得られれば，抜去可能である。また，膿瘍の縮小によってチューブの位置の修正が必要となることがある。排液の急激な減少や発熱の再発が生じた場合は腹部X線やCTでチューブの位置を確認するか，X線，膿瘍造影を行う。

## 合併症

- 近接する重要臓器の誤穿刺。血管損傷，消化管穿孔など
- 膿汁の腹腔内への漏出による腹膜刺激症状，腹膜炎
- 敗血症
- 膿瘍内への出血

〔齋藤博哉〕

---

### SIDE MEMO

#### 腹腔内膿瘍

腹腔内膿瘍はドレナージを行わなければ致死率が高い重篤な病態である。ドレナージ効果は非常に高く，確実に穿刺できれば合併症も少ない安全性の高いIVRである。腹腔内膿瘍の大半は術後膿瘍であり，その原因は消化管手術の吻合不全に関連したものが多い。

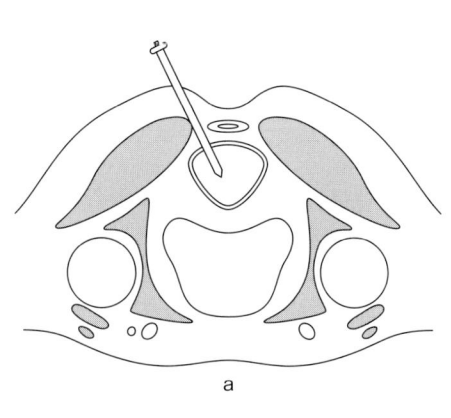

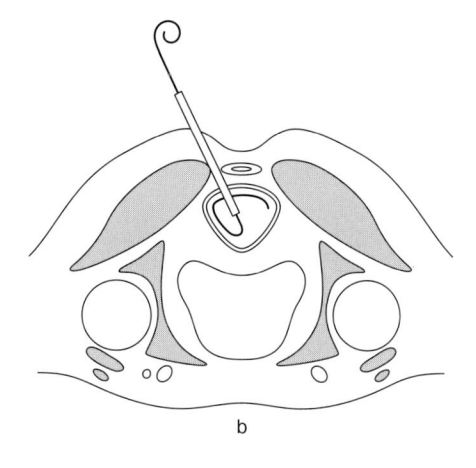

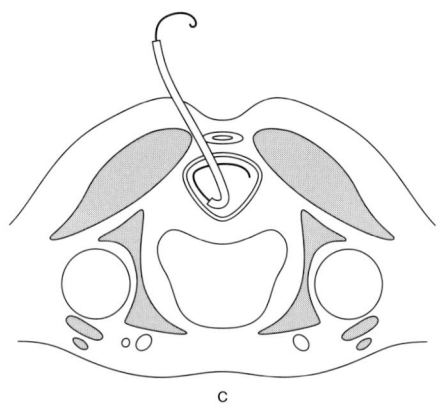

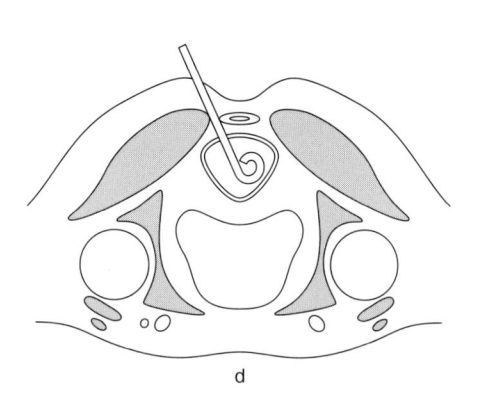

**図 1 骨盤腔内膿瘍ドレナージの手技**
腹臥位で，通常 CT ガイド下に行う。
a. 穿刺
b. ガイドワイヤー挿入
c. ドレナージチューブ挿入
d. ドレナージチューブ固定

# 骨軟部

骨軟部には，炎症，腫瘍，代謝性疾患など種々の疾患が発症する。骨軟部の IVR は経皮的穿刺が主な手技で，診断，疼痛緩和，腫瘍縮小などの目的で行われる。腫瘤の組織診断には，画像支援下に組織標本を採取する経皮的針生検が行われる。ただし，骨病変には X 線写真で診断しなければならない疾患があり，適応疾患以外はむやみに生検してはいけない。脊椎の腫瘍や圧迫骨折による疼痛の緩和には椎体形成術が行われる。椎体に注入する骨セメントには，椎体安定化による疼痛緩和以外に抗腫瘍効果があるといわれている。その他の疼痛緩和療法には椎間板レーザー療法，経皮的髄核摘出術，神経根ブロックなどがある。腫瘍の縮小を目的とする場合にはラジオ波焼灼術が行われる。椎体形成術を併用することで術後圧迫骨折の予防が期待できる。経皮的穿刺には X 線透視，CT，超音波などの画像装置を用いて安全に針を目的部位に進める技術が要求されるため，局所解剖を熟知し，日ごろから画像装置の操作に慣れておくことが肝要である。

〔下山恵司〕

## 解剖

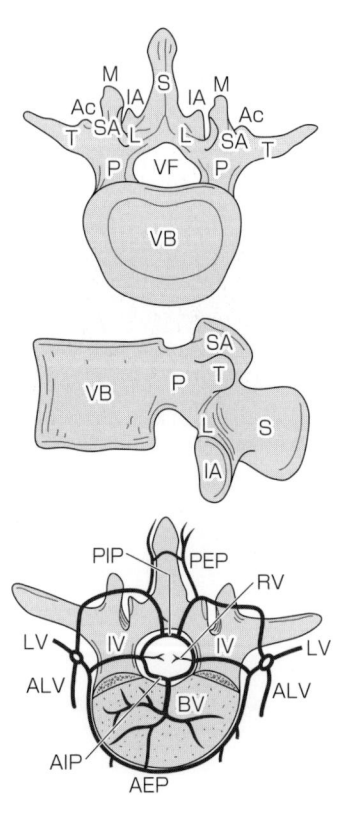

**【椎骨（腰椎）】**
VB：椎体
VF：椎孔

**椎弓**
P：椎弓根
L：椎弓板

**突起**
S：棘突起
T：横突起
A：関節突起
　SA：上関節突起
　IA：下関節突起
M：乳頭突起
Ac：副突起

**【椎骨静脈叢】**
RV：脊髄静脈
BV：椎体静脈

**内椎骨静脈叢**
AIP：前内椎骨静脈叢
PIP：後内椎骨静脈叢

**外椎骨静脈叢**
AEP：前外椎骨静脈叢
PEP：後外椎骨静脈叢

IV：椎間静脈
LV：腰静脈
ALV：上行腰静脈

**【安全な椎体穿刺ルート】**
脊髄や血管の損傷を避けるために椎弓根（P）を介して穿刺する

図1　椎骨，椎骨静脈叢，安全な椎体穿刺ルート

# 39 経皮的椎体形成術(PVP)

K142-4　経皮的椎体形成術　19,960点
　　1　椎体増すごとに50／100加算，ただし4椎体まで

## 目的

有痛性の椎体圧迫骨折に対して経皮的に骨セメントを充填し，即時性の疼痛緩和と椎体の補強を行うことを目的とする。

## 適応

● **骨粗鬆症にともなう良性の椎体圧迫骨折**　骨粗鬆性圧迫骨折では，疼痛をともなう急性または亜急性期の圧迫骨折が対象となる。無痛性の陳旧性骨折は適応とならない。

● **骨壊死や偽関節による不安定性の椎体圧迫骨折**
陳旧性の圧迫骨折の中には，骨壊死や偽関節を合併して体動時に疼痛をともなう場合がある。このような不安定性の圧迫骨折はPVPが奏効する点からよい適応となる。

● **その他**　転移性脊椎腫瘍，椎体骨囊腫，椎体血管腫，多発性骨髄腫などの腫瘍性病変による疼痛緩和（必ずしも圧迫骨折をともなう必要はない。ただし，脊髄症状や根症状がないことが望ましい）。

## 禁忌

- 出血傾向がある場合
- 感染症をともなう場合（椎間板炎，骨髄炎，敗血症など）
- 薬物治療が奏効している圧迫骨折
- 症状のない安定した圧迫骨折
- 骨粗鬆症のない外傷性圧迫骨折

## 術前準備

### 1. 前投薬

「前投薬」の項（38ページ）を参照。

### 2. 主な使用器具

- 骨生検針
- 骨セメント

## 手技手順

### 1. 穿刺法

目的部位まで針を到達させるための画像支援によって3通りの方法がある。

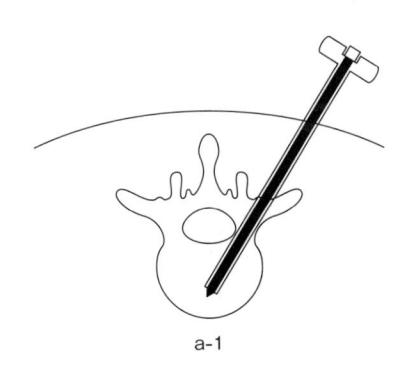

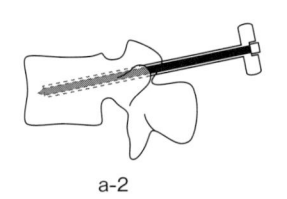

図1　経皮的椎体形成術の手技
a. 骨生検針の穿刺（a-1, 2）
b. 内筒抜去
c. 骨セメント注入

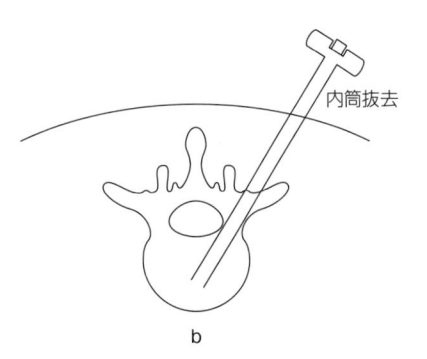

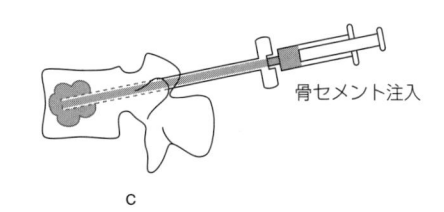

1) CT法

穿刺前に撮影したCT画像から，正確かつ安全な穿刺ルートが選択できるが，CT透視がない場合の穿刺は勘に頼らなければならず，熟練を要する。

2) X線透視法

CTのように穿刺ルートや針先の留置位置を正確に確認できないため，穿刺には熟練を要する。

3) CT・X線透視併用法

CTを用いて安全な穿刺ルートを決定し，針先が椎弓根に確実に穿刺されていることをCTで確認したあとは，X線透視を用いて目的部位まで一気に穿刺する。

## 2. 基本的手技

穿刺ルートの決定→穿刺部位の局所麻酔→骨生検針の穿刺→骨セメント合成→骨セメント注入の順に行われる（図1）。

表1 骨セメントによる合併症

| 画像的合併症<br>（頻度は高いが，無症状の場合が多い） | 骨セメントの椎体外漏出<br>1. 脊柱管内（硬膜外腔）<br>2. 椎体周囲静脈<br>3. 椎体周囲間質<br>4. 椎間板<br>5. 椎間孔<br>6. 穿刺経路 |
|---|---|
| 臨床的合併症<br>（低頻度） | 注入局所の疼痛悪化<br>末梢神経障害（椎間孔への骨セメント漏出）<br>脊髄圧迫による脊髄障害（脊柱管へのセメント漏出）<br>肋骨骨折 |
| 重篤な合併症<br>（きわめて稀） | 肺塞栓症（骨セメントや骨髄脂肪）<br>アクリル性骨セメント製剤による心停止 |

### Point 骨セメントの注入

撹拌してから2～3分後（練り歯磨き程度の粘度）が注入開始の目安である。注入にはかなりの力が必要なため，1 mLのロック付きシリンジが適している。注入量は胸椎2 mL～腰椎4 mLが目安であるが，空洞形成のある場合は増量する必要がある。過剰の骨セメントの注入は椎体外漏出を招き種々の合併症を引き起こすため，注入時には透視モニターで注意深く監視し，注入停止のタイミングを逃さないようにすることが肝要である。

## 合併症

●**椎体穿刺時** 穿刺ルートのずれは，脊髄損傷や神経根損傷を招く。穿刺ルートの注意深い観察により，絶対に避けなければいけない合併症である。また，椎体周囲血管の損傷による出血にも注意する。

●**骨セメント** 重症度により，画像的合併症，臨床的合併症，重篤な合併症の3つに大きく分けられる（表1）。画像的合併症は，画像的にとらえられることができる骨セメントの椎体外漏出である。この頻度は高いが無症状の場合が多い。ただし，椎間孔や脊柱管への骨セメント漏出は，末梢神経や脊髄の障害を起こすことがあるので注意が必要である。重篤な合併症としては，肺塞栓症や骨セメントによる心毒性が報告されているが，稀である。過剰な骨セメント注入を避け，骨セメントの注入総量を減らすようにすることが大切である。

●**新規圧迫骨折の誘発** 術後に認められる新規圧迫骨折は一定の頻度で起こる。術後の背部痛には新規圧迫骨折の可能性があることを常に念頭に置き，MRIで精査する必要がある。

〔下山恵司〕

### SIDE MEMO

#### 穿刺ルートの決定

X線透視やCT装置を用いて安全な経椎弓根的アプローチを選択する。両側穿刺か片側穿刺かで針先の留置部位は異なる。片側穿刺では骨セメントの分布を考慮して椎体中央線上に針先を寄せる必要があるため，高位脊椎では椎弓根外側からアプローチする場合もある。

#### 骨セメントと硬化時間

骨セメントは1℃上昇すると約1分硬化が速まるといわれる。このため注入時間を十分に得るために，撹拌容器や注入シリンジは冷水で冷やしておく必要がある。骨セメントは粉末のポリマーと液体のモノマーを撹拌して作成する。最初はぱさついた状態であるが，徐々に液状化し，次第に粘度が増してくる。とろみのある状態で10～20 mLシリンジに移し，1 mLのロック付きシリンジに取り分け，速やかに冷水に漬けておく。

# 看護の実際 PVP

## 1. 術前

| | 術前準備 | 内容 |
|---|---|---|
| 入院〜前日まで | オリエンテーション | 術中・術後の流れをイメージでき安全・安楽に治療が受けられるように説明 |
| | 治療に対する理解度の把握 | 適宜補足説明 |
| | 治療に対する不安・緊張の緩和 | 傾聴し，緩和に努める |
| | 同意書（IC）の確認 | 患者自筆の署名・日付を確認。自筆が無理であれば代筆も可能 |
| | 既往歴・現病歴・検査データの把握 | 高血圧，糖尿病，心疾患，肝疾患，腎疾患，アレルギーなど 腎機能・止血機能・感染症 |
| | バイタルサイン（血圧・脈拍・SpO$_2$・体温） | 平常時の状態を把握 |
| | 手術中ならびに術後安静程度の把握と術前訓練 | 術中・術後にかけて必要な体位を保持できるか判断し，必要に応じて訓練・試行 |
| | 内服の確認 | 心臓・血圧・ステロイド薬は原則中止しない 中止薬・麻薬の確認 糖尿病薬使用時の調整 ワーファリン®などの抗凝固薬の内服状況の確認 |
| | 指示の確認 | 当日の指示や持参する注射などを確認し準備 |
| 当日 | 食事 | 術前1食前より絶食，水分少量可能 |
| | 検査着の着用 | 患者は検査着を着用。患者の羞恥心を配慮し，不必要な露出回避 |
| | 自覚症状の有無 | 疼痛，しびれ |
| | 排尿・排便 | 検査前にすませ，必要時浣腸。便秘時の下剤投与や浣腸はIVR時や安静時に便意を催すことがある |
| | 尿道カテーテル留置 | 患者拒否時は，仰臥位での床上排泄訓練実施 |
| | 血管確保 | 血管確保は術者の手技時の立ち位置の反対側が基本。ルートの長さ，三方活栓数を工夫・考慮 |
| | 前投薬 | 前投薬の指示を確認し，指示された時間に行う |
| | バイタルサイン（平常時血圧・脈拍・SpO$_2$・体温） | 出室前に計測し平常時と比較して異常の度合いを把握 同時に前投薬の副作用の有無もチェック |
| | 持参物品の確認 | 持参薬などをチェック |

## 2. 申し送り：病棟→IVR室

| | 内容 | | 対策・看護 |
|---|---|---|---|
| 患者情報 | 患者確認 | | リスクマネジメント |
| | 同意書（患者署名・同意日・治療名） | | リスクマネジメント，手技料算定 |
| | 現病歴・既往歴（高血圧，糖尿病，心疾患，アレルギーなど） | | 合併症の予測，禁忌薬剤などのチェック |
| | バイタルサイン（平常時血圧・脈拍・SpO$_2$・体温） | | 異常の早期発見のため，平常時の状態を把握 |
| | 血液データ（止血機能・感染症），内服薬 | | 合併症（出血など）の予測と早期発見 |
| | 身体症状 | | しびれ，痛み，麻痺の有無を確認 |
| | 疼痛の評価 | | 術前VAS*の確認 |
| | 身体的能力・障害 | 術中の体位保持（腹臥位） | 手技時間（30〜60分）内で耐えうるかを判断し，タオル・枕を使用し安楽な体位を保持 |
| | | 難聴，言語障害 | そばでゆっくり声かけ |
| | 知的能力・障害（理解度，認知度） | | ゆっくり声かけ。手技の流れや手技による疼痛の程度を伝える |
| | 精神状態（緊張，不安，恐怖心など） | | 不安の除去に努める（手を握ったり，患者の訴えを聞く） |
| | 性格（痛がり，怖がり，多弁など） | | 鎮痛薬の投与。声かけや付き添い，手を握るなど，不安因子の除去 |

*VAS（visual analogue scale）：患者自身に治療部の疼痛の程度を0〜10の段階に視覚的にスコア化したもの。

| 内容 | 対策・看護 |
|---|---|
| PVPの理解度<br>インフォームド・コンセント | 理解の程度を知り，術中リスクの予測<br>理解度が低ければ適宜補足説明を行う<br>必要があれば医師に再度説明を依頼する |
| 処置・準備品 血管確保（中心静脈・末梢血管） | 刺入部位・針サイズの確認 |
| 尿道カテーテル留置 | 頻尿の患者に，尿の流出状態 |
| 前投薬（薬品名と投与量・使用時刻） | 副作用のチェックと術中の投薬を判断する材料にする |
| 義歯・補聴器などの確認 | 緊急時に対応するため義歯は外しておく |
| 持参物品 | 確認・保管 |

## 3. 術中

### 1) 準備

| | 必要物品 | 内容 |
|---|---|---|
| 医療器具 | 非血管IVR用セット | バット，ピッチャー，ガーゼ，覆布，メスなど |
| | 穿刺針，局所麻酔針 | 骨生検針：11〜13G，カテラン針：23G |
| | 骨セメント用容器，注射器 | 攪拌用容器〔ディスポーザブル容器（100 mL），へら〕<br>骨セメント冷却用容器〔ステンレス容器：大（氷用），小（冷却生理的食塩水用）〕<br>骨セメント充填用注射器（注射器10〜20 mL）<br>骨セメント注入用注射器（ロック式注射器1 mL） |
| | マーカー，角度計 | 穿刺の位置や方向の確認 |
| 薬剤 | 骨セメント | 粉末のポリマー，液体のモノマー |
| | 局所麻酔薬 | 1%塩酸リドカイン（10 mL） |
| | 造影剤 | イオパミドール（イオパミロン注®300） |

### 2) 患者入室時処置

| 内容 | 注意点 |
|---|---|
| 患者確認と自己紹介 | 患者誤認の予防（ネームバンドの利用や患者自身に名前を名乗らせる）<br>担当看護師の自己紹介と挨拶により患者とのコミュニケーションを図る |
| 検査台に移動 | 入室後検査台に臥床，術中体は動かせないことを説明し安楽な体位を工夫 |
| バイタルサイン測定用器具装着 | 血圧計，心電図，$SpO_2$ |
| 留置ルート類の整理 | 尿道バルーンカテーテル・点滴ルート類の整理 |
| 穿刺位置や方向の確認 | マーカー，角度計を用いる |
| 術野消毒（イソジン2回） | 穿刺部ならびに周囲の消毒 |
| 覆布掛け | 術野領域の確認 |

### 3) ケア

| 手技 | 合併症 | 症状 | 処置 |
|---|---|---|---|
| ①局所麻酔 | キシロカインによるけいれん・ショック | けいれん | ジアゼパム（セルシン®，ホリゾン®）投与 |
| | | 血圧低下，冷汗 | 点滴全開滴下，アドレナリン®皮下（筋）注もしくは静注 |
| ②穿刺 | 迷走神経反射 | 血圧低下，徐脈，気分不快，冷汗，顔面蒼白，悪心・嘔吐 | 硫酸アトロピン®静（筋）注 |
| ③セメント注入 | 迷走神経反射 | 血圧低下，徐脈，気分不快，冷汗，顔面蒼白，悪心・嘔吐 | 硫酸アトロピン®静（筋）注 |
| | アナフィラキシーショック | アナフィラキシー様症状（呼吸困難，血圧低下，冷汗，頻脈，$SpO_2$低下，顔面浮腫，悪心・嘔吐，蕁麻疹，発赤，咳，腹痛など） | 輸液全開・$O_2$吸入・アドレナリン®皮下注（筋注） |
| | 肺塞栓症 | $SpO_2$低下 | $O_2$吸入 |
| | 末梢神経障害 | 知覚異常・運動障害 | 対症療法 |
| ④腹臥位による胸腹部の圧迫 | 迷走神経反射 | 血圧低下，徐脈，気分不快，冷汗，顔面蒼白，悪心・嘔吐 | 圧迫部の解除，硫酸アトロピン®静（筋）注 |

## 4. 申し送り：IVR室→病棟

| 内容 | 対策・看護 |
|---|---|
| 治療内容と成功の有無 | 治療椎体 |
| 穿刺部位 | 血腫の有無 |
| バイタルサイン | 血圧，脈拍，$SpO_2$ |
| 投薬 | 薬剤名・投与量・投与時刻 |
| 術中合併症の有無 | 対処内容（投薬・処置など） |
| 安静：ベッド上2時間 | 臥位（体位変換可能） |
| 水分・食事摂取 | 体調が許せば可能 |

## 5. 術後

| 内容 | | 対策・看護 |
|---|---|---|
| バイタルサイン（血圧・脈拍・体温・$SpO_2$） | | 帰室時・30分・2時間後 |
| 身体症状 | 末梢神経症状 | 知覚異常，運動障害の有無 |
| | 気胸，肺塞栓症 | 呼吸苦の有無 |
| 疼痛の評価 | | 術後1～3日目：術前VASとの比較 |

〔川内加寿美〕

# 救急(外傷)

救急領域のIVRは非常に幅広い。出血に対する塞栓術が多いが,その他ステントやステントグラフトなどを用いる血管系IVRやCTガイド下ドレナージなど非血管系IVRが施行される場合もあり,疾患・病態も多様で,行われる手技も多々ある(表1)。

救急領域のIVRの特徴として,治療方針や治療法を誤ると死に直結することがあげられる。外傷の場合には,多発外傷の一部であることも多く,1つの治療に時間をかけすぎると死亡につながる場合があるので,迅速に治療を完結する。

夜間など時間外に施行される場合も多く,コメディカルなどのスタッフが専門外であることも多い。したがって,事前に必要な物品をセット化することやマニュアルを作成しておくことが迅速な治療に有用である。

〔西巻 博〕

表1 救急における 血管系IVR

Ⅰ. 塞栓術
　1. 動脈塞栓術(TAE)
　　1)外傷の出血:大量鼻出血,顔面外傷,肝損傷,脾損傷,腎損傷,骨盤骨折,血管損傷(肋間動脈,腰動脈,内胸動脈,深大腿動脈など)
　　2)術後出血:消化管出血,腹腔内出血など
　　3)良性疾患の出血:①大量鼻出血,大量喀血,大量消化管出血(潰瘍,マロリーワイス裂傷,びらん,動静脈奇形,憩室,仮性動脈瘤など),②大量腎出血(腎動静脈奇形,動脈瘤,多発性囊胞腎など),③産科出血(子宮収縮不全,胎盤遺残,産道裂傷など),④動脈瘤あるいは瘤破裂(肝・脾・腎など)
　　4)悪性疾患の出血:肝細胞がん,腎がん,子宮がんなど
　2. バルーンカテーテルによる動脈閉鎖術
　　1)外傷の出血:骨盤骨折,脾損傷など
　　2)術後出血:消化管出血,腹腔内出血
　3. 静脈塞栓術(PTO,B-RTO):胃・食道静脈瘤破裂
Ⅱ. 血管形成術
　1. 動脈拡張術・ステント留置術:急性動脈閉塞(大動脈解離など),外傷による腎動脈解離,腸骨動脈解離など
　2. 血栓吸引療法:透析シャント閉塞,肺動脈血栓・塞栓症,急性動脈閉塞など
　3. 静脈拡張術・ステント留置術:上大静脈症候群,巨大肝腫瘍による下大静脈圧迫
　4. TIPS:胃・食道静脈瘤破裂など
　5. ステントグラフト留置術:胸部大動脈瘤,大動脈解離,大動脈損傷など
　6. 下大静脈フィルター留置(テンポラリーフィルターを含む):肺動脈血栓・塞栓症など
Ⅲ. 動注療法
　1. 抗凝固・血栓溶解薬:動脈塞栓症,肺動脈血栓・塞栓症など
　2. 血管作動薬:消化管出血(バソプレシン),動脈閉塞症(PGE1など)
　3. その他:重症急性膵炎(FUT,抗生物質),潰瘍性大腸炎(ステロイド),肝膿瘍,胆管炎(抗生物質)

# 40 腹部内臓動脈瘤

K615　血管塞栓術（頭部，胸腔，腹腔内血管等）
　　　　1　止血術　23,110点

## 原因

### 1. 腹部内臓動脈瘤

　腹部内臓動脈瘤は稀ではあるが，破裂することが多く，また生命を脅かし，その死亡率は36％といわれている。動脈瘤の部位別頻度は，脾動脈60％，肝動脈20％，上腸間膜動脈5.5％，膵十二指腸〜胃十二指腸動脈瘤2.2％である。腹腔動脈，上腸間膜動脈では瘤径32 mm，肝動脈，脾動脈では瘤径24 mmを越えると破裂の危険性が高くなる。

　動脈瘤の成因は脾動脈瘤では門脈圧亢進症や妊娠の影響が大きく，肝動脈瘤では動脈硬化症，外傷，炎症などが，上腸間膜動脈瘤では感染性，動脈硬化性，膵炎など炎症への波及がある。腹部内臓動脈瘤の中にはSAM（segmental arterial mediolysis）という原因・診断・経過など不明な点も多い疾患がある。SAMは主に腹部内臓動脈（筋性動脈）の中膜が分節性に融解し，多くの場合，動脈瘤を形成し破裂するという特徴をもつ比較的に稀な疾患で，多発例では出血部以外の瘤は後に自然治癒した報告もある。

### 2. 肝細胞がん破裂

　多くの場合，高度に進行した肝細胞がんに発生し，しばしば門脈腫瘍塞栓をともなっている。稀に破裂による出血が初発症状となる場合もある。

　血管造影で出血が指摘できるのは20％前後である。出血部位の同定にはCTにおける高吸収血腫の局在が参考になる。

## 適応

### 1. 腹部内臓動脈瘤
- 治療法は開腹手術，TAEが選択される。
- 瘤径20 mm以上
- 動脈瘤破裂

### 2. 肝細胞がん破裂
- 循環動態が不安定な場合。
- 貧血が進行する場合。

## 禁忌

### 1. 腹部内臓動脈瘤
　塞栓することによって広範囲な臓器虚血，梗塞が予想される場合。

### 2. 肝細胞がん破裂
　総ビリルビン値5.0 mg/dL以上では，緊急TAEは禁忌とされている。

## 術前準備
- モニタリング（血圧，酸素分圧など）
- 気管挿管セットおよび人工呼吸器

### 1. 使用器具
- シース
- カテーテル
- マイクロカテーテル
- ガイドワイヤー
- ゼラチンスポンジ
- 金属コイル
- ヒストアクリルブルー
- ステント
- ステントグラフト
- リピオドール
- 血管拡張薬

## 手技手順（図1）

①総大腿動脈を穿刺し，シースを挿入。
②目的とする臓器の血管造影を行う。
③-1. 腹部内臓動脈瘤
　動脈瘤を認めた場合，近傍の動脈までカテーテルを進める。マイクロカテーテルを用いる場合も多い。
　動脈瘤の場合には図1のような方法で塞栓するのが基本となる。
③-2. 肝細胞がん破裂
　造影剤の血管外漏出像を認めた場合，近傍の動脈までカテーテルを進める。マイクロカテーテルを用いる場合も多い。出血部位に対して

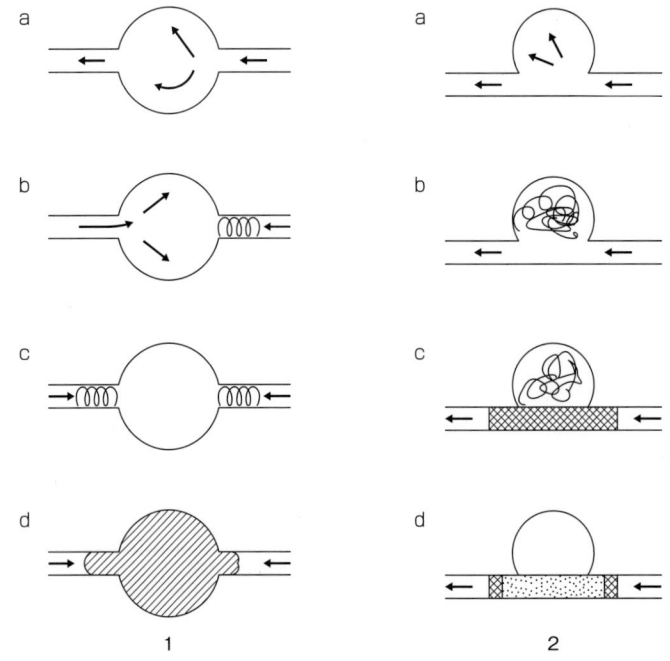

**図1 動脈瘤の形状と塞栓方法**
1. 紡錘状瘤
   a. 紡錘状瘤
   b. 瘤の近位のみをコイルで塞栓。遠位側の動脈より逆行性に瘤内に血流が残存し，不完全な治療
   c. 瘤の遠位側と近位側をコイルで塞栓
   d. 瘤の遠位側から瘤，近位側をヒストアクリルブルーで塞栓
2. 嚢状瘤
   a. 嚢状瘤
   b. 瘤内をコイルで塞栓
   c. 瘤頸部をまたいで，ステントを主動脈に留置しコイルの逸脱を予防し，瘤内をコイルで塞栓
   d. 主動脈にステントグラフトを留置

TAE を行うが，一般的には再出血を懸念してリピオドールと抗がん剤を併用したいわゆる transarterial chemoembolization（TACE）が推奨されている。

出血のコントロールはゼルフォーム細片（1〜2 mm 角）のみの TAE で支障はないことが多く，高齢者やショック例，高度の肝機能障害例，巨大腫瘍からの出血例では選択的に責任血管までカテーテルを進め，ゼラチンスポンジ細片のみで塞栓する。

## 合併症

- 腹部内臓動脈瘤　動脈瘤破裂，臓器虚血，壊死。
- 肝細胞がん破裂　肝不全。

〔西巻　博〕

# 41 外傷性出血：腹部外傷（肝・脾・腎実質臓器損傷）

K615　血管塞栓術（頭部，胸腔，腹腔内血管等）
　　1　止血術　23,110点

## 目的

- 出血の制御と臓器温存。
- 大量出血による凝固障害，臓器虚血を未然に防ぐ。

## 適応

前提条件として，循環動態が比較的安定化している患者が対象となる（表1）。

- CTにて腹部実質臓器損傷（肝・脾・腎）を認める場合。
- 腹部実質損傷は深在性損傷，あるいは造影剤の血管外漏出を認める場合。
- 外傷性仮性動脈瘤，動静脈瘻，動脈胆管瘻，動脈門脈瘻。
- 保存的治療または外科的治療後の再出血や持続的な出血，腎損傷では血尿，脾損傷では遅発性破裂。

## 禁忌

以下の場合は外科的治療が優先される。

- 急速輸液によっても循環動態が不安定な腹腔内出血をともなう患者。
- 脾門部血管損傷，腎静脈損傷を疑う患者。
- 肝部下大静脈損傷，門脈主要分枝損傷。
- 脾や腎の粉砕型損傷で塞栓術を行っても臓器を温存できない場合。

## 術前準備

- モニタリング（血圧，酸素分圧など）
- 気管挿管セットおよび人工呼吸器

多発外傷をともなっていることが多いので，血管造影室内でFAST（Focused Assessment with Sonography for Trauma：外傷による心膜，胸腔，腹腔の液体貯留の検索を目的とした迅速簡易超音波検査法）をくり返し行って腹部領域の出血の評価や開腹，開胸，胸腔ドレーンを追加することがあることも念頭に置く。

表1　肝・脾・腎損傷分類（日本外傷学会臓器損傷分類 2008）

| |
|---|
| Ⅰ型　被膜下損傷 |
| 　a．被膜下血腫 |
| 　b．実質内血腫 |
| Ⅱ型　表在性損傷 |
| Ⅲ型　深在性損傷 |
| 　a．単純探在性損傷 |
| 　b．複雑探在性損傷 |

肝損傷 2008 [Appendix]
　肝損傷に合併する損傷部位で肝静脈はHV，肝後面下大静脈はIVCとして表記する。胆管損傷はB，胆嚢損傷はGBとする。胆汁嚢腫はBLとする。

脾損傷 2008 [Appendix]
　脾損傷に合併した脾門部血管損傷はHVとして表記する。

腎損傷 2008 [Appendix]
　腎茎部血管損傷（pedicle vessel）はPVとして表記する。血腫の広がりがGerota筋膜内に留まるものはH1，Gerota筋膜を越えるものはH2と表記する。尿漏がGerota筋膜内に留まるものはU1，Gerota筋膜を越えるものはU2と表記する。

### 1. 使用器具

- シース
- カテーテル
- マイクロカテーテル
- ガイドワイヤー
- ゼラチンスポンジ
- 金属コイル
- ヒストアクリルブルー
- リピオドール
- 血管拡張薬

## 手技手順（図1～3）

①総大腿動脈を穿刺し，シースを挿入する。

②目的とする臓器の血管造影を行う。

③造影剤の血管外漏出，あるいは動静脈瘻，仮性動脈瘤を認めた場合，近傍の動脈までカテーテルを進める。マイクロカテーテルを用いる場合も多い。

④損傷動脈の近傍よりゼラチンスポンジ細片（1～2 mm角）で塞栓。太い血管やゼラチンスポンジ細片による塞栓困難例，動静脈瘻や動脈門脈瘻などゼラチンスポンジ細片が通過する懸念が

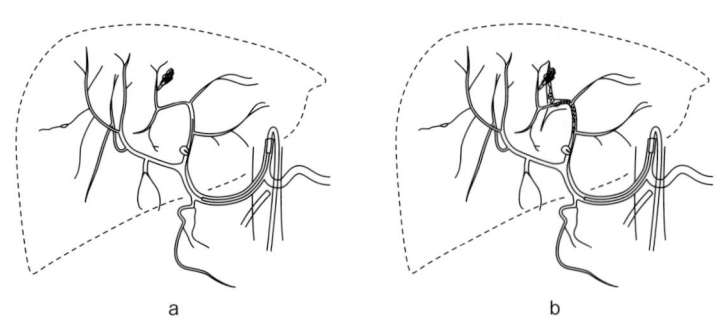

**図1 肝損傷の塞栓術**
a. 肝左葉内側区域に造影剤の血管外漏出：出血確認後，責任動脈の近傍までカテーテル（マイクロカテーテル）を進め，ゼラチンスポンジ細片を注入し，塞栓する
b. 肝左葉内側区域に造影剤の血管外漏出と比較的目立つ動脈門脈瘻：出血確認後，責任動脈の近傍までカテーテル（またはマイクロカテーテル）を進め，コイル（またはマイクロコイル）を用いて塞栓する

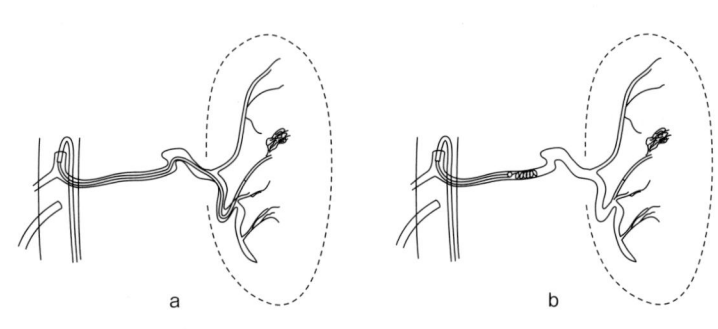

**図2 脾損傷の塞栓術**
a. 出血確認後，責任動脈の近傍までカテーテル（またはマイクロカテーテル）を進め，ゼラチンスポンジ細片を注入し，塞栓する
b. 出血確認後，脾動脈本幹をコイル（またはマイクロコイル）で塞栓し，脾全体の血流を低下させる。側副血行があるため，脾門部で塞栓しなければ，脾梗塞にはならない

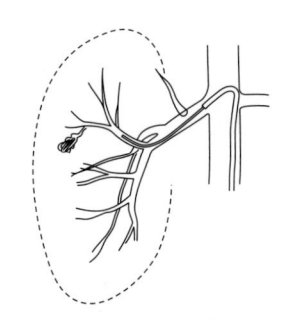

**図3 腎損傷の塞栓術**
出血確認後，責任動脈の近傍までマイクロカテーテルを進め，ゼラチンスポンジ細片を注入し，塞栓する。可能なかぎり塞栓範囲を小さくする

ある場合には金属コイル（またはマイクロコイル）やNBCAを使用。脾損傷では脾動脈本幹を金属コイルで塞栓する場合もある。

## 合併症

- **肝損傷** 肝梗塞，胆汁嚢腫（biloma），胆嚢壊死，遅発性出血，門脈圧亢進症，下大静脈血栓症
- **脾損傷** 脾梗塞，脾膿瘍，膵炎
- **腎損傷** 腎梗塞，血尿，腎血管性高血圧

〔西巻 博〕

# 看護の実際 腹部外傷性出血

## 1. 術前

| 術前準備 | | 内容 |
|---|---|---|
| 術前 | 説明 | 患者は不安・緊張が強いため，意識が清明でも突然の検査および処置は理解しにくいことが多い。そのため，詳細な説明を1回で行うより，おおまかな注意事項・流れを伝え，そのつど，要所で行う<br>・安静度の必要性<br>・不潔になるので四肢を動かさない<br>・気分不快<br>・伝えたいことがあれば，動かず声に出して言うことを説明 |
| | 治療の理解度の把握 | 適宜補足説明 |
| | 治療に対する不安緩和 | 傾聴し，緩和に努める |
| | 同意書(IC)の確認 | 患者自筆の署名・日付を確認。自筆が無理であれば代筆も可 |
| | 既往歴・現病歴・検査データの把握 | 高血圧，糖尿病，心疾患，肝疾患，腎疾患，アレルギー，緑内障，前立腺肥大などの有無<br>腎機能・止血機能・感染症<br>初期搬送時から1時間ごとの目安でアシドーシス，貧血，凝固因子をチェックし異常があれば補正を行う |
| | バイタルサイン(血圧・脈拍・呼吸数・SpO$_2$・体温) | 術前の状態を把握 |
| | 内服の確認 | 服用薬(抗凝固薬など)・禁忌薬剤などのチェック |
| | 穿刺部除毛 | 基本的に不要。施行する場合は両側 |
| | 弾性ストッキング | 必要があれば深部静脈血栓症，肺塞栓症予防のため患者採寸を行い着用準備 |
| | 検査着の着用 | 患者は検査着を着用<br>大腿動静脈穿刺では患者の羞恥心に配慮し，不必要な露出回避 |
| | 動脈触知の確認 | 穿刺動脈の末梢(足背，内果，膝窩，橈骨)動脈を確認しマーキング。左右差，強弱を比較 |
| | 皮膚の確認 | 術後変化の比較のために手技が行われる部位および全身の皮膚を観察 |
| | 自覚症状の有無 | 発熱，腹痛，悪心・嘔吐 |
| | 尿道カテーテル留置 | 腎損傷，骨盤骨折では尿の性状の把握もしておく(血尿の有無，もしくは血尿の変化)<br>血管造影開始前に尿のバッグを空にしておくなど，変化をわかりやすくするとよい |
| | 血管確保 | 血管確保は，術者の手技時の立ち位置の反対側が基本<br>ルートの長さ，三方活栓数を工夫・考慮 |
| | 前投薬 | 前投薬の指示を確認し，指示された時間に行う |
| | 義歯・補聴器・貴金属・エレキバンなどの確認 | 撮影範囲内の金属類の除去<br>手技や緊急時に対応するため義歯は外しておく |
| | 持参物品の確認 | 持参薬などをチェック，保管 |

## 2. 申し送り：病棟(救急外来)→IVR室

| 情報 | | 対策・看護 |
|---|---|---|
| 患者情報 | 患者確認 | リスクマネジメント |
| | 同意書(患者署名・同意日・治療名) | リスクマネジメント，手技料算定 |
| | 現病歴・既往歴(高血圧，糖尿病，心疾患，呼吸器疾患，肝疾患，腎疾患，アレルギー，緑内障，前立腺肥大など) | 合併症の予測，禁忌薬剤などのチェック |
| | 体重 | 投与薬剤量などの決定 |
| | バイタルサイン(平常時血圧・脈拍・呼吸数・SpO$_2$・体温) | 術前の状態を把握 |
| | 血液データ(腎機能・止血機能・感染症) | 術前の状態を把握 |
| | 末梢動脈触知状況 | 触知部位，左右差などの確認 |

| | 情報 | | 対策・看護 |
|---|---|---|---|
| 患者情報 | 意識レベル | | 合併症の早期発見のため，術前状態を把握 |
| | 身体的能力・障害 | 術中の体位保持 | 理解の程度を知り，術中看護に役立てる<br>理解度が低ければ適宜補足説明を行う<br>必要があれば医師に再度説明を依頼する<br>気道の確保（誤嚥の防止），保温 |
| | | 難聴，言語障害，意識状態 | そばでゆっくり声かけする。必要に応じて安全帯の準備 |
| | 知的能力・障害（理解度，認知症） | | ゆっくり声かけする。手技の流れや手技による疼痛の程度を伝える |
| | 精神状態 | 緊張，不安，恐怖心など | 声かけや付き添い，手を握るなどの看護，抗不安薬の考慮 |
| | | 不穏 | 必要に応じて四肢固定，鎮静薬投与・麻酔の考慮 |
| | 性格（痛がり，怖がり，多弁など） | | 声かけや付き添い，手を握るなどの看護，鎮痛薬の考慮 |
| 処置・準備品 | 血管確保（中心静脈あるいは末梢血管） | | 刺入部位・針サイズ |
| | 尿道バルーンカテーテル留置 | | 尿の流出状態 |
| | 内服状況 | | 抗血小板薬・降圧薬などの使用状況を確認 |
| | 前投薬（薬品名と投与量・投与時刻） | | 副作用のチェックと術中投薬の判断材料にする |
| | 義歯・補聴器・貴金属・エレキバンなどの確認 | | 撮影範囲内の金属類の除去<br>手技や緊急時に対応するため義歯は外しておく |
| | 持参物品 | | 確認・保管 |

## 3. 術中

### 1）準備

| | 必要物品 | 内容 |
|---|---|---|
| | 血管造影用（AG）キット | バット，ピッチャー，ガーゼ，シリンジ，注射針，覆布，耐圧三方活栓 |
| 医療器具 | シース | メディキット5Frシース11 cm |
| | ガイドワイヤー | 0.035インチラジフォーカス150 cm |
| | カテーテル | 5 Frシェファードフック，5 Frコブラなど<br>「分枝の血管の造影時」<br>・マイクロカテーテル：ゴールドクレスト2.2 Fr，プログレード2.7 Fr<br>・ガイドワイヤー：0.014インチGTワイヤー，SVワイヤー，アクアワイヤーなど |
| | 金属コイル（マイクロコイル） | 動脈塞栓術に用いる |
| | ゼラチンスポンジ（ゼルフォーム，スポンゼルなど） | 動脈塞栓術に用いる<br>特に上部消化管出血に対して，金属コイルと併用される場合が多い |
| | 持続動注用注入器 | バソプレシン動注療法に用いる |
| 薬剤 | 1％キシロカイン®10 mL | 局所麻酔用 |
| | 造影剤 | 非イオン性ヨード造影剤 |
| | バソプレシン | 血管収縮薬 |
| | ヘパリン加生理的食塩水 | 10,000単位/1,000 mL，物品の通水用 |
| | 自動血圧計 | インターバル2.3〜5分以内は左下肢への装着となる場合が多い<br>理由：両上肢に末梢ルートが留置されており血圧測定中，点滴投与が中断され循環動態への影響と，右大腿動脈からの穿刺が行われるため<br>＊下肢の骨折など合併している場合は逆流防止弁を使用し上肢に装着する |
| | 体温計 | 深部温（膀胱温） |
| | 輸血を行うための準備 | 搬送初期にヘモグロビン，凝固因子が正常範囲でも時間経過とともに低下の可能性があり，出血を増長させる場合がある。その場合はただちに輸血を行う |

### 2）患者入室時処置

| 内容 | 注意点 |
|---|---|
| 患者確認と自己紹介 | 患者誤認の予防（ネームバンドの利用や患者自身に自分の名前を名乗らせる）<br>担当看護師の自己紹介と挨拶により患者とのコミュニケーションを図る |
| 検査台に移動 | 入室後検査台に臥床，術中体位は動かせないことを説明し，安楽な体位を工夫。必要により四肢固定 |

| 内容 | 注意点 |
|---|---|
| バイタルサイン測定用器具装着 | 血圧計, 心電図, SpO₂ |
| 足背動脈チェック | 病棟でマーキングされた位置に触れ, 両側を比較する |
| 留置ルート類整理 | 尿道バルーン, 点滴ルート, 生体モニター類の整理 |
| 吸引・酸素 | すぐに使用できるように |
| アンダーパット | 舌根沈下時には肩枕からすぐに変更 |
| バスタオル | 羞恥心回避のため腰のあたりなどに使用 |
| ティッシュ・不潔ガーゼ | |
| ディスポーザブル穴あきパンツ | 羞恥心対策に有効 |
| アイマスク | 恐怖心の軽減や目の保護 |
| 術野消毒(イソジン2回) | 通常両鼠径部：臍から大腿中央部まで(多少覆布がずれても穿刺部周囲が不潔にならないような範囲) |
| 覆布掛け | カテーテルやガイドワイヤーが不潔にならないような範囲に<br>支柱台を使用する場合にはその一部も覆う<br>I.I., 防護板, 血管造影台の操作パネルも覆う |

3) ケア

| 手技 | 合併症 | 症状 | 処置 |
|---|---|---|---|
| ①局所麻酔 | キシロカインによるけいれん・ショック | けいれん | ジアゼパム(セルシン®, ホリゾン®)投与 |
| | | 血圧低下, 冷汗 | 点滴全開滴下, アドレナリン®皮下(筋)注もしくは静注 |
| ②穿刺・シース挿入 | 迷走神経反射 | 血圧低下, 冷汗, 徐脈, 気分不快, 顔面蒼白, 悪心・嘔吐 | 硫酸アトロピン®静(筋)注 |
| ③カテーテル挿入 | 出血 | 腹痛, 出血 | 場合により止血 |
| ④造影 | アナフィラキシーショック | アナフィラキシー様症状(呼吸困難, 血圧低下, 冷汗, 頻脈, SpO₂低下, 顔面浮腫, 悪心・嘔吐, 咳, 腹痛, 蕁麻疹, 発赤など) | アドレナリン®皮下(筋)注もしくは静注<br>挿管などの救命処置 |
| ⑤カテーテル抜去, 止血の確認 | 穿刺部血腫<br>静脈圧迫 | 出血, 腫脹<br>局所疼痛, 冷感, 皮膚色悪化 | 圧迫止血<br>末梢動脈触知低下では圧迫を調整 |

## 4. 申し送り：IVR室→病棟

| 情報 | 内容 |
|---|---|
| 治療内容・治療部位・成功の有無 | 治療内容, 治療部位, 必要に応じてデバイスのサイズや数など |
| バイタルサイン, 一般状態 | 血圧, 脈拍, SpO₂<br>腹痛・腰痛の有無, 尿量・尿の性状など |
| 下肢末梢動脈の触知状態 | 治療後の触知状態, 色調, 冷感・しびれの有無 |
| 止血状態 | 止血時間, 止血困難であったかどうか, 皮下血腫の有無 |
| 造影剤 | 使用造影剤名と量 |
| 輸液量と尿量 | IN/OUTバランス |
| 投薬 | 薬剤名・投与量・投与時刻 |
| 術中合併症の有無 | 症状および対処内容(投薬・処置など) |
| 水分・食事摂取 | 3時間禁止。以降飲水から開始 |
| 術後安静度 | ベッド上安静時間(24時間), 体位変換不可, 穿刺側下肢屈曲不可 |

## 5. 術後

| 内容 | 対策・看護 |
|---|---|
| 一般状態，バイタルサイン測定 | バイタルサインのチェック（血圧，脈拍，体温，$SpO_2$）<br>帰室時・30分・1時間・2時間後，あとは適宜測定<br>自覚症状の有無（腹痛，体熱感，悪心・嘔吐，腰痛など） |
| 下肢の観察<br>末梢塞栓症（再閉塞） | 術直後との比較<br>末梢動脈の触知，緊張の強弱，色調変化，下肢の冷感・触知冷感，疼痛・しびれの有無の確認 |
| 輸液管理 | IN/OUT バランス |
| 止血状態 | 穿刺部位からの出血，皮下血腫の有無のチェック<br>後腹膜出血による腹痛，腰・背部痛の確認<br>必要であればすぐに医師に報告し，圧迫止血，バイタルサインのチェックを行う |
| 穿刺部チェック | 穿刺部出血・血腫・足背動脈触知状況，下肢腫脹の有無，疼痛・色調変化 |
| 尿量・性状の観察 | 帰室時・30分・1時間・2時間後，あとは適宜測定する<br>性状と血尿のチェック |
| 安静時間内の安楽への介助<br>疼痛コントロール | 腰痛など，安静保持内での体位の工夫（レストンや枕などを使用） |
| 飲食介助 | 臥床したままの飲食になるため，誤嚥に注意する<br>食事は食べやすいよう工夫した食事に変更し，水分補給もできるよう援助 |
| 安静解除（肺梗塞の発生に注意） | 安静解除後の最初の歩行時は看護師が付き添い，特に肺梗塞症状（呼吸困難）に注意する<br>急激な $SpO_2$ の低下，呼吸困難，意識障害，胸痛，チアノーゼ，ショックを起こした場合は，ただちに安静臥床させ，医師に報告すると同時に，バイタルサインのチェック，酸素投与を行う |
| 造影剤腎症（IN/OUTバランス，腎機能のチェック） | 術前腎機能により異なるが，造影剤使用量は3～4 mL/kgを目安にし，超過している場合は特に注意 |
| 造影剤遅発性副作用 | 薬疹，悪心・嘔吐，腹痛，頭痛など，通常の副作用と同様の症状の出現に注意 |

〔平　幸恵〕

## 看護のポイント

### 骨盤骨折

「準備」「術中」「術後」は外傷性出血と同様だが，主な特徴は下記のとおり。

- 重症度が高いケースが多く，IVR中にさらなる状態の悪化（血圧低下，DIC）をまねきやすいため，循環動態，尿量，意識状態の観察を十分に行う。
- バックボードに乗ったままの状態で行うことが多いため，終了後バックボードを除去する際に褥瘡の有無の確認を行う。

### 出血

- 低体温をまねき，さらに凝固異常となるため保温に努める。
- 加温器にて輸液の加温，肩・下肢の保温

### 血圧

- 血圧低下は造影剤が流れにくく，出血点が描写されにくい。また，高血圧は出血を増長させる。
- 血圧コントロールは重要。

### 緊急開腹術の考慮

- 止血困難で循環状態が安定しない場合，オクリュージョンを行った状態で出棟になる。

### その他

- 医師は手技に集中しているため，看護師は循環動態，尿量，意識状態の変化など患者の症状には十分注意し，異常時は適宜報告する。
- 強い疼痛，緊張により徐脈，血圧低下，嘔気，冷汗は迷走神経反射の可能性が高い。

# 42 外傷性出血：骨盤外傷

K615　血管塞栓術（頭部，胸腔，腹腔内血管等）
　　　1　止血術　23,110点

## 目的・原因

骨盤は非常に強靱な構造をしており，この部の損傷は通常強力なエネルギーが人体にかかったことを意味する．このため，骨盤外傷は高エネルギー事故や多発外傷を示唆する指標と位置づけられている．骨盤骨折による生命にかかわる出血をきたす後腹膜出血の治療にはTAEのみではなく，創外固定や後腹膜ガーゼパッキングなども有用な方法である．

## 適応

- 骨盤骨折による後腹膜出血をきたし，循環動態が不安定になっている場合．
- 循環動態が安定している場合，CTで骨盤骨折とともに後腹膜血腫を認める場合．
- 血腫量に明確な適応の基準はないが，造影剤の血管外漏出像の有無，合併損傷の有無や年齢，貧血の進行などを考慮する．

## 禁忌（相対的禁忌）

- 遺残坐骨動脈を有している場合．
- 慢性閉塞性動脈硬化症で外腸骨動脈が閉塞し，内腸骨動脈が下肢への側副血行路となっている場合．
- 胸腹部外傷に対する治療が優先される場合もある．

## 術前準備

- モニタリング（血圧，酸素分圧など）
- 気管挿管セットおよび人工呼吸器
- 多発外傷をともなっていることが多いので，血管造影室内でFASTをくり返し行って腹部領域の出血の評価や開腹，開胸，胸腔ドレーンを追加することがあることも念頭に置く．

### 1. 使用器具

「41. 外傷性出血」の使用器具に準ずる．

## 手技手順（図1）

①術中モニタリング．
②手技中不穏になることも多いので，四肢を抑制する．

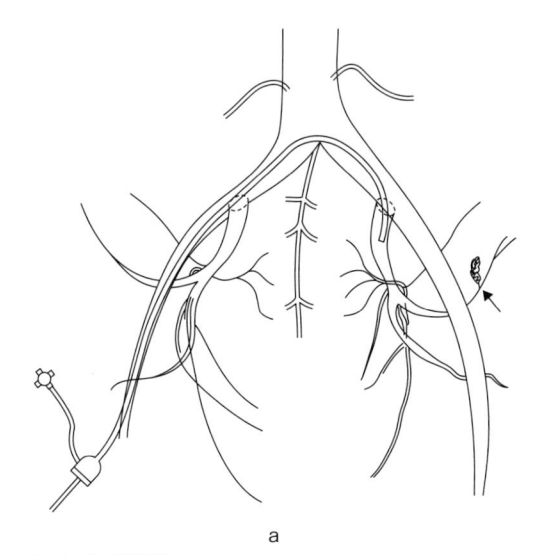

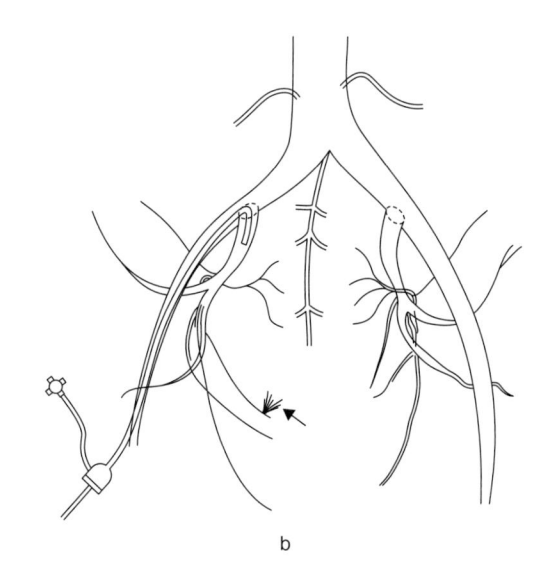

**図1　骨盤外傷**
a. まず，骨折のある側の内腸骨動脈を選択的に造影し，造影剤の血管外漏出（矢印）を認めた場合やショックで骨盤内動脈が全体的に狭小化している場合には，内腸骨動脈本幹よりゼラチンスポンジ細片を注入し塞栓する
b. 次に対側の内腸骨動脈を選択的に造影し，造影剤の血管外漏出（矢印）を認めない場合でも，内腸骨動脈本幹よりゼラチンスポンジ細片を注入し塞栓する

③輸血，薬剤を追加するルートを確保する。
④両側鼠径部を中心に消毒。
⑤ドレーピングする。
⑥骨盤内動脈造影を施行する(②の後に行うこともある)。
⑦左右内腸骨動脈を撮影後，内腸骨動脈本幹よりゼラチンスポンジ細片を用いて塞栓する。
⑧確認造影をする。
⑨内腸骨動脈分枝より出血が残存する場合には，選択的にカテーテルを進め，塞栓を追加する。
⑩腰動脈，正中仙骨動脈，腸骨回旋動脈，外陰部動脈などいわゆる付加動脈の造影，塞栓を追加する場合もある。

## 合併症

殿筋壊死，インポテンツ，坐骨神経障害。

〔西巻　博〕

# 付 録

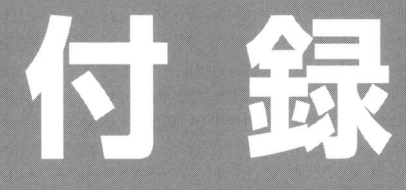

- IVRに必要な解剖図譜
- 看護計画（TACEの治療と看護）
- TACEの入院診療計画書（患者用クリニカルパス）
- TACEの医療者用クリニカルパス
- TACE（術中用クリニカルパス）
- 術中投与薬剤
- 略 語 集

# IVRに必要な解剖図譜

## 頭頸部　頸部の主要な動・静脈

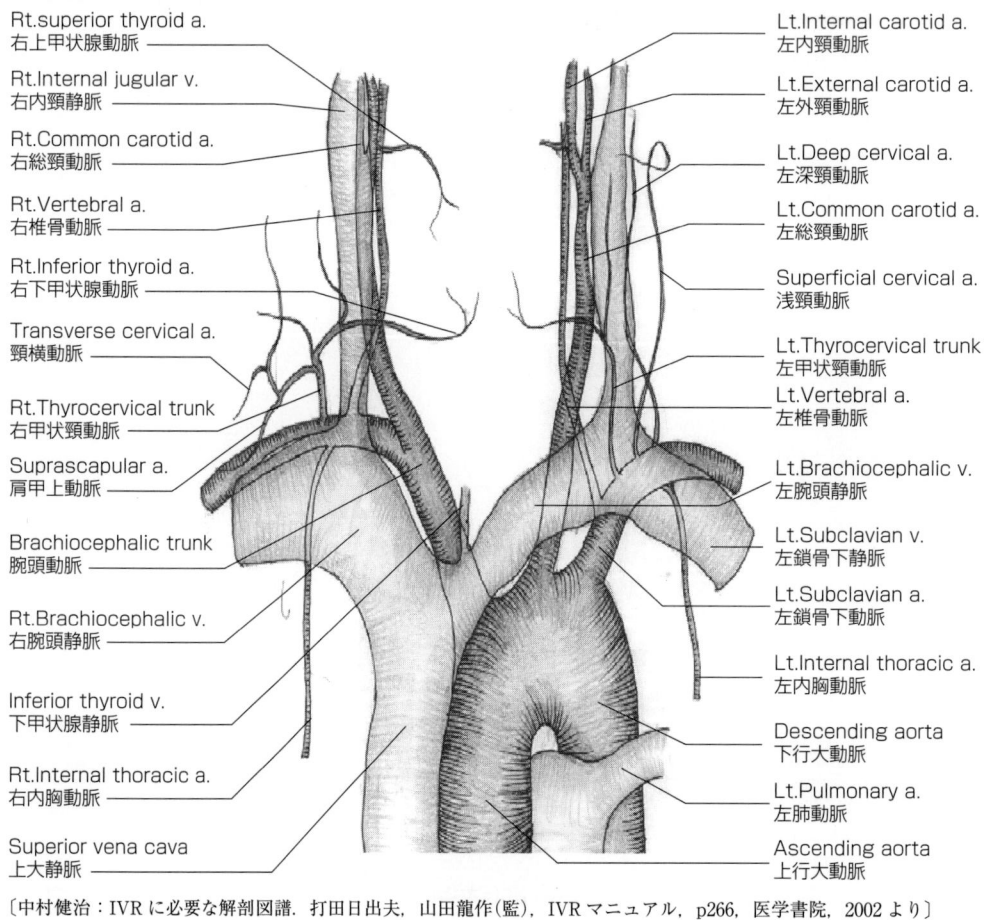

[中村健治:IVRに必要な解剖図譜. 打田日出夫, 山田龍作(監), IVRマニュアル, p266, 医学書院, 2002 より]

## 胸部 気管支（正面，右肺，左肺）

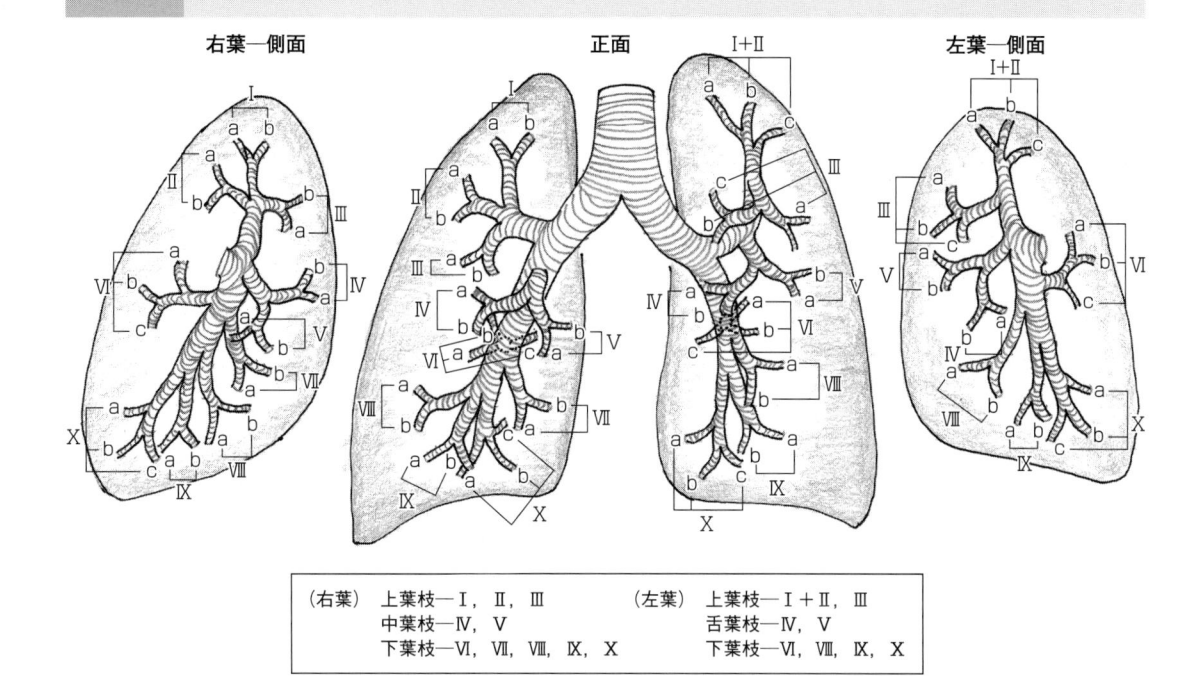

右葉—側面　　　正面　　　左葉—側面

(右葉)　上葉枝—Ⅰ，Ⅱ，Ⅲ　　　(左葉)　上葉枝—Ⅰ＋Ⅱ，Ⅲ
　　　　中葉枝—Ⅳ，Ⅴ　　　　　　　　　　舌葉枝—Ⅳ，Ⅴ
　　　　下葉枝—Ⅵ，Ⅶ，Ⅷ，Ⅸ，Ⅹ　　　　下葉枝—Ⅵ，Ⅷ，Ⅸ，Ⅹ

## 胸部 気管支動脈

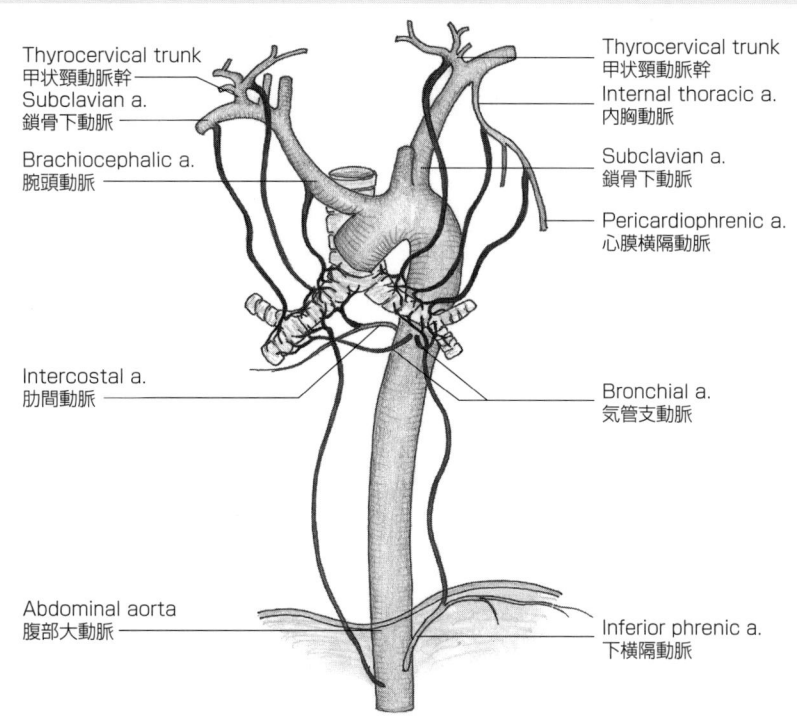

Thyrocervical trunk
甲状頸動脈幹
Subclavian a.
鎖骨下動脈
Brachiocephalic a.
腕頭動脈

Thyrocervical trunk
甲状頸動脈幹
Internal thoracic a.
内胸動脈
Subclavian a.
鎖骨下動脈
Pericardiophrenic a.
心膜横隔動脈

Intercostal a.
肋間動脈

Bronchial a.
気管支動脈

Abdominal aorta
腹部大動脈

Inferior phrenic a.
下横隔動脈

〔中村健治：IVR に必要な解剖図譜．打田日出夫，山田龍作(監)，IVR マニュアル，p275，医学書院，2002 より〕

# 脊髄  脊髄の動脈

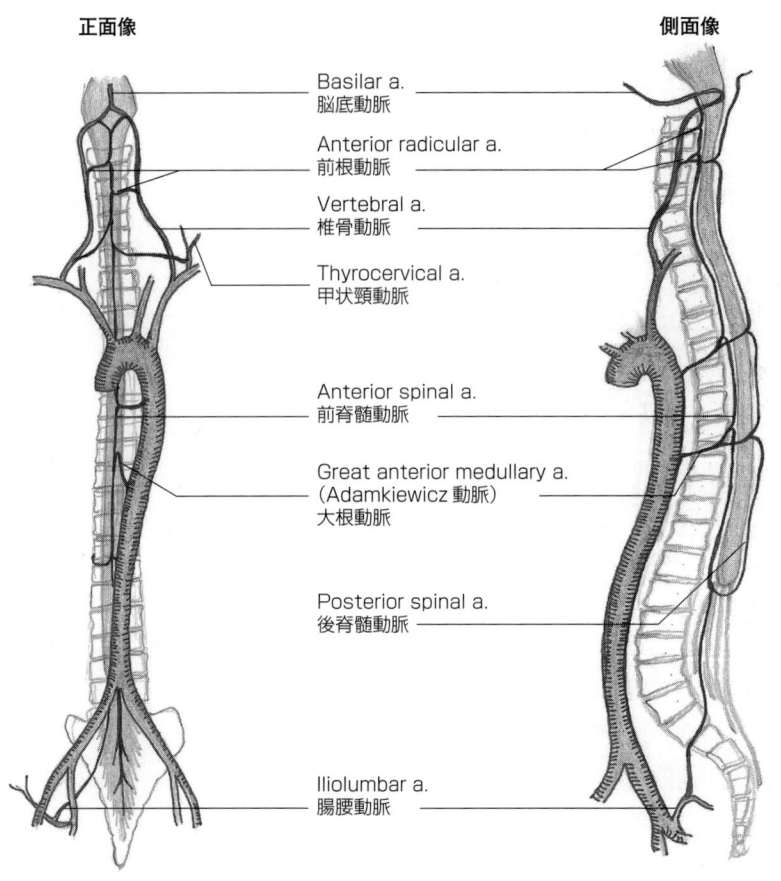

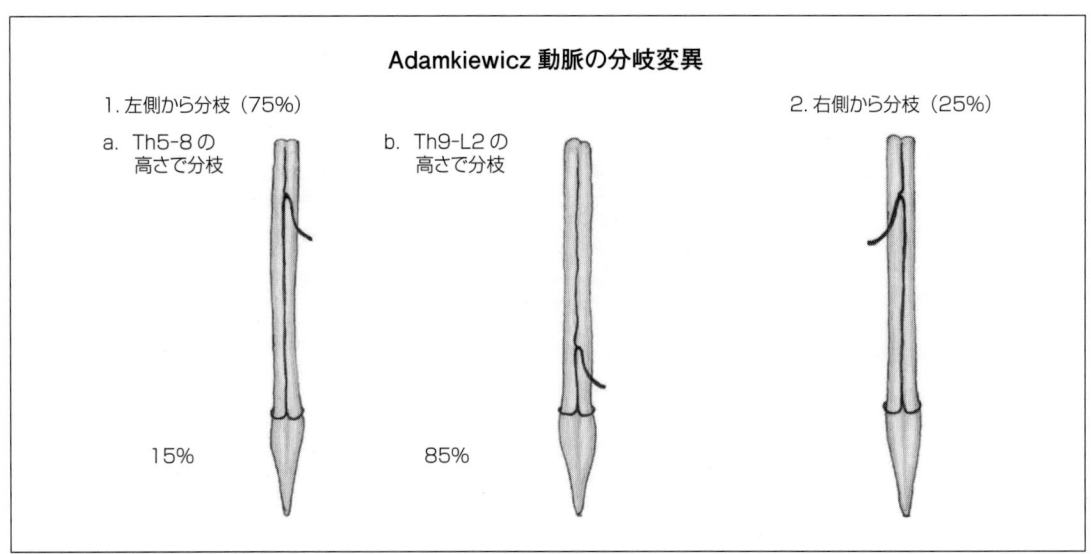

正面像　　側面像

- Basilar a. 脳底動脈
- Anterior radicular a. 前根動脈
- Vertebral a. 椎骨動脈
- Thyrocervical a. 甲状頸動脈
- Anterior spinal a. 前脊髄動脈
- Great anterior medullary a. (Adamkiewicz 動脈) 大根動脈
- Posterior spinal a. 後脊髄動脈
- Iliolumbar a. 腸腰動脈

## Adamkiewicz 動脈の分岐変異

1. 左側から分枝（75%）
   - a. Th5-8 の高さで分枝　15%
   - b. Th9-L2 の高さで分枝　85%
2. 右側から分枝（25%）

〔中村健治：IVR に必要な解剖図譜．打田日出夫，山田龍作（監），IVR マニュアル，p278，医学書院，2002 より〕

# 腹部　腹部の各臓器＋腹部の CT 像

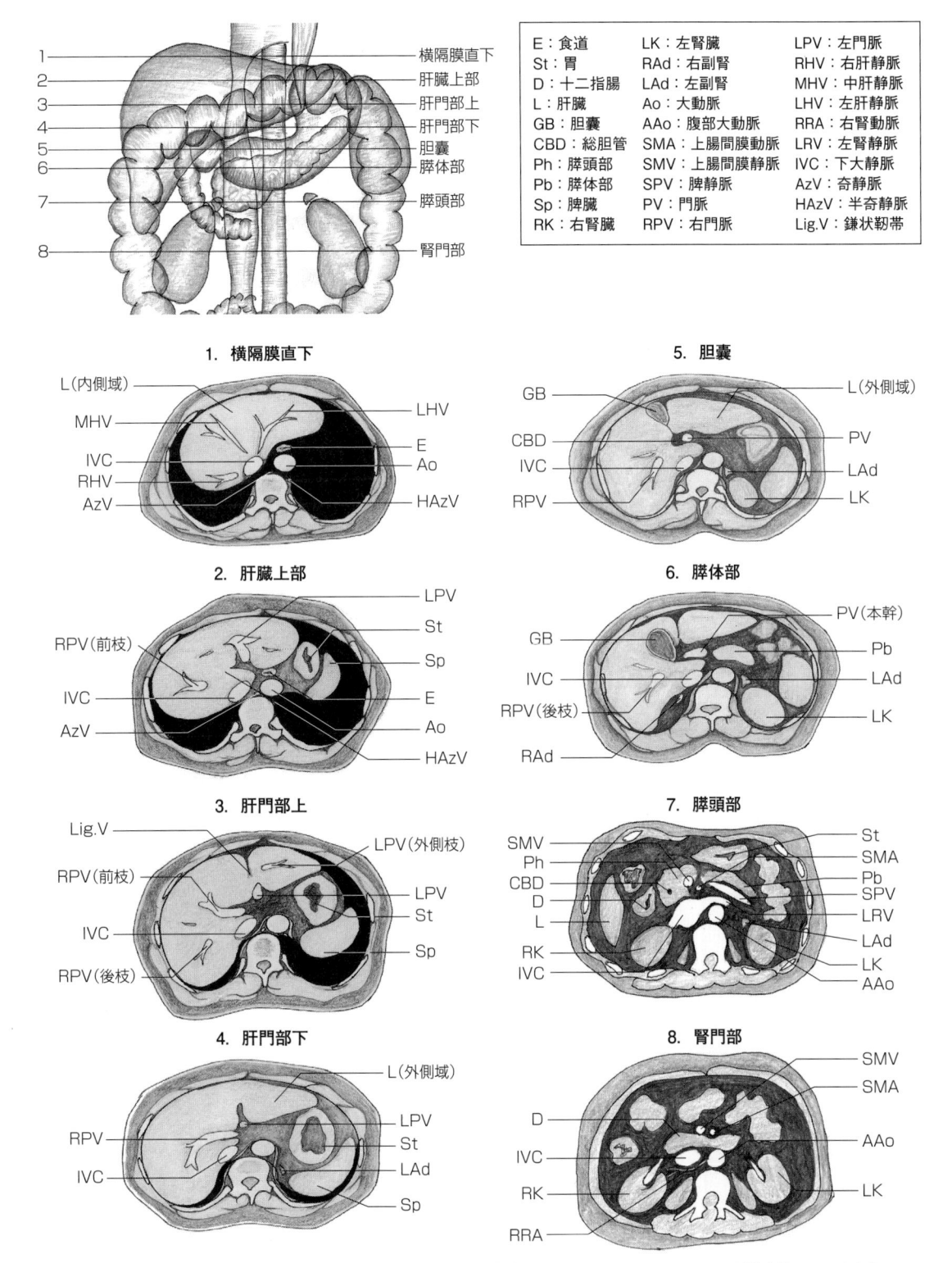

1. 横隔膜直下
2. 肝臓上部
3. 肝門部上
4. 肝門部下
5. 胆嚢
6. 膵体部
7. 膵頭部
8. 腎門部

| | | |
|---|---|---|
| E：食道 | LK：左腎臓 | LPV：左門脈 |
| St：胃 | RAd：右副腎 | RHV：右肝静脈 |
| D：十二指腸 | LAd：左副腎 | MHV：中肝静脈 |
| L：肝臓 | Ao：大動脈 | LHV：左肝静脈 |
| GB：胆嚢 | AAo：腹部大動脈 | RRA：右腎動脈 |
| CBD：総胆管 | SMA：上腸間膜動脈 | LRV：左腎静脈 |
| Ph：膵頭部 | SMV：上腸間膜静脈 | IVC：下大静脈 |
| Pb：膵体部 | SPV：脾静脈 | AzV：奇静脈 |
| Sp：脾臓 | PV：門脈 | HAzV：半奇静脈 |
| RK：右腎臓 | RPV：右門脈 | Lig.V：鎌状靱帯 |

**1. 横隔膜直下**: L(内側域), MHV, IVC, RHV, AzV, LHV, E, Ao, HAzV

**2. 肝臓上部**: LPV, RPV(前枝), St, Sp, IVC, E, AzV, Ao, HAzV

**3. 肝門部上**: Lig.V, LPV(外側枝), RPV(前枝), LPV, IVC, St, RPV(後枝), Sp

**4. 肝門部下**: L(外側域), LPV, RPV, St, IVC, LAd, Sp

**5. 胆嚢**: GB, L(外側域), CBD, PV, IVC, LAd, RPV, LK

**6. 膵体部**: PV(本幹), GB, Pb, IVC, LAd, RPV(後枝), LK, RAd

**7. 膵頭部**: SMV, St, Ph, SMA, CBD, Pb, D, SPV, L, LRV, RK, LAd, IVC, LK, AAo

**8. 腎門部**: SMV, SMA, D, AAo, IVC, RK, LK, RRA

［1〜6 は中村健治：IVR に必要な解剖図譜．打田日出夫，山田龍作（監），IVR マニュアル，p279-280，医学書院，2002 より］

## 腹部　腹部の主要動脈

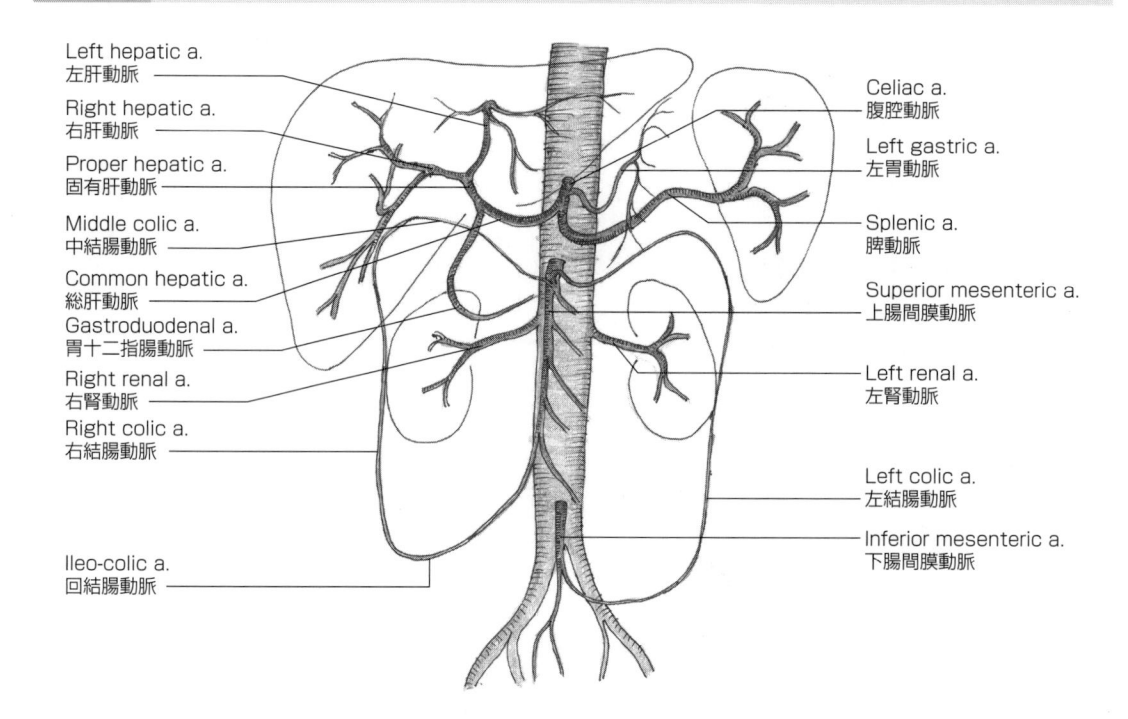

Left hepatic a.
左肝動脈

Right hepatic a.
右肝動脈

Proper hepatic a.
固有肝動脈

Middle colic a.
中結腸動脈

Common hepatic a.
総肝動脈

Gastroduodenal a.
胃十二指腸動脈

Right renal a.
右腎動脈

Right colic a.
右結腸動脈

Ileo-colic a.
回結腸動脈

Celiac a.
腹腔動脈

Left gastric a.
左胃動脈

Splenic a.
脾動脈

Superior mesenteric a.
上腸間膜動脈

Left renal a.
左腎動脈

Left colic a.
左結腸動脈

Inferior mesenteric a.
下腸間膜動脈

## 腹部　腹腔動脈の分岐変異

1. Replace right hepatic artery
（右肝動脈が上腸間膜動脈から分枝）

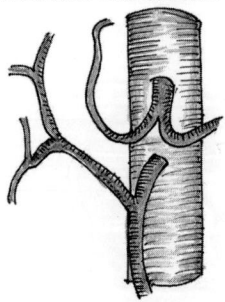

2. Replace left hepatic artery
（左肝動脈が左胃動脈から分枝）

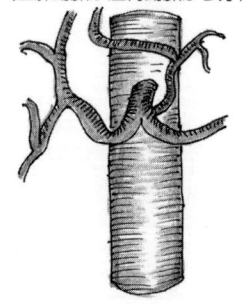

3. Accessory right hepatic artery
（右後枝が上腸間膜動脈から分枝）

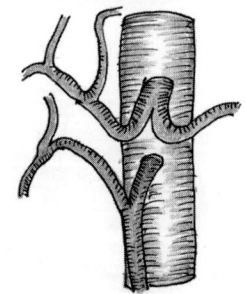

4. Hepato-mesenteric trunk
（総肝動脈が上腸間膜動脈から分枝）

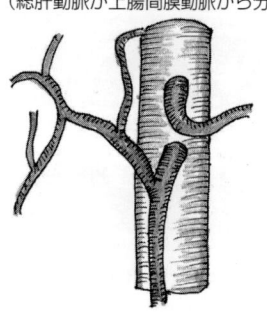

5. Celiaco-mesenteric trunk
（腹腔動脈−上腸間膜動脈が共通幹）

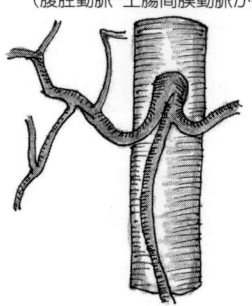

6. 4分枝がばらばらに分岐

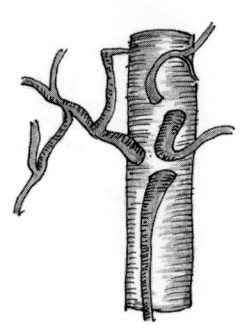

## 腹部　膵の動脈

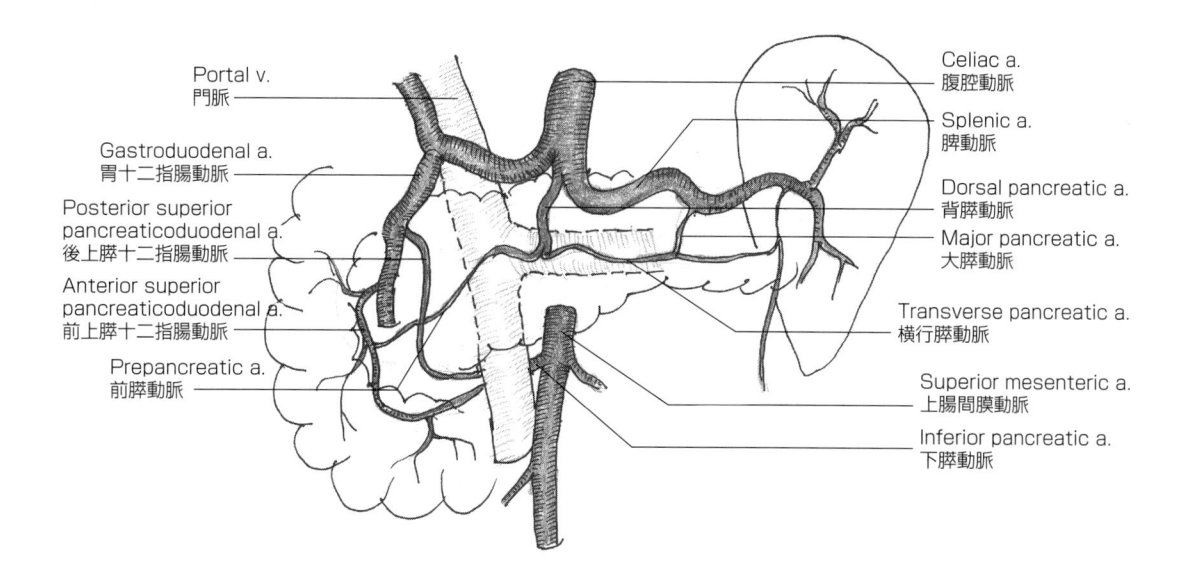

- Portal v. 門脈
- Gastroduodenal a. 胃十二指腸動脈
- Posterior superior pancreaticoduodenal a. 後上膵十二指腸動脈
- Anterior superior pancreaticoduodenal a. 前上膵十二指腸動脈
- Prepancreatic a. 前膵動脈
- Celiac a. 腹腔動脈
- Splenic a. 脾動脈
- Dorsal pancreatic a. 背膵動脈
- Major pancreatic a. 大膵動脈
- Transverse pancreatic a. 横行膵動脈
- Superior mesenteric a. 上腸間膜動脈
- Inferior pancreatic a. 下膵動脈

## 腹部　肝動脈の側副血行路

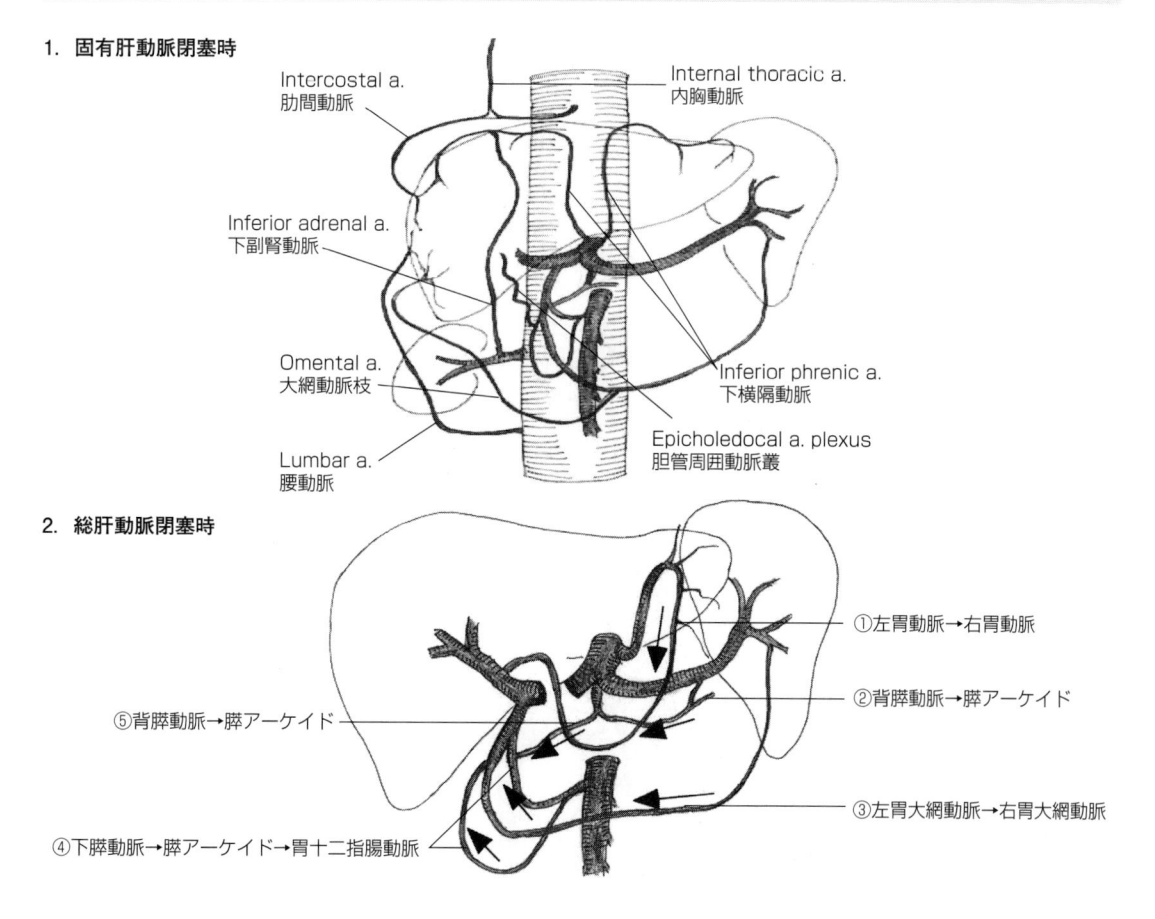

### 1. 固有肝動脈閉塞時

- Intercostal a. 肋間動脈
- Internal thoracic a. 内胸動脈
- Inferior adrenal a. 下副腎動脈
- Omental a. 大網動脈枝
- Inferior phrenic a. 下横隔動脈
- Lumbar a. 腰動脈
- Epicholedocal a. plexus 胆管周囲動脈叢

### 2. 総肝動脈閉塞時

- ①左胃動脈→右胃動脈
- ②背膵動脈→膵アーケイド
- ③左胃大網動脈→右胃大網動脈
- ④下膵動脈→膵アーケイド→胃十二指腸動脈
- ⑤背膵動脈→膵アーケイド

IVR に必要な解剖図譜

## 腹部　胃の動脈

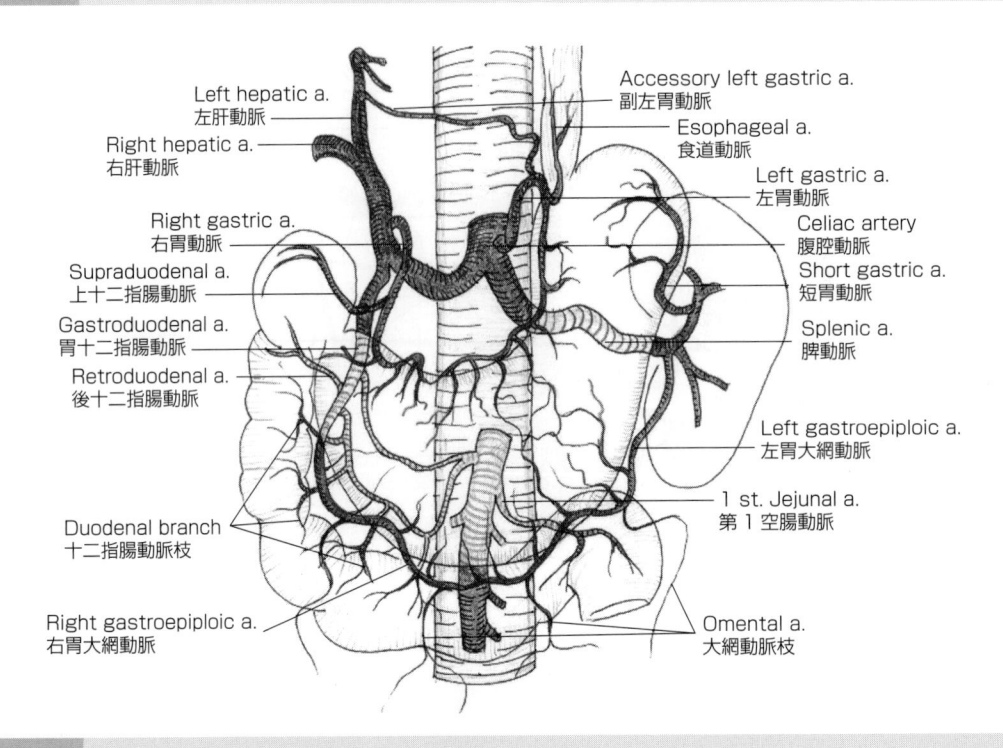

- Left hepatic a. 左肝動脈
- Right hepatic a. 右肝動脈
- Right gastric a. 右胃動脈
- Supraduodenal a. 上十二指腸動脈
- Gastroduodenal a. 胃十二指腸動脈
- Retroduodenal a. 後十二指腸動脈
- Duodenal branch 十二指腸動脈枝
- Right gastroepiploic a. 右胃大網動脈
- Accessory left gastric a. 副左胃動脈
- Esophageal a. 食道動脈
- Left gastric a. 左胃動脈
- Celiac artery 腹腔動脈
- Short gastric a. 短胃動脈
- Splenic a. 脾動脈
- Left gastroepiploic a. 左胃大網動脈
- 1 st. Jejunal a. 第1空腸動脈
- Omental a. 大網動脈枝

## 腹部　小腸・大腸の動脈

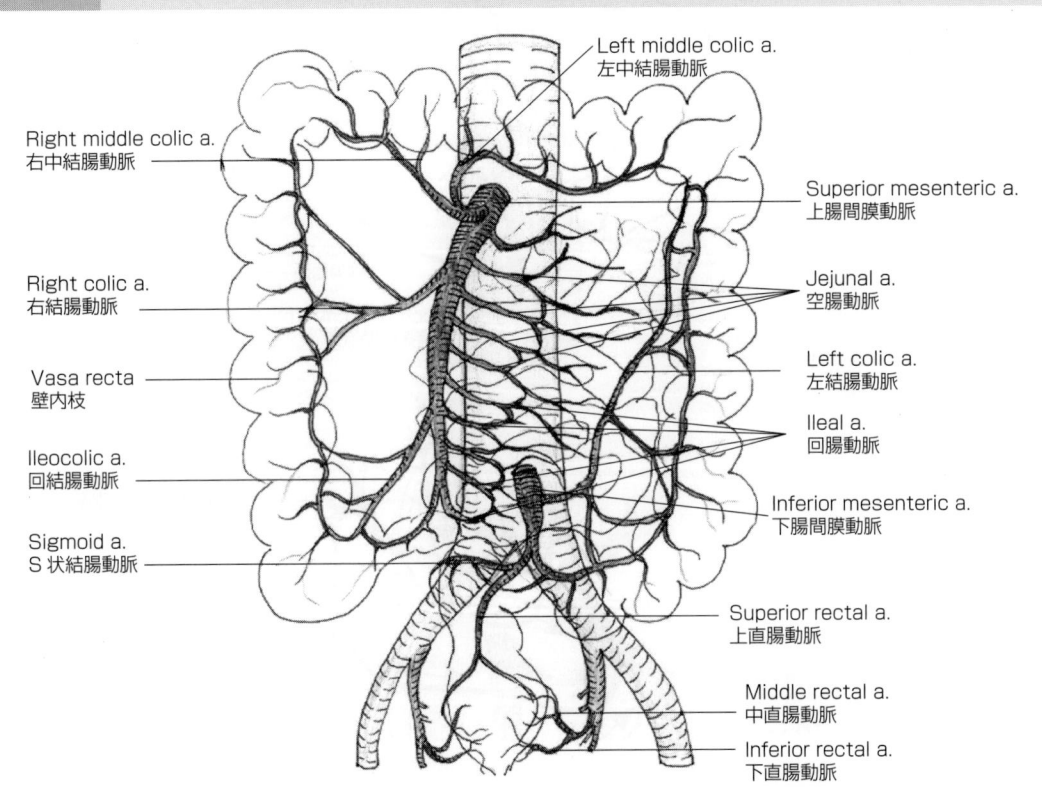

- Right middle colic a. 右中結腸動脈
- Right colic a. 右結腸動脈
- Vasa recta 壁内枝
- Ileocolic a. 回結腸動脈
- Sigmoid a. S状結腸動脈
- Left middle colic a. 左中結腸動脈
- Superior mesenteric a. 上腸間膜動脈
- Jejunal a. 空腸動脈
- Left colic a. 左結腸動脈
- Ileal a. 回腸動脈
- Inferior mesenteric a. 下腸間膜動脈
- Superior rectal a. 上直腸動脈
- Middle rectal a. 中直腸動脈
- Inferior rectal a. 下直腸動脈

## 腹部　右結腸の動脈

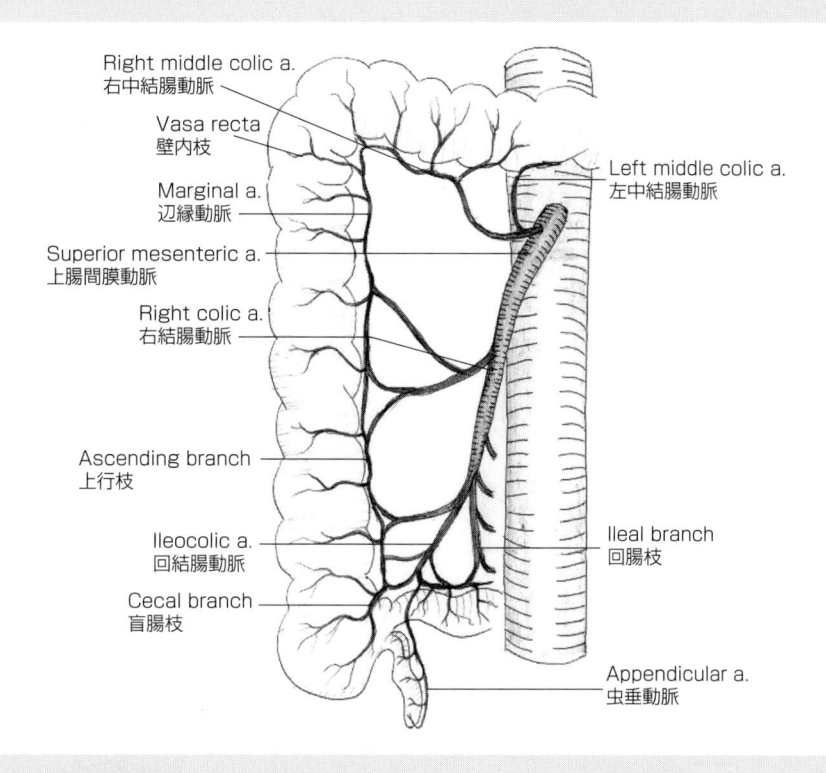

- Right middle colic a. 右中結腸動脈
- Vasa recta 壁内枝
- Marginal a. 辺縁動脈
- Superior mesenteric a. 上腸間膜動脈
- Right colic a. 右結腸動脈
- Ascending branch 上行枝
- Ileocolic a. 回結腸動脈
- Cecal branch 盲腸枝
- Left middle colic a. 左中結腸動脈
- Ileal branch 回腸枝
- Appendicular a. 虫垂動脈

## 腹部　左結腸の動脈

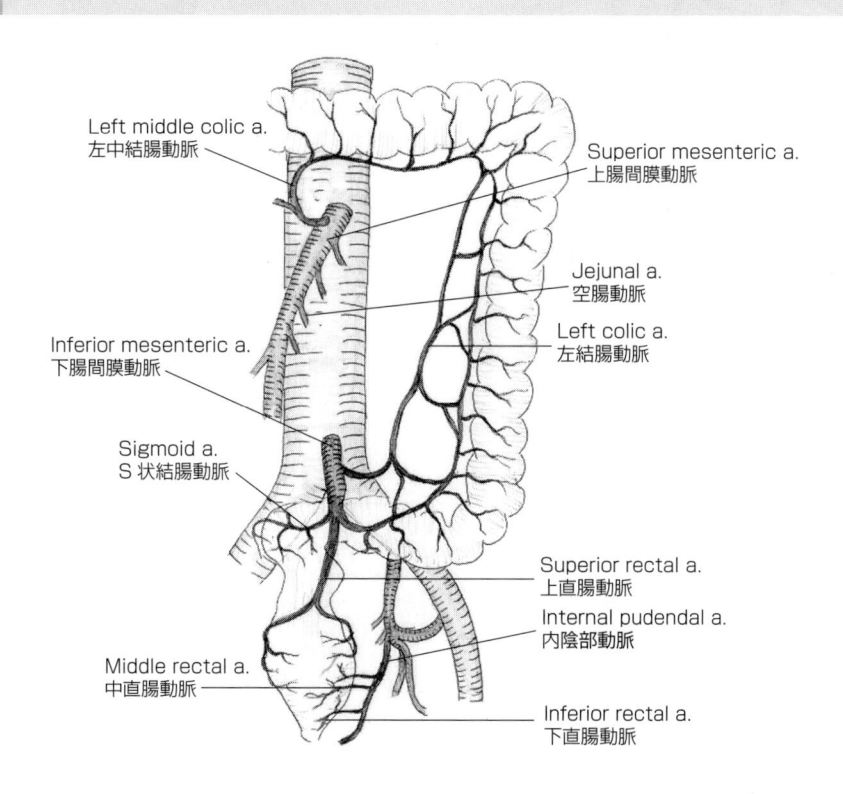

- Left middle colic a. 左中結腸動脈
- Superior mesenteric a. 上腸間膜動脈
- Jejunal a. 空腸動脈
- Left colic a. 左結腸動脈
- Inferior mesenteric a. 下腸間膜動脈
- Sigmoid a. S状結腸動脈
- Superior rectal a. 上直腸動脈
- Internal pudendal a. 内陰部動脈
- Middle rectal a. 中直腸動脈
- Inferior rectal a. 下直腸動脈

IVRに必要な解剖図譜

## 骨盤部 骨盤部のCT像

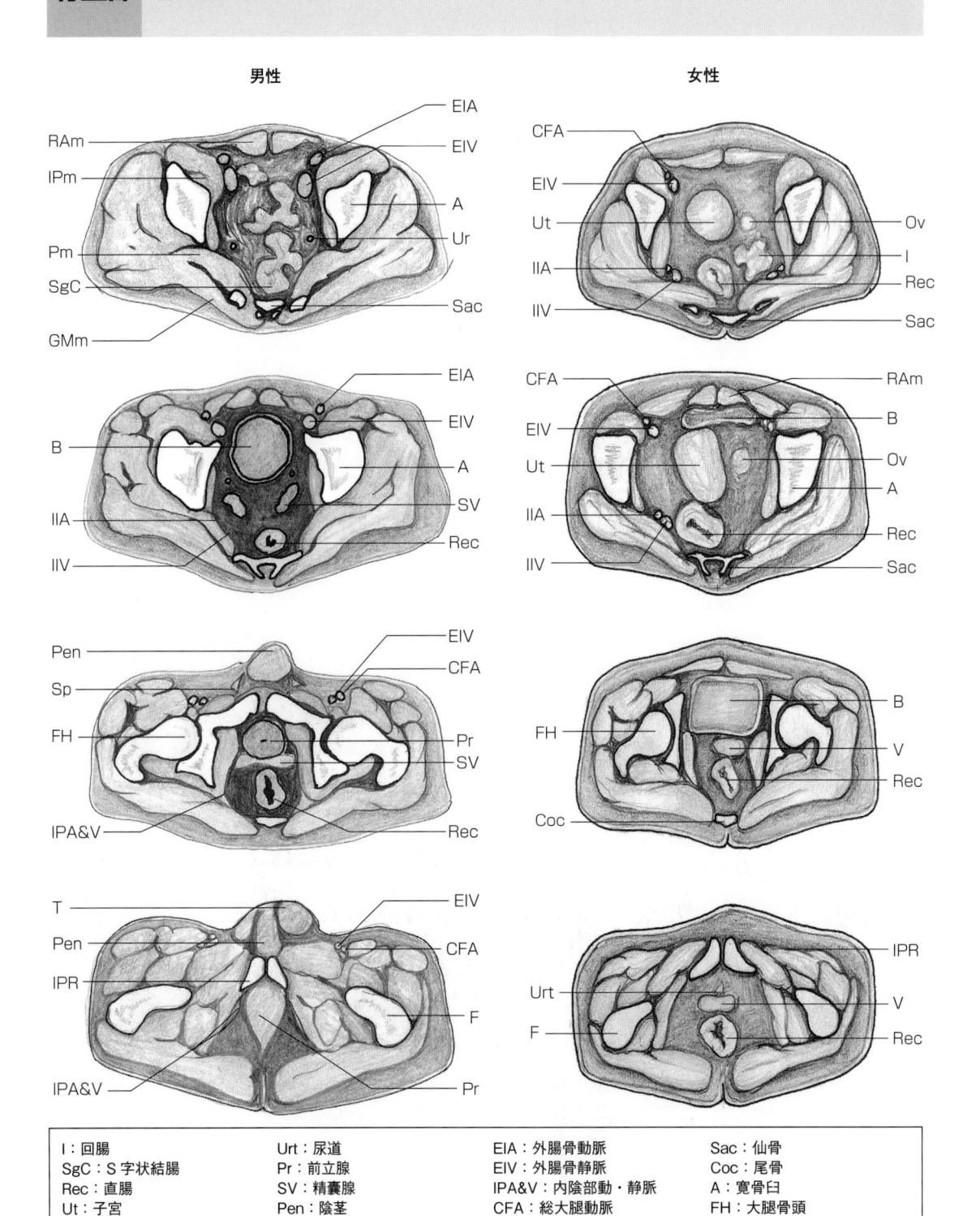

男性　　　　　　　　　　　　　　女性

| | |
|---|---|
| I：回腸 | Sac：仙骨 |
| SgC：S字状結腸 | Coc：尾骨 |
| Rec：直腸 | A：寛骨臼 |
| Ut：子宮 | FH：大腿骨頭 |
| Ov：卵巣 | F：大腿骨 |
| V：腟 | IPR：下恥骨枝 |
| Ur：尿管 | |
| B：膀胱 | |
| Urt：尿道 | EIA：外腸骨動脈 |
| Pr：前立腺 | EIV：外腸骨静脈 |
| SV：精囊腺 | IPA&V：内陰部動・静脈 |
| Pen：陰茎 | CFA：総大腿動脈 |
| Sp：精索 | RAm：腹直筋 |
| T：精巣 | IPm：腸腰筋 |
| IIA：内腸骨動脈 | Pm：梨状筋 |
| IIV：内腸骨静脈 | GMm：大殿筋 |

〔中村健治：IVRに必要な解剖図譜．打田日出夫，山田龍作（監），IVRマニュアル，p290, 291，医学書院，2002より〕

## 下 肢　下肢動脈

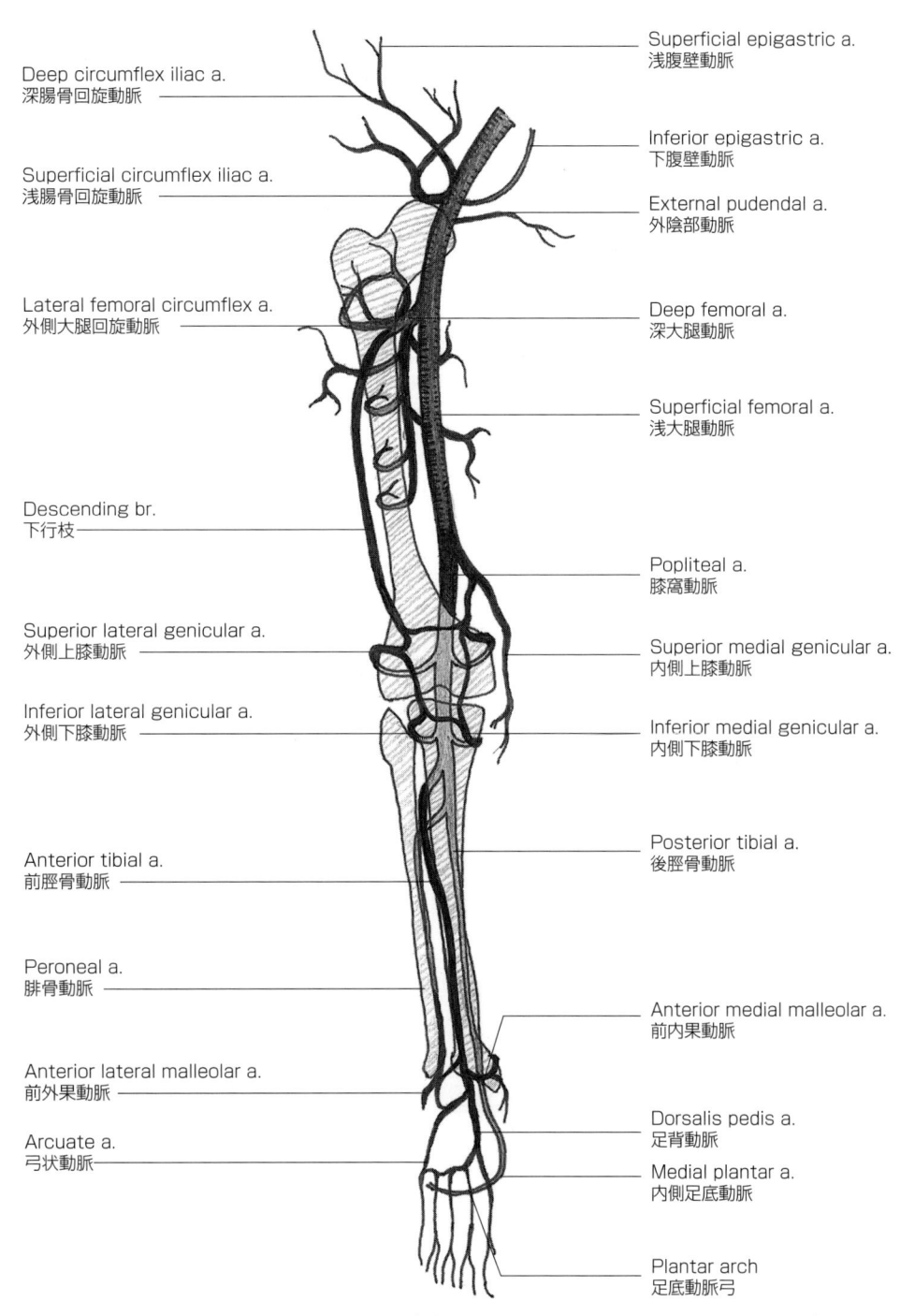

- Deep circumflex iliac a. 深腸骨回旋動脈
- Superficial circumflex iliac a. 浅腸骨回旋動脈
- Lateral femoral circumflex a. 外側大腿回旋動脈
- Descending br. 下行枝
- Superior lateral genicular a. 外側上膝動脈
- Inferior lateral genicular a. 外側下膝動脈
- Anterior tibial a. 前脛骨動脈
- Peroneal a. 腓骨動脈
- Anterior lateral malleolar a. 前外果動脈
- Arcuate a. 弓状動脈

- Superficial epigastric a. 浅腹壁動脈
- Inferior epigastric a. 下腹壁動脈
- External pudendal a. 外陰部動脈
- Deep femoral a. 深大腿動脈
- Superficial femoral a. 浅大腿動脈
- Popliteal a. 膝窩動脈
- Superior medial genicular a. 内側上膝動脈
- Inferior medial genicular a. 内側下膝動脈
- Posterior tibial a. 後脛骨動脈
- Anterior medial malleolar a. 前内果動脈
- Dorsalis pedis a. 足背動脈
- Medial plantar a. 内側足底動脈
- Plantar arch 足底動脈弓

〔中村健治：IVR に必要な解剖図譜．打田日出夫，山田龍作（監），IVR マニュアル，p298，医学書院，2002 より〕

〔中村健治〕

# 看護計画　TACEの治療と看護

肝腫瘍に対する治療としてのTACEは，1人の患者に対し間隔をおいて何度もくり返されることが多く，病気に対する不安は回数を重ねるごとに強くなることもある。よって看護師が患者の疾病の状況とその受容状況を理解し，状況に合わせて観察を行い，話を聴き，看護していくことで患者は安心して治療を受けることができる。

ここでは，TACE治療前・中・後に分けて例題と看護計画を用い看護について説明する。

## TACE前の看護

治療についてのインフォームド・コンセント（IC）が行われるときには，なるべく看護師も一緒に聞き，患者の表情や質問事項など，受け答えは記録に残すようにする。患者の不安が今，一番どこにあるのか，医師とは信頼関係を築けているのかなど，疾病の受容時期の検討の情報となる。患者によっては医師を前にすると何も聞けず，すべて先生にお任せしますと言う人，後から看護師にわからないところを聴いてくる人など，さまざまであるが，看護師は患者のそばに付き添い，医師との連携のもとに，患者が納得し安心して治療に向かえるように援助していく。

【事例】80歳代，男性。TACEは初回入院時の患者の言葉

「初めてのことなので緊張しています。先生からもお話聞いたし，おまかせしますから。よろしくお願いします」。

### 解説

疾病，治療の必要性については理解しているが，初めての治療に対する恐怖感がある。何に対する不安なのかを確認し，要望があれば看護にとり入れていく。また治療中や治療後の臥床安静が保てるのか，排尿障害などがないかの確認を行い，必要であれば尿道留置カテーテルの挿入なども考える。さらに高齢者は安静や鎮痛薬などにより不穏になりやすいため注意が必要である。入院して次の日が治療ということもあるので，外来看護師や医師と連携をとり，患者が安心して治療に向かえるよう配慮していく。看護師とのやりとりは記録に残し，必要があれば検査室看護師へ送る。知識不足や不安に関する看護計画を表1に示す。評価は術後1日目に行う。

## 治療中の看護

治療中の注意は，塞栓による痛みと抗がん剤による副作用が考えられる。痛みの部位，程度はさまざまだが，看護師は患者の苦痛が最小限になるように，細かな表情の観察や，言葉がけを行い，配慮してい

**表1　看護計画**

| 問題点 | 目標 | 観察 | ケア | 説明・指導 |
|---|---|---|---|---|
| #1 初めての治療に関連した知識不足 | ・治療にともなう流れや注意事項を理解し，円滑にTACE治療に臨むことができる | ・理解度<br>・日常生活自立度<br>・床上排泄可能か，頻尿の有無<br>・仰臥位での安静臥床保持したときの腰背部痛の有無 | ・両足背動脈チェック<br>・必要時床上排泄訓練<br>・腰背部痛があれば患者と相談しながら緩和方法の工夫<br>・検査室看護師への引き継ぎ | ・説明用紙を使用し治療前・中・後の流れについて説明する<br>・オリエンテーションでの不明点や疑問点に関する再説明<br>・必要時，医師とのコンタクトをとる |
| #2 不安 | ・不安や心配事などの思いを表出できる | ・表情や言動<br>・夜間睡眠状況<br>・家族の協力の有無 | ・ゆっくりと会話できる時間をもつ<br>・何か訴えがあった場合は傾聴する<br>・必要時，医師の指示による睡眠薬の投与 | |

表2 看護計画

| 問題点 | 目標 | 観察 | ケア | 説明・指導 |
|---|---|---|---|---|
| 検査・治療による副作用・合併症の出現の可能性<br>・キシロカインショック<br>・造影剤の副作用<br>・動脈攣縮<br>・動脈内損傷<br>・血栓，血管塞栓<br>・穿刺部位の血腫<br>・治療薬剤にともなう嘔気，疼痛，血圧低下 | 副作用・合併症症状の出現時，早期に発見され速やかに対処療法を受けることができる | ・血圧，脈拍，呼吸<br>・悪寒，冷感<br>・腹部症状（嘔気，疼痛）<br>・顔色，皮膚色，冷汗<br>・膨隆疹，頭痛<br>・検査前後の足背動脈を触知し，強弱左右差の確認をする | | |
| 不安や緊張の出現の可能性<br>・治療による症状出現 | 不安や緊張が軽減する | ・表情，言動<br>・血圧，脈拍 | ・声かけ，タッチングを行う | ・処置について説明を行う<br>・わからないこと，心配なことは話すよう説明する<br>・異常を思わせる症状や，徴候があればすぐに知らせるように説明する |

表3 看護計画

| 問題点 | 目標 | 観察 | ケア | 説明・指導 |
|---|---|---|---|---|
| 検査・治療による副作用・合併症の出現の可能性<br>・造影剤の副作用<br>・穿刺部位の血腫，出血<br>・治療薬剤にともなう発熱，嘔気，疼痛 | 副作用・合併症症状の出現時，早期に発見され速やかに対処療法を受けることができる | ・穿刺部位出血，腫脹，疼痛の有無。下肢の痺れ，冷感，チアノーゼの有無。足背動脈の触知，左右差の有無。体温，血圧，脈拍，呼吸，悪寒，冷感<br>・腹部症状（嘔気，疼痛）<br>・顔色，皮膚色，冷汗<br>・食事量，水分出納，尿量<br>・発疹，膨隆疹，掻痒感<br>・肝機能検査<br>・黄疸，倦怠感，腹部膨満 | ・必要時食事介助および排尿介助<br>・水分摂取を促す（臥床安静中に飲めるように吸い飲みなどの準備） | ・穿刺側下肢屈曲不可，安静時の説明<br>・異常を思わせる症状や，徴候があればすぐに知らせるように説明する |

く必要がある。行われる処置，治療についてはできる限り説明を行い，不安の軽減に努める。患者は看護師の視線や行動で自分のことを考えてくれているかどうかを判断する。何度もくり返される治療には，初回の印象が大切である。検査室の看護師は病棟看護師，医師と連携をとり，検査中に不安の要因があれば引きつづき看護計画に組み入れ，看護を継続していくことが大切である。

## 検査室での状況

検査室入室，初めてのこともあり患者は緊張で昨晩は眠れず，睡眠薬を使用して入眠した。治療に対する不安，恐怖感があることが病棟看護師から検査室看護師に引き継がれた。治療中は痛みの出現があり鎮痛薬を使用し，痛みはおさまっている。

### 検査終了直後の患者の言葉

「痛みはおさまりました。終わって安心しています」。

### 解説

検査室での看護計画は合併症，副作用があげられる。病棟看護師からの申し送りにあった不安，恐怖感についての計画もあげ看護していく。検査中の看護計画を表2に示す。評価は検査終了時に行い，継続して観察が必要な症状は病棟へ送る。

## 治療後の看護

治療後は主に，穿刺部の出血や血腫を予防し確実に止血を行えるよう穿刺側の下肢の安静保持と，造影剤の副作用の観察，塞栓による疼痛のコントロール，一時的な肝機能低下に関連した腹水や黄疸など

に注意する必要がある。また，稀ではあるが肺血栓塞栓，肝膿瘍，胆管炎，胆嚢炎，肝不全，腎障害，胃十二指腸潰瘍などが出現するおそれがあるので，治療後継続的な観察が重要となる。

### 検査室での状況

検査室看護師から治療による疼痛が出現したが，鎮痛薬の使用で症状はおさまっていることが引き継がれた。

### 検査終了後，帰室した患者の言葉

「痛かったけどだいぶよくなりました。何時に動けるようになりますか？」

### 解説

術後の疼痛，副作用については個人差があるが，患者とよく相談し，がまんせず鎮痛薬や制吐薬を使用し，食事量，水分量の確保に努める。順調に回復することによって次の治療への不安の軽減にもつながる。

術後の看護計画を表3に示す。評価時期は状況によって考える。

以上TACEの看護について述べたが，患者の背景や状態をよく理解したうえで看護計画を立案し，医師や検査室，病棟，その他のコメディカルと連携をとり，患者が安心して治療に臨めるよう援助していく必要がある。

〔豊島順子〕

\*印は必ず記入してください。

《TACE の入院診療計画書》 肝動脈塞栓術を受けられる患者さんへ

患者氏名：　　　　　　　　　様　　\*性別：　　　\*生年月日：　　　　　　　　　　　　交付日：　　　　　　　　（ID：　　　　　）

病名：肝細胞がんに対し、治療が必要です。　　\*入院日：　　　　　\*退院予定日：　　　　　\*入院フロア：

\*看護計画における患者さんへの特記事項

| 推定入院期間 | | \*日付 | 月 日<br>1 日目（入院日） | 月 日<br>2 日目（治療当日） | 月 日<br>3 日目 | 月 日<br>4 日目 | 月 日<br>5 日目 | 月 日<br>6 日目 | 月 日<br>7 日目 | 月 日<br>8 日目 | 月 日<br>9 日目（退院日） |
|---|---|---|---|---|---|---|---|---|---|---|---|
| 検査・手術・治療内容およびリハ計画・看護計画・栄養指導および説明など | 経過 | | | | | | | | | | |
| | 治療・薬剤（点滴・内服） | ・普段飲んでいるお薬を確認させていただきます。<br>・点滴があります。<br>・入院中に、内服、点滴について、薬剤師が説明に同いいます。質問などがありましたら、気軽に声をかけてください。 | ・朝より抗生剤の内服が始まります。治療当日は欠食です。内服は行ってください。<br>・治療中に、左腕へ点滴をします。 | ・点滴があります。 | ・点滴があります。抗生剤の内服は、飲みきり終了です。 | ・点滴があります。 | ・点滴があります。 | ・点滴があります。 | ・点滴があります。 | ・点滴があります。<br>・退院できます。 |
| | 処置 | | | | | | | | | | |
| | 検査 | | | | | | | | ・血液検査、CT 撮影を行い、治療の効果を確認します。 | |
| | 安静度・リハ | ・院内は制限ありません。 | ・治療後 1 時間半は、ベッド上安静です。針を刺したほうの足は、許可ができるまで絶対曲げないでください。1 時間半後、医師の診察があります。出血がなければ歩行ができます。 | ・院内は制限ありません。 | | | | | | |
| | 食事栄養指導 | ・食事が提供されます。<br>・入院中に、食事に関してご質問があれば、栄養士がうかがいます。気分が悪くなどありましたら気軽に声をかけてください。 | ・治療前 1 食は欠食となります。飲水は構いません。・治療後、気分不良などなければ 1 時間後より食事ができます。 | ・食事が提供されます。 | | | | | | |
| | 清潔 | ・制限はありません。シャワー浴ができます。 | ・シャワー浴はできません。 | ・シャワー浴ができます。 | | | | | | |
| | 排泄 | | ・治療の前に尿を採る管を入れます。治療後、医師の許可があれば、1 時間半で尿の管を抜きます。 | ・尿器で排泄ができる方は尿の管を入れなくても構いません。 | | | | | | |
| | 患者さんおよびご家族への説明 | ・入院診療計画書をお渡しします。<br>・医師と看護師から、治療当日の予定を説明します。<br>・治療に必要な物品をご確認します。 | | | | | | | | ・退院療養計画書をお渡しします。決められた日に受診してください。 |
| | 備考 | | | | | | | | | |

\*主治医：　　　　　　　　　　　　　　\*担当看護師：　　　　　　　　　　　　　　\*その他の医療従事者：

\*患者または家族の署名欄：

注 1）病名などは、現時点で考えられるものであり、今後検査などを進めていくに従って変わることがあります。
注 2）入院期間および検査日については、現時点で予測されるものです。

〒781-8555
高知市池 2125-1
高知医療センター
電話 088-837-3000（代）

放射線療法科

# TACEの医療者用クリニカルパス

**パス名**：手・動脈塞栓術（TACE）Ver.3-03　適用期間：○○○○年○月○日～○○○○年○月○日

**患者氏名**：

| 日付 | | 月　日（　） | 月　日（　） | | 月　日（　） |
|---|---|---|---|---|---|
| 手術日(3分割) | | 1日前 | 術前 | 術中 | 術後 | 1日後 |
| イベント | 入院当日 | | 肝動脈塞栓術(TACE) | | | 治療 1日目 |
| アウトカム | 治療の準備ができる | 不安内容を表出できる | 造影剤の副作用にともなう症状を表出できる | | | 合併症がなく順調に経過できる |
| 達成目標 | 治療について十分理解ができる | | | | | |
| メモ | | | | | 疼痛コントロールできる | |
| 観察 | | | | | バイタルサイン：帰室時・1時間後・安静解除後 | バイタルサイン測定：10時、19時 |
| | | | | | 出血（穿刺部）：帰室時・1時間後・安静解除後 | 出血（穿刺部） |
| | | | | 動脈塞栓術 | 末梢動脈触知（左右足背動脈）：帰室時・1時間後・安静解除後 | 末梢動脈触知（左右足背動脈） |
| | | | | | 嘔気：帰室時・1時間後・安静解除後 | 嘔気：7時、10時、14時、19時 |
| | | | | | 疼痛：帰室時・1時間後・安静解除後 | 疼痛：10時、19時 |
| 検査 検体・細菌 | 入院時検査：ABO・Rh 血液型、末梢血液一般、血液像、CRP、総蛋白、アルブミン、GOT、GPT、総ビリルビン、直接ビリルビン、ALP、γ-GTP、コリンエステラーゼ、BUN、クレアチニン、推算GFR、Na、K、Cl、出血時間、PT、APTT、ヘパプラスチンテスト、トロンボテスト、アンモニア、HCV抗体、HBs抗原、AFP、PIVKA-II | | | | | |
| 画像検査 生理検査 輸血検査 | | | | | | |
| 注射 | 入院定期注射：KN3号200mL（モリハパミン200mL）アドフラビン9号1mL ケイツーN10mg/2mL 強ミノC20mL | => | | | | |
| | グラニセトロン3mg/100mL デキサート6.6mg/2mL | | アクチット500mL | | => | |
| 処方 | 待薬案内服管理 | | | 定期処方：クラビット500mg 1錠 ロキソニン60mg 疼痛・発熱時頓服 | => | |
| 処置 | 両側鼠径部除毛：基本的には不要、多い場合のみ 服薬アセスメント 薬剤与薬 | 自立度チェック | | | TACE終了1時間後、放射線科医師による回診・安静解除 | => |
| | 不眠時：アモバン7.5mg 1錠頓服用 | => | | | => | |
| 指示 | | 不眠時：アモバン7.5mg 1錠頓服用 | | | => | |
| | | 悪心・嘔吐時：グラニセトロン産25mg 1日2回まで | | | => | |
| | | 38℃以上発熱時：ボルタレン座25mg 1日2回まで | | | => | |
| | | 38℃以上発熱時：ロキソニン1錠内服 1日3回まで | | | => | |
| | | 疼痛時：ペンタジン15mg+アタP25mg筋注 | | | => | |
| | | 疼痛時：ロピオン50mg+生食100mL（30分） | | | => | |
| | | 便秘時：ブルゼトD2錠 | | | => | |
| | | 便秘時：グリセリン浣腸60mL | | | => | |
| | | 最高血圧180以上：アダラートLカプセル | | | => | |
| | | 静脈ルート：ロック時：生食シリンジ10mL | | | => | |
| 食事 | 給食オーダ | | | | 帰室後より飲水可、気分不良なければ食事開始 | 給食オーダ |
| 排泄 | 腹巻なし | | | | 膀胱カテーテル留置 出棟時留置：男性は床上採泄行える ベッドにてアンビネ室へ搬入 医師の許可にて術後1.5時間後に尿道留置カテーテル抜去 | |
| 活動 | 制限なし | | | | 穿刺側下肢絶対安静、反対側下肢は屈曲可 | シャワー可 |
| 説明・指導 | 血管造影検査・治療オリエンテーション 入院オリエンテーション | 看護必要度チェック 入院診療計画書 出棟時下着、靴下、貴金属など外す | | | 医師診察後、穿刺部出血・バイタル異常なければ安静解除 | 看護必要度チェック |
| 記録 | | | | | | |
| 看護 NICラベル | 手術準備 教育・術前 | | | | 循環対策：動脈触知・出血の有無 疼痛管理 バイタルサイン・モニタリング | 疼痛管理 |
| 備考 | 服薬指導同意 | | | | | |

| 日付 | | 月 日( ) 手術日(3分割) | 月 日( ) 2日後 | 月 日( ) 3日後 | 月 日( ) 4日後 | 月 日( ) 5日後 | 月 日( ) 6日後 | 月 日( ) 7日後 |
|---|---|---|---|---|---|---|---|---|
| | イベント | | 治療2日目 | 治療3日目 | 治療4日目 | 治療5日目 | 治療6日目 | 退院日 |
| 達成目標 | アウトカム | | 合併症がなく順調に経過できる | 合併症がなく順調に経過できる | 合併症がなく順調に経過できる | 合併症がなく順調に経過できる | 退院後の日常生活について自己管理ができる | 退院できる |
| | メモ | | | | | | | |
| 観察 | 観察 | | => | => | => | => | => | |
| | | | => | => | => | => | => | |
| | | | => | => | => | => | => | |
| 検査 | 検体・細菌 | | | | | 検体検査：末梢血液一般、血液像、血糖、CRP、総蛋白、アルブミン、GOT、GPT、総ビリルビン、直接ビリルビン、ALP、LDH、γ-GTP、コリンエステラーゼ、BUN、クレアチニン、Na、K、Cl、アンモニア | | |
| | 画像検査 | | | | | | 効果判定単純CT（肝動脈塞栓術直後に撮影していれば不要） | |
| | 生理検査 | | | | | | | |
| | 内視鏡検査 | | | | | | | |
| | 病理検査 | | | | | | | |
| 治療 | 注射 | | => | => | => | => | => | => |
| | 処方 | | => | => | => | => | => | => |
| | 処置 | | => | => | => | => | => | => |
| 指示 | 指示 | | => | => | => | => | => | => |
| | | | => | => | => | => | => | => |
| | | | => | => | => | => | => | => |
| | | | => | => | => | => | => | => |
| | | | => | => | => | => | => | => |
| | | | => | => | => | => | => | => |
| | | | => | => | => | => | => | => |
| | | | => | => | => | => | => | => |
| 食事 | 食事 | | | | | | | |
| 排泄 | 排泄 | | | | | | | 制限なし |
| 活動 | 活動 | | シャワー浴 | シャワー浴 | シャワー浴 | シャワー浴 | シャワー浴 | |
| 説明・指導 | 説明・指導 | | 看護必要度チェック | 看護必要度チェック | 看護必要度チェック | 看護必要度チェック | 看護必要度チェック | 看護必要度チェック |
| | | | | | | | 生活指導：退院後の生活に対する指導 | 診療情報提供書 |
| 記録 | 記録 | | | | | | 退院計画立案 | |
| 看護 | NICラベル | | 疼痛管理 | 疼痛管理 | 疼痛管理 | 疼痛管理 | | |
| 備考 | 備考 | | | | | | | |

# TACE（術中用クリニカルパス）

年　　　月　　　日

ID

◇持参物品
TACE 当日 8：30 までに放射線科へ
□カルテ

患者入室時
□酸素マスク
□同意書

□糖尿病　□心疾患　□高血圧　□その他（　）
□身体的障害（　難聴　視力　四肢　脊椎変形　）
□テープかぶれ（　有　・　無　）
□術中体位保持 2 時間位（　可　・　不可　）
□薬物アレルギー（　有　・　無　）
□ワ氏　　□HCV　　□HBs 抗原
病名（　　　　　　　　　　　　　　　　）

目標　安全に検査が受けられる

| 手技 | 物品・薬剤 | 看護 |
|---|---|---|
| 入室（申し送り）<br>自動血圧計装着<br>酸素マスク装着（3L）<br>SpO₂ モニター装着<br>皮膚消毒・覆布 | □ルートキープ確認・左<br>　KN3B・ソルラクト（残　　mL）<br><br>□イソジン綿球<br>□生食 500 mL＋ヘパリン 5 mL（大ピッチャー）<br>□造影剤イオパミロン 300（小ピッチャー・インジェクター）<br>□排液（大ピッチャー） | □フルネームで名前確認，検査台移動介助（安楽な体位を工夫）<br>□検査の流れ・注意点を説明，緊張・不安の軽減に努める<br>□義歯・眼鏡・装飾品除去，露出を少なくし保温を確保<br>□血圧計装着（右上肢・10 分ごと）<br>□足背動脈マーク・触知確認〔左右差，足背（ー）なら内果〕<br>□下肢皮膚色の確認（左右差）<br>□尿道カテーテルの確認（希望時病棟で挿入）<br>□臍から大腿部まで大綿球で 2 回消毒（基本は右のみ）<br>　ガウンテクニック介助，アンギオシート掛けの介助 |
| 麻酔<br>切開・穿刺<br>シース挿入<br>カテーテル挿入 | □1％キシロカインシリンジ<br><br>□5.5 Fr　25 cm シースセット<br>□JTS カテーテル/Cook YUN カテーテル | □キシロカインショックの観察（血圧低下，発汗，胸内苦悶）<br>□迷走神経反射のチェック（血圧低下，冷汗，徐脈）<br>□シース挿入時は腹部に力を入れず息を吐くように説明<br>□造影剤注入時は熱感があり，撮影時息止めが長いと説明 |
| 腹腔動脈造影<br>上腸間膜動脈経由門脈造影<br>総肝動脈造影 | □0.035RE ラジフォーカスガイドワイヤー<br>□パルクス 5 μg<br>□マイクロフェレットカテーテル/ミラボー<br>□GT ワイヤー（アングル/W アングル）<br>□2.5 mL ディスポ注射器 | □造影剤の副作用確認（ガーグルベースンの準備）<br>　悪心・嘔吐，発疹，掻痒感，くしゃみ，バイタル<br>　バイタル変動時，医師に報告<br>□パルクス使用時，血圧低下に注意<br>　撮影後は，深呼吸を促す |
| 選択的肝動脈造影<br>TACE<br><br><br>総肝動脈造影 | □三方活栓<br>□リピオドール 10 mL<br>□ファルモルビシン 10 mg<br>□ジェルパート 2 mm 粒<br>□2％リドカイン 1 本<br>□蒸留水 20 mL，造影剤（小ピッチャーより）<br>　抗がん剤溶解・各サイズ注射器 | □一般状態の観察<br>　悪心・嘔吐（カイトリル iv）<br>　心窩部〜右季肋部疼痛（ペンタジン iv）<br>　ジェルパート注入時，症状出現が多い<br>　下横隔動脈 TACE 時は肩への放散痛に注意 |
| 検査終了<br>酸素マスク除去<br>シース抜去<br>止血開始（10〜15 分）<br><br>止血終了<br><br>退室（申し送り） | <br><br><br><br><br>□枕子・エラスチコンで固定<br>□補液残量（　　　mL） | □検査終了の声かけと尿意確認<br>□酸素マスク除去<br>□止血中は腹圧をかけないよう指示<br>□止血状態・血腫の確認<br>□足背（内果・膝窩）動脈触知確認<br>□下肢の皮膚色・しびれの確認<br>□術後安静（安静時間・穿刺脚屈曲不可）の説明 |

安静　□固定バンド 6 時間，穿刺下肢の屈曲不可
　　　□6 時間後から翌朝まではトイレのみ歩行可
　　　□血腫のある人は歩行不可
　　　□水分・食事摂取可能
　　　□遅延性副作用の観察

| TIME | 入室 | | | | | | | | | | | |
|---|---|---|---|---|---|---|---|---|---|---|---|---|
| バイタル | 酸素3L SpO₂ | | | | | | | | | | | |
| | 200 | | | | | | | | | | | |
| | 150 | | | | | | | | | | | |
| | 100 | | | | | | | | | | | |
| | 50 | | | | | | | | | | | |
| ∨ ∧ BP ● P △ 局麻 | | | | | | | | | | | | |
| 造影血管 ①〜⑬を記入 | | | | | | | | | | | | |
| TAE | | | | | | | | | | | | |
| 悪心・嘔吐 | | | | | | | | | | | | |
| 疼痛 （発現時刻下に「+」を記入） | | | | | | | | | | | | |
| 尿量　　　mL | | | | | | | | | | | | |

| 穿刺部位 | 鼠径部（右・左）　その他 | | ① SMA | （上腸間膜動脈） |
|---|---|---|---|---|
| | 開始前（右・左） | 終了時（右・左） | ② SMA-PV | （経上腸間膜動脈的門脈） |
| 下肢皮膚色 | 良/不良　良/不良 | 不変/不良　不変/不良 | ③ Celiac A | （腹腔動脈） |
| 動脈触知 | 良/弱/不　良/弱/不 | 不変/弱/不　不変/弱/不 | ④ CHA | （総肝動脈） |
| 血腫 | 有（直径　　cm）・無 | | ⑤ PHA | （固有肝動脈） |
| 造影剤量 | mL | | ⑥ RHA | （右肝動脈） |
| 注入抗がん剤溶液量 | ファルモルビシン　　mg | | ⑦ LHA | （左肝動脈） |
| | リピオドール　　mL | | ⑧ RHA ant | （右肝動脈）前区域 |
| 抗がん剤総注入量 | mL | | ⑨ RHA post | （右肝動脈）後区域 |
| 動注血管 | | | ⑩ A(1,2,3,4,5,6,7,8) （右肝動脈亜区域枝） | |
| 塞栓血管 | （①〜⑬を記入） | | ⑪ LGA | （左胃動脈） |
| 塞栓物質 | ジェルパート2mm粒 | | ⑫ IPA | （下横隔動脈） |
| アウトカム | 安全に検査が受けられる | | ⑬ GEA | （胃大網動脈） |
| バリアンス | 有　・　無 | | | |
| コメント | | | | |

サイン　施行医：　　/　　技師：　　放射線科看護師：　　/　　病棟看護師：

# 術中投与薬剤

IVR手技中に使用される主な薬剤を記載する。なお，救急薬剤として使用される場合の投与方法については「副作用・合併症とその対策」の項（24ページ）を参照。

## 1. 麻酔薬・鎮痛薬

● 塩酸リドカイン（24頁参照）
① 最近ではシリンジ製剤やポリアンプ製剤が販売されている。
- キシロカイン®注シリンジ 0.5%, 1.0%, 2.0% (10 mL)
- キシロカイン®注ポリアンプ 0.5%, 1.0%, 2.0% (5 mL)

② ポートを留置する皮下ポケット作成時などには，皮下出血を抑える目的でアドレナリン含有の製剤を利用することがある。
- キシロカイン®注射液 0.5%, 1%, 2% エピレナミン (20mL)

● 静注用塩酸リドカイン
① 動脈塞栓術を行う際に血管痛を予防する目的で，塞栓物質を投与する前に注入する場合がある。塞栓血管1本あたり 0.5～1 mL
- 静注用キシロカイン® 2% (5 mL)
- リドカイン®静注用 2% シリンジ (5 mL)

② ただし，薬品添付文書には直接注入による麻酔効果についての記載はない。

● ペンタゾシン
① 前投薬としては使用せず，術中に痛みを訴えてから，もしくは塞栓物質を投与する直前に投与することが多い。
② 筋注または生理的食塩水 100 mL に溶解して点滴静注
- ペンタジン®注射液 15 mg, 30 mg (1 mL)
- ソセゴン®注射液 15 mg, 30 mg (1 mL)

③ 禁忌
- 過敏症
- 頭部傷害
- 頭蓋内圧上昇
- 重篤な呼吸抑制状態

④ 副作用
- 呼吸抑制
- Oddi筋収縮

## 2. 血管収縮薬・昇圧薬

● アドレナリン
① 造影剤などによるアナフィラキシーショック時に投与
② 動静脈奇形の塞栓に際して，あらかじめ直接血管に投与することにより，正常血管を収縮させ異常血管へ塞栓物質を注入しやすくする目的で使用される場合もある。
③ 皮下注・筋注（0.2～1 mL），または生理的食塩水 500 mL に希釈（2 μg/mL）して直接血管に投与
- アドレナリン®注 0.1% シリンジ (1 mL)
- ボスミン® 1 mg (1 mL)

④ 禁忌（原則）
- 過敏症
- 甲状腺機能亢進症
- 糖尿病
- 重症不整脈

⑤ 副作用
- 肺水腫
- 呼吸困難
- 不整脈

● ドパミン塩酸塩
① 急性循環不全（心原性ショック，出血性ショック）で，以下のような急性循環不全状態に使用
- 無尿，乏尿や利尿薬で利尿が得られない状態
- 脈拍数の増加した状態
- 他の強心・昇圧薬による副作用，および効果がない状態

② ドパミン塩酸塩として1分間あたり 1～5 μg/kg を点滴静注し，患者の病態に応じ 20 μg/kg まで増量可。必要に応じて生理的食塩水，5%ブドウ糖注射液などで希釈
- イノバン®注 50 mg, 100 mg, 200 mg

③ 禁忌
- 褐色細胞腫

④副作用
- 麻痺性イレウス
- 末梢虚血
- 不整脈

●バソプレシン
①腹部内臓の細動脈を収縮させ，腸管出血の制御に用いる。
②門脈血流が減少し，一時的に門脈圧が下降するため，門脈圧亢進による食道出血時に用いる。
③腸管出血に対し動脈内に投与する場合は，0.2単位/分から開始する。
- ピトレシン®注射液20バソプレシン単位(1 mL)
④禁忌
- 過敏症
- 狭心症，心筋梗塞
- 慢性腎炎
⑤副作用
- 冠動脈攣縮
- 気管支攣縮
- 下痢，腹痛

## 3．血管拡張薬

●プロスタグランジン E1（25頁参照）
①経上腸間膜動脈門脈造影時，食道静脈瘤を描出するための左胃動脈経由や脾動脈経由門脈造影時に使用する。
②門脈血流が増加するため，膵がんなどで門脈に高度な狭窄や閉塞がある場合，強い腹痛を訴えることがある。

●ニトログリセリン
①カテーテル操作による血管攣縮解除の目的で使用
②冠動脈拡張術や腎動脈拡張術時に血管攣縮予防の目的で使用。本注射液をそのまま，あるいはニトログリセリンとして 0.2 mg をカテーテルを通し速やかに動脈内に投与
- 冠動注用ミリスロール® 0.5 mg/10 mL
③注射液そのまま，または生理的食塩水，5%ブドウ糖液などで 1mL あたり 50～100 μg に希釈し，100～200 μg を血管内に直接投与
- ミリスロール® 1 mg/2 mL
④禁忌
- 緑内障
- 高度な貧血
- 頭部外傷または脳出血

⑤副作用
- 血圧低下
- 頻脈（心室細動，心室頻拍）
- 頭重感

## 4．血栓溶解薬，抗凝固薬，ヘパリン中和薬

●ウロキナーゼ
①閉塞性血管病変に対する血栓溶解
②発症後 10 日以内
③60,000 単位を生理的食塩水 10 mL に溶解し，6,000 単位/mL 溶液を作成し投与
- ウロキナーゼ®冠動注用 12 万単位
- ウロキナーゼ®静注用 24 万単位，6 万単位
④禁忌
- 活動性出血
- 頭蓋内あるいは脊髄術後，または損傷（2か月以内）
- 動脈瘤
- 重篤な意識障害
⑤副作用
- 出血
- 発疹
- 肝機能障害

●ヘパリン
①血管内にカテーテルを挿入する際の血液凝固防止
- 血管の IVR においては，通常 1 時間ごとに 50～70 単位/kg をボーラス注入する。
- ヘパリンナトリウム®注 5,000 単位/5 mL，10,000 単位/10 mL
②PTA やステント留置後の血栓形成予防
- 500 単位/時間の持続投与を 24 時間行う。
③カテーテルなどの機材の洗浄
④リザーバーのフラッシュ
- ヘパリンナトリウムロック用シリンジ 10 単位/mL，100 単位/mL
⑤禁忌
- 過敏症
- 出血している，もしくは可能性のある患者
- 重篤な肝・腎機能障害
- ヘパリン起因性血小板減少症（HIT）の既往
⑥副作用
- 出血
- HIT にともなう血小板減少，血栓症

● プロタミン
① ヘパリン過剰投与時の中和
- ノボ硫酸プロタミン® 静注用 100 mg（10 mL）

② 通常，ヘパリン 1,000 単位に対して，本剤 1.0〜1.5 mL（プロタミン硫酸塩として 10〜15 mg）を投与する。

③ 投与に際しては，通常 1 回につき本剤 5 mL（プロタミン硫酸塩として 50 mg）を超えない量を，生理的食塩水または 5％ブドウ糖注射液 100〜200 mL に希釈し，10 分間以上をかけて徐々に静注する。

④ 禁忌
- 過敏症

⑤ 副作用
- ショック
- 肺高血圧症
- 呼吸困難

## 5．硬化薬

● オレイン酸モノエタノールアミン
① 血管内皮細胞を傷害して血栓形成を促す。

② 静脈瘤出血の止血，および硬化療法に用いる。

③ 1 バイアルあたり 10 mL の注射用水，または非イオン性ヨード造影剤 10 mL を加えて 5％溶液に調製して用いる（5％ EOI）。
- オルダミン注射用 1 g（10 mL）

④ 術後の血尿に対しハプトグロビンが用いられることが多く，日本消化器内視鏡学会 EIS ガイドラインでは推奨されているが，保険適用はない。

⑤ 禁忌
- 過敏症
- ショック状態
- 胃潰瘍，十二指腸潰瘍
- 重篤な心・肺・腎機能障害

⑥ 副作用
- 血尿
- 急性腎不全
- DIC
- 重篤な血栓症
- ARDS，肺水腫

〔森田荘二郎〕

# 略語集

## A

| | | |
|---|---|---|
| AAA | abdominal aortic aneurysm | 腹部大動脈瘤 |
| ACLS | advanced cardiac life support | 二次循環救命処置 |
| ACT | activated clotting time | 活性化全血凝固時間 |
| ADL | activity of daily living | 日常生活動作 |
| AIPD | anterior inferior pancreaticoduodenal artery | 前下膵十二指腸動脈 |
| AIPDV | anterior inferior pancreaticoduodenal vein | 前下膵十二指腸静脈 |
| ALS | advanced life support | 二次救命処置 |
| AMI | acute myocardial infarction | 急性心筋梗塞 |
| AOSC | acute obstructive suppurative cholangitis | 急性閉塞性化膿性胆管炎 |
| ABI(API) | ankle-brachial pressure index | 足関節・上腕最高血圧比 |
| ASO | arteriosclerosis obliterans | 閉塞性動脈硬化症 |
| ASPD | anterior superior pancreaticoduodenal artery | 前上膵十二指腸動脈 |
| ASPDV | anterior superior pancreaticoduodenal vein | 前上膵十二指腸静脈 |
| AVM | arteriovenous malformation | 動静脈奇形 |

## B

| | | |
|---|---|---|
| BAE | bronchial arterial embolization | 気管支動脈塞栓術 |
| BCLS | basic cardiac life support | 一次循環救命処置 |
| BLS | basic life support | 一次救命処置 |
| BMS | bare metallic stent | 膜なし金属ステント |
| B-RTO | balloon occluded retrograde transvenous obliteration | バルーン下逆行性経静脈的塞栓術 |
| BRTV | balloon occluded retrograde transvenography | バルーン閉塞下逆行性静脈造影 |

## C

| | | |
|---|---|---|
| CA | celiac artery | 腹腔動脈 |
| CABG | coronary artery bypass grafting | 冠動脈バイパス移植術 |
| CAS | carotid artery stenting | 頸動脈ステント留置術 |
| CBD | common bile duct | 総胆管 |
| CHA | common hepatic artery | 総肝動脈 |
| CHAI | continuous hepatic arterial infusion | 肝動脈持続動注療法 |
| CHD | common hepatic duct | 総胆管 |
| CHDF | continuous hemodiafiltration | 持続的血液濾過透析 |
| CIA | common iliac artery | 総腸骨動脈 |
| CPA | cardiopulmonary arrest | 心肺機能停止 |
| CPR | cardio-pulmonary resuscitation | 心肺蘇生 |
| CTA | computed tomography arteriography | CT動脈造影 |
| CTAP | computed tomography during arterial portography | 門脈造影下CT |
| CV | central vein | 中心静脈 |

## D

| | | |
|---|---|---|
| DC | direct current shock | 直流通電ショック |
| DDS | drug delivery system | 薬物輸送システム |
| DES | drug-eluting stent | 薬剤溶出性ステント |
| DFA | deep femoral artery | 深大腿動脈 |
| DIC | disseminated intravascular coagulation syndrome | 播種性血管内血液凝固症候群 |
| DSA | digital subtraction angiography | デジタル減算血管造影 |
| DSM | degradable starch microspheres | 微小でんぷん球含有懸濁注入液（スフェレックス） |
| DVT | deep venous thrombosis | 深部静脈血栓症 |

## E

| | | |
|---|---|---|
| EHL | electrohydraulic lithotripsy | 電気水圧衝撃波砕石法 |
| EIA | external iliac artery | 外腸骨動脈 |
| EMS | expandable metallic stent | 自己拡張型金属ステント |
| ENBD | endoscopic naso-biliary drainage | 内視鏡的経鼻胆道ドレナージ |
| EO | ethanolamine oleate | オレイン酸モノエタノールアミン（オルダミン） |
| EOI | ethanolamine oleate mixed with iodinated contrast media | 非イオン性造影剤含有オレイン酸モノエタノールアミン |
| ERCP | endoscopic retrograde cholangio-pancreatography | 内視鏡的逆行性胆管膵管造影 |
| EST | endoscopic sphincterotomy | 内視鏡的乳頭括約筋切開術 |
| ESWL | extracorporeal shock-wave lithotripsy | 体外衝撃波結石破砕術 |
| EVL | endoscopic variceal ligation | 内視鏡的静脈瘤結紮術 |

## F

| | | |
|---|---|---|
| FA | femoral artery | 大腿動脈 |
| FAST | focused assessment with sonography for trauma | 外傷の初期診療における迅速簡易超音波検査法 |
| FMD | fibromuscular dysplasia | 線維筋性異形成 |

## G

| | | |
|---|---|---|
| GB | gallbladder | 胆囊 |
| GDA | gastroduodenal artery | 胃十二指腸動脈 |
| GDC | guglielmi detachable coil | 電気式離脱型コイル |

## H

| | | |
|---|---|---|
| HA | hepatic artery | 肝動脈 |
| HCC | hepatocellular carcinoma | 肝細胞がん |
| HIT | heparin induced thrombocytopenia | ヘパリン起因性血小板減少症 |
| HV | hepatic vein | 肝静脈 |

## I

| | | |
|---|---|---|
| IABP | intra-aortic balloon pumping | 大動脈バルーンパンピング |
| IC | informed consent | インフォームド・コンセント |
| ICA | internal carotid artery | 内頸動脈 |
| ICRP | International Commission on Radiological Protection | 国際放射線防護委員会 |
| IDC | interlocking detachable coil | メカニカル離脱型コイル |
| IHBD | intrahepatic bile duct | 肝内胆管 |
| I.I. | image intensifier | 映像増強管 |
| IIA | internal iliac artery | 内腸骨動脈 |
| IMA | inferior mesenteric artery | 下腸間膜動脈 |
| IMV | inferior mesenteric vein | 下腸間膜静脈 |
| IPA | inferior phrenic artery | 下横隔動脈 |
| IPD | inferior pancreaticoduodenal artery | 下膵十二指腸動脈 |
| IVC | inferior vena cava | 下大静脈 |
| IVR | interventional radiology | インターベンショナルラジオロジー |
| IVUS | intravascular ultrasonography | 血管内超音波 |

## L

| | | |
|---|---|---|
| LC | liver cirrhosis | 肝硬変症 |
| LCA | left coronary artery | 左冠動脈 |
| LGA | left gastric artery | 左胃動脈 |
| LHA | left hepatic artery | 左肝動脈 |
| LHV | left hepatic vein | 左肝静脈 |

## M

| | | |
|---|---|---|
| MCA | middle cerebral artery | 中大脳動脈 |
| MDCT | multidetector CT | 多列検出器コンピュータ断層撮影 |
| MHV | middle hepatic vein | 中肝静脈 |
| MNMS | myonephropathic metabolic syndrome | 筋腎代謝症候群 |
| MRCP | magnetic resonance cholangiopancreatography | MR胆管膵管造影 |
| MRSA | methicillin resistant *Staphylococcus aureus* | メチシリン耐性黄色ブドウ球菌 |

## N

| | | |
|---|---|---|
| NBCA | N-butyl cyanoacrylate | N-ブチルシアノアクリレート（ヒストアクリル） |
| NSAID | nonsteroidal anti-inflammatory drug | 非ステロイド性抗炎症薬 |

## P

| | | |
|---|---|---|
| PAG | pelvic angiography | 骨盤内血管造影 |
| PCI | percutaneous coronary intervention | 経皮的冠動脈インターベンション治療 |
| PCPS | percutaneous cardiopulmonary support | 経皮的心肺補助装置 |
| PE | pulmonary embolism | 肺塞栓（症） |
| PEG | percutaneous endoscopic gastrostomy | 経皮的内視鏡的胃瘻造設術 |
| PEIT | percutaneous ethanol injection therapy | 経皮的エタノール注入療法 |
| PET | positron emission (computerized) tomography | ポジトロンエミッションCT, 陽電子放射線型断層撮影 |
| PHA | proper hepatic artery | 固有肝動脈 |
| PIPD | posterior inferior pancreatoduodenal artery | 後下膵十二指腸動脈 |
| PIPDV | posterior inferior pancreatoduodenal vein | 後下膵十二指腸静脈 |
| PMCT | percutaneous microwave coagulation therapy | 経皮的マイクロ波凝固療法 |
| PNS | percutaneous nephrostomy | 経皮的腎瘻造設術 |
| PS | performance status | 全身状態 |
| PSE | partial splenic embolization | 部分的脾動脈塞栓術 |
| PSPD | posterior superior pancreatoduodenal artery | 後上膵十二指腸動脈 |
| PSPDV | posterior superior pancreatoduodenal vein | 後上膵十二指腸静脈 |
| PSV | peak systolic velocity | 収縮期最高流速 |
| PTA | percutaneous transluminal angioplasty | 経皮経管血管形成術 |
| PTBD | percutaneous transhepatic biliary drainage | 経皮経肝的胆道ドレナージ |
| PTC | percutaneous transhepatic cholangiography | 経皮経肝的胆道造影 |
| PTCA | percutaneous transluminal coronary angioplasty | 経皮的冠動脈形成術 |

|  |  |  |
|---|---|---|
| PTCD | percutaneous transhepatic cholangiodrainage | 経皮経肝的胆道ドレナージ |
| PTCS | percutaneous transhepatic cholangioscopy | 経皮経肝的胆道鏡検査 |
| PTEG | percutaneous transesophageal gastrotubing | 経皮経食道胃管挿入術 |
| PTGBD | percutaneous transhepatic gallbladder drainage | 経皮経肝的胆囊ドレナージ |
| PT-INR | prothrombin time-international normalized ratio | プロトロンビン時間国際標準比 |
| PTO | percutaneous transhepatic obliteration | 経皮経肝的静脈瘤塞栓術 |
| PTP | percutaneous transhepatic portography | 経皮経肝的門脈造影 |
| PTPE | percutaneous transhepatic portal vein embolization | 経皮経肝的門脈塞栓術 |
| PTRA | percutaneous transluminal renal angioplasty | 経皮的腎動脈形成術 |
| PTS | percutaneous transhepatic sclerotherapy | 経皮経肝的静脈瘤塞栓術 |
| PV | portal vein | 門脈 |
| PVA | polyvinyl alcohol | ポリビニルアルコール |
| PVC (VPC) | premature ventricular contraction | 心室性期外収縮 |
| PVP | percutaneous vertebroplasty | 経皮的椎体形成術 |

### Q
| QOL | quality of life | 生(生活)の質 |

### R
| RA | renal artery | 腎動脈 |
| RA | right atrium | 右心房 |
| RCA | right coronary artery | 右冠動脈 |
| RCC | renal cell carcinoma | 腎(細胞)がん |
| RFA | radiofrequency ablation | ラジオ波凝固療法 |
| RGA | right gastric artery | 右胃動脈 |
| RHA | right hepatic artery | 右肝動脈 |
| RHV | right hepatic vein | 右肝静脈 |
| RV | renal vein | 腎静脈 |

### S
| SA | splenic artery | 脾動脈 |
| SAM | segmental arterial mediolysis | 分節性動脈中膜融解 |
| $SaO_2$ | saturation of arterial oxygen | 動脈血酸素飽和度 |
| SFA | superficial femoral artery | 浅大腿動脈 |
| SMA | superior mesenteric artery | 上腸間膜動脈 |
| SMV | superior mesenteric vein | 上腸間膜静脈 |
| $SpO_2$ | saturation of pulse-oximetry oxygen | 経皮的酸素飽和度 |
| SVC | superior vena cava | 上大静脈 |

### T
| TAA | thoracic aortic aneurysm | 胸部大動脈瘤 |
| TACE | transarterial chemoembolization | 動脈化学塞栓術 |
| TAE | transcathether arterial embolization | 経カテーテル的動脈塞栓術 |
| TAI | transcatheter arterial infusion | 経カテーテル的抗がん剤動注療法 |
| TBLB | transbronchial lung biopsy | 経気管支の肺生検 |
| TIPS | transjugular intrahepatic portsystemic shunt | 経頸静脈的肝内門脈静脈短絡術 |

### U
| UAE | uterine artery embolization | 子宮動脈塞栓術 |
| UK | urokinase | ウロキナーゼ |
| US | ultrasonography | 超音波検査 |

### V
| VAS | visual analogue scale | ビジュアルアナログスケール |

# 文 献

- 森田荘二郎：IVRについての基礎的知識．総合消化器ケアサポートブック，日総研出版，2002．
- 厚生労働省：診療情報の提供等に関する指針，2003．9．(http://wwwhourei.mhlw.go.jp/hourei/doc/tsuchi/150916-b.pdf)
- 国立国語研究所「病院の言葉」委員会：病院の言葉を分かりやすく―工夫の提案，勁草書房，2009．(http://www.kokken.go.jp/byoin/)
- 田中まゆみ：ハーバードの医者づくり，医学書院，2002．
- 森田荘二郎のホームページ．(http://www2.biglobe.ne.jp/~msojiro/)
- 吉川公彦，中川裕之，阪口　浩，ほか：IVRにおけるリスクマネージメント．日獨医報49：S47-S62，2004．
- 坂本篤裕：造影剤による急性副作用に対する処置．日獨医報49：S95-S103，2004．
- 草間朋子：放射線防護マニュアル―安全な放射線診断・治療を求めて，第2版．日本医事新報社，2004．
- 柏田陽子，中村　豊：医療被ばく―患者とどのように向き合い伝えていくか，日本放射線技師会出版会，2005．
- 日本アイソトープ協会：放射線・アイソトープを取扱う前に―教育訓練テキスト，丸善，2005．
- 大野和子，粟井一夫：医療放射線防護の常識・非常識，インナービジョン，2007．
- 京滋IVR懇話会：ナースのためのIVRの実際と看護，日本シエーリング，2007．
- 東京医科大学病院看護部教育委員会：急変・院内救急実践ハンドブック―最新知識と事例で学ぶ症状把握から救命処置まで，中央法規，2005．
- 森田孝子，岡元和文：認定看護師に学ぶ救急看護の手技Q&A，総合医学社，2008．
- American Heart Association(日本蘇生協議会訳)：BLSヘルスケアプロバイダーマニュアル日本語版(AHAガイドライン2005準拠)，シナジー，2008．
- 南都伸介(監)：閉塞性動脈硬化症(PAD)診療の実践―間欠性跛行に対するアプローチ，南江堂，2009．
- 横井良明，河原田修身(編)：重症虚血肢の診断と治療，メディアルファ，2007．
- 中村正人(編)：末梢血管インターベンション，医学書院，2007．
- NPO法人日本臨床腫瘍学会(編)：オンコロジック・エマージェンシー．新臨床腫瘍学，p694-696，南江堂，2006．
- 肺血栓塞栓症/深部静脈血栓症(静脈血栓塞栓症)予防ガイドライン作成委員会：肺血栓塞栓症/深部静脈血栓症(静脈血栓塞栓症)予防ガイドライン，http://www.jasper.gr.jp/guideline2/index.html，2004．
- 山田章吾，高橋昭喜(監)，石橋忠司(編)：改訂版IVR手技・合併症とその対策，メジカルビュー，2005．
- 荒井保明(編)：がん診療におけるInterventional Radiology，南江堂，2001．
- 木村謙太郎，松尾ミヨ子(監)：Nursing Selection(①呼吸器疾患)，学研，2003．
- 土屋一洋，古井　滋(監)，神武　裕(編)：画像診断Key Words Index 2―IVRのキーワード175，メジカルビュー，2003．
- 荒井保明，森田荘二郎，ほか(編著)：中心静脈ポートの使い方―安全挿入・留置・管理のために，南江堂，2008．
- 打田日出夫，山田龍作(監)，栗林幸夫，中村健治，廣田省三，吉岡哲也(編)：IVRマニュアル，医学書院，2002．
- 佐藤憲明(編)：ドレナージ管理&ケアガイド，中山書店，2008．
- 永井秀雄，中村美鈴(編)：見てわかるドレーン&チューブ管理，学研，2006．
- 窪田敬一(編)：ナースのための最新全科ドレーン管理マニュアル，照林社，2008．
- 宮坂和夫，道谷英子(編)：放射線科エキスパートナーシング，改訂第2版．南江堂，2005．
- 落合慈之(監)：消化器疾患ビジュアルブック，学研，2009．
- 橋本東児：腎瘻造設．宗近宏次(編)，IVR―器材と手技・ポイント，p156-159，メジカルビュー，2001．
- 神戸大学医学部附属病院看護部：看護診断・共同問題によるすぐに役立つ標準看護計画，照林社，2005．

# 和文索引

5% EOI ……………………… 120

## あ

アスピリン ……………………… 38
アタラックス P ………… 24, 38
アトクイック ……………………… 38
アドレナリン …………………… 268
アメリカ心臓学会の冠動脈
　分類 ……………………………… 59
アンカバード(ベアー)ステ
　ント ………………………… 11, 196
安全看護 …………………………… 12
アンダーテーブルチューブ
　方式 ……………………………… 33
アンペック座薬 ………………… 38
安楽看護 …………………………… 12
アンラベル(ほどけ) ………… 44

## い・う

一時的塞栓物質 ………………… 7
一時的フィルター …………… 106
胃の動脈 ………………………… 256
イノバン ………………………… 268
医療被ばく ……………………… 30
インフォームド・コンセント … 20
ウロキナーゼ ………… 145, 269

## え

永久塞栓物質 …………………… 8
永久フィルター ……………… 106
液体塞栓物質 …………………… 8
エタノール TAE ……………… 167
エタノール局注療法 ………… 179
塩酸リドカイン ……………… 268

## お

オクルージョン(閉塞用)バ
　ルーン …………………………… 7
オスピタン ………………………… 38
オーバーテーブルチューブ
　方式 ……………………………… 33
オプソ内服液 …………………… 38
オルダミン注射用 …………… 270
オレイン酸モノエタノール
　アミン …………………… 8, 270

## か

回収可能フィルター ………… 106
ガイディングカテーテル ……… 7
ガイドワイヤー …………………… 7

過灌流症候群 …………………… 53
拡張用バルーン ………………… 7
確定的影響 ……………………… 30
確率的影響 ……………………… 30
下肢動脈 ………………………… 259
下大静脈症候群 ……………… 103
下大静脈フィルター留置術 … 106
カテーテルアブレーション … 66
カテーテル断裂 ……………… 114
カテーテル破損 ……………… 114
カバードステント ……… 11, 196
肝・脾・腎損傷分類 ………… 241
看護計画 ………………………… 260
肝細胞がん …………………… 179
患者・家族のサポート ……… 12
患者誤認防止 …………………… 13
患者被ばく ……………………… 30
患者モニタリング ……………… 13
肝腫瘍アブレーション …… 179
肝性脳症 ………………………… 130
感染管理 …………………………… 13
肝臓の血行動態 ……………… 164
冠動注用ミリスロール …… 269
肝動注リザーバー …………… 175
冠動脈形成術 …………………… 60
肝動脈の 1 本化 ……………… 173
肝動脈の側副血行路 ……… 255
肝嚢胞アブレーション …… 186
肝膿瘍ドレナージ …………… 185

## き

気管・気管支ステント留置術 … 74
気管支 …………………………… 251
気管支動脈 …………………… 251
気管支動脈塞栓術 …………… 77
気胸 ………………………………… 71
キサンボン ……………………… 52
キシロカイン …………………… 24
偽動脈瘤 ………………………… 26
逆血の確認 …………………… 115
救急カート ……………………… 34
吸収線量(グレイ：Gy) …… 31
急性膵炎 ………………………… 200
急性放射線障害 ……………… 31
金属コイル ……………………… 8

## く

空気塞栓 …………………… 71, 72
クリニカルパス ……………… 264
グレイ(Gy) ……………………… 31

## け

経頸静脈的肝内門脈静脈短
　絡術 …………………………… 128
頸動脈ステント留置術 ……… 51
経皮経肝的静脈瘤塞栓術 … 119
経皮経肝的胆管結石除去術 … 201
経皮経肝的胆道ドレナージ
　………………………………… 188, 189
経皮経肝的胆嚢ドレナージ
　………………………………… 188, 191
経皮経肝的門脈塞栓術 …… 131
経皮経食道胃管挿入術 …… 155
経皮的冠動脈インターベン
　ション ………………………… 59
経皮的肝膿瘍ドレナージ … 183
経皮的腎瘻造設術 …………… 216
経皮的生検 …………………… 177
経皮的肺生検 ………………… 71
経皮的リザーバー留置術 … 172
頸部の主要な動・静脈 …… 250
血圧コントロール …………… 91
血管系 IVR ……………………… 2
── における看護 …………… 17
血管穿孔 …………………………… 27
血管造影用カテーテル ……… 7
血管塞栓用ビーズ ……………… 8
血管内異物除去術 …………… 116
血管迷走神経反射 …………… 29
血管攣縮 …………………………… 26
血栓性静脈炎 ………………… 114
血栓塞栓 ………………………… 44
血栓溶解薬持続動注 ……… 145
血流改変術 ……………… 172, 221
原発性肝がんに対する動脈
　化学塞栓術 ………………… 164

## こ

コアキシャル法 ………………… 72
コイル・スプリング型ガイ
　ドワイヤー ………………… 7, 10
コイルの逸脱 …………………… 44
固形塞栓物質 …………………… 8
骨セメント …………………… 234
── と硬化時間 ……………… 234
── の注入 ……………………… 234
骨盤動注リザーバー ……… 223
骨盤部 …………………………… 258
瘤破裂 …………………………… 44

## さ

- 在宅療養……………………161
- 鎖骨下静脈血栓……………113

## し

- しきい線量(確定的影響)………30
- 子宮動脈塞栓術……………225
- 自己拡張型(self-expandable)ステント…………………92
- 自己凝血塊……………………8
- シースイントロデューサー……6
- シーベルト(Sv)……………31
- 収縮期最高流速(PSV)………88
- 術中投与薬剤………………268
- 術中用クリニカルパス………266
- 消化管出血…………………140
- 消化管ステント……………151
- 消化管ステント留置術………148
- 消化管動脈性出血…………138
- 上大静脈ステント留置術……101
- 静注用塩酸リドカイン………268
- 上腸間膜動脈血栓溶解療法…144
- 小腸の動脈…………………256
- 職業被ばく……………………30
- ショック………………………29
- 腎機能廃絶術………………219
- 心筋アブレーション…………66
- 親水性ワイヤー……………7, 10
- 腎動脈ステント留置術………88
- 腎嚢胞アブレーション………186
- 腎嚢胞ドレナージ…………187

## す

- 膵炎動注……………………206
- 膵貯留嚢胞ドレナージ………211
- 膵嚢胞ドレナージ…………213
- 膵の動脈……………………255
- ステント………………………11
- ストレート型ドレナージチューブ…………………11
- スパズム………………………26
- スフェレックス……………8, 166
- スロンノン……………………52

## せ

- 生検針(Tru-cut needle)……177
- 精神的援助……………………84
- 脊髄梗塞………………………28
- 脊髄の動脈…………………252
- ゼラチンスポンジ……………7
- セルシン………………………38
- セルジンガー法………3, 10, 183
- 線維筋性異形成(FMD)………88

## そ

- 造影カテーテル………………7
- 塞栓後症候群………………225

## た

- ソセゴン…………………38, 268

## た

- 大腸の動脈…………………256
- 大動脈ステントグラフト……83
- 大動脈ステントグラフト留置術………………………81
- ダイレーター…………………11
- 胆管合流部でのステントの留置形態……………197
- 胆管ステント………………199
- 胆管ステント留置術…………196

## ち

- チエナム……………………139
- チーム医療……………………12
- 中心静脈リザーバー………110
- チューブ管理………………185
- チューブステント……………11
- 超早期再閉塞………………197

## つ

- 追加留置(stent in stent)……197
- ツーステップ法……………4, 190

## て

- 滴下不良……………………114
- デパス…………………………38
- デュプリバン…………………38
- 電気水圧衝撃波装置………201
- 電極カテーテル………………67
- 転倒・転落防止………………13

## と

- 同意書…………………………22
- 等価線量(シーベルト:Sv)…31
- 動静脈瘻………………………26
- 疼痛コントロール……91, 207
- ドパミン塩酸塩……………268
- ドルミカム……………………38
- ドレナージチューブ…………10
- ドレナージチューブ逸脱……218
- トロッカー法………4, 10, 183

## な

- 内視鏡的経鼻胆道ドレナージ………………………188
- 内膜損傷………………………27

## に

- ニトログリセリン……………269
- 入院診療計画書……………263

## の

- 脳動脈瘤塞栓術………………43
- ノボ硫酸プロタミン…………270

## は

- バソプレシン………………269
- パナルジン……………………38
- ハプトグロビン…………120, 270
- パルクス………………………25
- バルーン下逆行性経静脈的塞栓術…………………119
- バルーン拡張型(balloon-expandable)ステント………93
- バルーン型ドレナージチューブ…………………11

## ひ

- 非血管系IVR……………………2
- ──における看護……………19
- 微小でんぷん球含有懸濁注入液……………………166
- ヒストアクリル………………8
- 左結腸の動脈………………257
- ピッグテール型ドレナージチューブ…………………11
- ピトレシン…………………269
- 被ばく低減……………………32
- 非破裂型食道拡張用バルーンカテーテル………155
- ピールアウェイシース………11

## ふ

- ファルモルビシン……………25
- フィブリンシース……………113
- フィルター…………………106
- フィルターデバイス…………51
- フェンタニル…………………38
- 腹腔・後腹膜腔膿瘍ドレナージ………………………230
- 腹腔動脈の分岐変異………254
- 腹腔内膿瘍…………………230
- 腹部外傷性出血……………243
- 腹部の主要動脈……………254
- 腹部の臓器…………………253
- フサン………………………204
- プラーク塞栓…………………52
- プラチナコイル………………45
- プラビックス…………………38
- プロスタグランジンE1…25, 269
- プロスタンディン……………25
- プロタミン…………………270
- フローチェック…………173, 221
- ブロッケンブロー針………66, 67

## へ

- ベアーステント…………11, 196
- ヘパリン……………………269
- ヘパリン加生理的食塩水……8
- ヘパリン起因性血小板減少症(HIT)……………269
- ヘパリンナトリウム…………269

| | | |
|---|---|---|
| ペンタジン……………… 38, 268 | | |
| ペンタゾシン………………… 268 | | |

**ほ**

| | |
|---|---|
| 防護の3原則…………………32 | |
| 放射線障害防止法……………32 | |
| 放射線被ばく…………………30 | |
| ボスミン……………………268 | |
| ほどけ…………………………44 | |
| ポートの破損………………114 | |
| ポートの反転………………114 | |
| ホリゾン………………………38 | |
| ボルタレンサポ………………38 | |
| ポンピング注入……………114 | |

**ま**

| | |
|---|---|
| マイクロカテーテル……………7 | |
| 末梢動脈形成術・ステント留置術………………………92 | |
| マレコット型ドレナージチューブ……………………11 | |

**み・む**

| | |
|---|---|
| 右結腸の動脈………………257 | |
| ミリスロール………………269 | |
| 無水アルコール（エタノール）……………… 8, 25 | |

**め・も**

| | |
|---|---|
| メタリックステント…………11 | |
| モルヒネ塩酸塩………………38 | |

**や**

| | |
|---|---|
| 薬剤投与………………………13 | |
| 薬剤溶出性ステント…………61 | |

**ゆ**

| | |
|---|---|
| 輸液管理………………………13 | |
| 油性造影剤……………… 8, 166 | |

**よ**

| | |
|---|---|
| 陽圧フラッシュロック……114 | |
| ヨード性造影剤………………24 | |

**ら**

| | |
|---|---|
| ラジオ波治療………………180 | |
| ランディングゾーン…………81 | |

**り・る**

| | |
|---|---|
| リスクマネジメント…………13 | |
| 離脱バルーン……………………8 | |
| リピオドール………… 25, 166 | |
| リピオドールウルトラフルイド……………… 8, 166 | |
| リピオドール含浸ゼルフォーム……………………131 | |
| リプル…………………………25 | |
| 硫酸アトロピン………… 24, 38 | |
| ルンダーキスト型ガイドワイヤー………………………10 | |

**わ**

| | |
|---|---|
| ワンステップ法………… 3, 190 | |

# 欧文索引

## A
ABC 評価 …………………… 36
ACLS ………………………… 39
Adamkiewicz 動脈 ………… 252
AHA（アメリカ心臓学会）の
　冠動脈分類 ………………… 59
Amplatz Ultra-Stiff ワイヤー　10
Angioguard XP …………………52

## B
BLS …………………………… 39
B-RTO ………………… 119, 124
Budd-Chiari 症候群 ………… 128

## C
CHDF（continuous
　hemodiafiltration）……… 203
Child-Pugh 分類 …………… 165
Cope ワイヤー …………… 7, 10
Couinaud 分類 ……………… 162

## D
Degradable starch
　microspheres（DSM）…… 8, 166
downgrading 技術 ………… 122

## E
EHL（electrohydraulic
　lithotripsy）……………… 201
Embosphere Microspheres … 8
end to side ………………… 197, 198
EO（ethanolamine oleate）… 120

## F
FAST ………………… 241, 247
Fontaine 分類 ……………… 92

## G・H
GDA コイル法 ……………… 173
Gy ……………………………… 31
HepaSphere Microspheres …… 8

## I
Interventional Radiology …… 2
Ivalon ………………………… 8
IVC フィルター …………… 108
IVR …………………………… 2
　── への理解 ……………… 16
IVR 看護 …………………… 12
IVR 針 ……………………… 10

## J・L
JCR（日本放射線専門医会）… 117
JRS（日本医学放射線学会）… 117
Lunderquist（ルンダーキスト）
　型ガイドワイヤー ………… 10

## M
METHANE report …………… 37
MIST ………………………… 37

## N・O
N-butyl-cyanoacrylate
　（NBCA）…………………… 8
Non-vascular IVR …………… 9
OPQRST ……………………… 36

## P
partial stent in stent … 196, 198
PCI（percutaneous coronary
　intervention）……………… 59
PEIT ………………… 179, 182
pinch-off …………………… 111
PNS ………………………… 218
polyvinyl alcohol（PVA）…… 8
PSV ………………………… 88
PTA・ステント …………… 96
PTBD ……………………… 189
PTEG ……………… 155, 158
PTGBD …………… 191, 193
PTO ……………… 119, 124
PTPE ……………… 131, 133
PTRA・ステント …………… 90
PTS（percutaneous transhe-
　patic sclerotherapy）…… 122
PVP ………………………… 235

## R
radiculomedullary artery …… 77
rapid obstruction ………… 197
reactive obstruction ……… 197
rebound obstruction ……… 197
RFA ………………… 180, 182

## S
SAM ………………………… 239
SAMPLE ……………………… 36
shower emboli …………… 145
sloughing fibroid ………… 226
SMA 血栓溶解 ……………… 146
Sv ……………………………… 31
SVC ステント …………… 104
systemic embolization ……… 77

## T
TACE ……………… 164, 168
TIPS ……………………… 128
Tru-cut needle …………… 177
tumor ingrowth ………… 196
tumor overgrowth ……… 196

## U・V
UAE ……………… 225, 227
Vascular IVR ………………… 5